**ANTJE MAICHL**

# Hey Charlie...

Roman

W0418205

ISBN: 978-3989422698
Versand & Vertrieb durch Nova MD GmbH
www.novamd.de · bestellung@novamd.de · +49 (0) 861 166 17 27
Text: Antje Maichl
Lektorat: Nadja Bobik
Bilder: Shutterstock: Aleshyn_Andrei, AnastasiaNess, kostins
Druck: CUSTOM PRINTING
Wał Miedzeszynski 217, 04-987 Warszawa, Polen

# 1

Krachend schlägt die Haustür zu. Charlotte hüpft die Treppen ihres Häuschens hinab. Sie saugt die noch kalte Frühlingsluft ein, die nach feuchter Erde, nassem Laub und den ersten zarten Blumen duftet. Es ist noch sehr früh am Morgen, die Kirchturmglocke schlägt vier Mal. Entlang des Gartenweges kann sie im Dunkeln Narzissen, Primeln und Schneeglöckchen erahnen. Sie freut sich auf den nahenden Frühling und die helle Jahreszeit. Lächelnd setzt sie ihren Weg fort und lauscht der kraftvollen Stimme des Sängers der Band Nickelback, die ihr in den Ohren dröhnt.

Als Bäckerin ist sie das frühe Aufstehen gewöhnt und sie hat die Morgenstunden lieben gelernt. Charlotte läuft eiligen Schrittes durch das noch schlafende Dorf, nur ab und an bellt ein Hund. Steinhagen ist ihre Heimat, ein kleines Dorf in Süddeutschland. Hier hat sie ihre Kindheit und Jugend verbracht und kennt nahezu jeden Einwohner.

Von weitem winkt ihr Michel zu, der Zeitungsausträger, bevor er hinter der nächsten Biegung verschwindet. Charlotte erwidert den Gruß und sie genießt das spontan aufkommende Gefühl von Verbundenheit und Vertrautheit. Jedes Gässchen und jedes Gebäude, das sie auf dem Weg in Richtung Dorfmitte erblickt, kennt sie in- und auswendig. Sie lässt den Blick über die gepflegten Fachwerkhäuser wandern, die links und rechts die Straße säumen.

Charlotte lächelt, als sie sieht, dass bei Bauer Mayer das Licht in der Küche angeht, taucht ihre Hand kurz in das kalte Wasser des Dorfbrunnens, überquert den Marktplatz und erblickt bereits das Ladenschild: „Die kleine französische Bäckerei". Immer noch lässt das bronzene Schild mit den schwarzen verschnörkelten Lettern ihr Herz höher schlagen. Sie betreibt ihr Unternehmen gemeinsam mit ihren besten Freundinnen Louisa und Sarah. Es sind junge Frauen, die sie ihr Leben lang kennt, und zusammen sind sie ein Trio, das schon in Kindertagen unzertrennlich war. Gegenüber befindet sich die Dorfkneipe „Zum Krug", nebenan die Apotheke und der Dorfarzt, direkte Nachbarn sind der kleine Krämerladen von Hans und Meike sowie Erikas Blumenoase.

Hier im beschaulichen Süddeutschland fühlt sich die Welt noch in Ordnung an. Man kennt einander, tauscht den neuesten Klatsch aus und jedermann weiß, wer ein Kind erwartet, eine Affäre hat, krank ist oder sich gerade um was auch immer streitet. Das Dorfleben kann mitunter mühevoll sein, da sich die Dorfbewohner anscheinend mehr für alle anderen interessieren als für sich selbst. Jedoch möchte Charlotte das Zusammengehörigkeitsgefühl nicht missen. Wenn nötig steht das ganze Dorf zusammen und hat gemeinsam bereits die eine oder andere Herausforderung gemeistert. Die Steinhagener sind stolz auf ihren Ort, besonders auf ihre Bäckerei, die ein Hauch von Frankreich ins Ländle bringt – krosse Baguettes, kräftiges Pain de Campagne, französisches Landbrot, buttrige Croissants und süße, weiche Brioches.

Im Vorbeigehen wirft Charlotte einen Blick durch die großen Ladenfenster und sieht die gläserne Vitrine, die so früh am Morgen bis auf etwas Dauergebäck und Louisas kunstvolle Pralinen noch leer ist. Dahinter befinden sich die langen Reihen von Holzregalen, in der später die Brote und Brötchen in großen geflochtenen

Körben angeboten werden. Der gemauerte Verkaufsraum ist rustikal gestaltet mit viel Holz und bronzenen Kronleuchtern, die für eine warme und behagliche Atmosphäre sorgen. Im rechten Bereich befinden sich Tische aus dunklem Holz, an denen sich die Kunden niederlassen können, um eine Tasse heiße Schokolade und Petit Fours zu genießen. Lavendelfarbene Tischdecken und lindgrüne Sitzkissen sorgen für fröhliche Akzente. Die getöpferten Blumenvasen, Milchkännchen und Zuckertöpfchen runden den urban-gemütlichen Stil des Cafés ab. Frische Blumen werden im Laufe des Tages von Erika geliefert.

Zufrieden biegt Charlotte um die Ecke und betritt die Bäckerei durch die Hintertür. Hier ist ihr Reich – die Backstube. Viele Stunden hat sie hier mit ihrer Großmutter Fanny verbracht. Sie ist bei ihr aufgewachsen, nachdem ihre Eltern bei einem tragischen Verkehrsunfall tödlich verunglückt sind. Charlotte war damals fünf Jahre alt. Ihre Eltern verbrachten ein Wochenende in den Bergen zum Skilaufen. Auf der Rückfahrt bei Eis und Schnee kam der Wagen ins Rutschen, durchbrach die Leitplanke und stürzte eine steile Schlucht hinunter.

An manchen Tagen befürchtet Charlotte, sich nicht mehr an ihre Eltern erinnern zu können. Oma Fanny hielt die Erinnerung mit vielen Geschichten lebendig, doch auch sie verstarb vor vier Jahren. Das zweiundneunzigjährige Herz wollte nicht mehr weiterschlagen. Charlotte vermisst sie immer noch jeden Tag. Aber hier in der Backstube ist sie ihr ganz nah. Von ihrer Großmutter hat sie die Backkunst gelernt und während ihrer Ausbildung in Paris vertieft. Ihr verdankt sie auch ihre perfekten Französischkenntnisse.

Sie schaltet das Licht an, schnappt sich ihre Schürze vom Haken und heizt die großen Backöfen mit ihren vielen Klappen ein. Im Holzbackofen entzündet sie das vorbereitete Feuer. Sofort erfüllt der Geruch feinen Birkenrauches die Backstube. Sie nimmt den vorbereiteten Teig für die Baguettes, den sie bereits am Vortag zubereitet hat, aus der Kühlung. Das Geheimnis eines krossen, luftigen Baguettes liegt darin, den Teig drei Mal gehen zu lassen. Schnell wirft sie einen Blick auf die Bestellungen des Tages und stöhnt. Ein langer Arbeitstag steht ihr bevor. Der Erfolg erfüllt Charlotte zwar mit Stolz und Freude, da die Produktpalette mit der Verwendung von natürlichen, biologischen Zutaten den Back-to-the-roots-Zeitgeist trifft, allerdings kommen die drei Freundinnen langsam an ihre Belastungsgrenze. Zusätzlich zum wöchentlichen Markt in der nächsten Stadt werden Restaurants und Hotels beliefert. Die Liste der regelmäßigen Kunden, die größere Mengen abnehmen, wird immer länger. Dazu kommen die Stammkunden, die in der Zwischenzeit auch einen langen Anfahrtsweg nicht mehr scheuen. Es tut gut zu wissen, dass sich Qualität durchsetzt, aber das Thema zusätzlicher Unterstützung muss in der nächsten Teamrunde dringend besprochen werden. Während die ersten Brötchen, Baguettes und Croissants im Ofen sind und ein köstlicher Duft durch die Backstube zieht, kommt Louisa herein.

»Guten Morgen, Charlie! Na, wieder volles Programm heute?«

Charlotte blickt auf und lächelt ihre Freundin an. Sie lässt ihren Blick von den perfekt gestylten schwarzen Haaren, die Louisa bis über die Schultern reichen, über die mit Eyeliner und goldglitzerndem Lidschatten betonten, grünen Augen bis hin zu den rosaglänzenden Lippen wandern. Mit ihrer schwarzen, eleganten Hose und der fluffigen, fliederfarbenen Chiffonbluse sieht Louisa aus, als würde sie zu einer Cocktailparty gehen und sich nicht gleich der Herstellung von Eclairs und

Himbeertörtchen mit Baiser widmen. Grüne Ballerinas vervollkommnen den feenhaften Anblick.

Louisa ist die Elegante ihres Trios und hat viel Ähnlichkeit mit ihren detailverliebten süßen Kreationen. Charlotte hingegen ist der sportliche Typ und fühlt sich in Jeans, Shirt und Sneakern am wohlsten. Ihre honigblonden Locken fallen unbändig bis zu den Schultern, die Stupsnase ist voller Sommersprossen, der breite, volle Mund ungeschminkt. Das einzige Zugeständnis an die Kosmetikindustrie ist etwas Wimperntusche, um ihre großen dunkelbraunen Augen zu betonen. Ihre Wangen sind stets voller Mehl, im Haar klebt gerne auch etwas Teig.

»Morgen Louisa, ja wieder ein voller Arbeitstag. Aber das ist gut so. Was steht bei dir heute an? «

»Für Müllers vom Brattenhof muss ich die Schokoladentorte für Hannahs 40. Geburtstag backen, dann noch die Petit Fours für das Schlosshotel. Ansonsten der normale alltägliche Wahnsinn. Ich lege am besten gleich los, bevor unsere Sarah Druck macht, dass die Vitrinen im Laden nicht bestückt werden können. Und wehe, Gustav bekommt sein Eclair nicht pünktlich zum Frühstück. Das würde ich vermutlich nicht überleben.«

Beide lachen und denken an Gustav, den Dorfpolizisten, der pünktlich um zehn Uhr seine tägliche Pause im Café einlegt.

Charlotte mischt die Zutaten für das beliebte Pain au Campagne, ein kräftiges dunkles Brot. In den würzigen Duft von Brot mischt sich nun der herbe Geruch geschmolzener Schokolade, feiner Vanille und Zimt. Louisa hat ihren Bereich der Patisserie nebenan, durch eine Schwingtür abgetrennt, sodass beide in Ruhe arbeiten können.

Charlie gönnt dem Teig eine Pause, holt die Brioches und die kleinen Pains au Lait aus dem Ofen und lässt sie abkühlen. Nun steht noch das Pain de Provence, verfeinert mit Lavendelblüten und Fenchelsamen auf der Liste, ebenso das Pain au Noix, ein Walnussbrot, das köstlich zu Käse schmeckt.

Laute Musik dröhnt aus dem Verkaufsraum und Charlotte weiß, dass gleich Sarah zwischen den Vitrinen und Brotkörben hin und her wirbeln wird. Schon kracht die Schwingtür an die Wand und die dritte Freundin und Geschäftspartnerin stürmt in die Backstube. Die Hände in die Hüften gestemmt, die veilchenblauen Augen prüfend auf die Abkühlroste gerichtet, rümpft sie ihre aristokratische Nase und verzieht den üppigen Mund.

»Sind denn die Roggenbaguettes noch nicht fertig? Die sollen um sieben Uhr ausgeliefert werden. Tom scharrt schon mit den Füßen.«

Tom ist ein rüstiger Rentner, der den Lieferdienst seit vielen Jahren übernimmt und durch nichts aus der Ruhe zu bringen ist. Fragt sich, wer da mit den Füßen scharrt. Dabei fährt sich Sarah durch das strubbelige blonde Kurzhaar und klopft ungeduldig mit ihrem linken Fuß, heute in roten Cowboystiefeln, auf den Boden.

»Auch dir einen guten Morgen, Sarah. Alles fertig, nur keine Aufregung. Die Brote stehen im Nebenraum, da ich hier keinen Platz mehr hatte. Schlechtes Date gestern Abend?«

Sarah schnaubt und rollt die Augen. Sie hat ein Händchen für Männer, die sie unglücklich machen, was auch daran liegen könnte, dass sie sich innerhalb von wenigen Minuten unsterblich verlieben kann. Mit ihren dreiunddreißig Jahren ist sie die Älteste des Trios und der Meinung, sie höre ihre biologische Uhr so laut ticken wie die Glocken von Notre Dame. Louisa und Charlotte machen sich immer wieder einen Spaß daraus, sie zu ärgern, indem sie Sarah bitten, sie solle doch noch einige Männer im Internet für die Konkurrenz übrig lassen.

»Ein unglaublicher Langweiler. Hat stundenlang über Bohrsysteme und die Faszination irgendeiner Hightech-Geschichte erzählt. Sehe ich aus, als hätte ich Ingenieurwesen studiert? Er hatte deutlich mehr auf den Rippen als das Foto vermuten ließ. Am schlimmsten waren die Speichelfäden, die er beim Sprechen zog. Das Haar war schütter und schlecht frisiert. Der totale Reinfall!«

»Könnte am schütteren Haar liegen«, erwidert Charlie grinsend.

»Nein, der ganze Typ passte nicht. Außerdem hatte er feuchte Hände.« Bei dieser Erinnerung schüttelt es Sarah, während sie beginnt, Brot und Brötchen in die Weidenkörbe zu schichten.

»Ich glaube, ich lege eine Dating-Pause ein.«

»Diesen Satz habe ich schon oft gehört, meistens hattest du ihn achtundvierzig Stunden später wieder vergessen«, entgegnet Charlie und zieht dabei eine Braue hoch.

Sarah schnaubt und ihr Blick fällt auf die Uhr. »Wenn Janina heute wieder zu spät kommt, ziehe ich ihr die Ohren lang, von hier bis zum Rathaus. Seit sie in diesen Jungen verliebt ist, starrt sie nur noch träumerisch aus dem Fenster und übersieht die Kundschaft. Allerdings ist sie mit Liebeskummer noch schwerer zu ertragen.«

Mit diesen Worten verschwindet sie durch die Schwingtür, um sogleich mit den nächsten leeren Weidenkörben wieder anzurauschen. Nahtlos fährt sie mit ihrer Tirade fort.

Charlotte lächelt vor sich hin, während sie Laugenbrezeln formt, die in keiner Bäckerei in Süddeutschland fehlen dürfen. Sie kann nicht umhin, über die Unterschiedlichkeit ihrer Freundinnen und Geschäftspartnerinnen nachzudenken, die dadurch das perfekte Team ergeben, auch wenn die Zusammenarbeit nicht immer reibungsfrei verläuft. Sarah, die Temperamentvolle, energiegeladen und voller Tatendrang, wortgewaltig, robust und mitten im Leben stehend. Ihre scharfe Zunge bekommt jede von ihnen regelmäßig zu spüren. Sie hat den Verkauf und das Café fest im Griff und vor allem fest im Blick. Böse Zungen behaupten, sie hätte Augen am Hinterkopf. Ihr entgeht nichts, sehr zum Leidwesen von Janina, der siebzehnjährigen Auszubildenden, die lieber die langen blonden Haare ordnet und ihren Lippenstift nachzieht, als würde es keine Kunden geben und als hätte sie alle Zeit der Welt. Sarahs fröhliches Lachen lässt den Laden erbeben und ihr trockener Humor ist treffsicher und mitunter bissig.

Louisa ist das komplette Gegenteil – sanft, freundlich, zurückhaltend und empathisch. Sie ist die Ausgleichende, liebt Harmonie und sorgt für die notwendigen Kompromisse. Ihr strahlendes Lächeln und ihre sanfte Stimme verzaubern auch den miesepetrigsten Kunden. Erscheint sie im Laden, zieht sie sofort die Blicke der männlichen Kundschaft im Alter von sechs bis sechsundneunzig auf sich. Ihrer Schönheit ist sie sich dabei nicht bewusst, was sie nur noch anziehender macht. Ihr Perfektionismus bringt Charlotte und vor allem Sarah, die gerne mal Fünfe gerade sein lässt, immer wieder an ihre Grenzen. Aber Louisa trägt maßgeblich zur Qualität und zum guten Ruf der Bäckerei bei. Charlotte pendelt mit ihrer lebensfrohen, optimistischen Art zwischen den

Freundinnen hin und her. Ihre Unkompliziertheit, ihr erfrischender Humor und ihre herzliche Art führen dazu, dass sie gerne unterschätzt wird. In ihren ausdrucksvollen, wachen Augen blitzt Intelligenz und ein scharfer Verstand. Ihre strukturierte Arbeitsweise und ihr Geschäftssinn haben dazu geführt, dass die Bäckerei floriert und erfolgreich ist.

»*Das perfekte Team*«, denkt Charlotte, während sie die Zutaten für die letzte Brotsorte des Tages mischt: das Cereale – ein aromatisches, hellbraunes Brot, bestehend aus acht Mehlsorten. Der Teig für die zweite Ladung Baguettes geht auf und Charlotte ist zufrieden mit dem Vormittag.

Auf leisen Sohlen betritt Thelma den Raum. Die Mittvierzigerin mit dem akkurat geschnittenen, hellbraunen Bob und den karamellfarbenen Augen ist die gute Seele der Bäckerei. Sie organisiert das Büro, nimmt die Bestellungen auf, kümmert sich um die Buchhaltung und sorgt für einen reibungslosen Ablauf. Sie erzieht ihre drei Kinder allein und ist ein Multitasking-Talent. Ohne Thelma würde der Betrieb zum Stillstand kommen. Sie verliert nie die Contenance und ist dabei immer guter Laune. Für Charlotte das reinste Wunder. Keine Ahnung, wie ein Mann diese wunderbare Frau für ein flüchtiges Abenteuer verlassen konnte. Freundlich lächelnd sieht Thelma ihr einen Moment bei der Arbeit zu, bricht dabei ein Stück frisches Baguette ab und schnuppert genüsslich daran.

»Charlie, hallo! Du, eben rief der Willy vom Gasthof Krone an. Der Gesangsverein fällt heute Abend bei ihm ein und die trockenen Kehlen verlangen nicht nur nach Bier und Wein, sondern auch nach Quiche Lorraine und Apfeltarte. Jeweils fünf Stück. Bekommst du das noch unter?«

Charlotte stöhnt, denkt an die Vorbereitungen für den morgigen Markttag und verschiebt den Besuch im Fitnessstudio auf. Das passt ihr gut, Sport ist für sie ein lästiges Übel. »Geht klar, Thelma. Alles in Ordnung zu Hause?«, fragt sie.

»Bis auf die Tatsachen, dass Mette ihre Haare schwarz gefärbt hat und seit gestern im Gothiclook durch die Gegend rennt, Felix eine Sechs in Französisch geschrieben hat und Maximilian unbedingt das Zwergkaninchen mit ins Bett nehmen wollte, ist alles im grünen Bereich.«

Charlie lacht auf. Thelma kann nichts so leicht erschüttern, obwohl ihr Leben alles andere als ein Spaziergang ist. Ihre lebhaften Kinder liebt sie heiß und innig.

Sie beschließt, dass es Zeit für eine Pause ist. Mal sehen, ob sie Louisa von der Arbeit losreißen kann. Louisas Arbeitsbereich zu betreten, ist für Charlotte immer noch ein tägliches Erlebnis. Neugierig sieht sie sich um und entdeckt kleine Blätterteigschnitten mit Vanillecreme, Himbeertarteletts mit Zitronencreme, Cassis-Törtchen und Schokomacarons. Louisa beugt sich konzentriert über die marmorne Arbeitsplatte und verziert mit ruhiger, sicherer Hand Petit Fours. Charlie streckt die Hand aus und möchte sich eines der kleinen Kunstwerke schnappen.

»Finger weg, sonst bleiben keine mehr für unsere Vitrine und Sarah liegt mir in den Ohren. Die meisten sind bestellt und gehen an das Schlosshotel«, entgegnet Louisa entschieden.

Charlotte seufzt sehnsüchtig. »Machst du mit mir eine kurze Pause?«

»Ja, noch fünf Minuten. Du kannst mir schon mal einen Café au Lait zubereiten.«

»In Ordnung, ich warte draußen auf der Bank auf dich, wenn diese nicht besetzt ist.«

Charlotte schlendert in den Laden, streicht Janina im Vorbeigehen kurz über den Arm, schnappt sich ein Croissant und wartet, bis die Kaffeemaschine zischend zwei Milchkaffees ausspuckt. Sie lässt ihren Blick durch den Verkaufsraum und das Café gleiten. Der Laden ist gut besucht und sie erkennt die Stammkunden, nach denen sie die Uhr stellen könnte. Mit Kaffee und Croissant in der Hand begrüßt sie bekannte Gesichter.

»Hey, hey Charlie«, tönt es ihr entgegen.

Sie entdeckt Irma und Rudi, ein rüstiges Rentnerehepaar, die am Tisch sitzen. Irma ist vielseitig am Leben der Dorfbewohner interessiert und jederzeit bestens informiert.

»Stell dir vor, bei Lisa und Philipp hat es endlich geklappt! Lisa ist erst in der zwölften Woche und möchte die freudige Botschaft noch geheim halten. Ich freue mich so für meine Schwiegertochter und meinen Sohn. Endlich wieder etwas Kleines im Haus!«, ruft Irma freudig und strahlt Charlotte an. Die grauen Locken wippen eifrig vor Begeisterung.

Ihr Mann Rudi, Kuchenkrümel in Bart und Mundwinkel, lächelt seine Frau nachsichtig an. Er ist mit ihrem Temperament bestens vertraut.

»Das hat ja wunderbar funktioniert mit der Geheimhaltung«, lacht Charlie und zwinkert Rudi zu. »Auch ich freue mich für die beiden. Richte bitte herzliche Grüße aus.«

«Das werde ich machen. Ich sagte Sarah schon, sie soll mir vier von den köstlichen Himbeertörtchen zur Seite legen. Lisa soll jetzt vitaminreich essen und das auch noch für zwei.«

Charlie grinst in sich hinein und tritt vor die Ladentür. Endlich Frühling! Der Winter war dieses Jahr ungewöhnlich lang und erst jetzt, Mitte April, werden die Temperaturen etwas milder. Sie lässt sich auf eine Bank fallen und streckt ihr Gesicht den wärmenden Sonnenstrahlen entgegen. Versonnen schließt sie für einen Moment die Augen und hört dem Gezwitscher der Vögel zu. Dann blickt sie gedankenverloren über die geschwungenen Hügel, auf denen sich das erste zarte Grün zeigt. Oben auf der Schwäbischen Alb liegen noch Schneereste. In sechs Wochen werden die Streuobstwiesen blühen und die Luft ist erfüllt vom schweren Blütenduft und dem Summen der Bienen.

Neben ihr lässt sich Louisa auf die Bank fallen und greift nach ihrem Kaffee. Anstelle eines Croissants hat sie sich einen Apfel gegriffen. Charlies schlechtes Gewissen meldet. Ihre perfekte Freundin, stets kalorien- und gesundheitsbewusst.

»Der Frühling scheint das ganze Dorf aus den Häusern zu treiben. So viel war auf dem Marktplatz schon lange nicht mehr los«, wundert sich Louisa.

Charlie blickt sich um und stimmt ihr zu. »Bald kommen die Wanderer und Radfahrer wieder, auch die Restaurants und Hotels haben wieder mehr zu tun.«

Louisa und Charlie winken und begrüßen Passanten. Auch bei Erika in der Blumenoase herrscht reger Betrieb. Die Kunden erfreuen sich an einer großen Auswahl an Narzissen, bunten Primeln, Hyazinthen und Stiefmütterchen.

»Bei Erika nehme ich heute auch ein paar Frühblüher mit und pflanze sie auf Oma Fannys Grab«, meint Charlotte.

»Hi Charlie, hi Louisa, ihr zarten Feen meiner schlaflosen Nächte«, ertönt es. Vor ihnen steht Jo, ein enger Freund des Trios.

»Hallo Jo! Gibt es etwas zu reparieren oder schaust du einfach so vorbei?«, fragt Louisa und rutscht nervös auf der Bank hin und her.

Charlotte grinst. Jos raubeinige Attraktivität hatte schon immer diese Wirkung auf ihre Freundin. Ob sie sich das irgendwann selbst eingestehen wird?

Louisa, Charlotte und Sarah kennen Jo aus Kindertagen. Der Sozialarbeiter ist handwerklich begabt und arbeitet mit erwerbslosen jungen Menschen, die er unter seine Fittiche nimmt und ihnen eine Chance gibt. Seine heitere und gelassene Art kommt gut an und er wird mit seiner Chaostruppe, wie sie gerne genannt wird, zu fast allen Baustellen im Dorf gerufen. Davon profitieren alle. Die Arbeiten sind günstiger als vom Fachmann und die Jugendlichen lernen etwas fürs Leben und Verdienen dabei ihr erstes eigenes Geld.

»Wir renovieren bei Schulzes die Küche und meine Bande verlangt nach einem ordentlichen Handwerkerfrühstück. Die reinsten Raubtiere«, entgegnet Jo fröhlich. »Außerdem wollte ich dich fragen, Charlie, was du zu deinem Geburtstag planst.«

Charlie lässt sich stöhnend zurückfallen und verdreht die Augen. In zwei Wochen wird sie dreißig Jahre alt und das ganze Dorf scheint sich auf ein Großevent vorzubereiten. Dabei hätte sie gerne ihre Ruhe und würde diesen Tag am liebsten nur mit Louisa und Sarah verbringen. Aber das würde sie sich wochenlang anhören müssen.

»Dieter stellt seine Scheune zur Verfügung, jeder trägt etwas zum Buffet bei und Markus tritt mit seiner Band auf. Du musst also nur noch kommen und dich feiern lassen«, meint Jo verschmitzt. Seine gletscherblauen Augen funkeln. »Ah ja, und Getränke bestellen …«

Bei der Erwähnung von Markus und seiner Band verzieht Louisa das Gesicht, als hätte sie Zahnschmerzen. »Wofür genau wollen wir Charlie mit dieser grauenhaften Musik bestrafen?«, fragt sie.

»So schlimm wird es nicht, meine Schöne. Die Jungs üben fleißig. Außerdem sind sie an Enthusiasmus nicht zu überbieten. Das verdient doch auch eine Würdigung.«

»Typisch Sozialarbeiter!«, sagt Charlotte.

Jo strahlt Louisa an und verschwindet im Laden. Eine zarte Röte überzieht ihr Gesicht.

»Los geht's, es wartet noch viel Arbeit.« Charlie erhebt sich von der Bank und lässt nochmals ihren Blick über das bunte Treiben schweifen. Manchmal fühlt sie sich nicht wie in Süddeutschland, sondern wie irgendwo in Frankreich, denn aus jedem zweiten Fahrrad- und Einkaufskorb ragt ein Baguette.

Gemeinsam durchqueren sie den Verkaufsraum, Charlie betrachtet einen Moment die Sandwichtheke. Neben kleinen herzhaften Quiches bieten sie hier auch üppig belegte Brote mit Frischkäse und Rucola an, Bagels und Tramezzini. Sarahs Fantasie kennt keine Grenzen, wenn es um originelle Brotbeläge geht. Zufrieden betrachtet sie die lange Schlange, die sich davor gebildet hat. Ein deutliches Zeichen, dass die Mittagszeit naht.

Louisa hat sich bereits in ihr Reich zurückgezogen und auch Charlotte arbeitet routiniert weiter. Sie mischt den Teig für eine Reihe von Tartes und Quiches, die morgen auf dem Markt angeboten werden. Heute entscheidet sich Charlie für Birnen-, Apfel- und Walnusstartes. Das Programm wird wieder umfangreicher, sobald die Obstsaison beginnt. Der Schwerpunkt liegt momentan auf herzhaften

Varianten wie Meeresfrüchtequiches, Kürbis-Fenchel-Quiches mit Weintrauben, Käse- und Pilztartes. Ihr spuken einige neue Kreationen im Kopf herum, aber diese müssen warten.

Sie holt die letzten Baguettes aus dem Ofen, säubert die Arbeitsplatten und Gerätschaften und wirft noch einen Blick auf die Bestellungen für morgen. Sie ist gerne gut vorbereitet und mag Überraschungen nicht sonderlich. Thelma hat noch einiges hinzugefügt. Nachdem Charlie die Brot- und Brötchenteige für den nächsten Tag vorbereitet hat, hängt sie ihre Schürze an die Garderobe, wirft ihre braune Lederjacke über und verabschiedet sich von Louisa.

»Hast du heute noch was vor?«, fragt diese, ohne von ihrer Arbeit aufzublicken.

»Ich möchte noch zum Friedhof, dann hole ich mir bei Alessandro Pasta Vongole, trinke ein Glas Lambrusco und dann folgen die drei Bs – Badewanne, Buch, Bett. Und du?«

Louisa lacht. »Würde ich auch gerne, aber ich habe meiner Mutter versprochen, sie in die Stadt zu begleiten. Sie braucht ein Outfit für was auch immer«, seufzt sie. Dabei ist ihr anzusehen, dass sie sich auf die Shoppingtour freut.

Louisa ist die Jüngste, ihre drei älteren Brüder vergöttern sie und sie liebt ihre große, lärmende Familie mit unzähligen Vettern, Cousinen, Tanten und Onkeln. Ihr Vater, Dr. Hans Wagner, der Dorfarzt, wird von allen geschätzt. Ebenso ihre Mutter Lotte, deren Tür stets so weit geöffnet ist wie ihr Herz. Zu jeder Tageszeit sieht sie aus, als käme sie direkt vom Fotoshooting für eine Modezeitschrift.

Charlie schaut noch schnell bei Sarah vorbei, die einem Kunden die verschiedenen Brotsorten erklärt. Ihr Blick signalisiert, dass sie keine Zeit hat, und sie winkt Charlie nur kurz zu.

»Morgen Mädelsabend«, ruft Charlie noch schnell.

Sarah nickt. Der Gedanke an Pizza mit doppelt Käse und Wein ist verlockend. Dazu Frauengespräche, Gelächter, Witze und Vertrauen.

Der Arbeitstag steckt Charlotte in den Knochen. Sie überlegt, die Pflanzaktion auf morgen zu verschieben. Aber was ist morgen anders? Entschlossen steuert sie Erikas Blumenoase an und sucht sich lilafarbene Stiefmütterchen, rosa Primeln und Narzissen aus. Die roten Minitulpen vollenden ihren Einkauf.

Erika bindet gerade einen bunten Frühlingsstrauß, blickt auf und winkt Charlie zu, die Gartenschere in der Hand. »Moment noch Charlie, ich bin gleich für dich da. Heute scheint halb Steinhagen im Garten zu buddeln.«

Die burschikose Erika, klein, drahtig, die wilde braune Haarmähne zu einem unordentlichen Knoten zusammengebunden, ist in ihrem Element. Frühling bedeutet Farbenpracht, Fülle und neues Leben. Erikas gute Laune ist so ansteckend, dass sie auf die Kundinnen überspringt. Sogar die Blumen scheinen ihr lächelnd die Köpfe zuzuneigen.

»Hast du was Schönes für deinen Garten gefunden?«

»Ja, aber ich wollte Omas Grab neu bepflanzen. Sie hat ihren Garten so geliebt und über die bunten Blumen wird sie sich bestimmt freuen«, antwortet Charlie ein wenig melancholisch.

Oma Fanny fehlt. Sie war bis zu ihrem Tod stets Charlies wichtigste Bezugsperson.

Erika drückt sie an sich. »Klar freut sie sich. Ich packe dir die Pflanzen noch für den Transport ein.«

Charlie geht über den Marktplatz, überquert den Kirchhof und betritt den Friedhof. Sie geht den ordentlich geharkten Kiesweg entlang, an alten Grabstätten vorbei und erreicht das Grab ihrer Großmutter, das unter einer großen Linde liegt. Ein marmorner, filigraner Grabstein mit schlichten Lettern verweist auf die Verstorbene. In der Mitte des Grabes wächst ein kleiner Aprikosenbaum, gesäumt von Lavendel. Beides waren Fannys Lieblingspflanzen.

Während Charlie Oma Fanny von ihrem Alltag erzählt, entfernt sie getrocknetes Laub und abgestorbene Pflanzen. Schnell ist alles an Ort und Stelle, nun noch eben gießen und einen Moment in Erinnerungen schwelgen. Oma Fanny, wie sie im Garten arbeitet, ihre Lieblingsbeschäftigung, beim Kochen von Marmelade, Backen von Crêpes und Vorlesen ihrer Lieblingsgeschichten. Immer ein Lächeln auf dem Gesicht, den Blick voller Liebe und Verständnis. Oma Fanny war ihr sicherer Hafen. Nur mühsam und mit viel Schmerz konnte Charlie sie langsam loslassen.

»Bonne nuit grand-mère, à bientôt«, flüstert und eilt durch die stiller werdenden Gassen des Dorfes.

Bei Alessandro, ihrem Lieblingsitaliener, macht sie Halt. Natürlich hat er keine allzu große Konkurrenz um den Posten ihres Lieblingsitalieners, denn es gibt kein weiteres italienisches Restaurant im Ort. Sie stößt die Tür auf und wird von einer Duftwolke nach Knoblauch, Tomaten und Basilikum eingehüllt.

»Charlie, va bene?«

Der stämmige Wirt strahlt sie an.

»Ja, alles gut und bei dir?«

»Nicht ganz so. Maria hat einen Hexenschuss und kann heute nicht kochen. Emanuela gibt ihr Bestes, aber la mia mamma macht einfach die beste Pasta.« Alessandros Blick drückt Bedauern und Sorge aus. Aber er hat Recht, Maria kocht göttlich.

»Das stimmt eindeutig. Ich wünsche ihr gute Besserung. Aber es ist schon eine Leistung, mit fünfundsiebzig Jahren noch jeden Tag in der Küche zu stehen. Irgendwann wird sie den Stab an deine Emanuela weitergeben müssen.«

»Italienische Mammas sind stur und zäh. Sie wird wohl den Kochlöffel bis zum letzten Atemzug schwingen und Gott damit drohen, dass sie jetzt keine Zeit zum Sterben hat. Die Gnocchi wären noch nicht fertig.«

Alessandro und Charlotte lachen herzlich bei dieser Vorstellung, die Mamma Maria treffend charakterisiert.

»Buon Appetito, Charlie.« Alessandro überreicht ihr die Spaghetti.

Charlotte bedankt sich und schlüpft durch die Tür in die kühle Luft des frühen Abends. Über die letzten Meter den Hügel hinauf zu ihrem Häuschen wird ihr flau vor Hunger. Sie betrachtet das kleine Backsteinhaus mit den weißen Sprossenfenstern und freut sich auf einen gemütlichen Feierabend.

Die Spaghetti füllt sie in eine tönerne Schale, gibt reichlich Parmesan darüber, schenkt sich ein Glas Rotwein ein und macht sich noch die Mühe, die schlanke Kerze auf dem Esstisch zu entzünden. *So viel Zeit muss sein*, denkt sie und lässt sich müde auf einen Stuhl sinken. Sie lebt zwar allein, legt jedoch Wert darauf, dies mit Stil zu tun.

Nach dem Essen geht sie die naturbelassene Holztreppe hinauf in das Dachgeschoss und betritt ihr Badezimmer. Die weiße Klauenbadewanne mit den goldenen, altmodischen Armaturen ist einer ihrer Wohlfühlorte. Sie gibt großzügig Lavendelöl in das Badewasser und lässt sich wohlig seufzend in das warme Wasser gleiten. So ist die Welt in Ordnung, denkt sie und greift nach dem neuesten Krimi von Anne Mette Hancock.

# 2

Charlotte beschließt heute, nach einem arbeitsintensiven Tag, den späten Nachmittag in ihrem Garten zu verbringen. Samstags ist Markttag in Großheidach, der naheliegenden Kreisstadt, und Louisa und Charlie hatten das doppelte Programm. Der Stand wird von Frieda betreut, einer quirligen Mittfünfzigerin, und von Victoria, die sich im Studium befindet, bevor sie auf Grundschülerinnen und -schüler losgelassen wird. Die beiden sind ein eingespieltes Team und arbeiten seit Jahren für die Bäckerei.

Sonntags bleibt das Geschäft geschlossen. Das ist zwar in der heutigen Zeit nicht mehr üblich, in der alles jederzeit verfügbar sein muss, aber das Trio hat beschlossen, dass der Arbeitsaufwand nur so langfristig zu stemmen ist.

Charlotte macht sich noch eine Tasse grünen Tee und schlendert damit durch den Garten. Die Sonne wärmt bereits und die ersten Bienen summen durch die Luft. Der Garten ist groß; im rückwärtigen Teil befinden sich Hochbeete, die auf die überfällige Aussaat von Karotten, Radieschen, Porree und Erbsen warten. Später im Mai kommen noch Tomaten, Gurken, Zucchini und allerlei mehr dazu. Auch das große Gewächshaus ist noch zur Hälfte verwaist.

»Mehr Zeit müsste man haben«, sagt Charlie zu sich selbst. Sie nimmt sich vor, bei Erika Salat- und Gemüsesetzlinge zu kaufen. Für manche Pflanzen ist es tatsächlich schon etwas spät. Aber sie ist sich der Unterstützung von Jo sicher, der sich hin und wieder auch um ihren Garten kümmert. Im Geräteschuppen sucht sie die benötigten Geräte zusammen.

Charlie macht sich daran, die Erde aufzulockern, reichert diese mit Kompost an und zieht Furchen für die Aussaat. Gartenarbeit entspannt sie und sie fühlt sich im wahrsten Sinne des Wortes geerdet. Ihre Gedanken wandern zu ihrer Oma Fanny. Früh hatte Charlie ihre eigene kleine Harke und wurde belehrt, welche Pflanze wie gepflegt werden müssen. Ähnlich wie beim Backen hatte Oma auch hierin umfangreiche Kenntnisse und verbrachte jede freie Minute im Garten. Fannys Geduld und Fürsorge bescherten jedes Jahr eine reiche Ernte. Das Obst und Gemüse, das sie nicht für den Eigenbedarf benötigte, wurde in der Bäckerei verarbeitet. An diesem Prinzip hält auch Charlotte fest. Sie arbeitet strukturiert, und schnell sind zwei Hochbeete bestückt. Auch im Gewächshaus bereitet Charlie die Erde vor. Hier ist die Luft tropisch und vom schweren Duft der Südfrüchte erfüllt. Fanny experimentierte gerne und pflanze Orangen-, Zitronen-, Avocado- und Olivenbäume. In den letzten Jahren waren Vanillepflanzen ihre neueste Entdeckung. Das Gewächshaus ist groß genug für kleine Bäume, die jedoch regelmäßig zurückgeschnitten werden müssen. Vanille wächst in Ranken, die großen grünen Schoten werden blanchiert und anschließend in der Sonne getrocknet. So entstehen die schwarzen verschrumpelten Stangen.

*Wenn Oma sehen würde, wie ich hier alles vernachlässigt habe, wäre sie traurig*, denkt Charlie und das schlechte Gewissen lastet auf ihr. Fannys Südfrankreichabteilung lag ihr besonders am Herzen. Vermutlich wollte sie ein Stück Heimat nach Süddeutschland holen. Charlie macht sich ans Werk, harkt und schneidet zurecht.

Oma Fanny hat nie gerne von ihrer Kindheit und Jugend erzählt. Wann immer Charlotte sie bat, davon zu berichten, wurde ihr Blick wehmütig und richtete sich in die Ferne. »Ach Kind, das sind alte Geschichten, lassen wir sie ruhen und kümmern uns um das Hier und Jetzt«, sagte sie dann.

Charlie spürte die Traurigkeit und wagte nicht, weitere Fragen zu stellen. So erging es ihr auch, wenn sie sich nach ihrem Großvater erkundigte. Die Mauer des Schweigens wurde noch dichter.

»Wir haben uns, das reicht doch vollkommen aus, meine Kleine.« Ihr Blick ruhte dabei liebevoll auf Charlie und ein Kuss auf Wange oder Stirn, ein Streicheln über die Locken beendete jede weitere Neugier.

Charlie hat das immer respektiert. Trotzdem bedauert sie, so wenig von Fannys Leben erfahren zu haben. Verlässlich tauchten immer wieder dieselben Fragen auf, aber jedes Mal erntete sie einen strengen Blick, wenn sie zu penetrant wurde.

Alles, was sie weiß, ist, dass Fanny im Oktober 1921 in der Provence geboren wurde, als einziges langersehntes Kind. Ihre Eltern bewirtschafteten einen kleinen Bauernhof, hielten Pferde und Schafe, bauten Lavendel, Tomaten und Avocados an. Der Hof wurde im 2. Weltkrieg von der Wehrmacht beschlagnahmt und Fannys Eltern flohen in die Bretagne zu Verwandten. Fanny hingegen machte sich auf den Weg nach Deutschland, in die französische Besatzungszone, da dort ihre große Liebe Frederic stationiert war. So landete sie in Steinhagen, am Fuße der Schwäbischen Alb. Die ersten Jahre müssen schwierig gewesen sein – eine junge, schwangere Frau aus dem Feindesland. Gut, dass ihre Mutter aus dem Elsass stammte und Fanny die deutsche Sprache beigebracht hatte. Frederic fiel in den letzten Tagen der Kriegswirren und Fanny stand mit ihrem neugeborenen Sohn Robert allein da.

Sie fand eine Anstellung in der örtlichen Bäckerei, die von einem älteren Ehepaar, Gerda und Wilhelm Mayer, betrieben wurde. Es herrschte Not an Arbeitskräften und nur so bekam Fanny die Chance, ihr Können unter Beweis zu stellen. Jahrelang wurde sie nur »die Französin« genannt. Niemand machte sich die Mühe, sie beim Namen zu nennen, den sich wohl die wenigsten merken wollten oder konnten. Dazu kam ihr französischer Chic, denn Fanny konnte auch aus wenig etwas machen. Ihre stolze Haltung sorgte für Neid und daraus resultierender Ablehnung.

Fanny arbeitete hart, um sich und ihren Sohn zu versorgen. Die Mayers erkannten ihren Wert jedoch nach kurzer Zeit. Als sich die Versorgungslage besserte, ließen sie ihr freie Hand und neben Laugenbrezeln, Eingenetzten und Seelen gab es Baguettes und Pain au Levain. Die dörfliche Gemeinschaft musste einige Widerstände überwinden, das aus ihrer Sicht exotische Brotsortiment anzunehmen. Damals wie heute siegten die Qualität und die Neugier. Meyers nahmen Fanny und Robert unter ihre Fittiche, sorgten für eine kleine Wohnung und sie lebte sich nach und nach ein. Ihr zurückhaltendes Wesen trug ebenso dazu bei, wie ihr unwiderstehliches Lächeln. Dann strahlte ihr ganzes Gesicht und die eisblauen Augen begannen zu leuchten.

Viele Dorfbewohner fragten sich, warum Oma Fanny keinen Mann an ihrer Seite hatte. Sämtliche Avancen wurden ihrerseits im Keim erstickt. Das blieb bis zu ihrem Tod so. »Ich habe mein Herz an Frederic verschenkt – und dieses gibt es nur am Stück, es ist unteilbar«, war die knappe Erklärung. Damit war alles gesagt.

Da der einzige Sohn von Gerda und Wilhelm Meyer in russischer Kriegsgefangenschaft starb, konnte Fanny die Bäckerei übernehmen und über einen längeren Zeitraum abbezahlen. Viele Jahre später erwarb sie das kleine Bauernhäuschen am Ortsrand, anfangs eine Bruchbude, und Fanny hatte ihre neue Heimat gefunden.

Trotz ihrer guten Deutschkenntnisse hatte sie zeitlebens Mühe mit der schwäbischen Mundart. Wenn es zu Missverständnissen kam, grummelte sie oft, dass dies nur daran läge, dass außer ihr niemand im Dorf der deutschen Sprache mächtig sei.

Das Leben nahm seinen Lauf, Robert wurde größer und im Gegensatz zu Fanny beherrschte er den schwäbischen Dialekt perfekt und übersetzte hin und wieder. Machte er sich über den einen oder anderen Ausdruck lustig, wechselte er im Gespräch mühelos ins Französische. Während seines Jurastudiums lernte er Valerie, Charlies Mutter, kennen und lieben. Nach dem Studium führten sie gemeinsam die Kanzlei von Valeries Vater in Hamburg weiter – bis zum Unglück.

Charlie denkt häufig darüber nach, wie ihr Leben verlaufen wäre, würden ihre Eltern noch leben. Das Aufwachsen in Hamburg wäre anders verlaufen. Vielleicht hätte sie Rasenhockey gespielt, eine internationale Schule besucht, auf der Alster gepaddelt und am Wochenende wäre sie zum Kiten nach Heiligenhafen gefahren. Hier hat sie eine Dorfschule besucht, ihre Kindheit in der Natur verbracht, ohne dass ein Sozialpädagoge hinter jedem Busch saß, sich in Heuschobern und Kuhställen herumgetrieben und ihr Abitur im nächsten Gymnasium in der Kreisstadt abgelegt.

Auch Oma Fannys Leben wäre anders gewesen – ruhiger, vielleicht auch einsamer. Es war bestimmt nicht einfach, mit siebenundfünfzig Jahren nochmals Verantwortung für ein Kind zu übernehmen.

Charlotte hat dennoch nichts vermisst und ist zu einer selbstständigen jungen Frau herangewachsen. An Geburtstagen und an Weihnachten stellt sie sich manchmal vor, wie es wäre, diese Tage im Kreise einer großen Familie zu verbringen. Manchmal graut es ihr vor diesen Feiertagen, aber dann ist da Louisa, die ihr deutlich macht, dass auch Charlie ein Teil ihrer Familie ist, deren Größe selbst Louisa mitunter unüberschaubar findet.

Charlie streckt den Rücken durch und schüttelt die Gedanken, die sie in die Vergangenheit geführt haben, ab. Schließlich ist nachher Mädelsabend, da ist kein Platz für Nachdenklichkeit. »Genug für den Moment«, murmelt sie vor sich hin, räumt die Gartenutensilien auf und dreht noch eine Runde durch den Garten. Sie stellt fest, dass sie die Himbeeren noch anbinden muss, die Brombeeren zurückschneiden und Stroh unter die Erdbeerpflanzen legen, damit die Früchte nicht faulen.

Charlie wandelt weiter, streicht über den Stamm des Aprikosenbaumes, sieht, dass die Kirschblüten bald aufgehen und freut sich jetzt schon auf die Ernte: Kirschen, Äpfel, Birnen, Pflaumen, Aprikosen und Walnüsse. *Hoffentlich spielt das Wetter mit*, überlegt Charlotte. Die Nächte können hier bis in den Mai hinein sehr kalt sein. Auch jetzt ist die Luft kühl, die Sonne bereits hinter den Bergen verschwunden.

Schnell betritt sie das Haus und gönnt sich eine warme Dusche. Sie muss sich beeilen, Louisa und Sarah wollen gegen sieben Uhr hier sein. Die Pizzen sind bei Alessandro vorbestellt, Wein und Prosecco stehen kalt. Sie muss nur noch einen Salat zaubern und ein Feuer im Schwedenofen vorbereiten, das für eine gemütliche Wärme sorgt und gut zum Interieur des ehemaligen Bauernhäuschens passt.

Charlie schlüpft in Jeans und ihren hellblauen Lieblingssweater. Die Lockenpracht lässt sie trocknen. Föhnen verbessert das Ergebnis nicht und kostet nur Zeit. Etwas Tönungscreme, Wimperntusche und rosa Lipgloss, zum Abschluss noch zwei Spritzer Si von Armani, fertig.

Noch während sie das Salatdressing zubereitet, klopft es an der Hintertür. Charlie lächelt. »Gute Freunde kennen den direkten Weg, ohne Umwege«, sagt sie, als sich die Tür auch schon öffnet. Weder Louisa noch Sarah wären auf die Idee gekommen, an der Haustür zu klingeln.

Sarah platzt herein, umarmt die Freundin, die Pizzakartons, die sie im Arm hat, geraten dabei bedenklich ins Wanken. »Hi Süße! Ich bin so hungrig, und stell dir vor, ich habe extra ein Date abgesagt!« Sie strahlt. »Der Mädelsabend ist heilig und wir planen heute deine Geburtstagsparty, keine Widerrede«, droht sie Charlie mit erhobenem Zeigefinger.

»So lange hat die Datingpause gehalten? Ich bin schwer beeindruckt«, spöttelt Charlie.

»Ich habe nochmals darüber nachgedacht. Es könnte sein, dass ich durch meine Abstinenz die Chance auf die Liebe meines Lebens verpasse. Diese Vorstellung deprimiert mich mehr als das eine oder andere langweilige Date.«

»Das würdest du vermutlich nicht bemerken – die verpasste Chance, meine ich. Die Auswahlkriterien zu spezifizieren wäre auch eine Idee«, tönt es taus dem Hintergrund. Louisa drängt sich an Sarah vorbei und umarmt Charlie. »Hallo Süße! Ich habe noch einige Macarons retten können. Die gönnen wir uns zum Nachtisch. Schokolade und Pistazie, deine Lieblingssorten.«

»Oh, lecker, aber meine Waage zeigt schon wieder vier Pfund mehr an. Dabei renne ich den ganzen Tag von links nach rechts, wenn ich nicht gerade über Janina stolpere.« Sarah kneift sich in die Hüften und schüttelt verärgert den Kopf. »Vermutlich ist der Luftdruck im Badezimmer nicht kompatibel mit der Waage«, meint sie lapidar.

Louisa und Charlie lachen auf.

»Dir fällt auch immer ein Argument ein, Sarah. Vielleicht liegt es aber auch an der doppelten Portion Käse auf deiner Pizza«, entgegnet Louisa schmunzelnd.

»Du hast gut reden, du kannst essen was und wieviel du möchtest und hast trotzdem Modelmaße. Wenn ich dich nicht so sehr lieben würde, wäre ich neidisch«, fährt Sarah fort. »Aber mein Glück hängt nicht an vier Pfund mehr oder weniger. Eher an doppelt Käse.« Sie grinst, geht zum Kühlschrank und öffnet die Flasche Prosecco mit einem lauten Ploppen.

Charlie und Louisa sehen sich an. Das ist Sarah, wie sie leibt und lebt. Probleme werden angepackt oder ertränkt.

»Aus dir hätte Gott zwei machen sollen, dann könnten wir wenigstens eine ertragen«, witzelt Charlie. Sie deckt während des Geplänkels den Tisch, stellt den angerichteten Salat dazu, Gläser und Servietten. Dann entzündet sie noch das Feuer im Ofen. Die Pizzen lässt sie auf drei große Teller gleiten.

»Wir können doch direkt aus dem Karton essen, sonst wird der Prosecco noch warm, bevor wir anstoßen«, mahnt Sarah zur Eile.

Sie erntet von Louisa einen entsetzten Blick, Charlie zieht eine Augenbraue nach oben.

»Okay, schlechte Idee. Wollte nur eure Reaktion testen. Ihr seid ziemlich eingefahren für euer Alter.«

Die Freundinnen stoßen an und gratulieren sich gegenseitig zu einer erfolgreichen Woche.

Louisa trägt ein flaschengrünes, fließendes Kleid, bedruckt mit Sonnenblumen, und einen gelben Chiffonschal, locker um den Hals drapiert. Sonnenblumenohrringe runden das Ensemble ab. Dazu trägt sie dunkelgrüne Wildlederstiefeletten.

»Louisa, dein Outfit sieht großartig aus«, sagt Charlie bewundernd. »Ich hätte auch gerne dein Händchen für Mode.«

»Der Shoppingnachmittag mit meiner Mutter war erfolgreich. Das Kleid ist fast über mich gestolpert und rief förmlich nach einem Platz in meinem Kleiderschrank.« Louisa dreht sich einmal um die eigene Achse und lässt sich bewundern.

»Ich würde darin aussehen wie eine Landpomeranze«, bemerkt Sarah. »Keinen Kommentar bitte«, signalisiert ihr Blick und sie stemmt dabei die Hände in die Hüften.

»Dir steht dein extravaganter Stil doch super«, meint Charlie und betrachtet Sarah. Sie glänzt heute in einer dunkelbraunen Wildlederhose, dazu passenden hohen Stiefeln und einer goldfarbenen Bluse. Große runde Ohrringe aus Bronze geben dem Outfit Pfiff.

»Nur du siehst immer aus, als würdest du noch die elfte Klasse besuchen und Kaugummiblasen machen«, lacht Sarah.

Auch Louisa schmunzelt.

»Dafür bezahle ich im Schwimmbad immer noch den Eintrittspreis für Jugendliche«, schmollt Charlie. »So, aber nun zu Tisch, bevor die Pizzen kalt sind. Wir gehen vor wie immer, zum Essen besprechen wir Geschäftliches, dann beginnt der gesellige Teil.« Sie klatscht auffordernd in die Hände und bedient sich.

»Okay, Chefin«, stimmt Sarah mit vollem Mund zu.

»Ich fange an«, meldet sich Louisa zu Wort. »Um es auf den Punkt zu bringen, können wir alle drei Unterstützung gebrauchen. Das Volumen unserer Bestellungen und Verkäufe wächst stetig, manche Anfragen müssen wir ablehnen. Unsere Ressourcen wie Maschinen, Arbeitsflächen und die Größe unserer Räume sind auf Wachstum ausgelegt. Es fehlt nur noch das Personal. Ich hätte gerne eine zusätzliche Kraft, dann kann ich endlich wieder experimentieren und mir neue Kreationen ausdenken. Und du, Charlie, wankst oft ganz schön müde aus der Bäckerei und wir müssen aufpassen, dass wir uns nicht übernehmen. Davon abgesehen, könnte auch eine von uns krank werden und dann stolpern wir unvorbereitet in eine solche Situation.«

»Das sehe ich genauso«, fällt Sarah ein.

»Ich habe bereits mit Frieda gesprochen, sie freut sich, vier weitere Tage im Verkauf und im Service zu arbeiten. Seit ihr Mann Fred den schweren Arbeitsunfall hatte und zu Hause ist, kann sie jeden zusätzlichen Euro gebrauchen. Ich würde ihr gerne so bald als möglich zusagen, denn Frieda ist ein Glücksfall für uns. Victoria hilft uns gerne in den Semesterferien im Café. Besser kann ich mir das nicht vorstellen.« Sarah hebt ihr Glas und prostet den Freundinnen zu, um ihre Worte zu untermalen.

Charlotte seufzt, während sie an ihrer Pizza knabbert und blickt in die Runde. Zwei fragende Augenpaare auf sich gerichtet, holt sie tief Luft. »Ihr habt Recht, das weiß ich auch. Und ich bin absolut für Unterstützung. Jedoch arbeite ich gerne allein und genieße die Ruhe. Vielleicht bin ich nicht so teamfähig wie ihr. Ich muss mich daran gewöhnen, jemanden ständig um mich zu haben. Außerdem möchte ich, dass in meinem Bereich alles genau so läuft, wie ich mir das vorstelle.«

»Das wollen wir auch, Charlie«, erwidert Sarah mit einer leichten Schärfe in der Stimme. »Auch wir haben einen hohen Anspruch an unsere Arbeit und du bist durchaus teamfähig. Mit diesem Glaubenssatz kannst du endlich mal aufräumen. Wir halten dich auch aus. Wir können die Potenziale allerdings nur nutzen, wenn wir uns auf Veränderungen einlassen.«

»Thelma sucht für dich eine ruhige, unscheinbare Mitarbeiterin, die mucksmäuschenstill ist und sich gut anpassen kann – sozusagen wandfarben ist«, wendet Louisa vermittelnd ein.

»Die kann sie sich vermutlich selbst backen«, kommt es ironisch von Sarah.

Charlie muss wider Willen lachen. Sie streckt die Flügel. »Gut, wir erarbeiten ein Jobprofil. Louisa und Thelma gestalten einen Aushang für das Schaufenster und schalten die Stellenannoncen. Ich bin allerdings dafür, dass wir jemanden mit Erfahrung suchen, denn für eine Auszubildende habe ich keinen Nerv. Das können wir im nächsten Schritt angehen.«

»Oha, wirst du altersmilde?«, witzelt Sarah.

»Erinnere mich nicht daran, das ist das nächste Thema.« Charlie grinst schief. »Ich fürchte, aus der Big-Party-Nummer komme ich nicht raus.«

»Richtig«, stimmt Louisa zu und faltet ein Salatblatt mundgerecht. »Aber wir freuen uns alle auf die Party. Es gibt hier viele Menschen, die dir eine Freude bereiten wollen, nimm das doch einfach an und genieße den Abend. Du musst dich nur stylen und einigermaßen pünktlich eintreffen. Ich komme vorher bei dir vorbei, dann können wir uns zusammen fertig machen.«

»Ich kann mich selbst stylen«, grummelt Charlie vor sich hin.

»Das Ergebnis ist mit Louisas Hilfe eindeutig besser«, meint Sarah und mustert Charlie grinsend.

»Im Ernst, das Fest wird klasse. Wir gießen uns einen hinter die Binde und tanzen bis zum Umfallen – mit Klamotten, keine Sorge. Am Sonntag können wir ausschlafen und den Tag verbummeln. Wo ist das Problem?« Pragmatisch und auf den Punkt gebracht, typisch Sarah.

»Was gibt es denn sonst Neues bei euch?«, fragt Charlie, die den dringenden Wunsch hat, das Thema zu beenden.

Sarahs Blick wird ernst. »Ach, eigentlich will ich nicht darüber sprechen, aber meine Mutter hat mich wieder fest im Griff. Sie versinkt in tiefer Melancholie, hat keine Energie und verbringt die Tage im Bett. Das geht so weit, dass ihr der Weg vom Bett zum Badezimmer zu weit ist. Ich kümmere mich um sie, so gut es geht, aber es kostet mich unglaublich viel Kraft« Sie stützt den Kopf auf ihre Hand und spielt gedankenverloren mit ihrem restlichen Stückchen Pizza.

Charlie und Louisa betrachten die Freundin teilnahmsvoll. Beide wissen, dass Sarahs Mutter Svetlana immer wieder in tiefen Depressionen versinkt und ihren

Alltag in den schlimmsten Zeiten nicht allein bewältigen kann. Sarah kennt das nicht anders, aber dieser Umstand macht es nicht einfacher für sie.

»Ich dachte, sie wäre medikamentös eingestellt und auf einem guten Weg«, sagt Louisa.

»Das war sie auch, bis sie der Meinung war, es ginge ihr so gut, dass sie die Medikamente absetzen kann. Ihr kam nicht in den Sinn, dass es ihr aufgrund dieser besser ging und nicht durch irgendwelche universellen Schwingungen.«

»Sag Bescheid, wenn wir dich unterstützen können«, meint Charlie. Sie weiß, wie schwer es Sarah fällt, um Hilfe zu bitten, und dass sie gerne alles mit sich allein ausmacht.

»Wir sind für dich da«, bekräftigt auch Louisa.

»Danke euch, das weiß ich.« Sarah lächelt dankbar. »Momentan versuche ich sie dazu zu bewegen, die Medikamente wieder einzunehmen. Es dauert eine Zeit, bis sie ihre Wirkung zeigen. Aber lasst uns von erfreulichen Dingen reden. Was tut sich denn in der Liebe bei euch? Auch Saure-Gurken-Zeit?«, fragt sie.

Fröhliches Gelächter erfüllt den Raum, wobei sie wieder bei Sarahs Lieblingsthema angelangt sind.

»Ich warte auf den Ritter auf dem weißen Pferd. Im cremefarbenen Bentley wäre auch okay«, meint Charlie. »Das erwarte ich mindestens als Geburtstagsgeschenk. Ich bin auch bereit für kleine Kompromisse. Ein Adonis, der aus der Torte springt, ist zum Beispiel auch in Ordnung.«

»Sei vorsichtig mit deinen Wünschen, für die Torte bin ich zuständig!« Louisa lacht. »Mal sehen, ob Michel darin Platz findet.«

Beim Gedanken, dass der Zeitungsausträger, ein sympathischer Kerl, aber vom Adonis so weit entfernt wie die Venus von der Erde, aus der Geburtstagstorte springt, lacht das Trio Tränen.

Sarah japst nach Luft. »Und dann noch in sexy Unterwäsche! Das Bild setzt sich gerade in meinem Kopf fest und ich kann Michel in nächster Zeit bestimmt nicht unbefangen begegnen.

»Ich hoffe auf bessere Chancen, momentan habe ich keine Zeit für romantische Abenteuer. Es ist gut so, wie es ist. Meine biologische Uhr höre ich noch nicht und ich will Mister ‚Love of my Life' mit allem Drum und Dran. Auf den warte ich gerne«, entgegnet Charlie.

»Unser Prinzesschen auf der Erbse«, schmunzelt Sarah. »Und du, Louisa, wann gestehst du dir endlich ein, dass Jo mehr ist als ein guter Freund?«

»Es gibt nichts einzugestehen«, erwidert Louisa und zwirbelt eine Haarsträhne um ihren Finger. »Er ist genau das: ein guter Freund von uns allen, und das soll er auch bleiben. Wenn aus Freundschaft Liebe wird und es funktioniert nicht, bleibt oft nichts übrig. Dieses Risiko wäre mir zu groß. Außerdem muss ich nicht darüber nachdenken, das ist absurd.«

Charlie und Sarah tauschen einen wissenden Blick.

»Aber mein Bruder hat mir noch eine lustige Geschichte erzählt«, fährt Louisa fort. »Ihr wisst ja, dass Christian und Elke bald ihr erstes Kind erwarten und das Dachgeschoss ihres Hauses von Jo ausbauen lassen. Gestern wartete Elke lange und wurde bereits ungeduldig, da sie zur Arbeit musste, und Jo kam und kam nicht. Als er dann endlich eintraf, meinte er, dass er eine Stunde auf einem Parkplatz an der Straße verbracht hätte. Sherif, einer seiner Jungs, sei der Meinung gewesen, sein Onkel, Präsident Biden, würde ihn mit einem Helikopter abholen. Also stieg die ganze Truppe aus und wartete geduldig auf Herrn Biden. Als abzusehen war, dass dieses Zusammentreffen nicht mehr klappen würde, meinte Sherif, er hätte sich vielleicht in der Zeit oder im Treffpunkt geirrt. Daraufhin kletterten alle wieder in den Transporter und machten sich auf den Weg. Jo meinte noch, er sei froh gewesen, dass es auf der restlichen Strecke keinen weiteren Parkplatz gab.«

Die Geschichte führt zu Erheiterung und das Trio ist sich einig, dass Jo und seine Mitarbeiter und Mitarbeiterinnen einfach einzigartig sind. Jos Geduld, mit den Eigenheiten eines jeden Einzelnen umzugehen, ist faszinierend, ebenso die Toleranz, die die Gruppe im Umgang miteinander lebt. Sie tauschen noch belanglose Neuigkeiten aus, diskutieren über ihre Sommerpläne und der Abend plätschert dahin.

»Ihr Lieben, es ist spät geworden und ich muss dringend ins Bett.« Charlie gähnt und streckt sich.

Die drei räumen den Tisch ab, stellen das Geschirr in die Spülmaschine, geben die Kartons zum Altpapier und verabschieden sich voneinander.

»Schlaft gut, wir sehen uns am Montag«, ruft Charlie.

»Du auch! Wie immer tat der Abend gut«, sagt Louisa.

Sarah nickt und winkt.

Charlie löscht die Lichter, prüft nochmals, ob alle Türen abgeschlossen sind, und macht sich auf den Weg ins Dachgeschoss. Sie freut sich, gleich in ihr Bett sinken zu können. Morgen klingelt kein Wecker und sie kann den Tag auf sich zukommen lassen. Mal sehen, was dieser bringen wird, ist ihr letzter Gedanke des Tages.

24. April, der große Tag ist da. Charlie genießt die Ruhe vor dem Sturm in der Backstube, mischt Zutaten, knetet und formt. Der Holzbackofen knistert und würziger Birkenrauch erfüllt die Luft. Sie tänzelt zum neuesten Song von Herbert Grönemeyer von Knetmaschine zur Arbeitsplatte. Musik entspannt sie und sorgt für gute Laune. Gleich ist es mit der Einsamkeit vorbei und der Trubel beginnt. Insgeheim freut sie sich darauf.

Schon betritt Louisa den Raum, einen großen Blumenstrauß im Arm. »Happy Birthday, alles Gute dir, meine Liebe.« Sie strahlt über das ganze Gesicht und umarmt Charlotte.

»Danke dir! Oh, Ranunkeln und Pfingstrosen, herrlich!«

»Die stelle ich kurz ins Wasser. Thelmas Büro eignet sich als Lagerort. Unsere strenge Hygienedame springt an die Decke, wenn sie Blumen in den Produktionsräumen sieht. Ich sehe ihren Dolchblick schon vor mir«, witzelt Louisa und macht sich auf den Weg.

Tom schneit herein, holt die vorbereiteten Kisten für den Markttag, dreht nochmals um, lässt die Backwaren fast fallen und blickt Charlie erschrocken an. »Fast vergessen. Komm her Kleine.« Er nimmt Charlie in den Arm und klopft ihr etwas unbeholfen auf den Rücken. Gefühle sind nicht seine Stärke. »Ein großartiges neues Lebensjahr, auf viele weitere gemeinsame Arbeitsjahre.«

Charlie lacht auf. »Tom, ich bin dreißig geworden, nicht achtzig.«

»Ich muss dringend los, bin spät dran. Bis heute Abend.«

Und weg ist er. Die Schwingtür kracht an die Wand und Charlie weiß ohne nachzuschauen, dass Sarahs Arbeitstag begonnen hat. Mit aufreizendem Hüftschwung kommt sie auf Charlotte zu und schwenkt dabei einen seltsamen Strauß. Auch sie drückt die Freundin und wünscht ihr alles Gute und noch vieles mehr, was Charlie nicht unbedingt wiederholen möchte. Sie grinst und zieht eine Augenbraue nach oben.

»Meine oder deine Wünsche?«

»Ich würde dir die Bürde der Wunscherfüllung auch abnehmen«, spottet Sarah. »Was eignet sich besser für eine Bäckerin als ein Brötchenstrauß?«, fragt sie augenzwinkernd, Küsschen links, Küsschen rechts.

Und tatsächlich, zwischen Immergrün und Schleierkraut sind kleine Brötchen, Brezeln und Laugenstangen mit Draht eingebunden. Charlie freut sich über dieses originelle Geschenk und knabbert eine Brezel an.

»Von der Konkurrenz – ich kann dich ja nicht dein eigenes Geschenk backen lassen.«

»Danke Sarah, welch lustige Idee!«

»Wir feiern später, jetzt muss ich mich an die Arbeit machen. Janina kündigte gestern bereits an, dass sie einen Hauch von Halsschmerzen hat. Da rechne ich heute besser nicht mit ihr.« Sarahs Miene ist anzusehen, was sie davon hält.

Am Nachmittag schlendert Charlie nach Hause, den Arm voller Blumen. Der Tag war kurzweilig und lebhaft. Die Gratulanten gaben sich die Tür in die Hand, um Glückwünsche zu überbringen und viele kleine Aufmerksamkeiten. Die ersten

Touristen flanieren durch den Ort, Wanderrucksäcke geschultert oder Fahrräder schiebend.

Zu Hause angekommen sieht sie die Post des Tages durch. Eine Geburtstagskarte von Céline, ihrer Ausbilderin in Paris, von der Versicherungsmaklerin und der Krankenkasse. Sie wundert sich über einen Brief von Notar Dr. Walden. *Ungewöhnlich, vom Notar ein Geburtstagsschreiben zu bekommen*, denkt Charlie und wirft die Post auf die Kommode im Flur. Zunächst möchte sie ihre Blumen versorgen und die Geschenke arrangieren. Mit einer Tasse Tee greift sie wenig später doch wieder nach dem Schreiben, das ihr keine Ruhe lässt.

Charlie gibt sich einen Ruck und reißt den Umschlag mit ihrem Daumen auf. Sie liest konzentriert, überlegt und liest ein weiteres Mal. Dr. Walden fordert sie auf, einen Termin zu vereinbaren, da es noch eine Angelegenheit aus dem Nachlass ihrer Großmutter zu regeln gilt.

Charlie ist verwundet und überlegt, worum es sich handeln könnte. Ihrer Meinung nach wurde alles geregelt – die Bäckerei, das Häuschen und einige Geldanlagen. Für ihr junges Alter verfügt sie über ein ansehnliches Vermögen. Sie muss nichts teilen und sich mit niemandem auseinandersetzen. Das hat auch Vorteile. Sie nimmt sich vor, gleich am Montag den Notar anzurufen.

Als Nächstes öffnet sie die Geburtstagskarte von Céline. Ein Foto fällt heraus und sie erkennt das Team der Bäckerei. Lächelnd betrachtet sie die vertrauten Gesichter. In der Mitte Céline, umgeben von ihren Mitarbeiterinnen, die Charlie alle vertraut sind. In Célines Boulangerie-Patisserie hat sie zusammen mit Louisa zwei Jahre ihrer Ausbildung genossen. Es war eine harte Schule, aber lohnend. Die strenge Französin ließ keine Halbherzigkeiten durchgehen und forderte die Freundinnen sehr. Durch ihre Herzlichkeit verlor ihr Anspruch an Schärfe und Charlotte ist ihr dankbar für all das Können, das sie erwerben durfte. Sie hatte eine tolle Zeit in Paris und erinnert sich gerne daran.

Sie liest die Zeilen. Auch Céline erkundigt sich, wann sie denn wieder in Paris sein wird, der letzte Besuch liegt Jahre zurück. Aber zuerst würde Charlie die ehemalige Chefin gerne hierherlocken.

Um das Gedankenkarussell zu stoppen, das in ihr ausgelöst wurde, zieht sie die Joggingklamotten an und schlüpft in ihre Turnschuhe. Sie läuft durch die Felder, den Hügel hinauf und konzentriert sich auf ihre Atmung. Der Kopf wird frei, sie erreicht den Waldrand und nimmt den Duft von Bärlauch wahr. Ihr Blick wandert ins Tal über die sanften Hügel und sie spürt, wie gut ihr die Natur und die Bewegung tun. Zum Sport muss sie sich immer aufraffen. Wenn die innere Hürde jedoch überwunden ist, genießt Charlie das angenehme Körpergefühl und nimmt sich vor, regelmäßiger zu laufen. Irgendetwas kommt jedoch immer dazwischen – ein gutes Buch, die Müdigkeit, anderweitige Verpflichtungen.

Sie läuft noch eine kleine Schleife und macht sich dann auf den Rückweg. Traktoren sind noch auf den Feldern unterwegs, das Vieh wird Richtung Stall getrieben. Auch für Charlie wird es Zeit, sich für den Abend vorzubereiten.

Bevor Louisa und Sarah vorbeikommen, gönnt sie sich ein entspannendes Bad. Es kommt ja nicht darauf an, ob sie zur Party eine halbe Stunde später kommt.

Charlie schließt die Augen, doch kurz bevor sie einnickt, gibt sie sich einen Ruck. Kaum in ihren Bademantel gehüllt, klopft es auch schon. Sie eilt die Treppe hinab,

Louise und Sarah stehen bereits in der Küche. Louisa ist mit Kleidungsstücken in Schutzhüllen beladen, Sarah hantiert mit Gläsern, Flaschen und Eiswürfeln.

»Ich bereite uns einen Aperol Spritz zu, den genießen wir, während du gestylt wirst. Wir sind bereits ausgehfertig«, verkündet sie.

»Mein Kleiderschrank ist zur Hälfte geplündert. Zuerst hat sich Sarah bedient und ich habe einige Outfits mitgebracht, die für dich in Frage kommen«, erklärt Louisa.

Charlotte betrachtet die Freundinnen. »Und ich dachte, legere Kleidung wäre angesagt.«

»Heute nicht, wir haben uns schon lange nicht mehr in Schale geworfen. Ab und zu tut das gut«, meint Sarah und lässt die Orangenschnitze in die Gläser gleiten. »Prost!«

Die Kelche klingen, Louisa stellt ihren wieder ab und wendet sich den Klamotten zu.

»Moment, ich muss euch erst betrachten, um mich innerlich darauf vorzubereiten, was mich erwartet«, bremst Charlie.

Sarah trägt einen ärmellosen rauchgrauen Hosenanzug mit figurbetontem Oberteil und weit geschnittenen Beinen. Die blauen Augen sind betont, die blonden Haare kunstvoll zerzaust.

»Sarah ist für dieses Boss-Modell wie geschaffen. Sie hat die dafür notwendige Größe«, erwähnt die Modeexpertin. Sie selbst trägt ein rotes Korsagenkleid mit einem weit schwingenden Rock, der ihr bis kurz über das Knie reicht, darüber ein schwarzes Spitzencape.

»Wow, dann lass mal die Ausbeute sehen.« Charlotte hat Feuer gefangen und zappelt herum.

Louisa präsentiert ein bronzefarbenes, schmal geschnittenes kurzes Kleid mit langen Ärmeln. Schlicht, aber chic. Des Weiteren ein figurbetontes schwarzes Spitzenkleid sowie ein verspieltes Kleid aus cremefarbener Seide mit aufgenähten kamelienähnlichen Stoffblumen und gerüschtem Saum, in das sich Charlie sofort verliebt. Sie schlüpft hinein und fühlt sich rundum wohl. Die Seide ist angenehm kühl auf der Haut. Sie dreht sich im Kreis, der Stoff schillert im Licht.

»Wunderbar! Der Designer muss dich im Kopf gehabt haben.« Louisa klatscht in die Hände. »Ich habe es kürzlich entdeckt und sofort an dich gedacht. Das ist mein Geburtstagsgeschenk.«

Charlie bedankt sich überschwänglich und bringt die Freundin fast zu Fall.

»Nun noch etwas Farbe ins Gesicht, dann sind wir startklar.« Louisa nimmt einen Schminkkoffer zur Hand, in einer Größe, die Charlie für einen dreiwöchigen Urlaub ausreichen würde.

Sarah unterhält die beiden so lange mit Anekdoten der Kundschaft, die sich am heutigen Tage ereignet haben. Sie besteht darauf, ein Foto zu machen, bevor das Trio aufbricht. »Dann können wir unseren Enkeln mal zeigen, was für Sahneschnitten ihre Großmütter waren«, feixt sie.

»Nun aber los, der Tortenadonis erstickt sonst. Das wäre glaube ich Totschlag«, drängt Louisa zur Eile.

Charlies Blick richtet sich erschrocken auf sie. Louisa lächelt geheimnisvoll.

»Da hupt auch schon Jo. Ich dachte, selbst fahren ist heute keine gute Idee.«

Jos Transporter, der jeden Augenblick in seine Bestandteile auseinanderzufallen droht, wendet soeben vor dem Haus. Er steigt aus und öffnet den Damen die Beifahrertür. Heute sieht er ungewohnt aus in seinem grauen Sakko mit dem weißen Hemd zur schwarzen Lederhose, die festgewachsen zu sein scheint. »Zur Feier des Tages habe ich das Auto geputzt. Ihr wollt vermutlich keine Sägespäne und Sandwichreste an der Kleidung«, ruft er. »Ihr seht klasse aus!«

Sein bewundernder Blick bleibt an Louisa hängen. Er strahlt sie an, die gletscherblauen Augen funkeln mit den Sternen am Himmel um die Wette. Sarah seufzt und verdreht die Augen.

»Es wird etwas kuschelig, die Rücksitzbänke sind bereits belegt.«

Die Bautruppe grüßt lautstark, alle in den besten Gewändern, die durchweg originell sind. Dreadlocks, Piercings, Tattoos und grüne Igelhaare vervollständigen das Bild.

Auf der Fahrt werden Neuigkeiten ausgetauscht, gewitzelt, gelacht und sich gegenseitig geneckt. Trotz der Unterschiedlichkeit der jungen Menschen, auch bezüglich ihrer persönlichen Geschichte, ist der Umgang miteinander von Wertschätzung, Respekt und Humor geprägt. Charlotte liebt das Zusammensein mit dieser bunt zusammengewürfelten Gruppe.

Nach wenigen Minuten erreichen sie ihr Ziel. Charlie staunt. Die Zufahrt zum Gehöft ist mit Fackeln bestückt, die den Weg zur Scheune weisen. Der Hof ist bereits zugeparkt, Jo hat Mühe, noch einen freien Platz zu finden.

Charlotte strebt voraus Richtung Scheune, die Dieter und seine Frau Heike zur Verfügung stellen. Über dem Tor prangt ein Willkommensschild, das in bunten Farben leuchtet und eher an eine etwas missglückte Weihnachtsdekoration erinnert. Sie betritt den Festsaal, ihre Augen werden groß. »Die Dekoabteilung des Möbelhauses muss komplett ausverkauft sein«, meint sie zu Louisa.

Beeindruckt betrachtet sie das Werk. Lampions und Blumengirlanden schmücken das Dachgebälk, umwickelt mit Lichterketten. Goldsterne zieren die Wände und Stützbalken. Die Tische sind mit Wasserschalen geschmückt, in denen sich Blütenköpfe und bunte Schwimmkerzen befinden.

Charlie ist überwältigt und traut ihren Augen kaum. Sie schaut sich um und stellt fest, dass nahezu alle Plätze bereits belegt sind. Markus und seine Band „Hotpants" stimmen auf einer provisorisch errichteten Bühne ihre Instrumente. Es herrscht Gelächter, Wortfetzen fliegen durch den Raum, die Stimmung ist bereits jetzt ausgelassen.

Thelma entdeckt sie als Erste und ruft: »Sie ist da!«

Es dauert etwas, bis die Information alle Ohren erreicht hat. Frieder, der Dirigent des Gesangsvereins, erhebt sich und die Gäste stimmen ein Geburtstagslied an.

Charlie kämpft mit den Tränen der Rührung. Louisa legt den Arm um sie und singt lauthals mit. Ungefähr einhundertfünfzig Kehlen geben beim zweiten Durchgang nochmals richtig Gas: Happy birthday to you!

Charlotte wendet sich an Emanuela, die sie schwungvoll an ihr großes Herz drückt. Die nächste Stunde über lässt sie sich von Arm zu Arm treiben, küsst Wangen rechts und links, blickt in strahlende Augen. Sie betritt die Bühne und lässt den Blick über die Gäste wandern.

»Ich muss mich einen Moment sammeln. Vielen Dank, dass ihr heute alle gekommen seid, um den Abend mit mir zu genießen. So viele vertraute Gesichter!

Danke für die Mühe und Arbeit bei der Ausrichtung dieses Festes. Ihr habt mal wieder alles gegeben. Ich bin überwältigt. Da mir die Worte für eine Rede fehlen, lassen wir die Spiele beginnen. Thelma hat bestimmt den genauen Ablaufplan bis ins Detail im Kopf.«

Wie auf das Stichwort wartend betritt Thelma die Bühne und verkündet die nächsten Programmpunkte so souverän, als würde sie die Oskar-Verleihung moderieren. Sie erwähnt die Namen des Helferteams und begrüßt den Bürgermeister sowie den Pfarrer, stellt die „Hotpants" vor. Auf den Hinweis, dass das Büffet und die Bar nun eröffnet sind, nehmen einige Gäste eilig die Beine in die Hand, um sich die Köstlichkeiten zu sichern. Thelma wirft noch ein, dass wohl einige auf die schwäbische Art seit Tagen fasten, um heute genügend Volumen bieten zu können.

Charlie macht sich auf die Suche nach einem Platz und wird bei Louisas Eltern und ihren Brüdern mit Familien fündig.

»Na Kleine, das hättest du nicht erwartet, oder?«, fragt Dr. Hans Wagner.

»Nein, wirklich nicht. Das Büffet sieht nach der Speisung der Fünftausend aus.«

Lotte, Louisas Mutter, bricht in Gelächter aus und erzählt, dass sich verschiedene Kochgruppen zusammengefunden haben und die gemeinsame Kochaktion eine feucht-fröhliche Angelegenheit war.

»Die Schröder-Zwillinge haben sich auf dem Nachhauseweg in einem Gartenzaun verfangen und behaupteten am nächsten Tag in der Praxis, dieser wäre ihnen völlig unvorbereitet und sehr bösartig in den Weg gesprungen«, amüsiert sich Hans.

Charlie entdeckt die älteren Damen in der Schlange des Büffets. Trotz ihrer achtzig Jahre erscheinen sie nur im Doppelpack, beide ledig geblieben. Sie sind nur auseinanderzuhalten, da Hedi eine Vorliebe für ausgefallene Hüte hat. Heute trägt sie der Location entsprechend einen rustikalen Strohhut mit getrockneten Blumen und irgendeinem toten Tier, das aus der Entfernung verdächtig einer Ratte ähnelt.

»Wo sie den wohl ausgegraben hat?«, wundert sich Charlie.

»Solange das staubige Teil nicht in den Kartoffelsalat fällt, ist alles gut«, bemerkt Lotte sarkastisch.

Christian, Louisas Bruder, und seine hochschwangere Frau Elke sitzen ihr gegenüber. Charlie erkundigt sich nach den Baufortschritten am Haus. Elke erzählt begeistert und freut sich sichtlich auf den Familienzuwachs. Christians Blick ruht liebevoll auf seiner Frau.

»So, ich schaue mal, welche Köstlichkeiten sich mir bieten. Elke, soll ich dir etwas vom Büffet mitbringen, dann musst du dich nicht anstellen?«, fragt Charlie.

»Nein, danke dir. Das übernimmt heute mein Mann. Momentan lässt er mich nicht aus den Augen, da es jeden Tag so weit sein kann«, lehnt sie lächelnd ab und streicht ihrem Mann eine widerspenstige Locke aus der Stirn.

»Ich bitte um Nachsicht, ich werde zum ersten Mal Vater und bin deutlich nervöser als meine Frau.«

»Du trägst auch keine Wassermelone mit dir herum. Aber heute kannst du dich entspannen, wir sind in guten Händen. Dieter hat schon vielen Kälbern auf die Welt geholfen, den Tierarzt habe ich auch schon gesehen, und dein Vater sitzt uns gegenüber. Was soll da schief gehen?«, neckt Elke ihren Mann.

Charlotte schlängelt sich zum Büffet durch, wechselt hier und dort einige Worte, scherzt und lacht. Das Angebot an Speisen lässt keine Wünsche offen. Von Antipasti, Salaten, Aufläufen, Braten, Spätzle bis Spanferkel ist alles geboten, was das Herz begehrt. Mit ihrem üppig bestückten Teller sieht sie sich suchend um und entdeckt Svetlana, Sarahs Mutter, im Gespräch mit Mariella, der jungen Punkfrau, die zu Jos Gruppe gehört. Die Gegensätze könnten optisch nicht größer sein.

»Wie schön, dass du gekommen bist, Svetlana!«, ruft Charlie erfreut. »Darf ich mich zu euch setzen?«

»Aber gerne, ja. Sarah hat mich fast an den Haaren aus meiner Lethargie gezogen. Und ich spüre, es tut mir gut, unter Menschen zu sein. Mariella erzählte mir eben von ihren Jahren auf der Straße, wie hart das Leben als Wohnungslose ist und was sie alles gelernt hat. Da bemerke ich, wie gut es mir geht. Ich würde keine Woche auf der Straße überleben.« Svetlanas aristokratisches Aussehen erschwert die Vorstellung eines Lebens ohne Wohnsitz deutlich.

Charlie nickt und wundert sich über Mariellas Offenheit, die ihr so noch nicht begegnet ist. Vielleicht wohnt sie im Moment einer ungewöhnlichen Begegnung verletzter Seelen bei, die sich intuitiv gegenseitig erkennen. Als Pfarrer Waldenbuch auf Svetlana zusteuert, sucht Charlotte schnell das Weite. Auch Mariella scheint keine große Lust auf salbungsvolle Worte zu haben.

Thelma betritt die Bühne und kündigt einen neuen Programmpunkt an – Frieda und Irma in Schürze, Kopftuch und Gummistiefeln nehmen den neuesten Dorfklatsch kabarettistisch auf die Schippe. Da bleibt kein Auge trocken, auch Charlie bekommt ihr Fett ab. Die Darstellerinnen ernten begeisterten Applaus. Die „Hotpants“ sammeln sich und stimmen den ersten Song an.

Michel steuert auf Charlie zu. »Würdest du mir die Ehre geben und mit mir den Tanz eröffnen?« Er verbeugt sich galant, schon jetzt nicht mehr ganz sicher auf den Beinen.

»*Das kann ja heiter werden*«, denkt Charlie, möchte dem guten Freund aber keinen Korb geben. Besorgt wirft sie einen Blick auf ihre champagnerfarbenen Pumps. Dann nickt sie. »Ich übernehme die Führung.«

»Alles, was du willst, und noch viel mehr.«

Charlie schüttelt den Kopf und grinst.

Die Tanzfläche füllt sich, ein Song geht in den anderen über, die Luft heizt sich auf. Freestyle ist angesagt zu fetziger Musik.

Louisa tanzt mit kokettem Hüftschwung auf sie zu. »Die Band ist richtig gut geworden«, ruft sie Charlie ins Ohr. Sie weist auf Johann und Elsa, das dorfälteste Paar, das sich in inniger Verbundenheit zur Musik wiegt, völlig unbeeindruckt vom wilden Gehopse um sie herum.

Charlie und erfreut sich an der Ausgelassenheit der Tanzenden. Sie spürt, wie auch sie zunehmend lockerer wird, alles von ihr abfällt, und gibt spontan ein kurzes Steppsolo. Es bildet sich ein Kreis und wer Lust hat, zeigt sein tänzerisches Können oder schlichtweg seinen Enthusiasmus. Alessandro startet eine Polonaise und führt diese quer durch die Scheune. Jeder wird eingesammelt, mehr oder weniger freiwillig.

»Wir stürmen die Bar!« Sarah zieht Charlie mit sich, beide völlig erhitzt. »Auf dich, zur Feier des Tages gibt es Champagner.«

»Puh, ich brauche eine Pause. Diese Schuhe bringen mich um«, stöhnt Charlotte. Die Feste in Steinhagen sind legendär. So strebsam die Menschen hier sind, wird keine Gelegenheit zum Feiern verpasst. Sie schaut in gerötete, fröhliche Gesichter, lauscht den Gesprächsfetzen und nutzt die Gelegenheit der kurzen Pause. Mit ihrem Glas in der Hand schlendert sie Richtung Geschenketisch.

Ihre Nachbarin Manuela gesellt sich zu ihr, legt den Arm um sie und deutet auf die zahlreichen Präsente. »Na, Charlie, die sechste Duftkerze und das fünfzehnte Paar Wollsocken?«

»Sieht auf den ersten Blick nicht so aus, wobei ich mir sicher bin, die Häkeldecke ist von den Zwillingen.« Charlie schmunzelt. Sie entdeckt Karten für das Konzert von Evanescence von Jo sowie einen Gutschein für einen Helikopterflug von Louisas Familie. Das wollte sie schon lange einmal machen.

»Charlie, auf die Bühne bitte!«

Louisa hat das Mikrofon übernommen, neben sich eine riesige dreistöckige Torte. Das Licht geht aus, Wunderkerzen erstrahlen und begleitet von zahlreichen Ahs und Ohs schneidet Charlotte die Torte an. Als sie das Messer ansetzt, wirft sie Louisa einen skeptischen Blick zu.

»Verletze ich jemanden?«

Grüne Augen blicken sie amüsiert an, Louisa schüttelt den Kopf.

Morgens um vier Uhr strecken die letzten Gäste die Flügel, die wenigsten tragen noch Schuhe. Charlie lässt sich müde und zufrieden in den Sitz des Transporters sinken und massiert ihre Füße.

Sarah hat noch Restenergie und stimmt ein altes Volkslied an. Kollektives Stöhnen begleitet sie, denn wenn Sarah etwas wirklich nicht kann, dann ist das Singen. Louisa, Charlie und Jo fallen ein. Laut schmetternd erreichen sie zuerst Charlottes Zuhause. Sie bedankt sich herzlich und umarmt die Freunde.

Barfuß, die Schuhe in der Hand baumelnd, schlendert sie über den Gartenweg. Der Boden ist empfindlich kalt, aber wohltuend.

Erschöpft und glücklich lässt sie sich ins Bett fallen. Die Geschenke wird sie erst morgen abholen und beim Aufräumen helfen.

Sie hat das Fest in vollen Zügen genossen und kann sich nicht mehr erinnern, warum sie auf diese Idee zunächst so ablehnend reagiert hat. Sie kuschelt sich im Bett zurecht, lässt den Abend und die Nacht Revue passieren. Kurz blitzt nochmals ein Gedanke an den Brief des Notars auf. Dann fallen ihr die Augen zu und sie gleitet hinüber in einen traumlosen Schlaf.

4

»Guten Morgen, Charlotte. Darf ich denn noch Du sagen?«, begrüßt Dr. Walden sie. Seine sonore Stimme und die gepflegte Erscheinung unterstreichen die Seriosität des Notars. Die Ruhe und Souveränität, die er ausstrahlt, entspannen Charlotte etwas, die unruhig und aufgeregt ist.

»Aber sicher, Herr Dr. Walden. Ich frage mich nur, was mich gleich erwarten wird. Ich weiß allerdings nicht sicher, ob ich es überhaupt wissen will.«

»Komm erst mal herein. Frau Seeger bringt dir eine Tasse Kaffee. Schwarz, ohne Zucker, wenn ich mich richtig erinnere.«

Charlie lässt sich in das Büro führen und nimmt auf dem lederbezogenen Stuhl Platz.

»Du weißt, dass ich Fanny Walther sehr verbunden war. Wir pflegten eine langjährige, ja fast freundschaftliche Verbindung. Deine Großmutter war eine kluge Geschäftsfrau, sehr umsichtig in ihren Entscheidungen. In der Angelegenheit, die wir gleich besprechen werden, haben wir lange beraten, wann der richtige Zeitpunkt dafür sein wird. Der eigene Tod ist in den meisten Fällen schwierig planbar und Fanny wollte sicher sein, dir nichts aufzubürden, was du vielleicht noch nicht bereit bist zu tragen. Deshalb entschieden wir uns, dass du mit nunmehr dreißig Jahren genügend Lebenserfahrung hast und reif genug bist, auch weitreichende Entscheidungen zu treffen.«

»Ihre Worte tragen nicht eben zu meiner Beruhigung bei«, gibt Charlotte offen zu und rutscht nervös auf ihrem Stuhl herum.

»Fanny hat beschlossen, diesen Teil des Testaments in Briefform zu schreiben. Bist du bereit?«

Charlie nickt und knetet ihre Hände im Schoß. Sie blickt Dr. Walden gespannt an. Er überreicht ihr einen versiegelten Umschlag. Vorsichtig bricht Charlotte das Siegel auf und zieht ein gefaltetes Blatt Papier hervor. Ihr treten die Tränen in die Augen, als sie dieses aufschlägt und die vertraute Schrift ihrer Großmutter sieht.

*Meine liebe Charlotte,*

*zunächst möchte ich Dir herzlich zum Geburtstag gratulieren. Ich wünsche Dir das Beste, viel Freude und Leichtigkeit*

*Vor meinem geistigen Auge sehe ich Dich vor mir sitzen, die Augen erwartungsvoll auf mich gerichtet. Deine Anspannung und deine Fragezeichen kann ich förmlich spüren. Es kommt nun eine Überraschung auf Dich zu, mit der Du nicht gerechnet hast. Ich habe so lange geschwiegen, dass ich am Ende keine Worte mehr finden konnte.*

*Wie du weißt, bin ich auf einem landwirtschaftlichen Gut in der Provence, nahe Tour d'Aigues, aufgewachsen. Damals war es ein kleines Dorf, heute ist es ein quirliger Touristenort. Meine Eltern sind nach dem Zweiten Weltkrieg wieder dorthin zurückgekehrt und bewirtschafteten den Hof weiter. Im Alter stellten sie einen Verwalter ein, Pierre Gaspard, ein junger Mann, der die Geschäfte weiterführte. Ich erbte das Gut Manoir Remy von meinen Eltern. Ich bin eine geborene Remy, wie Du weißt. Da ich bereits die Bäckerei übernommen hatte und auch kein Interesse verspürte, wieder in meine Heimat zurückzukehren, verpachtete ich Manoir Remy an Pierre und vor sieben Jahren an seinen Sohn Vincent. Die Familie Gaspard kümmerte sich all die Jahre hervorragend um das Landgut, ich sah keinen Grund, daran etwas zu ändern.*

*Die Gewinne sind nicht üppig, aber ausreichend. Vincent hat sich auf biologisch-dynamischen Obst- und Gemüseanbau spezialisiert und der Fokus liegt auf Qualität anstelle von Quantität. Das Konzept scheint erfolgreich zu sein, auch wenn zunächst viel investiert werden musste. Ich bekam jedes Jahr einen Geschäftsbericht und einen Anteil des Gewinns als Pacht.*

*Das Landgut umfasst zehn Hektar Land, was in der Landwirtschaft nicht besonders groß ist, aber in der Provence gibt es viele kleine landwirtschaftliche Betriebe, die im Privatbesitz sind. Das änderte sich in den letzten Jahren etwas, aber es herrscht immer noch das Parzelleneigentum vor. Außerdem ist die Geografie zu beachten – es ist hügelig und felsig, der Boden in den höheren Regionen karg und steinig. Für die Landwirtschaft eignen sich vor allem die fruchtbaren Täler und die sanft ansteigenden Höhengebiete, die alle bewässert werden müssen.*

*Auf dem Grundstück steht ein Herrenhaus, das sehr in die Jahre gekommen ist und dringend renoviert werden muss. Des Weiteren das Verwalterhaus, ein Gästehaus, das wohl gut in Schuss ist, und eine Lager- und Gerätehalle.*

*Dieses Erbe möchte ich heute an Dich weitergeben, meine Liebe. Ich weiß, Du bist Bäckerin aus Leidenschaft und führst die Bäckerei mit Louisa und Sarah erfolgreich. Ich bin mir sicher, dass euch die Ideen nicht ausgehen, wie ihr den Betrieb ausbauen und weiterentwickeln könnt. Auch bist Du mit Deiner Heimat sehr verbunden. Ich habe keine Erwartungen an Dich. Du kannst Manoir Remy so weiterführen, wie ich es getan habe, und die Geschäfte Vincent überlassen. Aber wer weiß, was das Leben so alles bringen wird. Vielleicht hast Du doch mehr französisches Blut in Dir und es zieht Dich nach Südfrankreich.*

*Für die Renovierung des Gutes habe ich Dir den Betrag von zweihundertfünfzigtausend Euro auf ein Notaranderkonto eingezahlt. Nach dem heutigen Termin kannst Du über dieses Geld verfügen. Es ist allerdings zweckgebunden.*

*Solltest Du Manoir Remy verkaufen wollen, so hat Vincent Gaspard Interesse daran, es zu erwerben. Das entspricht meinem Wunsch, solltest Du Dich für diesen Weg entscheiden. Dr. Walden wird Dir die Kontaktdaten von Vincent und die Geschäftsberichte der letzten Jahre aushändigen. Vielleicht möchtest Du Dir erst alles ansehen, um eine Entscheidung treffen zu können. Vincent ist auf Deinen Besuch vorbereitet.*

*Weißt Du, wie oft ich daran gedacht habe, mit Dir nach La Tour d'Aigues zu reisen? Den Duft von Pinien, Lavendel und trockener Erde wieder zu riechen? Das typische provenzalische Licht zu sehen, die schroffen Felsen, bei der Traubenernte zuzuschauen, die heiße Sonne auf der Haut zu spüren? Mit Dir durch die Obstplantage spazieren, Dir Deine Grand-mère und Deinen Grand-père vorzustellen?*

*Ich habe mich nicht im Guten von meinen Eltern getrennt, der Weg zurück war für mich nicht zu gehen. Es war einfacher, alles hinter mir zu lassen und neu zu beginnen, ohne zurückzublicken. Aber verkaufen konnte ich das Gut trotzdem nicht. Vielleicht ist es für Dich eine Option, dort heimisch zu werden.*

*Meine Kleine, wenn ich Dich als erwachsene Frau noch so nennen darf, ich sehe Dir den Schock und die Überraschung an. Ich lege Manoir Remy vertrauensvoll in Deine Hände und hoffe, Du wirst einer strahlenden Zukunft entgegengehen. Wir sehen uns im Paradies.*

*In inniger Liebe,*
*Deine Grand-mère Fanny*

Charlie lässt den Brief sinken. Sie blickt noch eine ganze Weile auf die Zeilen, bevor sie den Kopf hebt. Die Tränen strömen ihr ungehindert über die Wangen. Dr. Walden reicht ihr wortlos ein Taschentuch. Charlie löst sich aus ihrer Trance, wischt die Tränen ab und räuspert sich.

»Ich weiß gar nicht, was ich sagen soll.«

»Lass dir Zeit, das war viel auf einen Schlag.«

Sie schweigt lange, sieht aus dem Fenster, ohne etwas wahrzunehmen. Schließlich wandert ihr Blick zurück und fixiert den Notar. »Im ersten Moment macht es mich traurig, dass sie nie das Vertrauen oder den Mut hatte, mir von Manoir Remy zu erzählen. Am liebsten würde ich trotzig reagieren wie ein Kind und Ihnen mitteilen, dass ich damit nichts zu tun haben möchte. Aber es gibt auch die andere Stimme in mir, die Verständnis hat für das Schweigen, aber auch den Zeitpunkt, mir nun erst davon zu berichten. Oma Fannys Tod und die Bäckerei ohne ihren Rat weiterzuführen reichten zunächst aus. Dazu noch ein Gut in Frankreich hätte mich komplett überfordert.«

»Ja, das dachten wir auch. Ich schlage dir vor, zunächst das Gehörte auf dich wirken zu lassen. Wir haben genügend Zeit, die Details in einem späteren Termin zu klären. Den Brief bekommst du selbstverständlich mit.«

»Das ist eine gute Idee. Wie ich verstanden habe, kann ich auch alles so belassen, wie es ist. Vielleicht könnten Sie mir die Geschäftsberichte und die Kontaktdaten des Verwalters gleich mitgeben. Bestimmt gibt es eine Webseite, die ich mir anschauen kann.«

»So machen wir das. Frau Seeger hat die Unterlagen zusammengepackt, die kannst du gerne mitnehmen. Formal muss ich dich noch darüber informieren, dass du das Erbe nicht ausschlagen kannst. Das hättest du schon vor der Testamentseröffnung erklären müssen, und die ist ja schon gut fünf Jahre her. Das Gut ist Teil des Gesamttestaments, so hat Fanny es verfügt.«

»Daran hätte ich auch nicht gedacht. Im Moment bin ich verwirrt und überrascht. Ich brauche etwas Zeit, mich an den Gedanken zu gewöhnen, Gutsbesitzerin zu sein. Verrückt!« Charlotte schüttelt ungläubig den Kopf. »Aber bevor ich gehe, noch eine Frage. War es das jetzt oder gibt es noch weitere Überraschungen, die mich zu den nächsten runden Geburtstagen erwarten werden?«

Dr. Walden schmunzelt. »Nein, das war alles, keine Sorge. Außer, Fanny hat einen anderen Notar damit beauftragt. Aber das kann ich mir nicht vorstellen.«

»Gut zu wissen.« Charlotte fühlt sich erleichtert.

»Melde dich, wenn du Fragen hast, und wann es dir passt, die Details zu klären. Es eilt nicht.«

Charlie und Dr. Walden erheben sich, fürsorglich wird sie zur Tür begleitet. Frau Seeger drückt ihr noch einen dicken Umschlag in die Hand und Charlie verabschiedet sich geistesabwesend.

In Gedanken geht sie die Straße hinab Richtung Innenstadt, bis ihr einfällt, dass ihr Auto auf dem Parkplatz des Notariats steht. Sie bleibt stehen und überlegt, was sie noch erledigen wollte, aber es will ihr nicht einfallen. Ihr Kopf ist wie leergefegt. Charlotte wendet sich um und schlendert zurück. Ihr hellblauer Fiat 500 wirkt exotisch neben den dunklen Luxuskarossen.

Sie bemüht sich um Konzentration, um unfallfrei nach Hause zu kommen. Die Unterlagen legt sie zunächst auf die Küchenablage und beschließt noch etwas Gartenarbeit zu erledigen. Dabei kann sie in Ruhe nachdenken. Sie sucht die notwendigen Utensilien zusammen und macht sich ans Werk. Ihre Gedanken kreisen, während sie harkt, pflanzt und die Himbeeren anbindet. Im Gewächshaus kann sie bereits den ersten Salat ernten, auch die Tomaten machen Fortschritte. Sie beschließt, dass sie mit jemandem reden muss, und ruft Louisa und Sarah an. Beide wollen am liebsten sofort vorbeikommen, da sie vom Notartermin wussten und bereits gespannt auf Charlies Anruf gewartet haben.

»Ich habe Lasagne vorbereitet, die schieben wir bei dir in den Ofen, vielleicht kannst du noch einen Salat zaubern«, schlägt Louisa vor.

Charlotte willigt ein, bemerkt allerdings, dass sie außer Mineralwasser, Tee und Kaffee keine weiteren Getränke im Haus hat. Ihr ist momentan nach etwas Stärkerem, aber sie wird sich auf Sarahs Weitblick verlassen können.

Ungeduldig tigert Charlie durch das Erdgeschoss. Sie bereitet den Salat vor, deckt den Tisch, springt noch unter die Dusche und räumt die Klamotten der letzten Tage auf. Als sie anfängt, die Gewürze alphabetisch zu ordnen, hört sie Sarah und Louisa vorfahren. »*Ein Glück, wer will schon das halbe Alphabet aufsagen, nur um das Gulaschgewürz zu finden. Die Ordnungswut kann auch seltsame Züge annehmen*«, denkt sie.

»Hallo! Ich bin so neugierig, was du gleich berichten wirst.« Sarah stürmt zur Hintertür herein, beladen mit zwei Flaschen Rotwein und Käsegebäck.

Louisa schaut die Freundin prüfend an und erkennt die Dringlichkeit. Sie nimmt Charlie in den Arm, die Auflaufform balancierend. »Während die Lasagne im Ofen ist, können wir zum Wein das Käsegebäck essen und du berichtest ausführlich.«

Die drei setzen sich, stoßen an. Sarah kann ihre Ungeduld kaum zügeln und verschluckt sich. Nach Husten, Röcheln und auf den Rücken klopfen hat sie sich wieder beruhigt. Charlie fährt sich durch die Locken, holt tief Luft und erzählt. Louisas Augen werden immer größer, auch Sarah schaut ungläubig. Als Charlies Bericht endet, herrscht zunächst Schweigen.

»Uff, das nenne ich eine gelungene Überraschung. Aber es hätte deutlich schlimmer kommen können. Ganz ehrlich, ich hatte die Befürchtung, dass dein Termin etwas mit der Bäckerei zu tun haben könnte und unsere Existenz auf dem Spiel steht. Nun bin ich wirklich erleichtert.« Sarah hat als Erste die Sprache wiedergefunden.

»Typisch Oma Fanny. Ein Landgut als kleinen Bauernhof zu bezeichnen.« Louisa schüttelt staunend den Kopf und zwirbelt eine Haarsträhne um ihren Zeigefinger. »Aber wenn ich genau darüber nachdenke, dann ändert sich für dich nichts. Du kannst das Ganze entspannt sehen. Vielleicht können wir eine Kooperation eingehen und einiges an Obst und Gemüse von dort beziehen.«

»Aus dem Gutshaus könntest du ein Hotel machen oder AirBnB-Appartements«, spinnt Sarah den Faden weiter.

»Gibt es eine Internetseite? Dann könnten wir mehr Informationen einholen und uns ein Bild machen.«

Charlie nickt und holt die Unterlagen sowie ihren Laptop. Während sie den Computer startet, verteilt Louisa die Lasagne auf Teller und gibt den Salat in die Schüsseln.

»Ich glaube, es ist in Ordnung, wenn wir heute nebenher essen.«

Niemand erhebt einen Einwand. Charlie gibt die Webadresse ein, das Trio wartet gespannt, bis sich die Seite aufbaut.

»Wartet kurz!«, ruft Sarah plötzlich. »Lasst uns zunächst die Gegend erkunden. Ich kenne die Provence nicht. Wie heißt der Ort und wo liegt er genau?«

»La Tour d'Aigues liegt im Lubéron«, erklärt Charlie. Sie gibt den Ort bei Google Maps ein und liest vor: »Der Lubéron ist ein Gebirgszug im Süden. Die Region wird auch als Obst- und Gemüsegarten Frankreichs bezeichnet.«

»Schaut mal!«, ruft Louisa. »Das ist interessant. Dort wurde altes Weizensaatgut entdeckt, wieder angebaut, gemahlen und das Mehl zu Brot verbacken – dem Pain du Lubéron. Klingt wie ein Zeichen.«

»Und es ist nicht weit bis zum Mittelmeer. Marseille, Aix-au-Provence und Avignon liegen ganz in der Nähe. Nîmes ist auch nicht weit«, Sarahs Begeisterung wächst.

»Und die Calanques sind wunderschön. Weiße, steilabfallende Felsen und türkisfarbenes Meer«, seufzt Charlotte sehnsüchtig.

»Die Region ist bei Touristen sehr beliebt, vor allem im Juni, wenn der Lavendel blüht«, liest Louisa weiter. »Das liegt auch an den pittoresken Vogelnestdörfern, les Villages Crèches, die hoch oben auf den Bergen rund um eine Kirche gebaut sind. Wusstet ihr, dass dieser Teil Frankreichs mal zu Italien gehört hat? In Avignon residierten die Päpste.«

Sarah und Charlie lachen. Louisa war schon immer die perfekte Fremdenführerin – bestens informiert, aus der jeweiligen Reiseliteratur vorlesend, an allem interessiert, hat sie das starke Bedürfnis, die Freundinnen an ihrem Wissen teilhaben zu lassen. Ihr Standardspruch lautet: »Das könnte die entscheidende 500.000 €-Frage bei Günther Jauch sein. Nun wisst ihr die richtige Antwort. Seid dankbar und beschwert euch nicht.«

Den Einwand, dass weder Charlotte noch Sarah Lust auf die Teilnahme an einem Fernsehquiz haben, ignoriert Louisa.

»Aber nun wenden wir uns der wichtigsten Sache zu und sehen uns die Webseite von Manoir Remy an«, erinnert Sarah an das ursprüngliche Vorhaben. Sie trommelt mit den Zeigefingern auf der Tischplatte, um den Showdown anzukündigen.

Auf dem Bildschirm erscheint die typische provenzalische Landschaft. Eine Steinmauer umgibt das Gelände, ein schmiedeeisernes Tor mit den verschlungenen Buchstaben M und R markiert die Zufahrt, sowie eine Zypressenallee, die zum Haupthaus führt. Platanen, Kastanien und Obstbäume sind aus der Vogelperspektive zu erkennen.

Louisa zoomt das Bild näher heran, das Gutshaus ist nun deutlich sichtbar. Ein zweistöckiger Steinbau mit einem etwas niedrigeren Anbau, die lavendelfarbenen Fensterläden hängen schief in den Angeln, die Farbe ist stark abgeblättert. Die großen weißen Sprossenfenster haben auch schon bessere Zeiten gesehen. Einzelne Dachziegel fehlen, auch die ummauerte Holztür mit Fenstereinsatz scheint beschädigt zu sein. Die gesamte Front ist von wildem Wein überwuchert, die mit unregelmäßigen Natursteinen gepflasterte Terrasse weist einzelne Löcher auf. Vor dem Haus wächst ein riesiger, schattenspendender Esskastanienbaum.

»Das Haus ist ein Traum«, haucht Louisa.

»Ein Juwel – ein bisschen Arbeit und es erstrahlt in neuem Glanz. Sieht auch nach viel Platz aus. Weißt du, wie viele Quadratmeter das Haus hat?«, fragt Sarah.

»Nein, das habe ich ganz vergessen zu fragen«, murmelt Charlie, in den Anblick des Hauses vertieft.

»Lasst uns weiterschauen, es gibt noch mehr Fotos und auch einen Online-Shop.« Sarah klickt weiter. »Oh, hier stellt sich der Verwalter vor und geht auf das Konzept ein. Wow, das nenne ich einen Prachtkerl.« Sie richtet sich auf und nestelt an ihrem Büstenhalter, als würde Vincent Gaspards Blick genau darauf fallen.

Neugierig beugt sich das Trio über den Bildschirm.

Langes, schwarzes Haar zu einem Dutt auf dem Hinterkopf zusammengefasst, schwarze Augen, die den Betrachter ruhig und selbstsicher anblicken. Feine Lachfältchen zeugen von Humor. Hohe Wangenknochen, eine gerade schmale Nase und volle Lippen lassen den Vergleich mit einem Indianer zu. Der gepflegte Drei-Tage-Bart, die wettergegerbte Haut und der Silberring im Ohr verstärken diesen Eindruck.

Sarah wirft sich in Pose. »Ein bisschen wie Johnny Depp im Film Chocolat. Wir fahren hin, auf alle Fälle!«

»Der Vergleich ist treffend. Wurde der Film nicht ganz in der Nähe gedreht?«, fragt Louisa, noch ganz in das Foto vertieft.

»Moment, nicht so schnell. Konzentriert euch mal auf den Text. Das Konzept ist unserem sehr ähnlich. Der Obst- und Gemüseanbau wurde umgebaut und ist seither biologisch-dynamisch. Das erwähnte Dr. Walden bereits. Dünger wird selbst hergestellt, zum Beispiel in Form eigener Kompostierung, der Anbau folgt einer bestimmten Fruchtfolge, auf den Flächen werden in regelmäßigen Zeitabständen Klee oder Lupinen ausgesät und zur Regeneration der Böden untergeharkt. Vermarktet wird nur im Direktvertrieb auf Märkten, an Privatpersonen, Hotels und Restaurants sowie über den Hofladen. Das hört sich interessant an.«

»Das stimmt, hier steht auch, dass auf den Einsatz von schweren Maschinen und Traktoren weitgehend verzichtet wird, da diese den Boden zu stark verdichten«, merkt Louisa an. »Das hört sich nach viel Handarbeit und Liebe zur Natur an. Genau wie wir in unserer kleinen Bäckerei scheint auch Vincent bestrebt zu sein, seine Arbeit auf dem Gut so weit wie möglich auf natürlicher Basis zu erledigen.«

Charlie ist neugierig geworden und klickt sich weiter durch die Seiten. Der Hofladen ist im Anbau des Geräteschuppens untergebracht, ebenfalls aus hellem Naturstein erbaut. Das große Holztor steht weit offen. An den Mauern wachsen Kletterrosen empor, Oleander und dazwischen Lavendel. Im Inneren wird das Obst und Gemüse in geflochtenen Körben präsentiert. Im Hintergrund ist ein Holzregal zu erkennen, auf dem Flaschen mit Olivenöl stehen, außerdem Honig, Marmeladen und Chutneys.

»Ob Vincent in seiner Freizeit Marmelade kocht?«, fragt Sarah.

Charlie kichert. »Nein, hier steht, Johnny Depps Schwester Monique betreibt den Hofladen und stellt die Produkte her. Es gibt auch die Möglichkeit, eine Obst- bzw. Gemüsekiste im Abonnement zu bestellen, die dann vor die Haustür geliefert wird. Wie unsere Bäckerkiste.«

Sie lehnt sich auf ihrem Stuhl zurück und betrachtet nachdenklich die Amsel, die auf der Fensterbank sitzt. Nach einigen Minuten wendet sie sich wieder Louisa und Sarah zu.

»Die Konzepte der Bäckerei und Manoir Remy ähneln sich in ihrem Grundverständnis so sehr, dass ich glaube, die Fäden wurden in beiden Fällen von Oma Fanny gesponnen. Die Achtsamkeit der Natur gegenüber, der schonende Umgang mit Ressourcen, die Qualität und Regionalität – beide Unternehmen tragen eindeutig ihre Handschrift. Auch wird mir nun klar, warum das Gärtnern für sie so wichtig war und woher ihre umfassenden Kenntnisse stammen.«

»Sie war schon immer ein bisschen geheimnisvoll, aber es gab nichts wirklich Greifbares. Fanny war klug und tatkräftig. Dabei war sie keine Frau großer Worte«, stimmt Louisa zu.

»Und die ihren Erfolg nie an die große Glocke hing. Mir fallen einige Menschen ein, die sich daran ein Beispiel nehmen könnten«, fügt Sarah an. Sie wendet sich wieder dem Computer zu. »Das Gästehaus kann man mieten. Sogar mit Frühstück, und auf Wunsch wird ein provenzalisches Abendessen angeboten, zubereitet von Madame Clotilde Gaspard. Das muss die Mutter von Vincent und Monique sein.«

Charlie und Louisa betrachten das Steinhaus mit dem schmiedeeisernen Geländer am Balkon, weißen Sprossenfenstern und auch hier den lavendelfarbenen Fensterläden. Eine gemütliche Sitzgruppe lädt zum Verweilen auf der Terrasse ein, ein großer Holztisch mit rustikalen Bänken macht deutlich, wo das Abendessen serviert wird. Auch hier blühen Rosen, ein Zitronen- und ein Kirschbaum stehen in voller Blüte.

»Das ist für mich das Paradies schlechthin. Aus der Küche in den Garten und aus dem Vollen schöpfen – Zitronen direkt vom Baum ernten, Tomaten vom Strauch. Diese Vielfalt und Üppigkeit begeistern mich«, sinniert Charlotte. »Gibt es auch ein Foto vom Verwalterhaus?«

»Ich habe keines gefunden. Das soll vielleicht privat bleiben. Aber ich nehme an, der Stil ist ähnlich. Das sieht nach einem stimmigen Ensemble aus.«

»Nun habe ich wirklich Feuer gefangen. Aber wie sollen die nächsten Schritte aussehen. Habt ihr eine Idee?« Charlie blickt fragend in die Runde.

»Auf jeden Fall fahren wir hin und machen uns selbst ein Bild. Schon allein wegen Vincent lohnt sich die Fahrt. Außerdem würde ich gerne die Gegend erkunden«, verkündet Sarah und hebt vielsagend die Augenbrauen.

»Schön, dass du ‚wir' sagst. Ich möchte auch hinfahren, aber vorher muss ich doch nochmals mit Dr. Walden sprechen. Mir fallen jetzt noch wichtige Fragen ein. Zum Beispiel muss ich wissen, wie lange der Pachtvertrag läuft und ob die

Gebäude unter Denkmalschutz stehen. Das Gutshaus will ich auf jeden Fall renovieren lassen. Schließlich ist es Grand-mères Elternhaus.«

»Jo kann die Renovierung bestimmt übernehmen. Wobei nun klar wird, dass wir schnell zusätzliches Personal für die Bäckerei benötigen. Auch wenn wir zu dritt nach Südfrankreich fahren, können wir während der Hauptsaison nicht schließen. Wir brauchen verlässliche Mitarbeiterinnen, die uns vertreten können. Wie ich dich kenne, Charlie, möchtest du die Renovierung beaufsichtigen und den landwirtschaftlichen Betrieb verstehen. Dafür reichen fünf Tage nicht aus«, fügt Louisa an.

Charlotte überlegt und kaut dabei auf ihrer Unterlippe. Ernst sagt sie, wie zu sich selbst: »Irgendetwas dort zieht mich magisch an und ich will herausfinden, was es ist. Auch geschäftlich könnten sich Synergien entwickeln. Ich werde mich morgen mit den Unterlagen beschäftigen, vielleicht finde ich darin einige Antworten. Und ich stimme dir zu, Louisa, die Dynamik ist nun eine andere. Wisst ihr, ob Thelma auf die Stellenausschreibungen schon Resonanz erhalten hat?«

»Sie teilte heute Morgen mit, dass zwei Bewerbungen eingegangen sind, die sie euch vorlegen wird«, weiß Sarah zu berichten.

»Ich bin ganz aufgeregt, das ist alles so spannend und unerwartet. Stellt euch das Gerede im Dorf vor, wenn bekannt wird, dass Charlie ein Landgut in Frankreich geerbt hat. Ich kann mir manche Gesichter bildlich vorstellen.« Louisa lacht laut auf. »Wobei wir das noch klären müssen, Charlie. Willst du ein Geheimnis daraus machen oder können wir offen damit umgehen?«

»Wir posaunen es nicht heraus, aber auf Geheimnisse habe ich auch keine Lust mehr. Es ist völlig in Ordnung, wenn du es deiner Familie erzählst, Louisa, und du deiner Mutter, Sarah. Wir weihen auch unsere Mitarbeiterinnen ein, und mit Jo muss ich sowieso sprechen. Die Geschichte macht sowieso ihre Runde, aber in vier Wochen gibt es sicherlich ein neues Thema, das sich zum Dorfgespräch eignen wird. Die Frage ist nun, wann wollen wir fahren?«

»Wir haben Ende April, Pfingsten ist dieses Jahr Anfang Juni. Wenn wir nach den Pfingstferien, also Ende Juni, starten und eine Woche wegbleiben, müsste das doch realistisch sein«, meint Louisa.

»Und sollten wir bis dahin keine Vertretungen haben, schließen wir die Bäckerei für eine Woche. Das wird für unsere Kunden eine neue Erfahrung. Ich hoffe auf einen Sitzstreik mit Spruchbändern und Aluhüten«, grinst Sarah.

»Ich kann aber auch Céline fragen, unsere Ausbilderin in Paris, ob sie uns zwei ihrer Mitarbeiterinnen schickt. Ich kann mir vorstellen, dass sie uns gerne hilft«, meint Charlie. »Diese Entscheidung können wir auch in vierzehn Tagen treffen. Nun stoßen wir erst mal auf diesen denkwürdigen Tag an. Die kaltgewordene Lasagne wärme ich nochmals in der Mikrowelle auf.«

An Essen hat in der letzten Stunde keine der drei gedacht und die Teller stehen unberührt auf dem Tisch. Charlies Magen knurrt vernehmlich und sie essen die Lasagne mit Appetit. Währenddessen werden Zukunftsszenarien entworfen und Ideen entwickelt. Allerdings war es auch ein emotional anstrengender Tag und die Gespräche verstummen nach und nach.

»Wir machen uns los, ich muss auch noch bei meiner Mutter vorbeischauen.« Sarah erhebt sich und zieht Louisa mit hoch. »Dürfen wir dir alles so hinterlassen,

Charlie? Die restliche Lasagne lasse ich dir da, dann bist du für morgen schon versorgt.«

»Klar, vielen Dank euch. Wir sehen uns morgen. Ich werfe doch jetzt gleich einen Blick in die Geschäftsberichte, zum Schlafen bin ich noch viel zu aufgeregt.«

Charlie verabschiedet sich von Louisa und Sarah. Nachdem sie die Küche aufgeräumt hat, breitet sie die Unterlagen auf dem Tisch aus. Sie vertieft sich in die Berichte und liest konzentriert. Manoir Remy wirft solide Gewinne ab, ein Teil davon wird für Investitionen zurückgestellt oder sofort investiert. Der Pachtvertrag beläuft sich auf fünf Jahre und verlängert sich um diese Zeit, wenn dieser nicht gekündigt wird. Die Mitarbeiter scheinen aus der näheren Umgebung zu kommen, während der Erntezeit unterstützen studentische Aushilfskräfte. Charlies Eindruck ist positiv und optimistisch. »Und ich dachte, dass meine Zukunft ziemlich deutlich vor mir liegt. Die Bäckerei, irgendwann Mann und Kinder. Nun mischen sich die Karten neu. Ich bin gespannt, was mich erwartet«, überlegt Charlotte laut mit einem kleinen Lächeln auf den Lippen.

Ihre Gedanken wandern zu Vincent, den auch sie sehr attraktiv findet. Aber mehr noch imponiert ihr seine Arbeit und sie freut sich darauf, ihn kennen zu lernen. »Vielleicht lerne ich Überraschungen doch noch zu lieben.«

# 5

Durch die Backstube zieht der Geruch von Sauerteig und frischem Roggenbrot. Die krosse braune Kruste, leicht mit Mehl bestäubt, lädt zum Anbeißen ein. Zufrieden betrachtet Charlotte ihr bisheriges Werk. Die würzigen Brote liegen zum Auskühlen auf den Holzgittern, die Baguettes sind noch im Ofen, von Sarah dringend erwartet, da die erste Charge bereits ausverkauft ist.

Die Hitze im Raum nimmt zu, Charlie streicht sich die feuchten Locken aus der Stirn. Sie hat nun noch die süßen Backwaren auf dem Programm und beginnt den Teig für die Croissants auszurollen. Sie faltet, rollt aus, gibt ein Stück Butter in die Teigmitte und rollt wieder aus. Mit flinken Fingern wickelt sie die Teigplatten zu ihrer typischen Form. Für die Croissants au Chocolat gibt sie ein Stück Zartbitterschokolade in die Mitte. Sie formt den nächsten Teig zu kleinen Kugeln und drückt diese in die vorbereiteten Briocheformen. Getrocknete Feigen, Pflaumen und Aprikosen werden kleingeschnitten, mit Zimt und Anis gemischt. Das weihnachtlich anmutende Gebäck serviert Sarah mit Roquefortkäse, Preiselbeer-Konfitüre und frischen Birnen. Für die Tartes du Citron hat Charlotte gestern noch frische Zitronen im Gewächshaus geerntet.

»Hey, hey Charlie.« Jo stürmt zur Tür herein, die Schuhe voll getrocknetem Lehm, die Hose undefinierbar in der Ursprungsfarbe.

Wortlos betrachtet Charlie die hinterlassenen Dreckspuren, eine Augenbraue hebt sich abwartend.

»Ich weiß, aber ich bin in Eile. Ich habe den Aushang im Fenster gesehen. Ihr sucht eine Bäckerin und eine Konditorin. Da habe ich jemanden für euch!«

Charlie stöhnt. »Du scheinst den Aushang gesehen, aber nicht gelesen zu haben. Wir suchen Mitarbeiterinnen mit einschlägiger Erfahrung. Wir dachten dabei nicht an Drogen- oder Knasterfahrungen.«

»Jetzt mach mal einen Punkt. Hast du schlechte Laune? Wir haben seit zwei Tagen eine junge Frau im Team, zweiundzwanzig Jahre alt, sie kommt aus Madagaskar. Die letzten drei Jahre hat sie in Frankreich bei ihrer Schwester verbracht und in deren Bäckerei gearbeitet. Allerdings musste sie immer wieder ausreisen, da sie keine längerfristige Aufenthaltsgenehmigung bekommen hat. Nun versucht sie es in Deutschland, aber ihr wird auch hier kein Asyl gewährt werden. Eine Arbeitsstelle wäre hilfreich, vor allem im Bereich des Handwerks, da Fachkräfte fehlen. Es wäre schön, wenn du es mit Aina, so ist ihr Name, zumindest versuchen könntest. Leider spricht sie kein Deutsch, aber Französisch ist ihre Muttersprache. Ihr Deutschkurs beginnt nächste Woche. Großartig wäre, wenn sie irgendwann ihren Berufsabschluss machen könnte.«

Jo legt den Kopf schief, setzt seinen Bernhardinerblick auf und lächelt Charlie an. Wer kann da nein sagen? Eine Chance hat jeder verdient, es kommt nur darauf an, was die Betreffende daraus macht.

»Okay, vereinbarst du bitte mit Thelma einen Termin? Dann spreche ich gerne mit Aina und sie kann einen Tag mitarbeiten, um zu sehen, ob es ihr bei uns gefällt.«

»Na ja, sie sitzt im Auto. Eigentlich dachte ich, sie kann sofort anfangen. Das würde dir doch auch helfen. Ich könnte dann gleich noch deine kaputte Regenrinne reparieren.« Bernhardinerblick, Klappe die zweite, begleitet von einem schiefen Grinsen.

»Du bist unverbesserlich. Also gut, bitte sie herein.«

»Aina könnte auch Louisa unterstützen, sie kann sowohl Brot als auch Törtchen und Pralinen. Ist sie nebenan?«

Charlie nickt und deutet auf die Verbindungstür.

Nach einer gefühlten Ewigkeit kehrt Jo mit Louisa im Schlepptau zurück. In den schwarzen Haaren scheint sich etwas weiße Schokolade verfangen zu haben. Das passiert Louisa selten. Als sie Charlies fragenden Blick spürt, überzieht eine leichte Röte ihr Gesicht. Auch wirkt die Freundin leicht kurzatmig, die sichtlich froh ist, dass in diesem Moment Jo in Begleitung einer dunkelhäutigen Frau die Backstube betritt. Ainas dunkle Augen sind riesig, das Kraushaar mit bunten Perlen verziert. Schüchtern bleibt sie hinter Jo stehen und lächelt scheu. Abwartend betrachtet sie die beiden Frauen.

»Bonjour Aina, je m'appelle Charlotte«, stellt sich Charlie vor.

Auch Louisa begrüßt die junge Frau, die nun einen Schritt nach vorne kommt und sich erwartungsvoll umsieht. Sie deutet auf die Zitronen und den Mürbteig. »Tartes du Citron?«

Charlie nickt und fragt nach Ainas bisherigen Erfahrungen. Aina antwortet ruhig mit überraschend tiefer Stimme. Schnell wird deutlich, dass sie die meisten Brotsorten kennt. Unbekannt ist ihr nur das regionale Gebäck. Charlotte betrachtet Aina, während Louisa ihren Arbeitsbereich vorstellt, und in ihr wächst die Lust, mit ihr zu arbeiten. Im Geiste durchforscht sie ihre Rezepturen und stellt fest, dass die meisten sowieso in französischer Sprache verfasst sind, sodass es keine Mühe machen wird, die verbleibenden Rezepte zu übersetzen. Das setzt sie auf ihre To-do-Liste für den heutigen Abend. Aina begleitet Louisa in deren Räumlichkeiten.

Jo sieht Charlotte an. »Ich habe einen Volltreffer gelandet. Ich sehe euch an, dass ihr angetan seid.«

»Nun mal langsam, wir werden sehen. Wenn die ersten beiden Tage gut laufen, stellt Thelma am Ende der Woche einen Vertrag aus. Ist denn ihre Wohnsituation geklärt?«

»Momentan wohnt sie noch im Asylbewerberheim und müsste mit dem Bus kommen, der an jeder Milchkanne hält. Das dauert ewig. Aber ich habe mit Louisas Eltern gesprochen, die haben das Dachgeschoss frei und bieten Aina dieses an. Am Wochenende könnte sie umziehen.«

»Das hört sich gut an, als sollte es so sein. Danke, Jo, dass du an uns gedacht hast. Das ist lieb von dir. Aber die Regenrinne muss trotzdem repariert werden.«

»Mache ich sofort, bin dann mal weg.« Jo küsst Charlie links und rechts auf die Wange. Dieses Mal nimmt er die Hintertür, um die Lehmspuren möglichst gleichmäßig zu verteilen.

»Schön, wenn sich die Dinge einfach so entwickeln«, freut sich Charlie. Ihre Gedanken wandern zu Manoir Remy, während sie das Trockenobst unter den Teig mengt. Ob Vincent die Möglichkeit hat, Obst zu dörren? Sie wäre eine freudige Abnehmerin. Sie wundert sich, dass Jo sie nicht auf das Landgut angesprochen hat. Er müsste doch in der Zwischenzeit von der Neuigkeit erfahren haben.

»Charlie, habt ihr um die Mittagszeit etwas Luft, um die eingegangenen Bewerbungen einzusehen?« Thelma erscheint in der Tür, geschäftig einige

Unterlagen sortierend, die sie in der Hand hält. »Ach, was ich als Erstes fragen muss: Stimmt der Dorfklatsch, dass du nach Frankreich ziehst und die Bäckerei verkaufst?« Unsicher blickt Thelma Charlotte an. Ihr sonst so ordentlicher Bob wirkt heute wie elektrisiert.

Charlie beruhigt Thelma, die sich große Sorgen zu machen scheint. »Dass ich ein Landgut geerbt habe, stimmt, aber ich werde nicht nach Frankreich ziehen oder gar die Bäckerei verkaufen. Dein Arbeitsplatz ist absolut sicher.«

Erleichtertes Aufatmen und eine Umarmung lösen die Anspannung.

»Ich wollte dir das in der Mittagspause in Ruhe erzählen, aber da kam mir wohl jemand zuvor.«

»Jemand ist gut. Es ist das Thema Nummer eins am heutigen Tag. Das Café ist bis auf den letzten Platz besetzt, der Laden voller Menschen, alle in Spekulationen und Diskussionen vertieft. Vielleicht solltest du nachher Klarheit schaffen. Irma ist hochrot im Gesicht, Willy hat vorsichtshalber ihre Blutdrucktabletten von zu Hause geholt.«

»Deshalb habe ich Sarah heute noch kaum zu Gesicht bekommen.«

»Ja, die hat alle Hände voll zu tun. Außerdem geht es ihr nicht sonderlich gut. Sie war gestern nach eurem Treffen noch spontan mit zwei Sportkolleginnen unterwegs. Jo würde sagen, sie sieht ordentlich verorgelt aus. Außerdem schmerzt ihr Rücken, sie meint, eines ihrer Scharniere würde klemmen.«

»Ich gehe gleich mal in den Laden und stelle die Informationen richtig, bevor es heißt, ich ziehe in Schloss Versailles ein. Dann sehen wir uns die Bewerbungen an.«

Charlie betritt Louisas Arbeitsbereich und es bietet sich ihr ein Bild konzentrierter Ruhe. Louisa verziert kleine Cremetörtchen mit der Spritztülle, Aina formt aus Marzipan kleine Röschen und Blätter, die sie auf die Törtchen setzt. Louisa hat die Freundin kommen hören und fährt mit sicherer Hand fort, während sie grinsend bekannt gibt, dass Aina heute bei ihr anfangen wird.

»Das ist in Ordnung. Ich muss sowieso in den Laden, um die erhitzten Gemüter zu beruhigen. Die Gerüchteküche brodelt, und bevor die Geschichten völlig absurd werden, sollte ich wohl einschreiten. Thelma hat schon Angst um ihren Arbeitsplatz.«

»Was hast du erwartet? Wenn es einen Nobelpreis für Klatsch und Tratsch geben würde, die Steinhagener wären konkurrenzlos.«

Charlie kichert, schaut den Beiden noch kurz zu und stibitzt sich im Hinausgehen ein Erdbeertörtchen.

Im Laden trifft sie beinah der Schlag. Die Menschen stehen dicht an dicht, die Lautstärke ist enorm. Ankommende Kunden müssen sich den Weg zur Theke mit den Ellenbogen freiboxen. Sarah kämpft sich beladen mit Tellern und Tassen durch die Menge, wird dabei angerempelt und kann im letzten Moment verhindern, dass die Schokoladentorte in Hedi Schröders Hut landet. Auch heute ein sehenswertes Modell in Lindgrün mit Schleier.

Janina rotiert an der Kaffeemaschine, auch ihr Gesicht ist hochrot. Nur Frieda ist die Ruhe selbst, bedient die Kunden und behält den Überblick. Am liebsten hätte sich Charlie auf dem Absatz umgedreht und die Flucht ergriffen. Ein Blick in Sarahs übernächtigtes Gesicht reicht jedoch aus. Sie strafft die Schultern, richtet sich auf und pfeift durch die Finger. Der schrille Ton lässt alle Anwesenden verstummen. Janina fällt vor Schreck eine Tasse aus der Hand.

»Hallo zusammen. Ich möchte in aller Kürze die Neuigkeiten verkünden. Ja, ich habe einen Hof in Südfrankreich von Fanny geerbt, der ihren Eltern gehörte. Nein, die Bäckerei wird nicht verkauft und ich bleibe hier. Aber ich will mir alles vor Ort anschauen. Das wars auch schon.«

Sie hilft Janina mit den Scherben und beschließt, Sarah im Café zu unterstützen. Der Tumult ist allein nicht zu bewältigen und sie kann dabei einige Fragen beantworten.

»Charlie, das ist ja ein Ding! Das soll ja so ein altes Schloss sein!«, ruft Irma quer durch den Raum.

»Wusste gar nicht, dass Fanny adelig war.«

»Ich habe schon überlegt, ob wir mit dem Gesangsverein nicht eine Exkursion machen können. Auch habe ich schon mit Margarete Schuster vom Kulturverein gesprochen. Für Kunst- und Kulturinteressierte ist die Provence der Himmel auf Erden. Sie organisiert gerne eine Reise dorthin.«

Charlie stöhnt innerlich und kann das Augenrollen mit viel Willenskraft vermeiden. Sie bleibt sachlich und freundlich. »Es braucht alles seine Zeit. Wir werden sehen, was sich entwickelt.«

Sie fängt Sarahs Blick auf, der ihr mitteilt: »Siehst du, was ich seit Stunden aushalten muss?«

Charlotte antwortet mit einem entschuldigenden Schulterzucken.

Der Bürgermeister betritt das Ladenlokal, strahlt Charlie an und gratuliert ihr.

Elke drängt sich vorbei, einen Blumenstrauß im Arm. Sie fällt Charlie um den Hals. »Ich freue mich so für dich!«

»Danke Elke, das ist lieb von dir. Komm, trink eine Tasse Kaffee, ich hole dir schnell ein noch warmes Schokoladencroissant.«

»Dazu muss ich nicht groß überredet werden.« Elke lacht ihr unschlagbares Oktavenlachen.

»Ich sage auch nicht nein.«

Charlie dreht sich überrascht zum Bürgermeister um. »Gerne, einen Moment bitte.«

Sie winkt Melody, der Töpferin, die sich eben durch die offene Tür drückt, zu. Ihre Töpferei liegt am Ortsrand und hat sich durch die originellen Waren, die sie produziert, zum Geheimtipp entwickelt. In den Händen hält sie eine üppige, nackte Tonfigur. Sie liegt auf dem Bauch, die Hände aufgestützt, die Beine angewinkelt.

Charlie geht auf Melody zu, streichelt der Tonfrau zärtlich über den voluminösen Po. »Welche Schönheit hast du denn kreiert?«

»Das ist Matilda, die beschlossen hat, bei dir wohnen zu wollen. Die fühlt sich auch in der sonnigen Provence wohl.«

»Melody, du überwältigst mich. Vielen lieben Dank dir. Matilda zeigt, wie schön Frauen mit wohlgerundeten Formen sein können. Die Pfunde trägt sie mit Selbstbewusstsein, zumindest wirkt es so.« Vorsichtig nimmt sie Melody die Figur ab. »Setz dich doch zu Elke und dem Bürgermeister. Ich bediene euch sofort.«

Charlotte eilt zurück in die Backstube und stellt Matilda vorsichtig auf die Arbeitsplatte. Verwundert stellt sie fest, dass ihr Früchtebrot bereits zum Auskühlen auf den Rosten liegt, die Schokoladencroissants mit Puderzucker bestäubt und verkaufsfertig sind. Aina ist soeben dabei, die Zitronenfüllungen in die mit Mürbeteig ausgelegten Tarteformen zu geben. Sie lächelt Charlie vorsichtig und etwas unsicher an.

»Aina, dich schickt der Himmel.«

Charlie fasst sich ans Herz und spürt, wie der Druck nachlässt, wobei ihr erst jetzt bewusst wird, wie stark dieser war. Die Zähne zusammenbeißen und zielorientiert weitermachen bis an ihre Grenzen, ist eine ihrer größten Stärken, aber auch ihre größte Schwäche. Sie brennt so sehr für ihre Bäckerei, dass sie ihr alles andere unterordnet. So schön der Erfolg ist, so sehr vernachlässigt Charlotte ihre sonstigen Bedürfnisse. Jede freie Minute ist so kostbar, dass diese intensiv genutzt wird. Auch wenn sie sich vornimmt, den freien Sonntag auf sich zu kommen zu lassen, kommt doch immer etwas dazwischen. Oft befürchtet sie, dass sie ohne Arbeit nichts mit sich anfangen könnte. Auch sehnt sie sich nach einer tiefen Liebe. Doch der Mann, der diese Wünsche erfüllen könnte, müsste in ihre Backstube schneien. Die Wahrscheinlichkeit dafür strebt gegen Null. Für eine ernsthafte Beziehung, die ihr Engagement gefordert hätte, fehlte ihr bisher die Zeit.

Diese junge, hereingewehte Frau ist noch keine drei Stunden da und bereits jetzt eine Bereicherung. *Vielleicht lerne ich Überraschungen doch noch lieben. Erstaunlich, dass ich diesen Gedanken zum zweiten Mal innerhalb kurzer Zeit habe.* Charlie schüttelt leicht irritiert den Kopf, als wolle sie den Gedanken Einhalt gebieten.

»Was soll ich denn als Nächstes tun?«, fragt Aina.

Charlotte prüft ihre Liste, nennt Aina zwei Quichesorten und bittet sie, nochmals Baguettes zu backen. Sie zeigt ihr, wo sie die notwendigen Zutaten findet. Die Croissants nimmt sie mit in den Laden.

Bis zur Besprechung mit Thelma hat sie noch eine Stunde Zeit und sie beschließt kurzerhand, diese im Café zu verbringen. Sie plaudert, lacht und bedient die Gästeschar. Mit so viel Interesse hat sie nicht gerechnet, aber es wirkt sich positiv auf den Umsatz aus. Ahmed bringt die Post herein und weiß nicht, wie ihm geschieht. Mit einem Tramezzino und einem Espresso in der Hand befindet er sich mitten im Getümmel. Das Ganze gleicht einer großen, spontanen Party. Auch Sarah wirkt nun entspannter. Charlie schlendert zu ihr hinter die Theke.

»Ich habe gestern einfach zu tief ins Glas geschaut. In meinem Alter stecke ich das nicht mehr so leicht weg. Aber irgendwie muss ich mir immer wieder beweisen, dass es doch noch geht. Vielleicht kommt jetzt die Erleuchtung.«

»Deine Einstellung gefällt mir. Wer trinken kann, kann auch arbeiten.« Charlies Mitleid hält sich in Grenzen.

Sarah schneidet eine Grimasse und eilt zu Louisa, um Nachschub zu holen.

»Charlotte, kommst du bitte, Louisa ist schon da und ich bin in Eile. Das Telefon klingelt heute unablässig.« Thelma erscheint in der Tür und ist auch schon wieder weg.

Sowie Charlie das Büro betritt, fängt Thelma auch schon an, die Bewerberinnenvorzustellen.

»Wir haben zwei interessante Kandidatinnen. Zum einen Barbara Henning, 43 Jahre alt, arbeitet momentan in Norddeutschland und zieht mit ihrem Mann in sechs Wochen nach Steinhagen. Er hat hier eine Stelle angeboten bekommen. Sie möchte schnell Anschluss finden und ist der Meinung, dass sie dieses Ziel am besten durch Arbeit erreicht. Sie ist eine erfahrende Konditorin und freut sich darauf, Neues zu lernen. Nächste Woche ist sie einige Tage hier und könnte einen Vorstellungstermin wahrnehmen. Sie ist flexibel, was das Eintrittsdatum betrifft. Der Umzug ist vorbereitet und geplant. Auf dem Foto sieht sie sympathisch aus.«

Louisa und Charlie beugen sich vor. Rote lange Haare, Sommersprossen, ein breites Lächeln und blaue Augen, aus denen der Schalk blitzt. Barbara Henning wirkt, als hätte sie Humor und Freude am Lachen.

»Bitte vereinbare einen Termin, Thelma. Diese Frau dürfen wir uns nicht entgehen lassen«, meint Louisa.

»Mache ich. Was meinst du, Charlie?«

»Ich bin derselben Meinung. Letztendlich entscheidest aber du, Louisa, schließlich geht es um deinen Bereich.«

»Die zweite Bewerberin ist Marion Schneider, Bäckerin, 58 Jahre alt. Sie arbeitet bei der Bäckerei Wegener im Nachbarort und möchte etwas kürzer treten. Anstelle von acht Stunden am Tag möchte sie nur noch sechs Stunden arbeiten. Das ist bei Wegeners nicht möglich. Sie hat über dreißig Jahre Berufserfahrung und hofft, dass ihr Alter kein Hinderungsgrund ist. Ich dachte zwar sofort an mögliche Ausfallzeiten durch Krankheiten oder Ähnliches, aber den Gedanken habe ich wieder beiseitegeschoben. Auf mich macht sie einen tatkräftigen Eindruck. Hier ist das Foto«, fährt Thelma fort.

Kurze graue Haare, hellbraune freundliche Augen, die etwas müde wirken, und ein kleines Lächeln auf den Lippen.

»Frau Schneider könnte zum ersten Juni beginnen, wenn wir uns schnell entscheiden. Sie muss die Kündigungsfrist einhalten.«

Charlie betrachtet das Foto lange und überlegt. »Wir hätten dann eine gute Altersstruktur, von allem etwas dabei. Dass wir Chefinnen jünger sind, sehe ich nicht als Problem. Marion Schneider hat etwas an sich, was mich irgendwie berührt. Ich kann nicht sagen, was es ist. Wenn die Zeit drängt, soll sie morgen vorbeikommen. Dann wären beide Bereiche mit erfahrenen Frauen abgedeckt. Aina kann sowohl bei mir als auch bei dir, Louisa, einspringen. Das hört sich richtig gut an.« Sie lächelt zufrieden.

»Du überraschst mich, Charlotte. Immer warst du sehr zurückhaltend in der Personalfrage und nun drei auf einen Streich. Aber ich sehe das genauso. Innerlich habe ich mich auf eine längere Diskussion mit dir vorbereitet.« Louisa betrachtet Charlie.

»Keine Ahnung was mit mir los ist. Momentan stehen die Zeichen wohl auf Veränderung. Tatsächlich habe ich Lust darauf. Warum ich immer so auf der Bremse stand, kann ich mir selbst nicht mehr erklären.« Energiegeladen springt sie auf, strebt zur Tür und dreht sich nochmals um. »Danke, Thelma. Ich muss nach Aina sehen, ich bin gespannt auf die Quiches.«

Aina nimmt gerade die Lachs-Spargel-Quiche aus dem Ofen. Charlie schnuppert.

»Ich habe Rosmarin und Thymian verwendet anstelle von Dill. Der Geschmack ist kräftiger. Die Kürbis-Fenchel-Quiche habe ich mit Roquefortkäse verfeinert. Hoffentlich ist das in Ordnung so.«

»Es riecht köstlich. Du kreierst deinen eigenen Stil. Das freut mich. Schreibe hier auf die Liste, welche Zutaten du brauchst. Ich werde mir nachher jeweils ein Stück der Quiches gönnen.« Charlie freut sich über die Eigeninitiative. Hand in Hand arbeiten sie bis zum Nachmittag.

Jo erscheint in der Tür und möchte Aina abholen. Ein Blick genügt ihm. »Ich wusste, du wirst sie lieben.« Ein triumphierendes Grinsen huscht über sein Gesicht. Den kahlgeschorenen Kopf zieren blaue Farbklekse.

»Auf deine Menschenkenntnis konnte ich mich schon immer verlassen. Kannst du mich mit nach Hause nehmen?«

»Klar, die Regenrinne ist wieder dicht.«

Charlie verabschiedet sich, nimmt ihre Blumen und bittet Jo, Matilda vorsichtig zum Auto zu tragen. Auf der Fahrt erzählt sie von Manoir Remy. »Ich überlege, das Landhaus renovieren zu lassen. Wärst du bereit, das mit deinen Leuten zu übernehmen?«

»Aber gerne! Ein so altes Haus ist Herausforderung und Ehre zugleich. Mach viele Fotos, wenn ihr dort seid, dann kann ich planen. Vielleicht telefoniere ich vorab mit dem Verwalter. Dann weißt du auch, welche Kosten auf dich zukommen. Mein Französisch ist leider etwas holprig. Sogar Aina macht sich darüber lustig. Hoffentlich kann Vincent Englisch.«

»Keine Ahnung. Ich will ihn die Tage anrufen, dann frage ich ihn. Sonst übersetze ich oder Louisa.«

»Abgemacht. Schau, die Regenrinne sieht aus wie neu. Morgen kümmern wir uns um die Beete.«

Charlie umarmt Jo dankbar. Sie wendet sich zu Aina um. »Merci beaucoup. Wir sehen uns morgen. Willkommen im Team!«

Aina strahlt, senkt den Kopf und faltet die Hände vor der Brust.

»Aber nicht um 4.30 Uhr, solange ich Aina fahre. Außerdem ist heute Abend die Baby-Willkommensparty bei Louisas Eltern. Rechne nicht vor 7.00 Uhr mit uns. Wir sehen uns später.«

Pünktlich um 19.00 Uhr klingelt Charlotte an der Haustür von Wagners. Der kleine Oskar hat vor sechs Tagen das Licht der Welt erblickt und wird heute im Kreise der Familie und engen Freunden willkommen geheißen. Der Abend ist mild, sie hört, dass sich einige Gäste im Garten aufhalten. Der verführerische Geruch von gegrilltem Fleisch steigt ihr in die Nase. Während sie noch überlegt, den Weg in den Garten zu nehmen, wird die Tür aufgerissen. Lotte breitet die Arme aus und das Glück fliegt Charlie förmlich entgegen.

»Unser erstes Enkelkind, komm schnell und schau ihn dir an!«

Charlie betritt die große Villa. Im geräumigen Eingangsbereich stolpert sie über kreuz und quer herumliegende Schuhe. Lotte zieht sie in den Wohnbereich, in dem sich schon Onkel und Tanten mit ihrem Nachwuchs der ersten und zweiten Generation versammelt haben. Lotte bahnt sich einen Weg durch die Menge und bleibt vor einer geflochtenen Wiege stehen. Vorsichtig schiebt sie den zarten Stoff zur Seite.

Charlie beugt sich über das kleine Wesen und betrachtet das rosafarbene Gesichtchen, den flauschigen dunklen Haarflaum und die zu Fäusten geballten Hände. »Wie winzig er ist.«

»Klar, der ist ja auch erst geschlüpft«, tönt die fünfjährige Nele, die herangestürmt kommt.

Die Umstehenden lachen.

»Mit vierundfünfzig Zentimetern und viertausendachthundert Gramm ist er ganz schön kräftig«, erklärt der stolze Vater Christian.

»Hallo Christian! Herzlichen Glückwunsch. Ich habe mich auf den ersten Blick verliebt.«

»Ich auch. Der kleine Mann hat uns fest im Griff. Ich genieße jeden Augenblick. Momentan arbeite ich viel von zu Hause aus und kann Elke unter die Arme greifen.« Christian ist das Glück anzusehen.

Elke gesellt sich dazu und schmiegt sich an ihren Mann, etwas müde, aber von innen heraus leuchtend.

»Ihr seht so unverschämt glücklich aus. Das wirkt ansteckend.« Charlotte freut sich für die frischgebackenen Eltern.

»Das sind wir. Der Kleine ist gesund und munter. Ich dachte, ich weiß, wie sich Liebe anfühlt«, sagt Elke und wirft ihrem Mann einen Blick zu, »aber die Liebe zu einem Kind definiert diesen Begriff nochmals neu. Die Intensität ist eine andere. Ich habe das Gefühl, Liebe in absoluter Form erleben zu dürfen, auch wenn das pathetisch klingt.«

»Ich verstehe dich gut«, erwidert Lotte.

Christian küsst seine Frau liebevoll.

»Charlie, wie schön! Dich habe ich ewig nicht gesehen.« Maximilian, der jüngste der drei Wagner-Brüder betritt den Raum und umarmt sie.

»Max, du bist wieder im Lande! Louisa hat das überhaupt nicht erwähnt.« Charlie freut sich riesig. Sie war als Jugendliche verschossen in den zwei Jahre älteren Maximilian. Über einen scheuen Kuss kamen sie jedoch nie hinaus. Dafür blieb die Freundschaft.

»Komm, ich organisiere uns etwas zu trinken, dann suchen wir uns im Garten ein ruhiges Plätzchen.«

Sie ist sofort einverstanden.

Charlie erspäht Louisa, die mitten in einer Kinderschar sitzt und ein Bilderbuch vorliest, einen süßen Blondschopf auf dem Schoß. Als Familienmensch genießt Louisa diese Treffen, die in regelmäßigen Abständen stattfinden. Charlotte hat es aufgegeben, den Überblick zu behalten, und ist froh, wenn sie sich an die meisten Namen erinnern kann. Sie winkt Hans, Louisas Vater, der am Grill steht und Burger und Steaks wendet, zu. Er ist mit zwei seiner Brüder ins Gespräch vertieft.

Charlie strebt der Bank unter dem blühenden Apfelbaum entgegen. Die Luft ist erfüllt von Frühlingsdüften, die sie im Einzelnen nicht benennen kann, jedoch wirken diese betörend. Die Schwalben fliegen tief, die größeren Jungs spielen Fußball, ein Mädchen übt mit Stelzen zu laufen. Charlotte genießt den Moment als Zuschauerin. Die letzten Sonnenstrahlen wärmen ihr Gesicht. Sie räkelt sich wohlig wie eine Katze. Da kommt Max mit zwei Gläsern Rotwein auf sie zu.

»Zum Wohl. Ich habe bei Dad Burger für uns bestellt.«

»Ich muss dich erst einmal betrachten. Seit du durch die Welt tingelst, bekommen wir dich kaum noch zu Gesicht. Wo warst du denn zuletzt?«

»In Peru. Dort habe ich Fotos für eine Reisereportage gemacht, davor war ich in Bhutan. Beides faszinierende Länder. Vor allem die Begegnungen mit den

Menschen, die dort leben, haben mich beeindruckt. Wusstest du, dass die Drukpa – so wird in Bhutan die einheimische Bevölkerung genannt – die glücklichsten Menschen der Welt sind? Dazu gibt es auch irgendeine Studie, die ich allerdings nicht kenne. Dort könnte drei Mal im Jahr Reis angebaut und geerntet werden. Die Bauern entscheiden aber, nur zwei Mal im Jahr anzubauen, weil die Ernte ausreicht und so mehr Zeit für das Leben bleibt. Das nenne ich eine ausgewogene Work-Life-Balance.«

»Beeindruckend. Erzähle mir alle Geschichten, die du erlebt hast, bitte. Ich fühle mich dann immer wie auf Reisen.«

Max erzählt lebhaft und Charlie saugt alles auf wie ein Schwamm. Sie betrachtet den attraktiven Mann von der Seite, zerzaust ihm die dunklen Locken und freut sich, dass er da ist. Die Burger sind längst gegessen, die Sonne ist hinter den Bergen untergegangen.

»Du hast so ein spannendes Leben, ich könnte dir stundenlang zuhören. Ich nehme an, du hast in jedem Land ein Mädchen, das mit gebrochenem Herzen auf dich wartet.«

»Nicht in jedem Land, dafür in manchen mehr als ein Mädchen.« Maximilian grinst spitzbübisch und zwinkert ihr zu. »Aber die Reisereportagen faszinieren mich nicht mehr so sehr. Ich habe mich bei einer internationalen Nachrichtenagentur beworben. Fotos in Kriegs- und Krisengebieten zu schießen, reizt mich mehr. Mal sehen, was daraus wird.«

»Oh, ich habe keine Lust, Angst um dich zu haben.«

»Leben bedeutet Risiko. Ich könnte genauso gut vom Bus überfahren werden. Vielleicht nicht in Steinhagen, da müsste ich drei Mal täglich pünktlich zur Stelle sein, sonst wird das nichts.«

Beide lachen herzlich.

»Aber weißt du, ich möchte ernsthafte Fotos machen, meiner Arbeit mehr Tiefe geben. Nun erzähl du, aber lass uns ins Haus gehen, es wird doch etwas frisch.«

Während sie nebeneinanderher schlendern, berichtet Charlie von ihren Neuigkeiten.

»Das Haus muss ich mir unbedingt ansehen! Louisa hat die Geschichte deines Erbes erzählt. Ist es okay, wenn wir uns später darüber unterhalten? Ich muss noch die Runde durch die Verwandtschaft machen, sonst gibt es Ärger mit meiner Mutter«, meint Max, der auf Lotte zeigt, die auf der Veranda steht und sich suchend umblickt. «Ich bin noch eine Woche hier!«, ruft er über die Schulter.

Charlie sieht sich suchend um.

Onkel Franz kommt auf sie zu, ein großes Stück Torte auf dem Teller. »Charlotte, ich bin ein großer Frankreichfan. Ich hoffe, du machst ein Hotel aus deinem Landhaus. Letztes Jahr war ich mit einigen Freunden in der Gegend, ein richtiges Rennrad-Eldorado. Wir wohnten in der Nähe von Carpentras mit Blick auf den Mount Ventoux, diesem Berg mit der weißen Kuppe, den jeder ambitionierte Rennradfahrer einmal im Leben erstürmen möchte. Es war die reinste Völkerwanderung. Das Ardèche-Tal ist herrlich, die Gorge du Nesque, eine atemberaubende Schlucht. Wir würden sofort bei dir einziehen. Und diese herrlichen Märkte! Die Franzosen verstehen es, das Leben zu genießen. Vielleicht liegt es aber auch am warmen Klima, der Sonne und der faszinierenden Landschaft.«

Onkel Franz ist fast nicht zu stoppen und Charlie ist dankbar, als seine Tochter ihn ruft. Sie nutzt die Gelegenheit, sich noch mit Lotte zu unterhalten.

»Wir freuen uns auf unseren Familienzuwachs. Das Haus ist doch sehr groß für Hans und mich, seit alle Kinder flügge geworden sind. Aina hat ihr Appartement im Obergeschoss und kann entscheiden, wie viel Familienanschluss sie möchte. Die Sprachbarriere werden wir mit Gestik und Mimik überwinden.«

Charlie spürt den Rotwein, sie kämpft mit der Müdigkeit und beschließt, sich auf den Heimweg zu machen. Die Verabschiedungsrunde nimmt etwas Zeit in Anspruch. Den Abend im Kreise der vielen herzlichen Menschen hat sie in vollen Zügen genossen.

Max ruft sie schließlich noch zu: »Lass uns für Sonntag doch eine Wanderung planen! Jo, Louisa, Sarah und wir beide, wie in alten Zeiten. Lagerfeuer machen, Würstchen grillen und Stockbrot backen.«

»Ich bin dabei, die anderen sicherlich auch. Bis dann!«

Als Letztes drückt sie Oskar noch ein Küsschen auf die Stirn, der vom Lärm um ihn herum unbeeindruckt ist.

## 6

Auf den letzten Metern bis zur Bergkuppe kommt Charlie außer Puste. Ihre Kondition lässt zu wünschen übrig. Louisa geht leichtfüßig vor ihr her, den Rucksack geschultert. Nebenbei unterhält sie sich mit ihrem Bruder. Sarah und Jo lachen. Charlie hat Mühe, den Anschluss nicht zu verlieren.

Die Freunde haben einen fast sommerlich anmutenden Tag für ihre gemeinsame Wanderung erwischt. Die Sonne wärmt, der Himmel ist strahlend blau. In den Wiesen zirpen die Grillen, das Gras steht schon hoch, durchzogen von blühendem Klee, Margeriten und Löwenzahn. Die in Blüte stehenden Streuobstwiesen sind eine wahre Pracht und typisch für die Region. Das sonnige Wetter treibt die Menschen in die Natur, unterwegs mit Wanderrucksäcken und Mountainbikes. Charlie entdeckt zwei Paraglider, die sich sanft kreisend von der Thermik tragen lassen. Oben angekommen, bleibt sie einen Moment stehen und lässt den Blick schweifen. Die Fernsicht ist fantastisch. Die Bergketten und sanften, grünen Hügel sind kilometerweit zu sehen, der Fluss windet sich durchs Tal. Auf den Straßen herrscht reger Verkehr, viele Bauern nutzen den Sonntag, um auf den Feldern zu arbeiten oder das frisch gemähte Gras zu wenden.

»Charlie, wo bleibst du denn?« Sarah hat bereits die Picknickdecke ausgebreitet und Sektgläser bereitgestellt. Die Hände in die Hüften gestemmt, mit einem Bein ungeduldig wippend, sieht sie Charlie an.

Jo und Max haben bereits Äste gesammelt und versuchen auf Pfadfinderart ein Feuer zu entfachen. Louisa schneidet mit einem Taschenmesser Zweige zurecht, um daran Grillwürstchen aufzuspießen und Stockbrot zu backen. Charlie lässt sich auf die Decke plumpsen und prustet die Locken aus der Stirn. Nachdem sie den Rucksack von den Schultern gleiten lässt, legt sie sich auf den Rücken.

»Sag mal, was ist denn mit dir los?« Ein unsanfter Schubs in die Seite begleitet Sarahs Worte.

»Nichts, ich genieße.«

»Aha. Ist sonst nicht so deine Art, allen anderen die Arbeit zu überlassen.«

»Das übe ich gerade. Funktioniert richtig gut. Nur keine Hektik, Sarah. Ich möchte nur einen Augenblick hier liegen und nichts tun. Die letzten Wochen waren anstrengend. Ich fühle mich ziemlich ausgelaugt.«

»Okay. Dann decke ich den Holztisch da drüben für uns, bevor dieser belegt ist. Pack wenigstens das Brot und die Kräuterbutter aus.«

Stöhnend richtet sich Charlie auf, wühlt in ihrem Rucksack und reicht Sarah den Inhalt – Butter, Brot, Aprikosentarte und eine Thermoskanne mit Kaffee.

Sie fällt wieder zurück und hält ihr Gesicht der Sonne entgegen. Die Wärme macht sie schläfrig und sie räkelt sich. Die Geräusche um sie herum nimmt sie nur noch gedämpft war, während sie die Schäfchenwolken am Himmel beobachtet.

»Charlotte, wir sind grillbereit. Den Sektempfang hast du leider verschlafen.«

Sanft rüttelt Sarah an Charlies Schulter. Einen Moment lang muss sie sich orientieren und richtet sich verwirrt auf. Sie blickt sich um und sieht Louisa, Jo und Max um die Feuerstelle sitzen, jeder zwei Stöcke ins Feuer haltend.

»Komm, es ist alles vorbereitet. Du musst dich nur noch zu uns setzen.«

Mühsam erhebt sich Charlie, streckt sich und schüttelt die Schläfrigkeit ab. Der Duft gebratener Würste steigt ihr in die Nase. Sarah hat den Picknicktisch liebevoll gedeckt und um jeden Pappteller Gänseblümchen drapiert. Sie nimmt ihre Grillstöcke entgegen und hört, dass sich Sarah und Max über Neuseeland unterhalten, sein nächstes berufliches Reiseziel.

Jo und Louisa flachsen herum, Charlie hört nur mit halbem Ohr zu und hängt ihren eigenen Gedanken nach.

An dieser Grillstelle haben die fünf während ihrer Jugend viel Zeit verbracht, den ersten Alkohol getrunken, die erste Zigarette geraucht. Schmunzelnd erinnert sich Charlie, wie übel es Louisa geworden ist. Feuchte, unerfahrene Küsse wurden ausgetauscht, die ersten vorsichtigen Erforschungen des anderen Geschlechts betrieben. Vermutlich hat das halbe Dorf hier oben im geschützten Gebüsch die Unschuld verloren. Auch heute ist der Platz bei Jugendlichen noch beliebt.

Sie denkt an die letzten Wochen. Die Ereignisse haben sich überschlagen. Marion Schneider, Barbara Henning und Aina sind im Team angekommen, die Einarbeitung lief besser als gedacht. Zwar musste viel erklärt und gezeigt werden, doch alle drei sind flink und begreifen schnell. Besonders Aina ist ein Geschenk. Sie pendelt zwischen den Arbeitsbereichen, bringt ihre eigenen Ideen und Erfahrungen ein. Seit sie bei Louisas Eltern ein Zuhause gefunden hat, wird sie mit jedem Tag offener, ihr Lächeln ist immer öfter zu sehen. Mit ihren geschickten Händen begeistert sie vor allem Louisa, die ihr gerne filigrane Dekorationen überlässt.

Marion, die neue Bäckerin, ist harte Arbeit gewohnt und legt ein Tempo vor, das Charlie ab und an schwindeln lässt. Dabei macht sie wenige Worte, ist aber freundlich und zugewandt, wenn jemand ein Gespräch mit ihr beginnt. So ausgelastet waren die Backöfen noch nie. Barbara aus Norddeutschland ist die erwartete Frohnatur, die immer einen kessen Spruch auf den Lippen hat. Mit Sarah liefert sie sich wahre Wortgefechte, die beiden sichtlich Spaß machen. Lachen erfüllt die Räume und bereits jetzt kann das Team deutlich mehr Aufträge ausführen. Auch das Sortiment im Laden ist noch vielfältiger geworden, sehr zur Freude der Kunden. Der Frankreichreise steht nun nichts mehr im Weg.

»Charlie, wie ist denn nun der Stand der Dinge?« Max holt sie in die Gegenwart zurück.

»Es entwickelt sich momentan alles gut. Von Herrn Dr. Walden habe ich alle Informationen erhalten, auch ein altes Fotoalbum, das ich allerdings noch nicht angeschaut habe. Wir planen, in zwei Wochen zu fahren. Ich denke sogar, dass wir zehn Tage bleiben können. Unser Team kommt bis dahin gut mit unserer Abwesenheit zurecht.«

»Hast du endlich Vincent angerufen?«, fragt Sarah.

»Nein, das möchte ich heute Abend machen. Ich schleiche seit Tagen um das Telefon. Keine Ahnung warum.«

»Das verstehe ich auch nicht. Er möchte bestimmt nicht im letzten Moment von der Ankunft der neuen Besitzerin erfahren«, mischt sich Jo ein.

»Ich glaube, das ist das Problem. Als Besitzerin will ich nicht wahrgenommen werden – das fühlt sich zu groß und wichtig an. Mir ist das ihm gegenüber fast peinlich. Außerdem habe ich keine Ahnung. Ich suche einen Weg, mich auf der einen Seite selbstbewusst zu präsentieren und ihm die Sicherheit zu geben, dass alles so weiterläuft wie bisher, ohne dabei arrogant zu wirken. Das passiert mir gerne, wenn ich unsicher bin. Ich will aber auch nicht wie eine Idiotin dastehen, die keinen Plan hat.«

»Charlie, ich glaube, du machst dir viel zu viele Gedanken.«

»Vermutlich, weil ich es kann«, grummelt Charlie, die insgeheim ihrem Freund recht gibt.

»Vincent ist doch vorbereitet und ich kann mir vorstellen, dass er großes Interesse daran hat, dich kennenzulernen. Auch stimmt es nicht, dass du vom Obst- und Gemüseanbau keine Ahnung hast. Er hat sicherlich auch wenig Ahnung vom Brot backen. Geh das Telefonat doch unbefangen an. Du bist doch sonst auch nicht so schüchtern.«

»Charlotte, du stellst dich manchmal wirklich an. Wir müssen planen und du machst aus einem einfachen Telefonat eine wissenschaftliche Arbeit. Komm in die Puschen Lütte, würde Barbara Henning sagen.« Sarah schüttelt den Kopf.

»Es ist sehr wichtig für dich, oder? Alles, was mit Manoir Remy zusammenhängt, Vincent eingeschlossen«, sagt Louisa leise. Ihre grünen Augen drücken Mitgefühl und Verständnis aus.

»Ja, ich spüre eine seltsame Verbindung. Etwas Kostbares. Auf keinen Fall möchte ich etwas falsch machen.« Charlies Blick ist auf die Flammen des Feuers gerichtet.

»Los, Mädels, an den Tisch mit euch, Brot und Würste sind nun knusprig.« Jo springt auf und verwandelt die nachdenkliche Stimmung in Energie.

Während des Essens schwelgen die Freunde in Erinnerungen. Es werden Anekdoten aus der Jugend erzählt und es wird gelacht und sich gegenseitig geneckt. Der Nachmittag vergeht wie im Flug, wie so oft, wenn man von Menschen umgeben ist, die einem wertvoll sind.

»Wie lange bist du denn noch in der alten Heimat Max?«, fragt Sarah.

»Nur noch zwei Tage, dann fliege ich nach Berlin, absolviere mein Vorstellungsgespräch und starte nach Neuseeland für ungefähr sechs Wochen. Dann sehe ich weiter.«

»Vermisst du nicht das Gefühl von Heimat?«, möchte Charlie wissen.

»Nein, ich habe die Heimat in mir und fühle mich auf der ganzen Welt zu Hause. Ich brauche die Abwechslung, da mir sonst langweilig wird. Als festen Bezugspunkt habe ich meine kleine Bude in Berlin, die ich immer wieder an Freunde vermiete. Mir gefällt das so. Ich mag die Anonymität der Großstadt. In Berlin kannst du nicht auffallen, auch wenn du barfuß, im Schlafanzug und ungekämmt zur U-Bahn gehst. Du siehst einfach alles an menschlicher Vielfalt, was Gott sich so ausgedacht hat. Das empfinde ich als entlastend. Es gibt in Deutschland keine Stadt, in der die Menschen toleranter sind. Hier auf dem Dorf kann ich nicht in den Garten gehen, ohne dass der Nachbar mich in ein Gespräch verwickelt. Ich kann sicher sein, dass alles was ich mache, entweder bei euch im Café oder im Gasthaus Krone diskutiert wird. Daran bin ich nicht mehr gewöhnt. Ich komme gerne zu Besuch, aber das reicht dann auch. Alles ist gut, so wie es ist.«

»Interessant, dass wir dieselbe Erziehung genossen haben, in dieser Beziehung aber so unterschiedlich sind. Ich könnte mir nicht vorstellen, von hier wegzuziehen«, kommentiert Louisa.

»Der Dorfklatsch kann schon lästig sein«, gibt Sarah Max Recht.

»Du gibst dir auch viel Mühe, immer wieder Anlass dafür zu bieten, stichelt Jo mit einem Grinsen im Gesicht.

»Stimmt!«, gibt Sarah lachend zu.

Die Sonne steht bereits tief, das Feuer ist erloschen. Die Freunde packen ihre Rucksäcke und machen sich auf den Rückweg. Am Ortseingang angekommen beteuern alle, wie sehr sie die gemeinsame Zeit genossen haben. Der Abschied von Maximilian fällt schwer.

»Komm bald wieder und viel Glück für dein Vorstellungsgespräch!« Charlie umarmt den Freund. »Du wirst mir fehlen«, fügt sie noch an.

»Du mir auch, ihr alle, am liebsten würde ich euch im Sommer in Südfrankreich besuchen. Lasst uns das doch ins Auge fassen«, sagt Max.

»Klar, das wäre klasse. Ich kann dich für die Renovierungsarbeiten gebrauchen.« Jo ist Feuer und Flamme.

»Wände einreißen kann ich, allerdings darf es nicht feinmotorischer werden«, grinst Max.

Aufgekratzt schlendert Charlotte die letzten Meter nach Hause. Zunächst möchte sie die Beete im Garten und im Gewächshaus gießen und nimmt sich fest vor, das Telefonat mit Vincent danach endlich zu führen.

Als das Gießen erledigt ist, die Picknickutensilien ausgepackt und aufgeräumt sind, fallen Charlie plötzlich noch viele weitere Dinge ein, die sie erledigen kann. »Hör auf, Charlie!«, schimpft sie mit sich selbst.

Sie sucht die Telefonnummer des Verwalters und wählt. Vielleicht ist er nicht zu Hause, denkt sie hoffnungsvoll, während sich die Verbindung aufbaut.

»Bonsoir, ici Vincent Gaspard, Manoir Remy«, meldet sich eine tiefe, sehr männliche Stimme.

»Bonsoir, ici Charlotte Walther, ich bin die Enkelin von Fanny«, antwortet Charlie und versucht ihre Stimme sicher und selbstbewusst klingen zu lassen.

»Ah, je compris, mit deinem Anruf habe ich schon gerechnet. Du musst nicht erklären, wer du bist, ich bin über alles informiert. Dafür hat auch Fanny gesorgt. Ich nehme an, du möchtest deinen Besuch ankündigen.« Vincent macht es Charlie einfach und ihre Befangenheit ist wie weggeblasen. Er wirkt geschäftsmäßig und aufgeschlossen.

»Ja, gerne. Ich möchte mit zwei Freundinnen kommen, Ende Juni, wenn möglich, und zehn Tage bleiben.«

»Das ist kein Problem. Ihr könnt mithelfen, wir freuen uns über jede unterstützende Hand zu dieser Zeit. Ich lasse euch das Gästehaus herrichten, dann könnt ihr euer Ding machen. Habt ihr etwas Spezielles geplant, bei dem ich euch unterstützen kann?«

»Sarah und Louisa möchten die Gegend erkunden. Zudem würde Sarah gerne im Hofladen helfen und mit auf den Markt gehen. Auch dein Online-Shop interessiert sie. Verkauf ist ihr Thema. Louisa hat im Internet gesehen, dass es am Ortsrand eine Patisserie gibt. Dort würde sie gerne zwei oder drei Tage hospitieren. Ich möchte auf dem Gut mitarbeiten, viel über den Anbau erfahren und am Ende der Zeit den Betrieb verstehen.«

»Das bekommen wir hin. Die Besitzer der Patisserie sind Freunde von mir, Louisa soll schöne Grüße von mir bestellen. Da hat sie eine gute Wahl getroffen.

Sarah wird dann meine Schwester Monique begleiten und ich werde dir alles zeigen. Allerdings weiß ich nicht genau, wie viel Zeit ich einplanen kann.«

»Das hört sich gut an. Alles Weitere können wir vor Ort besprechen. Wir wollen am 26. Juni starten und melden uns, wenn wir die Ankunftszeit absehen können. Auf alle Fälle freue ich mich.«

»Gut, dann weiß ich Bescheid. Au revoir.«

»Au revoir.«

Der Abschied war etwas brüsk, aber es ist auch alles gesagt. Der erste Schritt ist nun getan und es wird ihr leichter ums Herz. Vorfreude macht sich breit und sie spürt einen Energieschub, sich nun in die Vorbereitungen zu stürzen.

Charlotte greift zu Stift und Papier. Sie liebt Listen und beginnt all die Dinge zu notieren, die in den nächsten zwei Wochen zu organisieren sind. Um ihrer aufgeputschten Verfassung Herr zu werden, wütet sie noch eine Stunde im Gewächshaus, da es bereits dunkel ist und sie dort Licht hat.

Nach einer heißen Dusche beschließt sie, den Tag auf der Couch ausklingen zu lassen. Mit einem Glas Wein in der Hand macht sie es sich gemütlich und greift zum Fotoalbum, das ihr Dr. Walden mitgegeben hat. Vorsichtig schlägt sie die erste Seite auf. Das Papier ist etwas brüchig und abgenutzt, als wären die Seiten unzählige Male umgeblättert worden. Sie erkennt auf dem Foto das Landhaus von Manoir Remy, im Vordergrund ein Paar mit einem vielleicht fünfjährigen Mädchen. Das Bild ist vergilbt, Charlie holt eine Lupe, um die Gesichter besser studieren zu können. *Das muss Fanny als Mädchen mit ihren Eltern gewesen sein*, denkt sie.

Die Eltern sind steif in Pose gestellt, im besten Sonntagsstaat, Fanny in einem Rüschenkleid mit Schleife im dunklen Haar. Sie betrachtet ihre Urgroßeltern näher und stellt erstaunt fest, wie viel Ähnlichkeit ihr Vater mit seinem Großvater hatte. Die hochgewachsene Statur, die gerade Nase, aber vor allem die Form der Augen. Fanny hingegen gleicht einer Miniaturausgabe ihrer Mutter. Die Locken, das eigenwillige Kinn und die Haltung. Das Ehepaar hält sich an den Händen, eine Hand der Mutter ruht auf Fannys Schulter. Charlie treten Tränen der Rührung in die Augen. Neugierig blättert sie um. Eine große Gruppe von Menschen in Arbeitskleidung versammelt sich um einen Holztisch, ein Mahl einnehmend. Im Hintergrund grasen Pferde.

Sie taucht ein in die Geschichte von Manoir Remy und saugt die Eindrücke von Lavendelfeldern, Tomatenstauden und Bergen von Melonen ein. Am Ende stößt sie auf ein Foto von Fanny als junge Frau, an ihrer Seite ein Mann, einige Jahre älter als sie mit einer schwungvollen Haartolle in der Stirn. Irgendwie kommt er ihr vertraut vor. Mit der Lupe studiert Charlie die Gesichtszüge. Das Lächeln, die Sommersprossen, die großen, braunen Augen. Die blonden Haare verwundern sie. Fanny hingegen hat nur Augen für ihn und strahlt in an, als würde er ihr sofort die Sterne vom Himmel holen und den Mond gleich dazu. Ihr dunkles Haar ist zu einer komplizierten Frisur hochgesteckt, verziert mit einer weißen Kamelienblüte ist sie in ihrem schlichten weißen Kleid eine atemberaubende Schönheit. Das Paar steht nah beieinander, der Arm des jungen Mannes besitzergreifend um Fannys Taille gelegt. *Das muss mein Großvater sein*, denkt Charlie.

Sie erkennt Ähnlichkeiten zu sich selbst. Was wohl aus diesem attraktiven Mann geworden ist, der das pure Glück ausstrahlt? Vielleicht leben Vincents Großeltern noch und können etwas Licht ins Dunkel bringen. Sie kann sich nicht losreißen und blättert das Album nochmals von Anfang bis Ende durch. Diesen Schatz wird sie hüten. Gerne hätte sie all die Geschichten, die die Bilder erzählen, von ihrer Großmutter gehört. Nachdenklich bleibt sich noch einige Zeit sitzen, trinkt den letzten Schluck Wein.

Es folgen zwei hektische Wochen, ausgefüllt von Arbeit und den Vorbereitungen für ihre Abwesenheit. Die Stimmung in der Bäckerei ist fröhlich. Lachen erfüllt die Räume, was der Betriebsamkeit keinen Abbruch tut. Thelma unterhält alle mit Anekdoten ihrer Kinder und Sarah macht sich bereits Gedanken, welche Outfits sie einpacken soll. Auch die Kunden nehmen regen Anteil. Mit guten Ratschlägen wird nicht gespart. Diese kreisen unter anderem um die Wichtigkeit von Mückenspray. Die Schröder-Zwillinge heben die Notwendigkeit der Kopfbedeckung hervor. Hedi bietet an, bei Bedarf Strohhüte auszuleihen. Die Freundinnen lehnen dankend ab. Gustav, der Dorfpolizist, weist darauf hin, dass zu schnell fahren in Frankreich teuer werden kann. Dabei sieht er Sarah vielsagend an, die Geschwindigkeitsbeschränkungen als gut gemeinten Vorschlag versteht. Diese erwidert den Einwand mit einem hochmütigen Blick und wendet sich ab. Auch die Wunschliste der Dinge, die doch bitte mitgebracht werden sollen, wird immer länger. Von Olivenöl, Wein, Lavendelseife, Käse und Töpferware ist alles dabei. Frieda notiert das Gewünschte geduldig und überreicht die Liste Charlie mit einem amüsierten Lächeln. Kurz vor Ladenschließung hetzt Erika noch vorbei und ergänzt die Liste um zahlreiche Pflanzen.

»Für die Rückfahrt mietet ihr am besten einen Lastwagen oder schickt alles per Spedition«, bemerkt Frieda.

Charlie liest die Liste ungläubig. »Reis aus der Camargue und einen Stoffflamingo? Wer will das denn?«

»Für Irma. Der Flamingo ist für das Enkelkind, das in sechs Monaten erwartet wird.«

»Würde es bei Amazon vermutlich auch geben. Wir sind ja eine Woche beschäftigt, nur um diese Liste abzuarbeiten!«

Frieda zuckt die Schultern.

Am Abend vor der Abreise versammelt sich das Team zu einer Besprechung in gemütlicher Runde. Sarah hat eine Auswahl an Sandwiches vorbereitet, Louisa stellt einen Schokoladenkuchen bereit. Während des Tages wurde das Trio von den Kunden verabschiedet, als würden sie zu einer mehrmonatigen Expedition aufbrechen.

»Bin ich froh, dass es morgen losgeht. Ich kann keinen wohlgemeinten Ratschlag mehr hören«, stöhnt Sarah.

»Ich will mir nicht vorstellen, wie das wird, wenn wir wiederkommen.«

»Da sind wir, die im Hintergrund arbeiten, im Vorteil. Du stehst im Laden und im Café an vorderster Front, bist aber auch besser unterhalten als wir«, bemerkt Louisa.

Das Team geht nochmals alle anstehenden Aufgaben durch. Charlie erinnert, stellt sicher und beantwortet Fragen.

»Charlotte, entspanne dich. Wir werden den Laden nicht abfackeln oder die Kunden vergrätzen«, beruhigt Thelma.

»Och, ich wollte etwas Rattengift unter das Mehl mischen. Das gibt eine besonders würzige Note«, meldet sich Barbara Henning zu Wort.

Allgemeines Gelächter folgt, nur Aina schaut verständnislos in die Runde.

»Aber im Ernst, wir haben alles im Griff und werden etwas mehr arbeiten, sodass es kaum auffallen wird, dass ihr nicht da seid. Außerdem haben wir Thelma, die jede Katastrophe bewältigen kann«, stimmt auch Marion Schneider zu.

Das Team verbringt einen fröhlichen Abend. Barbara versucht Aina und Marion die schrägsten schwäbischen Worte beizubringen und sorgt damit für Erheiterung. Charlie lehnt sich zurück und betrachtet die Szene. Ja, sie ist optimistisch und kann beruhigt die Zügel aus der Hand geben.

Es klopft an der Ladentür. Jo gestikuliert wild. Louisa öffnet die Tür.

»Ich will mich doch noch von meinen Mädels verabschieden.« Jo breitet die Arme aus, als würde er alle Damen gleichzeitig umarmen wollen. »Eine gute Reise! Charlie, mach bitte eine Liste für die Renovierungsarbeiten. Viele Fotos sind hilfreich.«

»Mache ich.«

»Ich werde euch vermissen, lasst euch drücken.«

Küsschen werden verteilt.

»Tschüss, meine Süße.« Louisa bekommt ein Extraküsschen, begleitet von einem zärtlichen Blick. »Halt dich fern von den attraktiven Franzosen.« Jo zwinkert Louisa zu.

»Gut, dass er das nicht zu mir gesagt hat«, feixt Sarah.

»Ich habe das Gegenteil vor.«

Am nächsten Morgen um sechs Uhr geht es los. Ausgestattet mit Reiseproviant für etwa zwei Tage parken Louisa und Charlie vor Sarahs Wohnung. Louisas Vater hat ihnen das geräumige Familienauto geliehen. Der Gedanke, wie sich Hans in ihren Fiat faltet, amüsiert Charlie. Vermutlich kann er die Ohren mit den Knien bedecken.

Sarah erwartet sie bereits vor der Haustür in einem Minikleid, rechts und links von einem schrankgroßen Koffer flankiert, die Sonnenbrille im Haar. Zu ihren Füßen eine große Strandtasche.

Charlie und Louisa brechen bei ihrem Anblick in Lachen aus.

»Fehlt nur noch der Schwimmreif um die Mitte«, witzelt Louisa.

»Guten Morgen. Ich hoffe, wir bekommen mein Gepäck unter. Ich musste drei Mal umpacken, um alles unterzukriegen.«

»Hast du überhaupt noch etwas im Schrank?«, fragt Charlie skeptisch und wuchtet einen der Koffer die Treppe hinunter.

Sarah übergeht diese Frage, schnappt sich den zweiten Koffer und stapft an ihr vorbei. Nach einigem Hin und Her ist auch das letzte Gepäckstück verstaut.

»Ich flitze nochmals schnell hoch, die Sandwiches und den vorbereiteten Gin Tonic holen.«

»Es ist kurz nach sechs Uhr morgens, Sarah.«

Für derartige Marginalien interessiert sich Sarah nicht. Mit einem triumphierenden Lächeln steigt sie wenige Minuten später ein und schwenkt einen Cocktailshaker, den sie in viel Eis gepackt hat. »Jetzt kann es losgehen. Ich bin bestens vorbereitet.« Dabei zeigt sie ihre Fingernägel, die sie in den Farben der Trikolore lackiert hat.

Charlie setzt sich ans Steuer und startet den Wagen. Sie hat die Route am Bodensee vorbei, über die Schweiz und durch die französischen Alpen gewählt, da diese landschaftlich besonders reizvoll ist. Dass sie für die Schweiz eine Vignette kaufen müssen, nimmt sie in Kauf. Die Freundinnen genießen schwatzend und kichernd die Fahrt.

»Unser erster Urlaub seit drei Jahren. Es fühlt sich bereits jetzt großartig an.« Sarah strahlt und räkelt sich wohlig in ihrem Sitz. Kaum eine Stunde nach dem Start beginnt sie den Reiseproviant auszupacken.

»Wie lange fahren wir noch? Ich muss die Verpflegung einteilen.«

»Sarah, wir sind erst am Anfang der Fahrt. Wenn wir gut durchkommen, sind wir in acht Stunden da, allerdings ohne Pausen.« Charlie zieht die Augenbrauen warnend nach oben.

Louisa startet die Playlist. Das Trio singt lautstark mit.

Kurz nach der Schweizer Grenze wird Sarah unruhig. Das Eis um ihren Gin Tonic ist geschmolzen und sie meint, dass das Getränk nur kalt schmeckt. Nachdem Charlie und Louisa das Angebot ablehnen, schenkt sie sich selbst großzügig ein.

Am Genfer See legen sie eine Pause ein.

»Wunderschön ist es hier«, bemerkt Louisa. Sie lässt den Blick über den glitzernden See und die schneebedeckten Berge wandern.

»Ich wusste nicht, dass in der Schweiz Weinreben angebaut werden. Von Schweizer Wein habe ich noch nie gehört«, wundert sich Charlie und deutet auf die Traubenstöcke.

Louisa übernimmt das Steuer für die nächste Etappe, die durch die Alpen führt. Die Perspektive wechselt ständig, die Autobahn schlängelt sich durch eine beeindruckende Hochgebirgslandschaft. Sarah wird etwas blass um die Nase.

»Solltest du dich im Auto übergeben, gehst du den Rest der Strecke zu Fuß«, droht Louisa der Freundin und lässt die Fenster herunter.

Nach Grenoble wird es deutlich wärmer. Sarah setzt sich nach einer weiteren Pause ans Steuer und wird nach wenigen Kilometern geblitzt. »Nun wissen wir wenigstens, wie die französischen Blitzer aussehen. Die sind aber auch sehr unscheinbar«, meint sie gleichmütig.

Die Landschaft verändert sich. Mal geht es durch fruchtbare Täler, dann über Höhen und durch enge Schluchten. Die Gespräche versiegen und alle drei betrachten die Umgebung.

»Ich habe das Gefühl, bereits das Meer riechen zu können.« Louisa hält schnuppernd den Kopf aus dem Fenster. Es riecht nach Kiefern, trockener Erde, Thymian und Sommer.

»Wie ich diesen Duft liebe und die Wärme«, sagt Charlie. »Wir sind jetzt kurz vor Sisteron. Ich denke, nun kann ich Vincent unsere ungefähre Ankunftszeit mitteilen.«

Sie legen die letzten Kilometer an der Durance zurück, dem Fluss, der die Region mit Wasser versorgt. Sie kommen an blühenden Gärten vorbei, die Hitze lässt den Asphalt flimmern.

Schon erscheint das Ortsschild von La Tour d'Aigues. Sarah richtet sich aufgeregt auf.

»Wir müssten gleich an der Patisserie vorbeikommen. Könnten wir dort anhalten? Ich möchte mich kurz vorstellen und etwas Brot kaufen. Außerdem will ich die Auslage betrachten.«

Sarah und Charlotte strecken ihre müden Glieder, während Louisa im Laden verschwindet. Gerade als Sarah anfängt, ungeduldig mit dem Fuß zu wippen, erscheint sie vollbepackt wieder.

»Ich konnte nicht widerstehen und habe uns eine Auswahl an Broten und Törtchen mitgebracht. Übermorgen kann ich kommen.«

Die schmale Straße schlängelt sich den Berg hoch. Die Häuser stehen dicht an dicht. Sie kommen am Restaurant „Zum Engel" vorbei, Tische mit rot-weiß-karierten Tischdecken stehen auf dem schmalen Bürgersteig. Es folgen ein Tabakladen, eine Wäscherei, die örtliche Fleischerei und das Rathaus neben der Kirche. Der platanenbestandene Dorfplatz wird von der Dorfkneipe beherrscht, die Plastikstühle sind voll besetzt. Es wirkt, als würden sich die Gäste alle kennen. Gesprächsfetzen sind weithin zu hören. Alt und Jung tummelt sich bunt durcheinander.

»Das ist ja wie zu Hause«, wundert sich Sarah.

Neben der Bar gibt es einen Käseladen und einen kleinen Supermarkt. Die Straße führt am Gemeindesaal und der öffentlichen Bibliothek vorbei aus dem Ort hinaus. Einzelne Häuser mit großen Gärten und Swimmingpools säumen die Straße. Die Landschaft geht in sanfte Hügel über, in der Ferne sind schroffe Felsen zu erkennen. Sie entdecken vereinzelte Wein- und Olivengüter. Charlie biegt rechts ab und hält vor dem verschlossenen Tor mit den Initialen MR. Den Zugangscode hat Vincent ihr vorab geschickt.

Durch das nun offene Tor führt eine Zypressenallee direkt vor das Landhaus. Charlie fährt wie beschrieben um dieses herum und folgt einem Schotterweg bis vor das Gästehaus.

# 7

Charlie bleibt noch einen Moment im Wagen sitzen. Sie betrachtet das einladende Gästehaus mit der umlaufenden Veranda. Gemütliche Korbsessel laden zum Entspannen ein. Sie steigt aus, dreht sich um und lässt den Anblick auf sich wirken, saugt die Luft in ihre Lungen. Das Haus liegt auf einer Anhöhe und bietet einen herrlichen Blick über die Landschaft. Im Vordergrund sieht sie das Gutshaus, das trotz des Verfalls Würde und Charme ausstrahlt. Angrenzend daran erstrecken sich die Lager- und Gerätehallen, sowie der Hofladen. Das Holztor steht noch offen. Eine junge Frau ist dabei, die geflochtenen Körbe ins Innere zu tragen. Das daran anschließende Gebäude sieht aus wie ein Stall mit halbrunden Holzfenstern. Das Carree wird komplettiert vom Verwalterhaus, das dem Stil des Gästehauses entspricht, jedoch deutlich größer ist als Charlie anhand der Fotos vermutet hat. Der Innenhof bietet Parkplätze, in einer Ecke steht ein langer Holztisch mit Bänken, die Platz für etwa dreißig Personen bieten. Charlotte fühlt sich an die Bilder in Fannys Album erinnert und kann sich vorstellen, wie der Hofplatz belebt aussieht. An den Gebäudemauern sind überall Blumen gepflanzt, die in voller Blüte stehen; Oleander, Bougainvillea, Ginster, Rittersporn und Rosen. Der Duft wirkt betörend.

Ihr Blick richtet sich wieder in die Ferne und sie entdeckt jenseits der Zypressenallee Aprikosen- und Kirschbäume, Erdbeerfelder, Zitronen- und Orangenbäume. Sie meint auch Melonen- und Zucchinifelder zu entdecken. Der blühende Lavendel, der auf einer entfernteren Anhöhe angebaut wird, leuchtet so intensiv in der Sonne, dass sie kurz die Augen zusammenkneifen muss. »Hier will ich leben«, entfährt es Charlie spontan.

Sie schüttelt irritiert den Kopf über ihre Worte.

»Ich fühle mich, als wäre ich geradewegs in einen Reiseführer geraten«, flüstert Sarah.

»Aber diese Idylle ist real.« Charlie dreht sich um, für einen Moment hat sie ihre Freundinnen vergessen.

»Nun kann ich verstehen, warum hier Werke renommierter Maler entstanden sind. Die Fülle der Farben ist überwältigend. Irgendwie ist das Licht auch besonders«, stimmt Louisa zu.

»Die blaue Stunde muss ein besonderes Erlebnis sein. Sobald wir das Gepäck ausgeladen haben, brechen wir zu einem Rundgang auf«, fügt Charlie hinzu.

Das Trio löst sich aus dem tranceähnlichen Zustand und geht auf das Gästehaus zu. Den Schlüssel finden sie wie angekündigt unter der Fußmatte. Nahezu das ganze Erdgeschoss besteht aus einem Raum. Der Wohnbereich ist modern, jedoch gemütlich eingerichtet mit hellblauen Sesseln und einem Sofa in derselben Farbe, verziert mit roséfarbenen Kissen. Die moderne Küche mit Kochinsel in Anthrazit und den modernsten Geräten begeistert vor allem Louisa. Charlie inspiziert den Backofen. Zufrieden stellt sie fest, dass dieses Modell mit allen Raffinessen ausgestattet ist. Die Selbstreinigungsfunktion gefällt ihr besonders gut.

Der Essbereich wird von einem großen Holztisch dominiert, der schon vielen Generationen gedient haben muss, da dieser deutliche Gebrauchsspuren aufweist. Dazu passen die gepolsterten Holzbänke. Verspielte Kronleuchter und roséfarbene, stoffbespannte Wandleuchten vervollkommnen den interessanten

Mix aus alt und neu, nüchtern und verspielt. Blumenverzierte Schals hängen an den Sprossenfenstern, auch im Inneren sind die Wände und der Boden aus Naturstein. Ein flauschiger Teppich liegt quer durch den Raum, Sarah vergräbt darin gerade ihre Zehen.

»Wie soll man hier jemals wieder wegwollen?«, fragt sie leise.

»Wer auch immer für die Gestaltung des Hauses verantwortlich ist, hat einen hervorragenden Geschmack.« Louisa ist hin und weg.

»Oh, merci beaucoup, Madame«, ertönt eine Stimme hinter ihnen.

Ein schlanker Mann lehnt lässig am Türrahmen, eine Kasserolle in den Händen haltend. Kühl betrachtet er die Frauen, taxiert diese in Sekundenschnelle. Die Haare zu einem Pferdeschwanz gebunden, die Haut von der Sonne braun gebrannt. Der volle Mund zeigt keine Spur eines Lächelns. Der gepflegte Dreitagebart weist erste graue Stoppeln auf. Gekleidet in eine graue Arbeitshose, ein verwaschenes T-Shirt und in Arbeitsstiefeln, scheint er direkt von der Arbeit zu kommen.

Sarah ist die Erste, die zu einer Reaktion in der Lage ist. »Hallo! Du musst Vincent sein.« Sie geht auf ihn zu, stellt sich vor und gibt ihm die obligatorischen „bises".

Vincent drückt ihr die Kasserolle in die Hände. »Meine Mutter hat euch ein provenzalisches Traditionsgericht vorbereitet, einen Lamm-Gemüse-Topf. Den müsst ihr im Ofen noch eine Stunde schmoren lassen. Dazu passt Brot.«

Louisa schubst Charlie im Vorbeigehen leicht an, um sie in Bewegung zu setzen. »Bonsoir Vincent, je m'appelle Louisa.« Sie haucht links und rechts ein Küsschen auf seine Wangen.

Für einen Augenblick blitzt Anerkennung in seinen Augen auf. Diese Wirkung löst Louisas Anblick bei den meisten Männern aus. Ein Lächeln verwandelt das Gesicht des Mannes völlig und lässt nun auch die Lachfältchen erkennen. Er kommt einen Schritt auf Charlie zu, deren Augen sich nicht von ihm lösen können. Er mustert sie von oben bis unten. *»Hoffentlich habe ich nicht die Speisekarte des Tages auf dem Tanktop«*, denkt sie.

Charlie spürt, wie sich ihre Härchen an den Unterarmen aufrichten und ihre Hände feucht werden. Eine leichte Röte zieht über ihre Wangen. Vincents Blick ruht belustigt auf ihr.

»Du musst Charlotte sein, bonsoir.«

Luftküsschen links und rechts.

»Oui, hallo Vincent, schön dich kennenzulernen und vielen Dank, dass wir in diesem wunderschönen Haus unterkommen dürfen«, erinnert sie sich an ihre Erziehung.

»Gerne. Es ist dein Haus«, antwortet er kühl. »Wenn du morgen mitarbeiten möchtest, so komm bitte pünktlich um sieben Uhr auf den Hofplatz. Dort findet die Einsatzbesprechung statt. Frühes Aufstehen dürfte kein Problem für dich sein.« Mit diesen Worten dreht er sich um und springt die Verandatreppe hinunter.

»Viele Grüße an deine Mutter und danke für das Essen«, ruft Louisa ihm noch hinterher.

»Wow, was für ein Bild von Mann! Aber die vielgepriesene französische Höflichkeit scheint an ihm vorbeigegangen zu sein«, bemerkt Sarah.

»Vielleicht hatte er einen anstrengenden Tag oder ihm ist sonst eine Laus über die Leber gelaufen«, beschwichtigt Louisa, nimmt ihr die Kasserolle ab und schiebt sie in den Ofen.

Charlie lehnt am Türrahmen und schaut Vincent nach, wie er leichten Schrittes den Hang hinab geht. Ihr Herz flattert wie Schmetterlingsflügel.

»Ich suche mir ein Zimmer aus!«

Sarah rennt zur Treppe, Charlie und Louisa hinterher. Auf der Holztreppe gibt es ein kurzes Gerangel und Gezerre, das Louisa für sich entscheidet.

»Wie im Schullandheim früher«, amüsiert sich Charlie.

Sie geht die Balustrade entlang und öffnet eine der verbleibenden beiden Türen. Ein lichtdurchflutetes Zimmer mit Dachschräge erwartet sie. Ein weißes Himmelbett mit luftigem Baldachin steht mitten im Raum. Das Mobiliar besteht aus einer blauen Holzkommode mit bunten Griffen, einem gemütlichen Sessel in kräftigem lila und einem schlichten weißen Kleiderschrank. Auf dem verschnörkelten Nachttisch steht eine Lampe in Form eines schlanken Frauenkörpers. Der üppige Blumenstrauß auf der Kommode freut sie besonders. Charlie betritt den Raum und strebt dem Fenster zu, im Vorbeigehen vergräbt sie die Nase in den Blüten. Der Ausblick richtet sich auf das Landhaus und den Hof. Sie öffnet eine schmale Holztür und steht in einem kleinen Badezimmer. Eine moderne Dusche mit Glastür und ein viereckiges Waschbecken mit nostalgischen Armaturen in goldener Farbe, sowie eine kleine Kommode übertreffen Charlies Erwartungen bei weitem. Sie wäscht ihre Hände mit der bereitliegenden Lavendelseife. Die Rosenblätter in einer Schale wirken sehr feminin.

»Hast du auch ein eigenes Badezimmer?« Sarah stürmt in den Raum und kann gerade noch stoppen, bevor sie gegen Charlie prallt. Interessiert schaut sie sich um.

»Mein Zimmer ist genauso eingerichtet, allerdings in Lindgrün, Louisas in Hellblau. Das freie Zimmer ist wohl das Männerzimmer, alles ist in Erdtönen gehalten. Das Haus ist ein Traum!«

Charlie stimmt der Freundin zu. Auch sie ist begeistert und schlendert durch die Zimmer.

Louisa, die Organisierte, packt bereits ihren Koffer aus. »Wir können nach dem Essen doch einen Blick in das Landhaus werfen, was meint ihr?«, schlägt sie vor, während sie ihre Kleider auf Bügel hängt.

»Ja, auf jeden Fall. Wir holen kurz unser Gepäck.«

Der Vorschlag trifft auf Zustimmung und die Anstrengung der langen Fahrt ist wie weggeblasen.

»Hm, riecht das köstlich.« Charlotte geht die Treppe hinunter und öffnet den Kühlschrank. Sie entdeckt zwei Flaschen mit handbeschriebenem Etikett – Vin des Oranges. Während sie sich noch fragt, ob Orangenwein zu Lamm passt, nimmt sie die Flasche, drei Gläser und folgt Louisa auf die Terrasse. Der Tisch ist gedeckt, das aufgeschnittene Brot, Oliven und Käse hat sie auf einer Platte arrangiert und in die Mitte gestellt.

»Sobald Sarah auftaucht, können wir essen.«

Charlie setzt sich auf die Bank mit Blick auf die Landschaft und streckt die Beine von sich. Die Sonne steht tief und verbreitet ein milchiges Licht. Sie schenkt den Wein aus und riecht daran. Sie nimmt eine herb-fruchtige Note mit einem Hauch von Vanille wahr. Vorsichtig probiert Charlie einen Schluck. Der trockene Wein harmoniert hervorragend mit den Orangen. Sie nimmt sich vor, nach dem Mischungsverhältnis der Zutaten zu fragen.

»Trinkst du etwa allein?«, fragt Sarah und schnappt sich ein Glas. »Oh ist der lecker!«

Das Trio genießt das Essen in vollen Zügen. Das Lamm wurde mit Zwiebeln, Tomaten, Paprika und Zucchini geschmort.

»Ich glaube, das Geheimnis liegt in den Gewürzen«, vermutet Louisa. »Oregano, Thymian und eine gute Portion Olivenöl meine ich zu erkennen.«

»Was habt ihr denn morgen vor?«, möchte Charlie wissen.

»Am Vormittag möchten wir uns das Dorf anschauen, in der Mittagspause mit dir an den nahegelegenen See fahren und am Nachmittag einige der Vogelnestdörfer besuchen. Aus dem Reiseführer habe ich die besonders Schönen ausgewählt. Für den Abend müssen wir uns noch etwas überlegen«, berichtet Louisa.

Sarah und Charlie wechseln einen belustigten Blick.

»Ich nehme an, du hast eine Wochenliste erstellt, auf der alle Sehenswürdigkeiten notiert sind, die wir abarbeiten müssen. Mehr als zehn Kirchen und zwei Kunstmuseen schaffe ich allerdings nicht. Ich bekomme sonst immer so einen seltsamen Ausschlag.« Demonstrativ fährt sich Sarah über die Arme.

Louisa lacht. »Klar gibt es eine Liste. Aber wir können unmöglich alles in die kurze Zeit pressen.«

»Ich könnte hier stundenlang sitzen bleiben, aber dann wird es zu spät, um noch einen Blick in das Landhaus zu werfen. Lasst uns aufräumen und starten«, drängt Charlie.

Zügig gehen sie den Weg hinunter. Charlie drückt die Klinke des Eingangsportals hinunter und schiebt die Tür auf. Ein abgestandener, staubiger Geruch empfängt sie. Die Eingangshalle ist großzügig mit Blick auf die Balustrade im ersten Stock zu der eine breite, geschwungene Holztreppe führt. Einige der ziselierten Holzstreben fehlen im Treppengeländer. Auch hier sind die Wände aus Naturstein, den Boden ziert ein Fliesenmosaik in unterschiedlichen Blau- und Beigetönen. Viele der Fliesen sind gesprungen.

Andächtig sieht sich Charlie um und füllt die Halle gedanklich mit Leben. Sie sieht Fanny die Treppe hinab hüpfen, später vielleicht auch das Geländer hinunterrutschen. Die Urgroßmutter durchquert die Halle und kommt Fanny entgegen. Sie kann die schweren Stiefel der Wehrmachtsoldaten hören und stellt sich vor, wie ihr Urgroßvater aus den Arbeitsschuhen schlüpft. Louisa fotografiert eifrig mit ihrem Smartphone, Sarah scheint es die Sprache verschlagen zu haben, was äußerst selten vorkommt. Charlie ist dankbar für das Schweigen der beiden.

Langsam lässt sie sich durch die Räume treiben, ein kleiner Salon, das große Wohnzimmer, die Bibliothek und das Arbeitszimmer. Alle Räume sind miteinander verbunden und haben bodentiefe Sprossenfenster, Steinböden und -wände. Den Abschluss bildet die Küche in deren Mitte sich ein alter Herd befindet, der noch mit Holz befeuert wird. Auf einer Seite steht ein Tisch mit einer umlaufenden Bank. An die Küche schließt sich eine Vorratskammer an, eine Holztür mit Glaseinsatz führt in den Hof. Charlie kann sich die Betriebsamkeit im Epizentrum des Hauses gut vorstellen. Sie streicht über den Herd und betrachtet das Monstrum kritisch.

»Den musst du auf jeden Fall erhalten, so etwas gibt es heute nicht mehr«, sagt Louisa.

Sie nehmen den Weg zurück zur Eingangshalle.

»Ein Juwel! Es lohnt sich, in dieses Haus zu investieren und es in neuem Glanz erstrahlen zu lassen. Alles andere wäre eine Sünde.« Louisa ist begeistert.

»Ich kann mir gut vorstellen, wie du hier im Prinzessinnenkleid und Krönchen im Haar die Gäste begrüßt«, witzelt Sarah, die ihre alte Form wiedergefunden hat. »Aber ehrlich, das Haus ist ein Traum mit viel Potenzial.«

»Ja, das ist es. Mir schwirrt die Idee durch den Kopf, aus den Räumen im Erdgeschoss eine Art Wohnzimmerrestaurant zu machen. Es ist groß genug, um auch Veranstaltungen wie Hochzeiten stattfinden zu lassen. Dafür reicht auch die Küche aus«, sinniert Charlie.

»Und die oberen Zimmer könntest du als Gästezimmer anbieten«, spinnt Louisa den Faden weiter.

»Mit typisch regionalen Gerichten in Bioqualität und einer Auswahl an Produkten zum Erwerb. Das wird der Renner!« Sarah ist Feuer und Flamme.

»Ich weiß, warum ich mit euch so gerne arbeite.« Charlie vollführt ein kleines Tänzchen, dass die Locken hüpfen, und umarmt Louisa und Sarah.

»Denkst du, wir können uns in den ersten Stock wagen? Die Treppe sieht nicht besonders vertrauenswürdig aus.« Skeptisch betrachtet Louisa die morschen Stufen.

»Ich gehe voraus. Wenn die Treppe mich hält, dann seid ihr auf der sicheren Seite.« Mutig schreitet Sarah zur Tat und tastet sich vorsichtig voran. Oben angekommen, hebt sie den Daumen.

Im ersten Stock zählt Charlie sechs Türöffnungen, die Türen fehlen. Die Holzdielen knarren unter ihrem Gewicht. Die Räume sind alle ähnlich groß, vier davon haben ein eigenes Badezimmer. Auch hier sind die Wände aus Stein, die nur leicht ausgebessert werden müssen. Der Boden sieht allerdings wurmstichig aus. Die Sprossenfenster sind so stark beschädigt. Die Bäder sind in erstaunlich gutem Zustand, jedoch nicht mehr zeitgemäß. Erhaltenswert ist aber das wundervolle Fliesenmosaik. Dabei fällt ihr auf, dass sie im Erdgeschoss keine Toilette gesehen hat.

Welches wohl Fannys Zimmer gewesen ist? Leider lässt sich das nicht mehr feststellen, da kein Mobiliar vorhanden ist. Sie hört Sarah und Louisa engagiert über die Einrichtungsmöglichkeiten diskutieren.

*Wenn ich noch jeweils zwei Badezimmer einbauen lasse, könnte ich sechs Zimmer vermieten, plus vier im Gästehaus. Für das Restaurant brauche ich Sanitärräume und eine professionelle Gastroküche. Ob ich mir das leisten kann?* Charlie kaut nachdenklich auf ihrer Unterlippe und zwirbelt eine Locke um ihren Zeigefinger. Überlegend, kalkulierend und rechnend verweilt sie in jedem der Räume. »Aber die Idee ist perfekt«, murmelt sie vor sich hin.

»Schade, dass es keinen richtigen Dachboden zum Ausbauen gibt«, unterbricht Sarah ihre Grübeleien.

»Ja, es sieht aus, als wäre das nur ein Kniestock. Mal sehen, was Jo dazu sagt. Aber ich glaube, du hast denselben Gedanken wie ich. Wir könnten höchstens zwanzig Gäste unterbringen. Das ist wenig, wenn wir von Veranstaltungen bis zu einhundert Personen ausgehen.«

»Das sollte uns trotzdem nicht abhalten, die Idee weiter zu verfolgen. Der Ort ist nicht weit, dort gibt es eine Touristen-Information und wir können morgen nachfragen, wie das Übernachtungsangebot aussieht. Immerhin ist das hier eine Touristenregion«, wendet Louisa ein.

»Lasst uns unten nochmals nachsehen, ob es Sanitärräume gibt, bevor es dunkel wird«, drängt Charlie.

Sarah deutet auf eine Tür rechts des Eingangsportals. Sie betreten einen Anbau, der nur eingeschossig gebaut ist und vermutlich erst später entstand. Dieser ist groß genug, um in zwei separate Waschräume unterteilt zu werden. Es bleibt noch genügend Platz, eine Kammer für Handtücher und Reinigungsutensilien zu schaffen.

»Perfekt!«, ruft Charlie. »Vielleicht gibt es einen Bauplan mit Maßangaben. Für Jo wäre das hilfreich. Ich frage gleich morgen Vincent.«

Pläneschmiedend schlendern die Mädels zurück. Grillen zirpen, in der Zwischenzeit ist es dunkel geworden. Die Luft ist noch lau und angenehm.

Mit einem letzten Glas Orangenwein lassen sie sich in die Korbsessel auf der Terrasse fallen. Um zu Bett zu gehen, sind alle drei noch zu aufgekratzt.

Louisa deutet in den Himmel. »Ist das die Milchstraße?«

»Sieht so aus, aber ich kenne mich mit Sternen nicht aus«, entgegnet Charlie.

Sarah räkelt sich und grinst zufrieden vor sich hin. »Es ist so schön hier. An dem Spruch ‚Ein Leben wie Gott in Frankreich' ist schon was dran.«

Langsam versiegen die Gespräche, allmählich macht sich die Müdigkeit bemerkbar und eine nach der anderen wünscht eine gute Nacht.

# 7

Am nächsten Morgen schnellt Charlie wie eine Sprungfeder beim ersten Weckerklingeln aus dem Bett. Sie wählt eine kurze Hose, T-Shirt und Sneakers. Im Bad gibt sie sich Mühe, trägt etwas Lidschatten auf und knetet Gel in die Haare, sodass ihre Locken voll und glänzend aufspringen. Während sie ihren Kaffee trinkt, kommt Louisa schlaftrunken die Treppe hinunter, tastet nach einer Tasse und gießt sich das heiße muntermachende Getränk ein. Blinzelnd betrachtet sie Charlie.

»Für einen Tag auf dem Feld hast du dich aber ins Zeug gelegt.«

»Ich muss jetzt los. Wir treffen uns um dreizehn Uhr hier.« Schnell verlässt Charlotte das Gästehaus. Sie findet es selbst albern, dass es ihr heute wichtig ist, sich möglichst von ihrer Schokoladenseite zu zeigen. Darauf angesprochen zu werden, ist ihr peinlich.

Auf dem Hofplatz ist zu dieser frühen Stunde schon viel Betrieb. Arbeitsgeräte werden hergerichtet, ein Traktor mit Anhänger aus der Halle gefahren. Punkt sieben Uhr biegt Vincent um die Ecke. Die ungefähr zwanzig Mitarbeiter versammeln sich um ihn. Strukturiert teilt er die Aufgaben des Tages ein. Der Mann neben Charlie wendet sich ihr zu.

»Salut, ich bin Martin. Du bist neu hier, oder?«

»Ja, ich begleite Vincent heute, Charlotte ist mein Name.«

»Ich bin heute erst bei den Pfirsichen, dann bei den Melonen. Wir sehen uns später sicherlich.« Martin nickt ihr freundlich zu.

Die Gruppe strebt auseinander. Charlotte blickt sich suchend um. Vincent ist mit einer jungen Frau in eine hitzige Diskussion vertieft. Sie gestikuliert, die Augen dunkel vor Wut, ihre Mähne tanzt um ihren Kopf. Die Körpersprache der beiden zeigt deutlich, dass sie sich nahestehen. Vincent legt die Hand auf die Schulter der Frau, die diese sofort wegstößt.

Charlie kommt langsam näher, unsicher, ob sie stören soll oder nicht. Vincent sieht sie und deutet auf die temperamentvolle Frau.

»Meine Schwester Monique. Im Moment sind wir unterschiedlicher Meinung.«

»Nur weil er zwei Jahre älter ist, hat er nicht das Recht, sich ständig in mein Leben einzumischen«, schnaubt Monique und funkelt ihren Bruder an.

»Irgendjemand muss auf dich aufpassen, wenn du es nicht selbst tust. Das ist übrigens Charlotte.«

Monique lächelt sie an, knufft ihren Bruder in die Seite und umarmt Charlie. »Ich freue mich sehr, dich kennenzulernen. Wenn du Zeit hast, komm gerne im Hofladen vorbei. Ansonsten sehen wir uns heute Abend. Wir essen täglich um neunzehn Uhr mit allen Mitarbeitern im Hof, eine alte Tradition.«

Monique verschwindet in der Lagerhalle. Charlie sieht ihr nach und spürt Vincents Blick auf ihr ruhen.

»Wir nehmen heute die Pferde. Ich nehme an, du kannst reiten.«

Erschrocken reißt Charlie die Augen auf. »Nein, ehrlich gesagt erscheinen mir Pferde immer ziemlich groß.«

Vincent lacht und führt sie Richtung Koppel. Dort stehen zwei Pferde bereit, ein großer Rappe, der nervös hin und her tänzelt, sowie ein etwas kleinerer Schimmel. Charlie weicht unwillkürlich einen Schritt zurück.

»Keine Sorge, du kannst dich am Sattel festhalten, die Zügel übernehme ich. Sunny ist sanftmütig, sie wird dich nicht abwerfen. Grandessa, eine etwas eigenwillige und anspruchsvolle Dame, reite ich.« Er tätschelt dem Tier den Hals und flüstert ihm beruhigende Worte ins Ohr. »Komm, ich helfe dir in den Sattel.«

Charlie blickt sich um und sucht ein Fahrrad oder ein anderes Fortbewegungsmittel. Im Moment wäre ihr sogar ein Dreirad lieber.

Vincent grinst.

Charlie erwidert seinen Blick herausfordernd, strafft die Schultern und geht auf Sunny zu. Er zeigt ihr, wie sie den Fuß in den Steigbügel stellt, sich am Sattel festhält, legt eine Hand auf ihren Po und schiebt sie nach oben. Charlottes Wangen röten sich. Die Stelle, wo seine Hand lag, fühlt sich seltsam prickelnd an. Sie hat kaum Zeit ihre Atmung unter Kontrolle zu bekommen, da setzt sich Sunny auch schon in Bewegung. Krampfhaft hält sich Charlie am Knauf des Sattels fest.

»Entspann dich, Charlotte. Pass deinen Körper den Bewegungen des Pferdes an.«

*Wie soll ich mich entspannen, wenn du so nah neben mir reitest?*, fragt sich Charlie.

Vincent deutet auf den vor ihnen liegenden Orangen- und Zitronenhain und beginnt über den Anbau zu berichten. Dass Orangen kühle Nächte zur Färbung benötigen, zwischen November und März geerntet werden und der Boden reich an Humus sein sollte. Interessiert hört Charlie zu und fragt nach. Immer wieder hält er die Pferde an, betrachtet die Blätter, befühlt die Früchte, riecht an ihnen, steigt ab und lässt die Erde durch seine Finger rieseln. Im Olivenhain erklärt er, dass diese in drei Etappen geerntet werden. Grün zur Verarbeitung zu Olivenöl, gelb-grün und später violett zum Verzehr. Er stellt die Bewässerungsanlage an und berichtet, dass die Wasserknappheit ihm jedes Jahr mehr Sorgen bereitet. Zwar hat er Zisternen gebaut, die das Regenwasser auffangen, aber diese reichen zur Bewässerung längst nicht aus. Die Böden werden immer trockener und drohen zu versanden. Zwischen den beiden entwickelt sich ein Fachgespräch, denn Charlie stellt ähnliche Entwicklungen im Kleinen in ihrem Garten fest. Sie beobachtet Vincent, wie er konzentriert den Zustand der Früchte und Pflanzen prüft. Er berichtet über biologische Düngeformen, Kompostierung und die Notwendigkeit von Erholungsphasen für die Böden. Auf dem Tomaten- und Paprikafeld ist die Ernte in vollem Gange. Laute Musik ist zu hören, prall gefüllte Kisten werden zum Anhänger getragen.

»Wir beschäftigen momentan zweiundzwanzig Personen, zehn fest angestellt, der Rest während der Saison. Die meisten sind hier aus der Gegend.« Vincent bindet die Pferde an den Traktor und hilft Charlie aus dem Sattel. Der Hauch eines herben Männerduftes streift ihre Nase.

Sie schlendert über das Feld und staunt über die Tomatenvielfalt. Eine junge Frau lächelt sie an und bietet ihr eine violette Tomate an. Charlie beißt hinein und genießt den fruchtig-herben Geschmack. Sie erfährt, dass Simone an der Sorbonne Kunstgeschichte studiert und während der Sommerferien auf Manoir Remy arbeitet.

Erstaunt stellt sie fest, dass auch Vincent Mischkulturen anpflanzt. Sie entdeckt Melonen- und Gurkenranken sowie Artischockenstauden. Die reifen Melonen verbreiten einen intensiven Geruch.

»Die Provence ist Melonenland. Wir pflanzen zwölf verschiedene Sorten an, insgesamt gibt es einhundertzwanzig verschiedene Arten. Ist es in Ordnung, wenn ich dich für eine Stunde hier zurücklasse? Simone weist dich ein und beantwortet deine Fragen.« Vincent ist hinter ihr aufgetaucht, ein Tuch um den Kopf gebunden.

»Klar, ich hole mir Erntekörbe. Simone muss mir nur zeigen, worauf ich achten muss«, erwidert Charlie.

Vincent drückt ihr noch eine Flasche Wasser in die Hand.

Simone erklärt ihr das Prinzip, sodass Charlie weiß, welche Pflanzen sie abernten soll. Mit Eifer macht sie sich an die Arbeit. Schnell füllen sich die Körbe, die wie durch Zauberhand durch leere ersetzt werden. Die Stimmung ist arbeitsam. Jeder scheint genau zu wissen, was zu tun ist. Mit etwas Abstand betrachtet, erscheint das Ganze für Charlie wie eine gute komponierte Choreografie. Es wird viel gelacht, Gesprächsfetzen erreichen ihr Ohr. Charlie ist jedoch die sengende Sonne nicht gewohnt und sie ärgert sich, dass sie weder an Sonnencreme noch eine Kopfbedeckung gedacht hat. Schmunzelnd denkt sie an die guten Ratschläge ihrer Kunden.

Sie erinnert sich, wie sie die Ratschläge von Hedi Schröderabgetan hat. An einem ihrer Strohhüte wäre sie nun froh. Plötzlich vermisst sie all die liebgewonnen Menschen, die ihr trotz der schrägen Charakterausprägungen ans Herz gewachsen sind – oder vielleicht gerade deswegen.

Sie lässt sich einen Moment auf den Boden fallen und sieht sich um. Charlotte beobachtet Vincent, wie er von Mitarbeiter zu Mitarbeiter geht, einige Worte wechselt, Pflanzen und Ernte betrachtet, kurze Anweisungen gibt, immer begleitet von einem Lächeln oder einem Scherz. Geschmeidig bewegt er sich zwischen den Pflanzen hindurch, die Hitze scheint ihm nichts auszumachen.

Charlie gesteht sich ein, dass seine Attraktivität nicht unbeteiligt lässt. Er scheint ein interessanter Gesprächspartner zu sein, auf den sie neugierig ist, der sie aber auch verunsichert. Sie vermeidet es, die unbestimmten Gefühle, die er in ihr auslöst zu analysieren, denn Irritationen kann sie momentan nun wirklich nicht gebrauchen.

Simone stupst sie an. »Alles in Ordnung mit dir?« Sie sieht Charlie besorgt an.

»Ja, ich brauchte nur eine kurze Pause.«

»In dreißig Minuten ist Mittagspause. Wir treffen uns erst um fünfzehn Uhr wieder. Die Siesta ist uns heilig. Während der größten Hitze des Tages ziehen wir uns in kühle Räume zurück.«

Vincent kommt auf sie zu und betrachtet ihren halbvollen Korb. »Was Geschwindigkeit betrifft, gibt es noch Luft nach oben.« Mit diesen Worten grinst er sie an und streckt ihr eine Hand entgegen.

Charlie ergreift sie und lässt sich hochziehen. Sie klopft die Erde von der Hose, hebt eine Augenbraue, dreht sich um und stolziert davon.

Hinter sich hört sie ein tiefes, melodisches Lachen. Sie strebt auf die Pferde zu.

»Ich komme selbst in den Sattel.«

Leichter gesagt als getan. Sie müht sich ab, den Fuß in den Steigbügel zu stellen. Sunny zeigt sich kooperativ und bleibt ruhig stehen. Mit aller Kraft zieht sich Charlie in den Sattel, wohl wissend, dass sie beobachtet wird.

Vincent und Charlie reiten durch die Mandel- und Avocadohaine. Sie hört seinen Erläuterungen zu, stellt Rückfragen und freut sich, ihr Wissen einbringen zu können. Die Atmosphäre zwischen ihnen ist entspannt. Vincent scheint sich über ihr Interesse zu freuen.

»Du hast dir sicherlich das Landhaus gestern schon angesehen«, stellt er fest.

»Ja.«

Sie beginnt von ihren Überlegungen zu berichten, wird von ihrer Begeisterung mitgerissen und beschreibt enthusiastisch ihre Vision.

Vincent betrachtet sie. »In dir scheint die geborene Geschäftsfrau zu stecken. Die Idee ist vielversprechend. Lass mich wissen, wenn du Unterstützung brauchst.«

In schweigender Harmonie reiten sie zurück. Stöhnend lässt sich Charlie aus dem Sattel gleiten. Sie spürt jeden Muskel, auch an Stellen, an denen sie keine Muskulatur vermutet hatte.

»Ich versorge die Pferde. Wir treffen uns am Nachmittag wieder hier.« Vincent dreht sich um und geht in Richtung Stall.

»Was ist denn plötzlich in ihn gefahren?«, wundert sich Charlie.

Sie schleppt sich zum Gästehaus und plumpst in einen der Verandasessel. Müde streckt sie die Beine von sich. Wenige Minuten später brausen Louisa und Sarah in die Einfahrt. Mit Taschen beladen kommen sie auf die Veranda.

»Was ist mir dir los? Du siehst völlig geschafft aus. Pack schnell deine Badesachen, wir haben alles für ein leckeres Picknick eingekauft. Außerdem haben wir dir viel zu erzählen.« Sarah rauscht an ihr vorbei ins Haus.

»Du siehst aus, als könntest du eine Abkühlung gebrauchen. Ich hole deine Sachen, vor allem Sonnencreme. Bleib sitzen, ich bin gleich zurück.«

»Louisa, du bist ein Engel.«

»Ich weiß«, grinst die Angesprochene und schwebt davon.

Die kurze Fahrt zum Étang de la Bonde, einem See mit türkisfarbenem Wasser und Badestrand, bewältigt Sarah so rasant, als wolle sie die Rallye Paris-Dakar gewinnen. Was bei drei nicht im Straßengraben verschwindet, wird mitgenommen. Dabei schnattert sie unentwegt. Charlie und Louisa klammern sich währenddessen an die Griffe der Autotüren.

»Dafür müsste es doch Medikamente geben, oder?«

Louisa quittiert Charlies Einwand mit einem Lachen. »Bestimmt. Aus Sarah müsste man zwei machen, dann wäre zumindest eine aushaltbar.«

Sarah bläht entrüstet die Wangen, während sie schwungvoll auf den Parkplatz einbiegt. »Hört ihr überhaupt zu? Ich berichte von dem bezaubernden Örtchen mit dem alten Schloss, den kleinen Lädchen und den netten Menschen. Von euch kommt überhaupt keine Reaktion.«

»Wir sind mit tiefem Atmen beschäftigt, um unseren Magen zu beruhigen. Dein Fahrstil zwingt uns, unsere Konzentration darauf zu lenken, dass alles dort bleibt, wo es hingehört«, entgegnet Charlie.

Sarah rafft ihre Tasche und den Picknickkorb zusammen und strebt dem Strand zu. Bereits im Bikini steht sie startklar bereit und fordert die Freundinnen heraus. »Wer als Erstes im Wasser ist!«

Wenn es ums Gewinnen geht, redet Charlie gerne ein Wörtchen mit. Wie ausgelassene Teenager stürmen die drei ins kühle Nass.

»Oh, ist das herrlich!« Charlie spürt, wie ihre Lebensgeister durch das erfrischende Wasser wiedererwachen. Einträchtig schwimmen sie nebeneinanderher.

»Erzähl mal, Charlie. Die Anbaugeschichten kannst du gerne weglassen.«

Blitzschnell taucht Charlie Sarah unter Wasser, die prustend und spuckend wieder an die Oberfläche kommt. Es entbrennt eine wilde Wasserschlacht. Louisa gibt als Erste auf und überlässt die Kampfhühner sich selbst.

Die Freundinnen machen sich über das Picknick her. Baguette, Käse, luftgetrockneten Schinken, frische Feigen und Pfirsiche. Sarah entkorkt eine Flasche kühlen Weißwein.

»Im Moment ist mir völlig gleichgültig, was zu Hause passiert«, meint Louisa.

»So geht es mir auch. Ich genieße jeden Moment«, stimmt Sarah zu.

»Es ist auch alles in Ordnung, ich habe heute Morgen kurz mit Thelma telefoniert«, weiß Charlie zu berichten.

Sarah und Louisa klatschen sich ab.

»Wir wussten es! Du musst immer die Kontrolle behalten. Deshalb hast du auch so Angst, dich zu verlieben. Böse Zungen behaupten, du hast auch am Hinterkopf Augen«, gibt Sarah lachend von sich.

Charlotte berichtet von ihren Erlebnissen, Sarah und Louisa lassen sie am Besuch der Dorfkneipe teilhaben.

»Stell dir vor, da sind morgens um zehn alle Plätze belegt. Es trifft sich Jung und Alt. Das ist ein wahrer Ort der Begegnung. Vor allem die älteren Damen leben einen wundervollen Stil – Leoparden-Lilly in engen Hosen, mit goldfarbener Sonnenbrille und nachgezogenen Augenbrauen, oder Cowgirl-Suzie in Fransenbluse, Cowboystiefeln, Hut und engen Jeans. Die Damen sind bestimmt über achtzig – einfach umwerfend.« Sarahs Begeisterung ist ansteckend. »Außerdem ist der Alkohol viel günstiger als in unseren Kneipen«, fügt sie hinzu.

»Ich muss zurück.« Charlie beginnt, Teller und Gläser einzupacken. »Was habt ihr noch vor?«

»Wir bleiben bei unserem Plan und streifen durch einige der angeblich schönsten Vogelnestdörfer und arbeiten die Wunschliste unserer Kunden ab«, informiert Louisa.

Wieder auf dem Hof angekommen, blickt sich Charlie suchend nach den Pferden um. Ein Jeep hält neben ihr, Vincent fordert sie mit einer Geste zum Einsteigen auf.

»Sind die Pferde müde?«

»Für gewöhnlich nehme ich den Jeep.«

Wenn Blicke töten könnten, würde Vincent hinter dem Steuer zusammenbrechen.

Den Nachmittag über lassen sie sich über die Plantage treiben, stoppen bei den Ernteteams und den Feldern, die Charlie noch nicht gesehen hat. Vincent erklärt ihr das Bewässerungssystem, die Formen der Düngung und der Bodenpflege. Er erzählt, dass er in Nîmes Agrarwissenschaften studiert hat. Die Zeit vergeht wie im Flug, zum Abschluss des Arbeitstages führt Vincent Charlotte durch die Lagerhallen und den Hofladen. Seine Schwester Monique bedient Kundschaft und Charlie bietet sich die Gelegenheit herumzustreifen und die Auslage in Ruhe zu betrachten. Im Hinausgehen winkt sie Monique zu, verabschiedet sich von Vincent und freut sich auf eine kühle Dusche.

Sie cremt ihre sonnenverbrannte Haut ein und schlüpft in ein leichtes Sommerkleid. Ihr Kopf schwirrt von all den Informationen des Tages. Sie nimmt sich Zeit, das Wichtigste zu notieren. Da sich Sarah und Louisa zu verspäten scheinen, macht sie sich allein auf den Weg zum Abendessen.

Die langen Holzbänke sind bereits gut besetzt und Charlie wird begrüßt, als gehöre sie seit langem zur Erntefamilie. Eine angenehme Wärme breitet sich in ihr aus. Jemand drückt ihr ein Glas Rotwein in die Hand. Körbe mit Brot und Schalen mit Oliven stehen auf dem Tisch.

»Hallo Charlotte, ich bin Clotilde, die Mutter von Vincent und Monique.« Eine kleine, drahtige Frau kommt auf sie zu und begrüßt sie mit einem herzlichen Lächeln. Die dichten schwarzen Haare, von einzelnen Silberfäden durchzogen, zu einem lockeren Knoten aufgesteckt, große Kreolen an den Ohren und eine heitere Energie ausstrahlend, die Charlie sofort in ihren Bann zieht.

Sie erwidert die Begrüßung mit den obligatorischen Wangenküsschen.

»Leider habe ich deine Großmutter nicht persönlich kennengelernt, meine Schwiegermutter hätte dir noch viel erzählen können, aber diese ist letztes Jahr verstorben. Mein Mann Jaques hat die Zusammenarbeit mit Fanny immer sehr geschätzt.«

Charlie saugt jedes Wort in sich auf. »Ich werde vieles vermutlich nie erfahren.«

»Setz dich und genieße den Abend mit uns.«

Charlie nimmt teil an den lebhaften Gesprächen und hört sich Anekdoten und Lebensgeschichten an.

Sarah und Louisa stoßen dazu, berichten von Künstlerdörfern, farbenfrohen Märkten und blühenden Lavendelfeldern.

»Morgen ernten wir unseren Lavendel, ihr seid herzlich eingeladen.« Vincent lässt sich neben Charlie nieder.

Das Essen wird aufgetragen, eine kalte Suppe aus Bohnen, Zucchini, Kartoffeln, Tomaten und Nudeln.

»Niemand kann so gut kochen wie meine Mutter. Die Suppe ist typisch für die Region und trägt den Namen Pistou.«

Im Anschluss gibt es ein Wildschweingulasch, den krönenden Abschluss bildet ein Käsekuchen mit Ziegenkäse und Zitrone. Die Gruppe lässt keinen Krümel übrig. Charlie bittet Clotilde um das Rezept des Käsekuchens.

Während des Essens fragt Vincent das Trio über die Bäckerei aus. Es entspinnt sich eine lebhafte Diskussion über Personalführung, Expansion, Marketing und die Chancen des Online-Verkaufs. Sarah flirtet mit den Männern und schwirrt umher wie eine Biene von Blume zu Blume.

»Ich bin gespannt, wer das Rennen macht.« Vincent grinst und hebt das Glas. In fröhlicher Stimmung schreitet der Abend voran.

»Nun verabschiede ich mich, mein Bett ruft laut und unüberhörbar.« Charlie erhebt sich.

»Ja, die Landwirtschaft ist schon anspruchsvoller als ein bisschen Brot backen.«

Sie knufft Vincent empört in die Seite. Für einen Schlagabtausch fehlt ihr die Energie.

»Gute Nacht, bis morgen früh.«
Sarah und Louisa beschließen, den Abend noch etwas auszukosten.

# 8

»Für dich ist das heute eine richtige Sightseeingtour.« Vincent steuert den Van durch eine enge Schlucht. Rechts und links der Straße erheben sich schroffe Felsen.

Charlie kann sich an dieser überwältigenden Natur nicht sattsehen.

»Die Gorges de la Nesque ist vor allem bei Radfahrern beliebt. Wir halten oben am Parkplatz an, dann kannst du in die Tiefe schauen. Dort hält sich auch immer eine Wildschweinfamilie auf. Ich vermute, die wird vom Tourismusverband für Werbezwecke gefüttert.«

Charlie lacht und denkt an die zahmen Eichhörnchen im Schlossgarten in ihrer Heimat. Da beschleicht sie immer derselbe Gedanke. Sie wendet sich um und blickt in den Fond des Transporters. Das Ernteteam nutzt die Fahrt zur Erholung. Die meisten schlafen oder hören über Kopfhörer Musik.

»Die Lavendelernte ist anstrengend, da wir von Hand mit Scheren ernten, das schont die Pflanzen. Unser Hauptertrag stellt Obst und Gemüse dar. Der Lavendin ist nur ein Nebenprodukt, ja, so etwas wie ein Liebhaberprojekt. Die Pflanze gehört so sehr zur Provence, wie das Baguette zu Frankreich. Die Anschaffung von Maschinen lohnt sich nicht. Wir haben zwei Felder, eines auf Manoir Remy und eines auf der Anhöhe. Lavendel wächst am besten ab einer Höhe von sechshundert Metern auf steinigem Boden. Wir sind dieses Jahr mit der Ernte zwei Wochen früher dran. Das Frühjahr war sehr warm.«

»Was passiert nach der Ernte?«

»Wir verkaufen den größten Teil an eine Mühle. Dort wird Öl destilliert. Lavendel muss schnell verarbeitet werden. Das Öl wird in der Kosmetikindustrie weiterverarbeitet oder in der Pharmazie, kommt aber auch in Waschmitteln vor. Einen Teil behalten wir, trocknen die Blüten und liefern diese an Restaurants und Bäckereien. Du verwendest doch sicher auch Lavendel in deiner Bäckerei, oder?«

»Ja. Wenn möglich, würde ich gerne etwas mitnehmen. Für Louisa ist Lavendel noch wichtiger als für mich. Ich habe zu Hause genügend Platz, um die Pflanzen zu trocknen.«

Vincent hält an und deutet auf die Aussichtsplattform. Die Wildschweinfamilie steht schon bereit und wartet auf das Frühstück. »Fehlt nur noch das umgebundene Lätzchen. Ich habe einige Äpfel dabei. Aber sei vorsichtig, Wildschweine haben kräftige Zähne.«

Langsam geht Charlie auf die Tiere zu, die desinteressiert zur Seite sehen, bis sie die Äpfel entdecken. Diese sind schnell verspeist und die Aufmerksamkeit richtet sich auf weitere Neuankömmlinge. Charlie tritt an die Balustrade, vor ihr erstreckt sich eine tiefe, wildzerklüftete Schlucht, durch die sich sanft ein Bach windet.

»Im Winter ist das ein reißender Fluss, und wenn der Mistral bläst, ist es hier oben richtig kalt.« Vincent lehnt sich neben sie und deutet auf die Anhöhe vor ihnen. »Dort oben wohnen Freunde von mir, die von Lavendelanbau und Schafzucht leben. Die Einsamkeit muss man allerdings mögen. Bis zum nächsten Supermarkt sind es fast vierzig Kilometer auf engen, gewundenen Straßen. Da fährt keiner los, um eben das vergessene Stück Butter zu besorgen.«

»Die Landschaft ist ein Traum. Ich kenne Frankreich ganz gut, aber in dieser Region bin ich zum ersten Mal.«

»Ich kann mir nicht vorstellen, woanders zu leben. Nach meinem Studium bin ich ein Jahr durch die Welt gereist und habe viele faszinierende Orte gesehen, aber mit diesem Landstrich bin ich tief verwurzelt. Könnest du dir vorstellen, hier zu leben, auch im Hinblick auf deine Hotel- und Restaurantpläne? Ich nehme an, diesen Betrieb willst du selbst aufbauen und diese Aufgabe nicht delegieren?« Vincent wendet sich ihr zu, lässig am Geländer lehnend. Die entspannte Haltung trügt jedoch, denn sein Blick ist ernst und konzentriert auf Charlie gerichtet. »Von deinen Entscheidungen hängt auch meine Zukunft ab. Ich liebe meine Arbeit auf Manoir Remy, aber irgendwann möchte ich mein eigenes Land besitzen.«

Charlie betrachtet nachdenklich das träge dahinfließende Wasser unter ihr, bevor sie Vincent offen in die Augen schaut. »Ich möchte, dass du weiterhin die Geschicke des Landguts leitest. Deine Kompetenz beeindruckt mich und ich möchte am liebsten alles so belassen, wie es ist. Ja, ich kann mir vorstellen, hier zu leben. Ich spüre eine Verbundenheit, die ich nicht erklären kann. Vielleicht ist es das kulturelle Gen in mir. Wie ich zwei Betriebe führen kann, die auch noch fast tausend Kilometer auseinander liegen, weiß ich noch nicht. Darüber muss ich mit Louisa und Sarah sprechen, schließlich sind wir Partnerinnen. Ich möchte im August nochmals für vier Wochen herkommen und einen Freund mitbringen, der mit seinen Jungs und Mädels die Renovierungsarbeiten übernimmt. Reicht dir meine Antwort Ende des Sommers?«

»Ja, ich bin nicht in Eile. Danke für deine Aufrichtigkeit. Nun müssen wir aber weiter, sonst kommt der Traktor mit Anhänger noch vor uns an.«

Am Feld angekommen, schießt Charlie einige Fotos von den intensiv blühenden Lavendelreihen, die sich bis zum Horizont erstrecken.

In das Team kommt Leben, jedem Mitarbeiter wird eine Reihe zugeteilt. Bewaffnet mit Körben und Scheren geht es an die Arbeit. Vincent drückt ihr ein langärmeliges Hemd in die Hand.

»Zieh das über dein Shirt. Die Sonne brennt hier oben unerbittlich.«

Charlie sieht, dass alle lange Hosen und lange Ärmel tragen, sowie Hüte oder Schirmmützen.

Ihr Nebenmann an Reihe fünf zeigt ihr, wo sie die Blütenstängel abschneiden muss. Er ist Mitte fünfzig, wirkt durch den jahrelangen Aufenthalt im Freien wie ein alter knorriger Olivenbaum. Mit einer Gitanes im Mund legt er vom Zigarettenrauch eingehüllt ein unglaubliches Tempo vor. »Hilft gegen Mücken«, meint er zwinkernd.

Sie erfährt, dass er Sebastian heißt und seit dreißig Jahren auf Manoir Remy arbeitet. Trotz Zigarette im Mund erzählt er ihr aus seinem Leben und beschreibt die Veränderungen, die er auf dem Gut miterlebt hat. Durch die spannende Unterhaltung bemerkt Charlie erst später, wie anstrengend die Arbeit ist. Die gebückte Haltung, die sengende Sonne, trotz des frühen Vormittags und die ungewohnte Bewegung des Schneidens.

»Du wirst heute Abend kein Messer mehr halten können«, witzelt Sebastian, der ihr bereits jetzt einige Meter voraus ist.

Rings um das Feld herrscht absolute Ruhe, nur das Sirren der Insekten ist zu hören. Die Landschaft wirkt völlig verlassen. Auch sind heute keine Gespräche oder Musik zu hören. Jeder scheint Energie sparen zu wollen, um die Aufgabe des

Tages bewältigen zu können. Zweifelnd betrachtet sie ihre eigene Reihe, die ihr endlos lange erscheint.

Komm schon, Kleine, Clotilde bringt uns nachher ein köstliches Mittagessen. Allein das ist die Mühe wert.« Sebastian bietet ihr eine seiner Zigaretten an und steckt sich selbst eine an, die er locker in eine Zahnlücke steckt.

Charlie und lehnt dankend ab. Vermutlich würde sie sonst das ganze Feld abfackeln.

Sie sieht, dass auch Vincent eine Reihe übernommen hat, und zollt seinem Teamgeist Respekt. Die mechanische Tätigkeit lädt dazu ein, die Gedanken auf die Reise zu schicken. Charlotte überlegt, welche Zukunftsmöglichkeiten sich ihr bieten, ob und wie sich diese realisieren lassen könnten. Vielleicht hätten Sarah und Louisa Lust, ebenso im Hotel- und Restaurantprojekt Partnerinnen zu sein. Beide könnte sie gut gebrauchen. Louisa in der Küche, Sarah für den Service und das Hotelmanagement. Sie könnten sechs Monate während der Saison in Frankreich sein, von November bis April schließen und diese Zeit in Süddeutschland verbringen und sich der Bäckerei widmen. Dann müssten noch neue Mitarbeiterinnen eingestellt werden. Auch Thelma würde Unterstützung brauchen, wobei diese bereits signalisiert hat, mehr arbeiten zu wollen, da die Kinder größer und teurer werden. Den Garten könnte sie Erika anvertrauen, ihr Häuschen für ein halbes Jahr vermieten. Sie wägt ab, rechnet und überlegt. »Ich muss dringend mit Louisa und Sarah sprechen«, murmelt sie vor sich hin.

»Die Sonne in Verbindung mit dem Lavendelduft kann dazu führen, leicht neben die Spur zu geraten. Gefährlich wird es erst, wenn die Pflanzen antworten.« Vincent geht neben ihr in die Hocke, ein Grinsen im Gesicht. Mit Sonnenbrille, Tuch und zusammengezwirbelten Haaren sieht er unverschämt gut aus. »Du hast den Anschluss so ziemlich verpasst. Ich hoffe, du hast einen Schlafsack dabei. Einen Platz im Auto bekommt nur, wer das Ziel erreicht hat. Deine Chancen stehen schlecht.«

Erst jetzt fällt Charlie auf, dass ihr seit einiger Zeit kein Zigarettenrauch mehr in die Nase gestiegen ist. Sebastian winkt ihr aus einiger Entfernung zu. »Dafür arbeite ich gründlich.«

»Das stimmt, nahezu perfektionistisch. Ein stehengebliebener Halm würde uns auch sofort in den finanziellen Ruin treiben. Gut, dass du nicht auf der Gehaltsliste stehst. Aber im Ernst, die Arbeit ist hart und ich will mich nur versichern, dass du okay bist.«

Der fürsorgliche Ton besänftigt Charlie, deren Blut schon in Wallung geraten ist. »Klar, schließlich bin ich keine verzogene Göre und kann einiges aushalten.« Die restlichen Worte, die ihr noch auf der Zunge liegen, schluckt sie hinunter. Schneller zu sprechen als zu denken war schon immer eine Schwäche von ihr.

Vincent zupft ihr einige Blüten aus den Haaren und fährt fort, die gefüllten Körbe zum Anhänger zu tragen. Schnell und mit Leichtigkeit bewegt er sich zwischen den Reihen. Versonnen beobachtet Charlie ihn. *Meine Güte, ich bin doch sonst überhaupt nicht zickig*, denkt sie.

Ein durchdringender Pfiff durchschneidet die Stille. Charlotte dreht sich um und sieht, wie Sebastian grinst und mit beiden Augenbrauen wackelt. Diesem knorrigen Olivenbaum entgeht auch nichts.

Nach einer gefühlten Ewigkeit ertönt ein Gong, der die Mittagspause einläutet.

Am Ende der Woche kann ich nur noch kriechen. Gestern das Pferd, heute der Lavendel, ich bin schon gespannt, was morgen kommt, meint Charlotte zu Sebastian.

Dieser klopft ihr freundschaftlich auf die Schulter und katapultiert sie damit fast in die Pflanzen. Unter Stöhnen und Ächzen richtet sie sich auf. Ihr Magen knurrt.

Da kommt Sarah auf sie zu und lacht über ihren Gang. »Soll ich dich in der Seniorenresidenz schon mal auf die Warteliste setzen lassen?«

Sie hat den Vormittag mit Monique im Hofladen verbracht und sich nun Clotilde angeschlossen. »Komm, du siehst aus, als könntest du eine Stärkung gebrauchen.«

Sarah nimmt sie an der Hand und zieht sie auf eine der Decken, die Clotilde unter krüppeligen Eichen ausgebreitet hat. Beim Anblick der darauf arrangierten Speisen, wird Charlie wieder munter. Brot, Käse, Olivencreme, kalter Braten, Sardellenpaste und Tapenade. Sie entdeckt Salade Nicoise und Pissaladière, einen Zwiebelkuchen mit Sardellenfilets und schwarzen Oliven. Beherzt greift sie zu.

»Für dieses Essen hat sich die Plackerei schon jetzt gelohnt.« Charlotte schwebt im siebten Gourmethimmel. »Ich hoffe, du hilfst mir nachher. Ich bin ziemlich ins Hintertreffen geraten.«

Stirnrunzelnd betrachtet Sarah das Feld. »Für solche urbanen Tätigkeiten bin ich leider ungeeignet. Außerdem verbringe ich den Nachmittag mit Clotilde in der Küche. Wir bereiten Konfitüre und Chutneys zu. Oder war es eingelegtes Gemüse? Keine Ahnung.«

Charlie betrachtet Sarah. Sarah und Küche? »Das war wohl ein aufschlussreicher Vormittag. Erzähl mal. Es ist okay, wenn du am Anfang beginnst. Mein Gehirn ist zu ausgetrocknet, um deinen üblichen Gedankensprüngen folgen zu können.«

»Der Hofladen läuft richtig gut. Vor allem die Produkte, die wir heute Nachmittag herstellen werden. Ich möchte zu Hause im Laden eine provenzalische Ecke einrichten. Unsere Kunden werden sich darauf stürzen. Da Clotilde aber nicht für uns mitproduzieren kann, bekomme ich heute eine Einweisung und alle Rezepte. Außerdem müssen wir unseren Online-Shop aufmöbeln und erweitern. Manoir Remy hat ein Facebook- und Instagram-Profil, das Monique täglich aktualisiert. Das sollten wir auch angehen. Wir sind zu etwas verschlafenen Zwergen geworden hinter unseren sieben Bergen.«

Charlie seufzt. Social Media liegt ihr nicht. Sie hält nicht viel davon, weiß aber, dass es heute dazugehört. Bisher hatte sich noch niemand verantwortlich gefühlt, dieses Thema anzugehen. Thelma liegt ihnen schon seit geraumer Zeit damit in den Ohren. »Du hast Recht, vielleicht können wir dafür jemanden gewinnen. Ich denke an Victoria oder vielleicht sogar Janina. Das könnte ihr mehr Motivation verleihen.«

»Die Idee ist gut«, meint Sarah und nippt an ihrer Zitronenlimonade.

»Wo willst du denn all die Produkte zubereiten?«

»Bei dir oder Louisa. Ihr habt beide einen Herd und genügend Arbeitsfläche. Beide Bereiche entsprechen den Hygienevorschriften, also ist das auch kein Problem. Frieda hilft bestimmt auch gerne.« Sarah scheint alles durchdacht zu haben.

»Monique interessiert sich für meine Sandwiches und Tramezzini, spätestens im November möchte sie uns besuchen.«

Zufrieden löffelt sie ihre Crème brûlée, das Weißweinglas neben sich stehend. Nägel ohne Köpfe sind nicht Sarahs Ding. Satt lässt sich Charlie auf die Decke zurückfallen und ist binnen weniger Minuten eingeschlafen.

Simone streicht ihr sanft über die Wange und wartet, bis Charlie aus dem Nirwana zurückgekehrt ist. »Am Abend der Lavendelernte feiern wir jedes Jahr ein Fest mit Spanferkel und Musik. Sobald ich meine Reihe fertig habe, helfe ich dir.« Sie reicht Charlie ihre Hand und zieht sie hoch. Mitfühlend schlingt sie ihren Arm um Charlies Hüfte. »Das erste Jahr ist hart. Nächstes Jahr fällt dir die Ernte schon leichter.«

Charlie schnaubt und bewegt ihre schmerzende Hand.

Sebastian ist schon eifrig bei der Arbeit, Kippe in der Zahnlücke, von Rauch eingehüllt. Der Nachmittag schleppt sich dahin. Immer wieder schaut sie an das Ende ihrer Reihe. Sie hat das Gefühl, diese dehnt sich wie ein Gummiband. Nach und nach gesellt sich ein Kollege in ihre Nähe, bis alle in ihrer Reihe zugange sind. Charlie durchströmt eine Welle der Erleichterung.

Vincent geht ihr gegenüber in die Hocke und schneidet im Akkord. »Du hast dich wacker geschlagen. Ich bin stolz auf dich!«

Das unerwartete Lob lässt Charlie strahlen. »Mir fällt gleich die rechte Hand ab.«

»Irgendwo im Wagen müsste noch Sekundenkleber sein. Ich werde nur sauer, wenn du die Ernte vollblutest.«

Charlotte wirft den Kopf in den Nackenund lacht schallend. Menschen mit Humor sind ihr eine Freude.

Nachdem die letzten Blütenstängel geerntet sind, macht sich die müde Truppe auf den Heimweg. Ein Nickerchen im Transporter, dann kann der gemütliche Teil des Tages beginnen. Leider erliegt Charlie jedoch einem Irrglauben. Zuerst muss der Teil der Blüten, der nicht zur Mühle gebracht wird, noch auf Planen zum Trocknen ausgelegt werden. Der Duft der Spanferkel zieht bereits über den Hof.

Vincent eröffnet den Abend mit einer kurzen Dankesrede. Alle freuen sich über die gute Ernte. Rotwein fließt in Strömen und die Stimmung wird immer ausgelassener.

Atemlos kommt Louisa dazu. »Entschuldigt meine Verspätung. Ich konnte kein Ende finden.« Die grünen Augen leuchten, das ganze Gesicht strahlt.

»Voilà Madame, neben mir ist noch ein Platz frei«, ruft ein junger, braungebrannter Mann.

»Vorsicht, Louisa, wenn Luc ein Glas zu viel getrunken hat, koppeln sich seine Hände vom Rest des Körpers ab«, ruft Vincent dazwischen.

»Einen Versuch war es wert«, zwinkert Luc Louisa zu, die sich neben Charlie zwängt.

»Interessante Mischung. Du riechst nach Sonnencreme, Erde, Lavendel und Schweiß.«

»Ich habe dich auch lieb. So viel Bissigkeit traut man dir nicht zu«, kontert Charlie.

»Also eines muss man euch dreien lassen. Ihr habt großen Unterhaltungswert«, wirft Vincent ein.

»Wo ist eigentlich Sarah?« Louisa lässt den Blick schweifen und Charlie entdeckt sie an einem rauen Mittvierziger klebend.

»Sie flirtet was das Zeug hält mit Mathias, Vater von drei Kindern, der seine Frau auch nach zwanzig Ehejahren noch anbetet. An ihm wird sie sich die Zähne ausbeißen.« Vincent grinst belustigt.

Louisa seufzt. »Wie schön!«

»Das Anbeten oder das Zähne ausbeißen?«

»Das Anbeten natürlich.«

Die ersten Gitarrenklänge ertönen, Simone greift zu ihrer Geige. Sebastian stimmt das erste Lied mit seiner rauchigen Stimme an. Einige singen den Refrain mit. Es folgen alte Schlager, Volkslieder und neue Hits. Monique zieht Martin von der Bank und eröffnet den Tanz. Louisa gibt Lucs Werben nach, auch Sarah tanzt, ein kleiner Kreis hat sich um sie gebildet.

»Wollen wir auch?« Vincent zieht Charlie von der Bank hoch, bevor sie lange überlegen kann. Ein flotter Diskofox wird angestimmt und sie ist überrascht, wie gut Vincent tanzen kann.

»Ich führe, du brauchst es erst gar nicht zu versuchen«, flüstert er ihr ins Ohr.

Charlotte wird heiß und kalt. Seine Hand auf ihrem Rücken brennt wie Feuer. Sebastian, der Gauner, stimmt ein ruhiges, romantisches Lied an. Vincent zögert kurz und zieht sie dann in seine Arme. Charlotte gibt ihren inneren Widerstand auf und lehnt sich an ihn. Ihr Kopf passt genau in die Kuhle unterhalb seiner Schulter. *Das fühlt sich verdammt gut an*, denkt sie und schließt die Augen.

Ein Lovesong geht in den nächsten über, bis die Musik langsam verklingt.

»Danke für den schönen Abend«, haucht Vincent ihr ins Ohr.

Charlie hebt träge den Kopf und lächelt ihn an, Goldsterne in den dunklen Augen. »Danke dir!«

Langsam und etwas zögernd lösen sie sich voneinander. Die Instrumente werden eingepackt. Das Aufräumen ist dank vieler Hände schnell erledigt. Die Verabschiedungsrunde dauert an diesem Abend etwas länger, letztendlich siegt die Müdigkeit.

Das Trio begibt sich untergehakt auf den Weg zum Gästehaus. Viel wird nicht mehr gesprochen, Charlie fühlt sich leicht und beschwingt.

Sarah wird am morgigen Tag Monique auf den Wochenmarkt begleiten, Charlie wird etwas später dazustoßen. Louisa verbringt einen weiteren Tag in der Patisserie. Nach einer schnellen Dusche kuschelt sich Charlie in ihr Bett und lässt den Tag Revue passieren. Mit den Gedanken an Vincent gleitet sie glücklich in den Schlaf.

Auf der Küchentheke findet sie am nächsten Morgen eine kurze Notiz: *Treffen uns zum Mittagessen in der Bar. L+S*

Mit ihrem Kaffee macht Charlie es sich auf der Veranda gemütlich und lässt sich Zeit, in den Tag zu kommen. In der Ferne sieht sie ihre Kollegen auf den Feldern, die Sonne steht schon hoch am Himmel. Kurzentschlossen nimmt sie das Telefon, um zu Hause anzurufen. Sie hat das Bedürfnis, Thelma von ihren Erlebnissen zu berichten.

»Hallo Charlie, hast du Sehnsucht nach uns?«

»Nein, eigentlich nicht. Ich wollte nur fragen, ob bei euch alles in Ordnung ist.«

»Ja, bestens. Mach dir keine Sorgen. Aber etwas Sehnsucht könntest du schon haben, sonst bin ich beleidigt.« Thelmas Lachen mildert ihre Worte ab.

»Der Laden läuft richtig gut. Das Team ist toll zusammengewachsen und ich habe den Eindruck, alle möchten beweisen, dass wir euch nicht brauchen«, fährt sie fort.

»Nun bin ich aber an der Reihe, beleidigt zu sein.« Charlie zieht einen Schmollmund.

»So ist das nicht gemeint, eher in die Richtung, dass alle stolz sind, eure Erwartungen zu erfüllen oder zu übertreffen. Selbst Janina hat eine erstaunliche Wandlung vollzogen. Sie kann tatsächlich arbeiten. Dieses Talent konnte sie bisher gut verbergen. Aber seit Sarah nicht mehr dauernd hinter ihr steht oder die Dinge selbst erledigt, weil sie genervt ist, läuft alles besser. Frieda hat den richtigen Umgang mit ihr gefunden und die Hängematte, die Sarah im übertragenen Sinne aufgehangen hatte, abgenommen.«

»Erstaunlich, das kann ich kaum glauben. Ja, Arbeit dehnt sich aus, wenn Zeit da ist. Vielleicht haben wir sie nicht genügend gefordert.«

»Mag sein, aber nun erzähl du, wie gefällt es dir?«

Charlie berichtet, umschifft dabei jedoch das Thema Vincent. Leider kennt Thelma sie zu gut und weiß, dass Charlie Meisterin darin ist, die wichtigen Dinge nicht anzusprechen.

»Und wie ist Vincent so?«

»Ja.«

»Dass er ist, habe ich mir gedacht. Ich wollte wissen, wie.«

»Hm, gefährlich.« Wenn Charlie ihre Haarsträhne noch fester um den Finger wickelt, droht sie sich ein ganzes Büschel Haare auszureißen.

»In welcher Hinsicht gefährlich? Mann Charlie, jetzt lass dir nicht jedes Wort aus der Nase ziehen!«

»Für mein Herz.«

»Oh, okay. Hört sich gut an.« Thelma kann sich nicht mehr halten und prustet los.

»Ja, das Leben kann risikoreich sein. Genieße es. Lieber spannend und abwechslungsreich als eintönig.«

»Thelma, deine Lebensweisheiten kann ich im Moment so gar nicht gebrauchen. Wenn du Lust hast, hier Urlaub zu machen, das Gästehaus bietet genügend Platz. Jedes deiner Kinder kann sogar noch einen Freund oder eine Freundin mitnehmen.« Geschickt lenkt Charlie vom Thema ab.

»O ja, Urlaub mit sechs Kindern ohne Animation und All Inclusive stelle ich mir ungemein erholsam vor. Bevor du noch weitere Vorschläge dieser Art machst, arbeite ich weiter. Wir hören uns.«

Bevor Charlie sich verabschieden kann, hat Thelma bereits aufgelegt. Sie gönnt sich noch einen Moment der Stille, rappelt sich dann aber auf, um rechtzeitig auf dem Marktplatz zu sein.

Ausgehfertig hüpft sie die Verandatreppe hinunter und bleibt ratlos stehen. Sie hat vergessen, dass Louisa mit dem Wagen unterwegs ist und fragt sich, wie sie nun ins Dorf kommen soll. An der Hauswand lehnt ein Rennrad, das ungefähr ihrer Größe entspricht. Charlie blickt an sich hinab. Das weiße Leinenkleid, aufgepeppt mit einem farbenfrohen Schal um die Taille eignet sich nicht so gut für eine Radtour.

Die weißen Riemchensandalen mit Absatz noch weniger. Kurzentschlossen schnappt sie das Rad und schwingt sich in den Sattel.

Bei der Vorstellung, welches Bild sie abgibt, muss sie schmunzeln. Sie genießt die Fahrt, den Wind in den Haaren, vor allem, da die Straße stets bergab führt. Ein Cabrio überholt sie hupend, vier Männer winken ihr zu. Charlie lässt den Blick schweifen. Die Landschaft zieht sie nach wie vor in ihren Bann. Die Gräser am Straßenrand werden von unzähligen weißen Schneckenhäusern bevölkert, auch der rote Hydrant ist weiß gesprenkelt.

An der Hauptstraße des Dorfes entlang sind bunte Wimpel gespannt. Auf den Bürgersteigen herrscht reger Betrieb, Menschen mit leeren Körben streben dem Markt zu, andere tragen ihre Einkäufe nach Hause. Charlie ist überrascht von dem Gedränge um die Marktstände. Sie lässt sich treiben, schnuppert an Seife, probiert Honig und Käse. Schnell kapiert sie, dass ein Schwätzchen mit dem Marktbetreiber zum guten Ton gehört. Das oberflächliche Geplänkel gefällt ihr so gut, dass sie hin und wieder anfängt zu flirten.

Um den Stand von Manoir Remy hat sich eine Traube von Menschen gebildet. Neugierig tritt Charlie näher. Äußerlich könnten Monique und Sarah nicht unterschiedlicher sein. Die eine dunkel, die andere hell. Aber sie scheinen auf demselben Energielevel zu schwingen und sind beide Verkaufsprofis. Sie werfen sich die Bälle zu wie Jongleure, lachen, witzeln und unterhalten die Kundschaft aufs Beste. Die Körbe füllen sich wie von selbst. Die beiden sollten im Kabarett auftreten, der Erfolg wäre ihnen garantiert. Charlie grinst und genießt das Schauspiel.

»Endlich hast du jemanden gefunden, die in derselben Liga spielen kann.«

Sarah dreht sich um und nickt. »Monique ist klasse! Das macht so viel Spaß. Wenn wir diese Show auf unserem Wochenmarkt abziehen würden, hätte man uns längst des Platzes verwiesen.«

Ein lautes Lachen folgt, und schon wendet sich Sarah wieder ihrer Rolle zu. Charlie setzt sich auf eine Holzkiste und schaut zu. Ab und an gibt Monique ihr ein Zeichen, dass sie Nachschub aus dem Transporter braucht. Mit diesem Handlangerjob ist Charlotte vollauf zufrieden. Der Platz leert sich nach und nach, erste Stände werden abgebaut. Monique setzt sich zu Charlie und erzählt von ihrer Arbeit. Berichtet, dass sie Betriebswirtschaft mit Schwerpunkt Marketing studiert hat und einige Jahre in Marseille in einem Hotel gearbeitet hat. Dabei stellte sie fest, dass ihr die Natur und die Ruhe fehlten, und kehrte zurück. Monique erzählt lebendig, bezieht Mimik und Gestik mit ein, dass Charlotte ihr stundenlang zuhören könnte.

»Es gibt zwar nicht viel einzupacken, aber Hilfe wäre doch ganz nett.« Sarah baut sich vor den beiden auf. Schnell ist alles verstaut und der Stand abgebaut. Sarah und Charlotte machen sich auf den Weg zur Bar. Sie finden einen schattigen Platz unter den Platanen. Und weil der Tag so schön ist, bestellen sie einen Pastis.

Sarah steht noch unter Strom, plappert ohne Punkt und Komma. Charlie lehnt sich entspannt zurück, hört nur mit halbem Ohr zu und schaut sich um. Tatsächlich ist jeder Platz besetzt, ältere Damen sind ebenso vertreten wie die Jugend. Jeder kennt jeden und scheint seinen Stammplatz zu haben, um den auch bis zum Äußersten gekämpft wird, sollte dieser besetzt sein. Auch Leoparden-Lilly ist wieder da.

Louisa kommt angehastet und lässt sich auf einen Stuhl fallen. »Hallo! Ich sehe, du hast das Rad gefunden, das Vincent dir an die Hauswand gelehnt hat. Ich kann euch nicht beschreiben, wie viel ich bei Michelle und Pierre lerne! Das Angebot ist so viel größer als unseres. Es tut gut, mal wieder über den Tellerrand zu blicken.«

Louisa verströmt eine Energie, die Sarahs in nichts nachsteht. Während sie berichtet, lassen sich die drei ihre cremige Bouillabaisse schmecken. Charlie hält kurz inne und beschließt, dass nun der richtige Zeitpunkt gekommen ist.

»Hättet ihr Lust, auch beim Restaurant- und Hotelprojekt meine Partnerinnen zu sein?«

Sarah fällt der Löffel aus der Hand, Louisa starrt sie entgeistert an.

»Von Mai bis Oktober hier, das übrige Jahr zu Hause.«

Louisa erholt sich als Erste. »Es wäre mir eine große Freude. Die Details können wir später klären.«

»Ich bin dabei, auf zu neuen Abenteuern. Give me five!« Sarahs Augen leuchten vor Begeisterung.

Die drei klatschen sich ab und stoßen auf ihre Pläne an.

»Hoffentlich übernehmen wir uns nicht«, gibt Charlie zu bedenken.

»Jetzt feiern wir und freuen uns, unken können wir später, wenn die ersten Probleme auftauchen.« Sarah ist sichtlich nicht bereit, sich die Freude verderben zu lassen.

Sofort werden Pläne entwickelt, Möglichkeiten eruiert und Chancen diskutiert.

»Leider habe ich nicht viel Zeit und muss los. Ich werde gleich abgeholt, wartet heute Abend nicht auf mich.« Sarah steht auf, grinst in die Runde, ein kesser Hüftschwung, und weg ist sie.

»Wie heißt der Glückliche?«, fragt Louisa eher beiläufig.

»Keine Ahnung. Ich habe wohl gestern nicht alles mitbekommen.«

Ein schelmisches Grinsen breitet sich auf Louisas Gesicht aus. »Scheint so. Ich verabschiede mich auch, meine Pause ist gleich vorbei. Bis später.«

Charlie bestellt noch einen Café noir und beschließt, noch einige Minuten sitzen zu bleiben und ihr Glück zu genießen. Ihre Zukunft breitet sich verheißungsvoll vor ihr aus und sie gibt sich ihren Visionen hin.

Ein Räuspern bringt sie zurück ins Hier und Jetzt. Eine ältere Dame im Twinset mit Perlenkette steht neben ihr. Das Hütchen schräg auf dem Kopf sitzend sieht sie aus, als wäre sie zum Tee bei der Queen eingeladen. Auch das Alter müsste passen.

Erstaunt richtet sich Charlie auf. Ein Blick aus azurblauen Augen, von zahlreichen Fältchen umgeben, fixiert sie.

»Du siehst ihm ähnlich.«

Charlotte sieht sich um, nicht sicher, ob sie sich angesprochen fühlen soll. »Wie bitte?«, fragt sie verwirrt.

»Du siehst deinem Großvater ähnlich.« Die Stimme der Dame ist weich, aber eindringlich. Unaufgefordert nimmt sie Platz, die Augen unverwandt auf Charlie gerichtet, der vor Überraschung jede Regung aus dem Gesicht gefallen ist. »Ich bin Marie, Fanny war meine beste Freundin. Sie hat Fréderic auf Manoir Remy kennengelernt. Wenn du die Geschichte hören möchtest, dann komm heute Abend bei mir auf ein Glas Orangenwein vorbei. Ich wohne dort drüben in der Gasse. Das einzige Haus mit Garten. Du kannst es nicht verfehlen.«

Bevor Charlie reagieren kann, steht Marie auf und geht aufrecht davon. Sie dreht sich noch einmal um und zwinkert ihr verschwörerisch zu.

»Träume ich?«, entfährt es Charlie. Zweifelnd betrachtet sie das leere Glas Wein und fährt sich mit beiden Händen durch die Haare. Wie in Trance erhebt sie sich, nimmt ihr Fahrrad und schiebt es an den Straßenrand. Gedankenverloren streift sie die Schuhe ab und hängt diese an den Lenker. Den Weg zurück nimmt sie nur verschwommen wahr.

Sie stößt die Tür des Landhauses auf und setzt sich mitten im Wohnzimmer auf den Boden. Dass die Wahrheit doch noch ans Licht kommt, damit hat sie nicht mehr gerechnet. Plötzlich befallen sie Zweifel, ob sie Fannys Geheimnisse nicht besser ruhen lassen soll. Ist es Verrat an ihr, das Buch, dass Fanny bewusst nicht geöffnet hat, nun aufzuschlagen? Die Vorstellung, Marie wieder zu treffen, übt große Faszination auf sie aus. Ihre Gedanken wandern zu ihrer Großmutter und sie wundert sich nicht, dass diese beiden Frauen eng befreundet waren. Es passt.

Sie spürt eine Hand auf ihrer Schulter und zuckt erschrocken zusammen. Vincent lässt sich im Schneidersitz ihr gegenüber nieder.

»Ich sah die offene Tür und wollte nachsehen, wer sich im Haus befindet. Ist alles in Ordnung mit dir? Du siehst etwas durcheinander aus.« Besorgt betrachtet er sie.

Charlie erzählt von ihrer Begegnung und lässt ihn an ihren Gedanken teilhaben.

»Marie ist ein Original, du wirst sie lieben. Bissig, lustig, mit einem Herzen so groß wie ein Ozean. Ich kann deine Bedenken verstehen. Aber wenn du dieses Haus wiederbeleben möchtest, dann ist es doch gut, Fanny so kennenzulernen, wie sie war, als sie hier lebte. Bei der Gestaltung kannst du alles, was du erfährst einfließen lassen und ihr so deine Ehre erweisen. Oder auch nicht, das liegt an dir.«

Er macht eine ausladende Bewegung, die alles umfasst und legt den Kopf abwartend schräg. Charlie hebt langsam den Kopf und versinkt in seinen dunklen Augen. Ein feines Lächeln umspielt seine Lippen.

»Sei kein Frosch, du schaffst das schon. Du läufst doch sonst nicht vor Herausforderungen davon.«

Nun lächelt auch Charlie und schüttelt den Kopf. Einen Moment verharren sie so, die Blicke ineinander verhakt. Abrupt erhebt sich Vincent und die spannungsgeladene Atmosphäre löst sich auf. Er schließt die Tür und schiebt das Rad auf den Hof. Mit fragendem Blick nimmt er die Sandalen vom Lenker. Lachend nimmt Charlie ihm die Schuhe ab, winkt ihm damit zu und macht sich auf den Heimweg.

»Charlotte!«, ruft Vincent ihr hinterher.

Sie dreht sich um.

»Pablo, der Besitzer der Bar, hat mich angerufen. Du hast die Zeche geprellt!«

Charlie breitet bedauernd die Arme aus und dreht sich im Kreis. Langsam geht sie weiter.

# 9

Das Gartentor quietscht beim Öffnen. Wilder Wein rankt sich über die Veranda. Charlie geht die Stufen hoch und betritt durch die offene Tür eine Küche im Bauernstil. Sie bleibt zögernd stehen und ruft nach Marie.

»Bin sofort bei dir!«, hört sie aus dem Hintergrund.

Charlie streicht mit der Hand über die abgenutzte Arbeitsplatte aus Naturholz. Blaue Griffe, bunte Terrakottatöpfe und -krüge, weiße Spitzenvorhänge, eine gemütliche Sitzecke sowie ein Kaminofen sorgen für Behaglichkeit.

»Komm, wie gehen in den Garten, dort ist es schön kühl. Ich war eben noch im Keller, eine Flasche Wein holen. Du trinkst doch ein Glas mit mir, oder?« Marie küsst sie auf beide Wangen, scheint jedoch keine Antwort von Charlie zu erwarten.

Während sie den Wein entkorkt und Gläser aus dem Schrank nimmt, hat Charlotte Gelegenheit, Marie zu betrachten. Sie hat das Twinset gegen ein luftiges, Leinenkleid eingetauscht. Das Haar zu einem lockeren Knoten im Nacken aufgesteckt, ein weißes Tuch um diesen gebunden, die Füße stecken in zarten weißen Sandalen. Vermutlich Schuhgröße vierunddreißig. Sie schätzt Marie auf eine Größe von einem Meter fünfzig, doch durch ihre aufrechte Haltung und ihre Ausstrahlung scheint sie den ganzen Raum zu füllen. Die zarte, schlanke Frau wirkt wie ein Model aus einer Werbung für Seniorenartikel. Ihre Augen vergnügt auf Charlie gerichtet, breitet sich ein Lächeln auf ihrem Gesicht aus. Die unzähligen Falten beeinträchtigen ihre Schönheit in keiner Weise. Im Gegenteil, sie erzählen von einem ereignisreichen Leben. Die hohen Wangenknochen, die gerade Nase und das spitze Kinn, das durch volle Lippen abgemildert wird, sind auf gewisse Art alterslos. Charlotte kann sich die junge Marie gut vorstellen.

»Habe ich die Prüfung bestanden?«, fragt Marie amüsiert.

Charlie fällt in ihr Lachen ein. Ihr wird erst jetzt bewusst, dass ihr Verhalten etwas taktlos war. Aber sie kann sich dem Sog, der von Marie ausgeht, nur schwer entziehen. »Entschuldige bitte, ich wollte nicht unhöflich sein, aber du erinnerst mich so sehr an Fanny. Ihr könntet Schwestern sein.«

»Dafür wurden wir oft gehalten. Den Irrtum haben wir selten aufgeklärt. Nimmst du bitte die Aniskekse mit? Die passen hervorragend zum Wein.«

Sie lassen sich unter einer grünen Laube auf einer Bank nieder, prosten sich zu und genießen den Moment schweigend.

»Ich denke noch immer jeden Tag an sie, und das, seit wir uns zum letzten Mal gesehen haben. Das ist nun siebenundsiebzig Jahre her.« Maries Blick wandert in die Ferne. »Aber ich fange von vorne an. Fanny und ich lernten uns am ersten Schultag kennen. Die Lehrerin setzte uns in eine Bank, wir verstanden uns auf Anhieb. Zwei verwöhnte, aufgeweckte Mädchen, die es faustdick hinter den Ohren hatten. Fanny, das Einzelkind, und ich das langersehnte Mädchen nach vier Jungen. Vom ersten Moment an waren wir unzertrennlich, trieben uns auf Manoir Remy herum oder in der Bäckerei meiner Eltern. Man kann sagen, wir wuchsen liebevoll verwahrlost auf. Solange wir gute Noten in der Schule hatten und pünktlich zum Abendessen erschienen, konnten wir tun, was wir wollten. Dass wir privilegiert waren, wussten wir noch nicht. Unsere Eltern waren gut situiert und für die damalige Zeit sehr fortschrittlich in ihrer Haltung und ihrem Denken. Bildung war in unseren Familien ein geschätztes Gut, die auch uns Mädchen zugänglich gemacht wurde. Unsere Wissbegier wurde gefördert und so lernten wir viel über den Obst- und Gemüseanbau und den Bäckereibetrieb.

Den Sommer über streiften wir über die Felder, halfen bei der Ernte, schnitten Lavendel, bis uns die Schere aus den Händen fiel und galoppierten auf dem Rücken der Pferde über die Wiesen. Brauchten wir eine Abkühlung, so radelten wir zum See. Dein Urgroßvater hatte eine Engelsgeduld. Er erklärte uns jedes Pflänzchen und wurde nicht müde, unsere Fragen zu beantworten. Deine Urgroßmutter war eine herzliche Frau, der nichts zu viel wurde und die immer gute Laune verbreitete. Uns ging es viel besser als vielen unserer Klassenkameraden. Wir wuchsen ohne nennenswerte Pflichten auf. Uns trieb das Lustprinzip an – wollten wir helfen, wurden uns keine Steine in den Weg gelegt, hatten wir nach kurzer Zeit das Interesse verloren, dann war das auch in Ordnung. Heute weiß ich, dass wir beide durch unsere Eltern ein sehr positives Bild einer Partnerschaft vorgelebt bekamen. Werte wie Gleichberechtigung, Respekt und Wertschätzung im Umgang miteinander waren selbstverständlich. Die Liebe zwischen unseren Eltern war für uns Kinder spürbar. Wir hatten eine unbeschwerte und glückliche Kindheit.«

Marie lächelt versonnen, den Blick nach innen gerichtet. Charlotte traut sich fast nicht zu atmen. Konzentriert hört sie zu, um kein Wort zu verpassen.

»Du schaust mich an, als könntest du es nicht erwarten, bis die Märchenstunde weitergeht«, lacht Marie und nippt an ihrem Wein.

»Es entstehen so viele Bilder vor meinem inneren Auge und ich bin so dankbar, dass du deine Geschichte mit mir teilst. Ich bin gespannt, was noch kommt, aber auch nervös.«

Mit leiser Stimme fährt Marie fort. »Wie schon gesagt, Bildung war wichtig und so wechselten wir ins Mädchengymnasium. Wir spornten uns gegenseitig an und erzielten gute Leistungen. Wir träumten davon, in Paris zu studieren. Ich Medizin, Fanny Literatur. Sie war schon immer in der Welt der Bücher zu Hause, eine Leidenschaft, die sie mit ihrem Vater teilte. Deine Urgroßeltern führten ein offenes Haus, in dem jeder willkommen war. Zur Erntesaison beschäftigten sie Wanderarbeiter, dabei war es nicht wichtig, woher diese kamen, sondern ob sie tüchtig mit anpacken konnten. So versammelte sich jeden Sommer ein buntes Völkchen auf Manoir Remy. Wir lernten einige Brocken Spanisch, Ungarisch und Italienisch. Irgendjemand konnte immer singen, ein Instrument spielen, jonglieren oder hatte anderweitige Talente.

Die gemeinsamen Abendessen dehnten sich oft aus bis in den späten Abend. Lebensgeschichten wurden erzählt, aber auch über Politik, Wirtschaft und vor allem die Landwirtschaft diskutiert. Im Gegensatz zu meinen Eltern waren Fannys nicht religiös, sodass Rahmenbedingungen, die die Kirche diktierte, keine Rolle spielten. So entstand eine große Toleranz den Arbeitern gegenüber, die ihrerseits ihre Werte leben konnten. Musste jemand seine Arbeit unterbrechen, weil Gebetszeit war, so stellte das für Fannys Vater kein Problem dar. Er wurde sehr geschätzt, hatte für jeden ein offenes Ohr und ein freundliches Wort, wobei er die Leistungsorientierung nie aus dem Blick verlor. Ich erinnere mich besonders an einen Sommer, als ein Wanderzirkus längere Zeit Quartier auf Manoir Remy bezog. Die wenigen Tiere, die sie hatten, fingen sich einen Virus ein und sie konnten nicht weiterreisen. Kurzerhand wurde der Stall geräumt und die Tiere darin untergebracht. Die Artisten halfen zum Ausgleich auf den Feldern und in der Küche. Am Abend wurde im Hof geprobt, wir bekamen jeden Tag eine Gratisvorstellung. Für kurze Zeit wollten Fanny und ich Seiltänzerinnen werden, vor allem wegen der schönen Kostüme.« Beim Gedanken daran lacht Marie hell auf. »Wir hatten unglaublichen Spaß! Den ganzen Tag schlichen wir durch das Zirkuscamp, hüteten die Kinder und ließen uns von einer alten Dame aus der Hand lesen. Mit düsterer Stimme kündigte sie Unheil und Leid an, aber auch eine große Liebe. Ich war völlig verschossen in den Trapezkünstler, flirtete heftig und bekam meinen ersten Kuss. Doch bevor sich unsere Romanze weiter entwickeln konnte, reiste der Zirkus weiter. Der fehlende Trubel hinterließ zunächst eine seltsame Leere, aber kurz darauf kamen neue Wanderarbeiter und es wurde wieder lebhaft.

In meiner Familie spielte die Religion immer eine große Rolle. Wir sind Juden, unsere Bäckerei hatte deshalb freitags geschlossen, sodass wir die Synagoge besuchen und den Sabbat feiern konnten. Meine Brüder lernten in dieser Gemeinschaft ihre Frauen kennen und auch für mich war klar, dass mein künftiger Ehemann jüdischen Glaubens sein wird. Das war die einzige Prämisse, die meine Eltern festlegten, und diese war nicht verhandelbar. Da die Gemeinschaft groß war, hatte ich genügend Auswahl, und als ich sechzehn war, lernte ich Jules kennen. Er war mit seiner Familie aus dem Norden zugezogen und er fiel mir auf, weil er einen so lustigen Dialekt hatte. An ihm mochte ich, dass er nicht mit mir flirtete, sondern das Gespräch suchte, mich wirklich kennenlernen wollte, ja, an mir interessiert war. Wir sprachen über alles Mögliche und er fragte mich nach meiner Meinung. Er empfahl mir Bücher und half mir bei unverständlichen Physikaufgaben. Bald fieberte ich den Freitagen entgegen. Unsere Zuneigung wuchs langsam, aber stetig, wie ein Baum, der seine Wurzeln immer tiefer in die Erde gräbt. Wir ließen uns Zeit in dem Wissen, dass wir davon genügend haben werden. Jules wollte Physik studieren und verfolgte sein Ziel diszipliniert. Den Segen unserer Eltern hatten wir, so konnten wir uns unbeschwert in der Öffentlichkeit bewegen, ins Kino gehen, Tanzveranstaltungen besuchen oder einfach nur spazieren gehen.

Oft begleitete uns Fanny, die egal wohin wir gingen, stets von jungen Männern hofiert wurde. Aber irgendwie war nie der Richtige dabei. Es war, als würde sie auf jemand ganz bestimmtes warten. Ich fragte sie immer wieder, wie denn ihr Traummann aussehen sollte, welche Wesenszüge ihr wichtig wären. Vielleicht konnte ich ihr helfen, so diesen besonderen Mann zu finden. Ich wollte nicht, dass sie sich fühlt wie das fünfte Rad am Wagen. Fanny meinte jedoch nur, dass sie das nicht wüsste, aber wenn er vor ihr stünde, würde sie ihn erkennen. Und so war es dann auch. Ein Jahr später schlenderte ein junger Mann den Weg zum Gutshaus entlang und fragte nach Arbeit für den Sommer. Fanny öffnete die Tür und im Nachhinein meinte sie, Frederic wäre ihr Herz sofort vor die Füße gefallen. Er schien reaktionsschnell gewesen zu sein, denn er fing es auf. Als ich ihn zum ersten Mal sah, wusste ich, warum. Er war herzlich, aufgeschlossen und humorvoll. Frederic hatte immer einen flotten Spruch auf den Lippen, strahlte Optimismus und Lebensfreude aus, die ansteckend war. Heute würde man sagen, er war der perfekte Schwiegersohn. Wohlerzogen, geistreich, fürsorglich. Ohne Mühe lebte er sich auf Manoir Remy ein. Er konnte zupacken, hatte Erfahrung und war in der Welt bereits herumgekommen. Mit seinem Charme und seinen Sommersprossen wirkte er wie ein großer Junge, das lockige blonde Haar immer etwas zerzaust und wild.

Es dauerte nicht lange, bis jeder auf dem Hof die Anziehungskraft, die die beiden aufeinander hatten, spürte. Natürlich wurden sie von allen aufgezogen, vor allem Fanny, die in der Feldarbeit plötzlich ihre Erfüllung fand. Die Einzige, die das junge Glück mit Sorge betrachtete, war Fannys Mutter. Sie warnte ihre Tochter und gab zu bedenken, dass Frederic ein Weltenbummler sei und es nie lange an einem Ort aushielt. Es ging ihr nicht darum, ihrer Tochter die Liebe zu versagen, sondern darum, sie vor einem gebrochenen Herzen zu schützen. Aber glaube mir, diese Warnung hätte eine Woche, bevor Frederic den Hof betrat, ausgesprochen werden müssen. Das Feuer, das die beiden verband, war nicht mehr zu löschen.

Im Nachhinein bin ich mir sicher, es war der schönste Sommer unseres Lebens. Wir unternahmen viel zu viert, sowie es die Arbeit zuließ. Aus unserer Sicht hätte das Leben ewig so unbeschwert weitergehen können. Frederic hatte die notwendige Gelassenheit und das Selbstbewusstsein, Fanny auszuhalten. Sie war zu der Zeit schon eine schöne junge Frau, voller Temperament und Tatendrang, unbändig, wild und unerschrocken. Auch etwas grenzenlos, überschwänglich und bis über beide Ohren verliebt. Frederic gelang es, ihr Ruhe und Sicherheit zu vermitteln. Seine Liebe zu ihr war genauso unerschütterlich wie seine Geduld. Oft betrachtete er sie mit einem liebevollen Lächeln, nachsichtig und leicht amüsiert. Es gibt Menschen, die passen vom ersten Moment perfekt zusammen. So war es bei deinen Großeltern.

Wir hatten das Gymnasium abgeschlossen und waren voller Zukunftspläne. Jules studierte bereits seit einem Jahr in Avignon, ich absolvierte ein soziales Jahr am Krankenhaus, Fanny wollte am liebsten erst mal die Welt bereisen. Das gefiel vor allem Frederic, da er seit seinem sechszehnten Lebensjahr unterwegs war, mit nichts außer den wenigen Habseligkeiten, die in seinen Rucksack passten. Mit seinen zweiundzwanzig Jahren hatte er schon viel erlebt. Seinen Abenteuergeschichten konnten wir stundenlang zuhören. Er blieb immer dort, wo er gerade Arbeit fand und zog nach wenigen Wochen oder Monaten weiter. Jedoch blieb er immer in warmen Regionen, da der Winter die Arbeitssuche erschwerte. Über seine Heimat und seine Familie schwieg er sich aus. Wir wussten nur, dass er aus einem kleinen Dorf in Süddeutschland stammte. Fannys Eltern waren von den Zukunftsplänen ihrer Tochter wenig begeistert. Auch Fannys Studienpläne hatten sich in Luft aufgelöst. Es folgte ein ernstes Gespräch und Frederic ließ sich darauf ein, auf Manoir Remy sesshaft zu werden und der Aufgabe des Vorarbeiters nachzugehen. Von Fanny erwarteten sie, zumindest eine Ausbildung zu absolvieren. Da sprangen meine Eltern hilfreich ein und boten Fanny eine Lehrstelle in der Bäckerei an. Ein Glücksfall für alle Beteiligten. Meine Eltern mochten Fanny schon immer gerne und sie bewies ein bisher unentdecktes Talent für die Backkunst. Da Fanny alles mit Leidenschaft und Einfallsreichtum anging, profitierte die Bäckerei von einem erweiterten Angebot.

Im Herbst 1938, als der Mistral kalt durch die Gassen zog, wurde auch Frederic unruhig. Seine Rastlosigkeit ließ Fanny täglich befürchten, dass er mit dem Wind weiterzog. Sie wusste, die Ruhelosigkeit und der Drang unterwegs zu sein, gehörten zu seiner Persönlichkeit. Ihr zuliebe war er geblieben. Oft fragte sie sich, ob sie zu viel von ihm verlangt hatte. Ihre Sorgen konnte Frederic ihr allerdings nehmen, da seine Unruhe in den politischen Entwicklungen in Deutschland begründet lag. An den kühlen Winterabenden wurde dieses Thema immer häufiger in der warmen Küche des Gutshauses diskutiert. Fannys Vater beschwichtigte und war sich sicher, die Vernunft würde siegen.

Im Februar 1939 heirateten wir beide, ich meinen Jules, Fanny ihren Frederic. Wie in unseren Mädchenträumen passierte es am selben Tag, allerdings an unterschiedlichen Orten. Da Frederic noch einige Formalitäten erledigen musste, konnte der Termin fast nicht eingehalten werden. Unsere Brautkleider ließen wir in der Stadt schneidern. Fannys schmal geschnitten und hochgeschlossen, meines rüschig und mit viel Spitze. Wir sahen an unserem Hochzeitstag so umwerfend aus, dass unsere Ehemänner beinahe aus den geputzten Schuhen fielen. Du kannst dir bestimmt vorstellen, wie perfekt unser Glück war. Fanny und Frederic zogen in das Verwalterhäuschen, von durch die Welt tingeln war nicht mehr die Rede. Fannys Eltern waren froh, dass ihre Tochter in Frederic einen verantwortungsbewussten Mann hatte, dem sie später auch bedenkenlos das Gut anvertrauen konnten.

Jetzt brauche ich aber eine kurze Pause. Meine alten Knochen müssen bewegt werden, sonst werde ich ganz steif.«

Mit Mühe erhebt sich Marie und verschwindet im Haus. Charlotte bleibt ihren Gedanken überlassen. Sie hatte nicht gewusst, dass Fanny verheiratet war. Der schlichte Goldring, den sie trug, wies keine Gravur auf. Daher dachte Charlie immer, dieser diente nur dazu, um jegliche Avancen im Keim zu ersticken. Ihren Großvater hätte sie gerne kennengelernt, er wäre ihr bestimmt sympathisch gewesen. Sie überlegt, ob sie Ähnlichkeiten zwischen ihrem Vater und Frederic feststellen kann. Äußerlich war Charlies Vater voll und ganz Fannys Sohn. Außerdem war er spät Vater geworden, da fällt der Vergleich schwer. Aber den Humor, die Gelassenheit und den Optimismus könnte er von seinem Vater gehabt haben. Marie erscheint wieder in der Tür.

»Könntest du mir bitte kurz beim Gießen der Pflanzen helfen? Die Gießkanne ist mir einfach zu schwer.«

»Ja klar.« Charlie springt auf.

In einträchtigem Schweigen zeigt Marie auf die Pflanztröge, Charlie gibt das Wasser hinein und füllt die Kanne immer wieder auf.

»So, jetzt bin ich bereit für den zweiten Teil.« Marie faltet die Hände im Schoß, ihr Gesicht verschließt sich und ein bitterer Zug bildet sich um ihren Mund.

Charlotte bekommt Gänsehaut und möchte sich am liebsten die Ohren zuhalten.

»Unsere Flitterwochen, vielmehr eine Woche, verbrachten wir in Nizza. Das ist nicht weit, aber wir hatten nicht viel Geld und der Ort war eigentlich egal. Wir genossen jeden Tag in völliger Unbeschwertheit, feierten, tanzten, aßen in Restaurants und spazierten am Strand entlang. Wir dachten nur an das Heute. Es war, als würden wir die letzten Sonnenstrahlen genießen, bevor dunkle Gewitterwolken aufzogen, die am Horizont bereits sichtbar waren.

Unserer Arbeit widmeten wir uns in diesem Frühjahr und Sommer, als würde unser Leben davon abhängen. Vielleicht wollten wir uns auch nur ablenken. Dann fiel Hitler in Polen ein und das Drama nahm seinen Lauf. Zunächst fühlten wir uns in Frankreich sicher. Frederic war klar, dass er zurück nach Deutschland müsste, da dort mit Sicherheit sein Einberufungsbefehl lag. Fanny wurde immer schweigsamer und beobachtete ihren Mann, wie dieser mit seinem Gewissen rang. In langen Gesprächen beratschlagten Frederic, Fanny und ihre Eltern, was nun das Beste wäre. Gemeinsam beschlossen sie, dass Frederic auf Manoir Remy bleiben würde, aber so schnell wie möglich die französische Staatsbürgerschaft beantragt.

Meine Familie wurde währenddessen von ganz anderen Sorgen geplagt. Der Judenhass in Deutschland alarmierte die jüdische Gemeinde. Mein Vater beschloss, auf keinen Fall das Land zu verlassen, da er in erster Linie Franzose sei und erst dann Jude. Meine Mutter und meine Brüder schlossen sich seiner Haltung an. Jules Familie emigrierte Ende des Jahres 1939 nach Amerika, auch Jules drängte zum Aufbruch. Aber ich sträubte mich, wollte meine Familie und Fanny nicht verlassen. Außerdem hatte ich erst mein Medizinstudium aufgenommen. Wann immer wir Zeit fanden, trafen wir uns zu viert, um uns gegenseitig Hoffnung zu geben. In manchen Momenten klammerten wir uns wie Ertrinkende aneinander. Alles Unbeschwerte löste sich auf. Jules Drängen wurde intensiver. Fanny hatte unglaubliche Angst um Frederic.

Im Februar 1940 konnte ich die Augen nicht mehr vor den Entwicklungen verschließen. Jules und ich packten nur das Nötigste zusammen, verabschiedeten uns schweren Herzens von meiner Familie. Der schwierigste Moment war, Fanny Adieu zu sagen. Es hat mein Herz zerrissen. Sie erzählte mir noch, dass sie vermutete, ein Kind zu erwarten. Wir versicherten uns gegenseitig, irgendwie in Kontakt zu bleiben, uns wiederzufinden. Dazu kam es nie.«

Tränen rinnen über Maries Wangen. Auch Charlie gibt den Kampf auf, sich gegen ihre Emotionen zu wehren. Marie drückt ihre Hand.

»Wir flohen über die Pyrenäen und nahmen von Spanien aus ein Schiff nach Amerika. Jules Eltern ließen uns für diesen Fall Geld da. Sie erwarteten uns in Chicago, somit fiel uns das Einleben in der neuen Umgebung nicht so schwer. Wir nahmen unser Studium wieder auf. Bereits während der Überfahrt schrieb ich einen Brief an Fanny und teilte ihr nach unserer Ankunft die Adresse mit. Ich wurde unruhig, weil ich keine Antwort erhielt. Alles, was ich bis zu diesem Zeitpunkt wusste, erfuhr ich von meiner Familie, die alle deportiert wurden und den Krieg nicht überlebten. Leider hatte mein Vater unrecht. Es war kein Vorteil, Franzose zu sein, zumindest nicht für die jüdischen Franzosen.

Im Mai 1940 begann der Westfeldzug und Frankreich wurde von der Wehrmacht nahezu überrannt. Die Situation wurde für Frederic, der als Deserteur galt, von Tag zu Tag gefährlicher. Er brachte nicht nur sich selbst in Gefahr, sondern auch Fanny, das ungeborene Kind und Fannys Eltern. Schweren Herzens nahm er Abschied mit dem Ziel Neuseeland oder Australien. Im besten Fall wollte er dort Farmland erwerben und sich eine Existenz aufbauen. So weit weg von Europa wie nur möglich, das war sein Wunsch. Mit der Bahn an die spanische Grenze, über die Pyrenäen und dann weiter ans Meer. Dort würde er auf einem Schiff anheuern. Fanny wollte entweder nachkommen oder Frederic nach dem Krieg zurückkommen, je nachdem, wie die Sache ausgehen würde. Aber dann besetzte die Wehrmacht Manoir Remy und auch die Remys waren nicht mehr sicher, da sie einen deutschen Deserteur beherbergt hatten. Man konnte nie wissen, wer im Dorf was erzählte. Freund und Feind waren nicht immer klar zu unterscheiden. Fannys Eltern reisten Hals über Kopf ab Richtung Norden, flehten ihre Tochter an, sie zu begleiten. Stur wie Fanny war, entschied sie sich, Frederics Eltern zu suchen und dort auf ihn zu warten. Sie war mit einem Deutschen verheiratet, trug seinen Namen und war in Sorge, ihren Eltern zu schaden. Ich kann mir vorstellen, dass sie davon getrieben wurde, von Frederic auf jeden Fall gefunden werden zu wollen. Sie wusste, dass er mit seinen Eltern bis zum Ausbruch des Krieges in Briefkontakt stand. Vielleicht würde sie so erfahren, wo er sich aufhielt. Meine Eltern, enge Freunde und den Pfarrer weihte sie in ihre Pläne ein mit der Bitte, Frederic zu informieren, sollte er nach ihr fragen.

Es war bestimmt nicht einfach für sie, sich bis Süddeutschland durchzuschlagen, um dann auch noch von Frederics Familie abgewiesen zu werden. Du musst aber bedenken, dass zu dieser Zeit die Angst vorherrschte. Niemand vertraute dem anderen. So begann sie, sich dort ein Leben aufzubauen, brachte ihr Kind zur Welt und wartete. Fanny hat nie wieder etwas von Frederic gehört. Sie stellte Anfragen beim Roten Kreuz, den Botschaften in Neuseeland und Australien, Reedereien, beauftragte Anwälte und sogar Detektive, aber erfolglos. Vermutlich kam Frederic dort niemals an.

Fannys Trauer muss grenzenlos gewesen sein, als ihr klar wurde, dass es kein Wiedersehen geben würde. Ich bin mir sicher, dass sie sich lange an die Hoffnung geklammert hat, die Liebe ihres Lebens wiederzufinden. Diese hat sie nie aufgegeben. Es wundert mich auch nicht, dass sie nie wieder geheiratet hat. Den Kontakt zu ihren Eltern hat sie gehalten, kam aber nie zurück.

Nach dem Krieg überlegte ich, nach Fanny zu suchen. Allerdings war ich so in Trauer um meine Familie, dass ich keine Kraft hatte. Ich schloss mein Studium ab, arbeitete als Ärztin in einer Klinik, bekam zwei wundervolle Töchter und stürzte mich in meine eigene kleine Welt. Ich konnte kein zusätzliches Leid mehr ertragen. Außerdem wusste ich nicht, wie ich Fanny gegenübertreten sollte. Ich mit Jules an meiner Seite und Fanny ohne ihren Frederic. Ich hatte Heimweh nach Südfrankreich, aber ich konnte mich nie entschließen zurückzukommen. Es war ja auch keiner mehr da, der mir wichtig war – außer Fannys Eltern, aber das war aus anderen Gründen schwierig.

Vor zehn Jahren starb mein geliebter Jules, nach so vielen gemeinsamen Jahren. Ich vermisse ihn jeden Tag. In Chicago sind die Winter sehr kalt und ich beschloss, wieder nach Hause zu kommen. Die Wärme tut meinen alten Knochen gut. Erst hier habe ich Fannys ganze Geschichte von Geraldine erfahren, Vincents Großmutter. Sie hat so tiefgreifende Verluste erlitten, und ich glaube, intuitiv habe ich das die ganzen Jahre über gewusst. Mein Leben war so reich, so erfüllt. Ich habe Kinder, Enkel und bin sogar Urgroßmutter. Meine beste Freundin konnte ich nicht mit diesem Glück konfrontieren. Ihr Platz in meinem Herzen ist immer frei geblieben und ein kleines Stück meiner selbst hat gefehlt, war bei Fanny.«

Die Worte versiegen, es fließen erneut Tränen. Beide nehmen sich die Zeit, das Gesagte zu verarbeiten und sich zu sammeln. In stiller Eintracht trinken sie ihren Wein.

»Ich habe sie so sehr geliebt.« Charlies Worte sind nur ein Flüstern.

Marie lächelt sie wissend an. »Ja, ich auch. Sie war eine besondere Frau. Möchtest du mir von ihr erzählen?«

Stockend berichtet Charlotte von ihren Erinnerungen, zeichnet ein Bild der Frau, die sie behütet und beschützt hat. Lässt ihre gemeinsame Zeit Revue passieren, verliert sich hin und wieder, lacht zwischendurch laut auf. Marie hört aufmerksam zu.

»Ich habe nur wenig aus Grand-mères Vergangenheit erfahren, und das, was ich weiß, entspricht nicht der Wahrheit. Jetzt kann ich verstehen, warum sie mir nie ihre Geschichte erzählt hat und immer wieder so melancholisch war. Sie hat die Hoffnung wohl nie ganz aufgegeben. Als sie starb, ist Fanny mit einem Lächeln gegangen, fast so, als würde sie sich auf etwas freuen. Ich kann ihr nur wünschen, dass sie Frederic endlich wiedergefunden hat. Hast du denn noch Fotos, die du mir zeigen kannst?«

Marie steht auf und kommt nach wenigen Minuten mit einem vergilbten, abgegriffenen Briefumschlag zurück. Vorsichtig öffnet sie diesen, zwei Fotos kommen zum Vorschein. Auf dem ersten sind zwei Brautpaare abgebildet, vier strahlend glückliche Menschen. Fanny mit aufgesteckten Haaren, von weißen Kamelien gekrönt. Frederic im Anzug, das Haar mit Pomade etwas gebändigt. Das Paar scheint nichts um sich herum wahrzunehmen, hat nur Augen füreinander. Auch Jules und Marie sind ein schönes Paar, strahlen einander an, sorglos und zuversichtlich. Das zweite Foto zeigt das Quartett bei einem Fest im Hof von Manoir Remy, lachend, die Weingläser erhoben. Nun sieht auch Charlie ihre Ähnlichkeit zum Großvater. Sie nimmt ihr Smartphone und sieht Marie fragend an. Diese nickt.

Das Gartentor quietscht, Vincent biegt um die Ecke.

»Ich habe ihn gebeten, dich abzuholen. Besser, wenn du jetzt nicht allein zurückfährst.«

Marie und Charlotte umarmen einander lange.

»Danke für alles.«

»Besuch mich wieder, wenn du das nächste Mal herkommst. So schnell wird Jules nicht nach mir rufen, da er weiß, dass die himmlische Ruhe dann ein Ende haben wird.«

Fragend blickt Charlotte sie an. Von einem erneuten Besuch hat sie nichts gesagt. Mit einem kleinen Lächeln auf den Lippen und blitzenden Augen zuckt Marie die Schultern. Langsamen Schrittes strebt sie Richtung Haus.

»Komm.«

Charlie folgt Vincent, der keinen Versuch unternimmt, ein Gespräch zu beginnen. In einer Parkbucht hält er an, steigt aus und hält Charlie die Tür auf. Mit einer Kopfbewegung fordert er sie zum Aussteigen auf. Charlie folgt ihm in einen lichten Wald. Es ist so dunkel, dass sie auf dem unebenen Boden ins Stolpern gerät. Vincent nimmt ihre Hand und führt sie zu einer kleinen Bucht an einem Bachlauf. Sie setzen sich auf einen Baumstamm und lauschen den nächtlichen Geräuschen der Natur. Grillen zirpen, ab und an schreit ein Vogel, das Wasser gurgelt. Über ihnen spannt sich ein beeindruckender Sternenhimmel.

»Hier kam ich schon als Junge her, wenn ich meine Ruhe haben wollte oder ich etwas ausgefressen hatte. Das ist der Ort, den ich aufsuche, um allein zu sein. Ich kann hier gut nachdenken. Es ist das erste Mal, dass ich diesen Platz teile. Aber ich dachte, vielleicht brauchst du dieses Fleckchen Erde gerade.«

Dankbar lehnt Charlie ihren Kopf an seine Schulter, er legt den Arm um sie. Es dauert lange, bis Charlie zu reden beginnt. Und dann kann sie nicht mehr aufhören.

Die Worte machen sich selbständig und sprudeln nur so aus ihr heraus. Vincent hört ihr zu, ohne sie zu unterbrechen. Als sie endet, breitet sich Schweigen aus.

»Möchtest du nichts dazu sagen?«

»Nein, möchte ich nicht. Im Moment noch nicht. Lass mir etwas Zeit.«

»Dann erzähl mir doch, wie dein Tag war. Etwas Normales und Alltägliches tut mir jetzt gut.«

Auf unterhaltsame Art berichtet er von Belanglosigkeiten, den Eigenheiten seiner Mitarbeiter, wie sehr ihn seine exzentrische Schwester auf die Palme bringen kann und nennt ihr den heutigen Ernteertrag. »Heute Abend hatte ich Besuch von einem Freund, mit dem habe ich das Gutshaus vermessen, da keine Pläne auffindbar sind. Christophe wird einen Gebäudeplan mit Maßangaben zeichnen und notieren, welches Material du für die Renovierung benötigst. Er unterstützt dich gerne, solltest du Fragen haben.«

»Oh, vielen Dank! Das hilft mir sehr.«

Vincent deutet eine leichte Verbeugung an, ein kurzer, prüfender Blick streift sie.

»Ich habe ein gutes Gefühl bei diesem Projekt. Was ich vergessen habe zu erwähnen: Sarah und Louisa sind mit im Boot und werden meine Partnerinnen sein. Sarah glaubt, dass auch Monique Interesse hat, einzusteigen. Ich durfte sie heute auf dem Markt erleben. In ihr schlummert wahrhaftig ein Schauspieltalent.«

»Monique hätte Drama studieren sollen, der Erfolg auf den Theaterbühnen dieser Welt wäre ihr sicher gewesen. Aber davon abgesehen ist sie eine clevere Frau und vor allem hat sie Ortskenntnisse. Das ist ein Faktor, der nicht zu unterschätzen ist.«

Charlie nickt. »Ich weiß noch nicht, wie lange ich benötige, um zu Hause alles zu organisieren. E hängt auch von Jo ab und wann er die Renovierung durchführen kann. Aber ich vermute, im August werden wir starten. In den Sommerferien hat er immer etwas weniger zu tun.«

»Dann sehen wir uns in wenigen Wochen wieder. Vielleicht kann ich den einen oder anderen Mitarbeiter entbehren. Ihr könnt jede Hilfe gebrauchen, denn ihr habt euch viel vorgenommen. Ich bin mir nicht sicher, ob vier Wochen ausreichen werden. Christophe gibt noch zu bedenken, dass in alten Häusern viele Überraschungen schlummern können.«

Von Charlie kommt ein zustimmendes Brummen. Müde lehnt sie den Kopf an seine Schulter.

»Aber bevor du einschläfst, möchte ich doch noch etwas zu Fannys Lebensgeschichte sagen.«

Er nimmt den Arm von ihrer Schulter, wendet sich ihr zu und ergreift ihre Hand. Wie selbstverständlich schlingen sich ihre Finger ineinander.

»Du hast so viel Trauer ausgestrahlt, während du von Frederic und Fanny berichtet hast. Das kann ich gut verstehen, denn dieses Schicksal sollte niemandem widerfahren. Es gibt so viele Menschen, die unermessliches Leid erfahren. Trotzdem gelingt es ihnen, jeden Tag ein Lächeln auf ihr Gesicht zu zaubern und aufrecht durchs Leben zu gehen. Nicht sofort, aber mit der Zeit. Weitermachen, weil es irgendetwas gibt, wofür es sich lohnt. Wir vergessen oft, wie gut es uns geht und in welcher Komfortzone wir leben. Wir regen uns über Kleinigkeiten auf und übersehen die wirklich wichtigen Dinge. Die Liebe zwischen den beiden währte nur kurz, Fanny spürte sie ihr Leben lang. Nun können wir diesen Umstand bedauern, wir können den Blick aber auch darauf lenken, wie wundervoll es ist, dass sie diese tiefe Liebe erfahren durften. Viele Menschen sind ein Leben lang auf der Suche danach, ohne sie jemals zu finden. Was deine Großeltern hatten, ist ein wertvolles Geschenk. Wenn ich die Wahl hätte, würde ich lieber für eine begrenzte Zeit die Einzigartigkeit wählen, anstelle einer lebenslangen Beliebigkeit.«

Charlotte kann in der Dunkelheit nur seine Umrisse erkennen. Ganz deutlich spürt sie jedoch seinen intensiven Blick und seine Präsenz. Wieder bringt sie nur ein Nicken zustande.

»Komm, wir gehen nach Hause.« Vincent zieht sie hoch.

»Nach Hause«, wiederholt Charlie im Geiste. Ein gutes Gefühl.

10

Charlie erwacht vom Klopfen an der Tür. Nach einer unruhigen Nacht fühlt sie sich wie erschlagen. Die Tür öffnet sich und Louisas Kopf erscheint.

»Wir haben Frühstück gemacht. Hast du Lust zu uns zu stoßen?«

Charlotte richtet sich auf und schüttelt den Kopf, als wolle sie alle Spinnweben beseitigen, die sich darin festgesetzt haben. »Ja, gebt mir zehn Minuten, ich muss noch wach werden.«

Nach einer belebenden Dusche springt sie die Treppe hinab. Sarah und Louisa beobachten sie aufmerksam.

»Erst Kaffee, dann erzähle ich euch alles.«

Schweigend beginnen sie zu frühstücken. Sarah ist die Ungeduld anzusehen, doch sie hält sich zurück. Charlie zieht ihre Beine auf den Stuhl, umschlingt diese mit ihren Händen und fängt an, von ihrem Besuch bei Marie zu erzählen. Immer wieder sucht sie nach Worten, stockt, beginnt von Neuem. Zwischendurch löst sich die ein oder andere Träne, die still ihre Wange hinabläuft. Die Freundinnen hören wie gebannt zu, das angebissene Baguette in der Hand haltend. Louisa, der Romantikerin, ist der Herzschmerz anzusehen, Sarahs ungläubige Augen zeigen ihre eigene Betroffenheit. Nachdem Charlie endet, sagt lange keine der drei ein Wort. Louisa streckt ihre Hand aus und drückt Charlies Knie.

Wie immer erholt sich Sarah als Erste. Sie räuspert sich und nimmt einen Schluck Kaffee. »Das hört sich an, als wäre ich in einen Kinofilm geraten. Wie geht es dir denn jetzt?«

»Einerseits bin ich froh, nun alles zu wissen. Keine Geheimnisse mehr, keine losen Enden. Mit Ehrlichkeit komme ich besser zurecht als mit Halbwahrheiten. Für mich ist es großartig, eine Zeitzeugin gefunden zu haben, die Fanny sehr gut kannte. Damit habe ich großes Glück, denn so viele Menschen, die diesen Teil der Geschichte erlebt haben, gibt es nicht mehr. Marie ist zwar rüstig, aber dennoch hochbetagt. Sie ist eine faszinierende Frau, die mich beeindruckt hat. Andererseits bin ich traurig. Ein Happy End wäre schön gewesen. Es nimmt mich mit, dass Fanny ihre große Liebe verloren hat und das auf diese ungewisse Weise. Ich verstehe gut, dass sie keinen Neuanfang wagte. Außerdem war da immer die Hoffnung, die erkenne ich erst jetzt. Manchmal hielt sie in der Gartenarbeit inne und schaute zum Tor, als würde sie jemanden erwarten. Aber es kamen immer die Falschen.«

»Treue ein Leben lang, das kann ich mir nicht vorstellen.« Sarahs Bemerkung kommt aus den Tiefen ihrer Seele, begleitet von einem verständnislosen Kopfschütteln. Damit bricht sie den Bann.

Louisa und Charlie lachen laut auf.

»Ich stelle mir das wundervoll vor und wünsche mir genau diese Liebe. Meine Eltern leben mir das täglich vor. Für weniger bin ich nicht bereit, auch wenn ich darauf warten muss, bis in hohe Alter.« Louisas Gesicht bekommt einen sehnsüchtigen Ausdruck. Mit einem Kopfnicken bekräftigt sie ihre Worte und blickt ihre Freundinnen herausfordernd an.

»So lange wird es schon nicht dauern, immerhin bist du ganz ansehnlich.« Sarah stößt Louisa neckisch in die Seite.

»Ich habe eine heiße Nacht mit Luc verbracht. Wenn ich mir vorstelle, von nun an mit einem Mann mein Leben zu verbringen, kommt mir das wie viele entgangene Chancen vor. Der Gedanke langweilt mich und ich werde bei dieser Vision sofort müde. Nach der ersten Phase setzt doch sofort der Abnutzungsprozess ein. Langweiliger Sex an festgelegten Tagen, viel Schweigen, Jogginghosen und Bierbauch. Da ziehe ich die aufregenden, kurzweiligen Abenteuer vor. Neugierig zu sein, nicht genau zu wissen was kommt, den Körper des anderen entdecken, das Prickeln und die Nervosität. Nicht zu verachten ist auch die Unverbindlichkeit. Schmutzige Socken und Hypotheken auf die Immobilie gehen mich nichts an. Ich glaube, so eine tiefe Liebe würde mir Angst machen, da sie sich für mich nach so viel Verpflichtung anhört. Dafür bin ich nicht geschaffen.«

Louisa und Charlie sind überrascht. Selten gewährt Sarah Einblicke in ihr Seelenleben. Sie macht die wichtigen Themen mit sich aus, ab und an verkündet sie ihre Entscheidungen, aber auch nicht mehr.

»Ich frage mich, wovor zu wegläufst. Mir kommt es vor, als würdest du mit jedem Lebensjahr schneller rennen.« Louisa ist offensichtlich nicht bereit, Sarahs Haltung unkommentiert hinzunehmen. Sie will ihre Sichtweise verteidigen.

Charlie ist gespannt auf die Reaktion der Freundin. Sarahs Zündschnur kann mitunter sehr kurz sein.

Diese lehnt sich zurück und verschränkt die Arme vor der Brust. »So würde ich das nicht bezeichnen. Ich habe einfach beschlossen, mitzunehmen was geht. Am Ende meines Lebens möchte ich sagen können, dass ich so viel als mir möglich war, darin untergebracht habe. Dass es erlebnisreich und aufregend war. Lieber einen Fehler mehr machen als Langeweile. Und da ich nicht weiß, wie lange ich leben werde, bin ich immer etwas in Eile.«

»Das ist ein interessantes Lebensmotto, Sarah, und es passt zu dir. Trotzdem bin ich der Meinung, es ist zu kurz gesprungen. Du kannst beides haben, davon bin ich überzeugt«, entgegnet Louisa. Sie lächelt Sarah aufmunternd zu, als würde es sich um eine schwierige Mathematikaufgabe handeln, deren Lösung sie ihr zutraut.

»Du bist unverbesserlich.« Sarah steht auf und nimmt die Freundin in den Arm. Sie setzt sich wieder und erinnert sich an das fast unberührte Frühstück. »Was sagst du dazu, Charlie?«, fragt sie kauend.

»Uff, so tiefgründige Grundsatzgespräche am Morgen überfordern mich.«

»Ausweichen gilt nicht.« Louisas Augen fixieren sie.

»Darüber habe ich noch nicht nachgedacht. Vermutlich nehme ich die Dinge, wie sie kommen, und entscheide dann, wobei ich gerne einen Plan habe. Ich schließe nicht aus, dass es dieses Sehen und Lieben vom ersten Moment an gibt. Aber ich glaube, das kommt in Romanen und Filmen öfter vor als im wahren Leben. Mir sind Respekt, Ehrlichkeit und Loyalität wichtig, ja, und Vertrauen. Erst dann kann sich Liebe entwickeln, die dann so lange andauert, wie sie eben dauert.«

»Machst du gerade uns oder dir selbst was vor? Du willst doch nicht etwa leugnen, dass Vincent vom ersten Augenblick an romantische oder vielleicht auch nur erotische Gefühle in dir ausgelöst hat!« Sarah beugt sich über den Tisch.

Charlie windet sich und schaut Louisa hilfesuchend an. Doch diese zuckt nur mit den Schultern und fährt fort, Marmelade auf ihr Croissant zu löffeln.

»Okay, ich gebe zu, da ist etwas, das ich nicht einordnen kann und mich berührt. Mein Herz fängt an zu flattern, ich werde nervös und benehme mich dämlich. Ich mag ihn. Er ist sympathisch, humorvoll, aber auch ernsthaft. Unsere Unterhaltungen sind locker und können bei wichtigen Themen Tiefgang haben. Er arbeitet genauso hart wie wir, ist kompetent und hat ein großes Herz für seine Mitarbeiter. Ich mag seinen Ehrgeiz und er macht die richtigen Dinge im richtigen Moment. Was ich für ihn empfinde, weiß ich nicht, da es ein unbekanntes Gefühl ist. Ich bin auf fremdem Terrain ohne Kompass unterwegs. Die Zeit, die ich mit ihm verbringe, ist sehr schön. Das sollte für den Moment ausreichen.«

»Reicht es denn aus?« Louisa lässt nicht locker.

»Es ist kompliziert. Ich will nicht mit dem Feuer spielen und Brandwunden erleiden.«

»Deshalb ziehst du dich lieber vorsorglich zurück, bevor du eine Ahnung hast, was kommen könnte. Das passt nicht zu dir. Du scheust doch Herausforderungen sonst auch nicht«, mischt sich nun Sarah ein.

»Das stimmt, aber dieses Mal geht es um mein Herz. Das ist schon eine große Nummer.«

»Oh, so schlimm ist es schon? Du hast Angst vor Verletzungen, oder?« Damit hat Louisa den Nagel auf den Kopf getroffen.

»Ja, und bevor du mir weiter zusetzt, gestehe ich ein, dass ich bereits jetzt schon verletzt werden kann. Schon allein dadurch, dass meine Gefühle einseitig sein könnten und Vincent vielleicht nicht mehr in mir sieht als eine gute Freundin, oder schlimmer noch, seine Geschäftspartnerin.« Resigniert stützt Charlie den Kopf in die Hände. Das hatte sie alles so nicht geplant. Nie hätte sie gedacht, dass ein paar Tage Provence ausreichen würden, um ihr Leben auf den Kopf zu stellen.

»Lass es doch locker auf dich zukommen.«

Louisas gut gemeinten Ratschlag kommentiert Charlie mit einem Schnauben. »Wenn du mir sagst, wie das geht, mache ich das gerne.«

»Egal, was passiert, wir sind immer für dich da«, sagt Louisa mit Inbrunst.

»Somit habe ich mal wieder Recht. Mein Motto ‚schön an der Oberfläche bleiben' bietet viele Vorteile. Solltet ihr auch probieren.« Sarah steckt sich eine Erdbeere in den Mund und lächelt triumphierend.

Charlotte ist ihr dankbar, dass sie die ernste Atmosphäre auflockert. »Was habt ihr heute vor?«, fragt sie die Freundinnen.

»Wir fahren nach Avignon und stürzen uns in Kultur und Geschichte. Ich möchte mir den Papstpalast ansehen und auf der Brücke von Avignon tanzen – Sur le pont d'Avignon ...«, stimmt Louisa das bekannte Lied an. Sie gerät in Fahrt. »Das wird auch dir gefallen, Sarah. Die Päpste lebten zu dieser Zeit alles andere als zölibatär und der ein oder andere Mord war auch dabei. Anschließend lassen wir uns durch die Gassen treiben, setzen uns in eine Bar und stürmen die kleinen Lädchen.«

»Ich bin dabei, aber bitte keine weiteren Kirchen«, meint Sarah. »Was hast du auf dem Programm, Charlie?«

»Vincent hat mir gestern Abend einen lauschigen, ruhigen Platz am Wasser gezeigt. Ich nehme das Rad und versuche, diesen wiederzufinden. Anschließend gehe ich mit auf die Felder. Etwas in der Erde wühlen ist heute genau das Richtige.«

Das Trio verabschiedet sich voneinander. Charlie hat etwas Mühe, den Waldweg, der zur Bucht führt, zu entdecken. Im dritten Anlauf gelingt es ihr und sie setzt sich ans Ufer, zieht die Schuhe aus und taucht die Füße in das kalte Wasser. Alleinsein tut ihr gut, dafür war die letzten Tage wenig Gelegenheit. Gedankenverloren wirft sie kleine Steine ins Wasser. Charlie liebt das Leben geordnet und berechenbar. Sie kann durchaus spontan sein, auch verrückte Dinge tun ist ihr nicht fremd, aber sie möchte jederzeit die Zügel in der Hand haben. Überraschungen schätzt sie nur, wenn es um Blumensträuße und Lottogewinne geht. Chaos im Umfeld stört sie nicht, mit Chaos in ihrem Gefühlsleben sieht es anders aus. Dieses versucht sie nun zu ordnen.

Sie gesteht sich ein, dass sie sich verliebt hat. Völlig überraschend und unvorbereitet. Sie erinnert sich an Maries Worte, dass Fannys Herz Frederic sofort vor die Füße gefallen war. Ihr geht es ähnlich. Nur weiß sie nicht, ob Vincent es auffängt oder tottrampelt. Ob sich die Geschichte unter geänderten Vorzeichen wiederholt? Der Gedanke fasziniert und erschreckt sie zugleich. Aber er verleiht ihr auch etwas Mut. *Warum nicht? Was kann im schlimmsten Fall passieren*? fragt sich Charlotte, um sich sofort selbst die Antwort darauf zu geben. *Viel, meine beruflichen Pläne lösen sich vielleicht in Luft auf, wenn Vincent und ich im Streit auseinander gehen. Er könnte Manoir Remy verlassen und ich müsste einen neuen Verwalter suchen. Also besser die Finger davonlassen*, bläut sie sich ein. Sie bedauert es, nicht Sarahs Leichtigkeit leben zu können. Dann hätte sie Vincent heiß gemacht und die Zeit genossen, ohne an morgen zu denken.

Sie lässt sich auf den Rücken fallen und hört dem Murmeln des Baches zu. Am Himmel stehen Federwölkchen, hier im Schatten ist es angenehm kühl. Sie beobachtet das Vorbeiziehen der Wolken.

»Grand-mère, was würdest du mir raten? Mit dem Feuer spielen oder einen kühlen Kopf bewahren? Beides zusammen geht, glaube ich, nicht.« Charlotte übergibt ihre Worte dem Wind und lauscht auf die Antwort, die sich in ihrem Kopf bildet. Fannys Gesicht, mit einem nachsichtigen Lächeln auf den Lippen erscheint vor ihrem geistigen Auge.

»Vertraue mit offenem Herzen in das Leben. Es wird dir das bringen, was für dich bestimmt ist.«

»Wenn das so einfach wäre.«

»Ich habe nicht gesagt, dass es einfach ist. Aber einfach kann jeder.«

Charlotte meint, Fannys neckisches Zwinkern vor sich zu sehen. Sie steht auf und beschließt, die Grübeleien für heute sein zu lassen.

Den restlichen Tag verbringt sie mit Simone auf den Feldern und spürt mit jeder Stunde, wie sie wieder ihr Gleichgewicht findet.

Die verbleibenden Tage sind ausgefüllt mit Aktivitäten und verfliegen im Nu. Sarah und Louisa besuchen Marseille mit Monique, die alle Ecken der Stadt kennt, unternehmen einen Ausflug in die Calanques und bewundern die Flamingos in der Camargue. Dort erstehen sie den Stoffflamingo für Irmas Enkelkind und die Liste der gewünschten Mitbringsel erhält ein letztes Häkchen. Charlotte verbringt die Zeit mit Vincent, sie kennt die Abläufe in der Zwischenzeit gut und kann sich immer mehr einbringen. Der Umgang zwischen ihr und Vincent ist locker und kameradschaftlich. Jeder fühlt sich in der Gesellschaft des anderen wohl. Die zufällig herbeigeführten Berührungen elektrisieren Charlotte und heizen ihre

Fantasie an. Sie meint zu spüren, dass es ihm ähnlich geht. Wenn Charlie an die nahe bevorstehende Abreise denkt, legt sich ein Stein auf ihre Brust.

Am Nachmittag des letzten Tages sind Vincent und Charlie wieder zu Pferd unterwegs. Sie ist sich nicht sicher, ob er sie ärgern möchte, oder die Tiere wirklich Bewegung benötigen.

»Ich habe eine Überraschung für dich«, sagt er plötzlich und lenkt die Pferde Richtung Gutshaus.

Sie erkennt eine Gestalt auf den Stufen sitzend, die sich beim Näherkommen der beiden mühsam erhebt. Ein erfreuter Laut entfährt ihr, als sie Marie erkennt.

»Hallo Charlotte, Vincent rief mich heute Morgen an. Er fragte mich, ob ich nicht Lust hätte, dich durchs Haus zu führen, sodass du einen Eindruck gewinnst, wie es einmal war. Das könnte dir bei der Planung für die Renovierung helfen.«

Sprachlos wendet sich Charlie zu Vincent um. Ihm fliegt ihr Herz zu. »Danke, dass du daran gedacht hast. Das bedeutet mir viel.«

Er streicht ihr eine Locke aus der Stirn und hilft Marie die Stufen hoch. Im Eingangsbereich bleibt sie stehen, dicht hinter ihr Charlie und Vincent. Sie sucht und findet seine Hand. Gespannt warten sie auf Maries Ausführungen. Diese nimmt sich Zeit, die Halle in Ruhe zu betrachten. Sie wirkt weit entfernt.

»Ich habe dieses Haus immer geliebt. Es hat sich nichts verändert, zumindest nicht auf den ersten Blick. Hier gibt es so viel Platz, den wir zu Hause nicht hatten. Außer meinen Eltern und Brüdern beherbergten wir häufig Verwandte und Gemeindemitglieder. Es war immer eng und voll. Hier konnten wir toben, die Treppe hochrennen und das Geländer hinunterrutschen.«

Langsam betritt sie das Wohnzimmer, beschreibt die frühere Einrichtung und streut ihre Erinnerungen ein. Gemütliche Abende vor dem großen Kamin, Abendessen im Salon, häufig mit Gästen und sie erzählt von den unzähligen Büchern in den Regalen der Bibliothek.

»Oft wählte Fannys Vater eine Lektüre für uns aus. Zum Lesen kuschelten wir uns gemeinsam in einen großen Sessel. Später diskutierten wir mit ihm über den Inhalt.«

»Was wohl aus den Büchern geworden ist?«, fragt Charlie.

»Ich nehme an, die meisten wurden verbrannt. Dein Urgroßvater war ein Freigeist, die meisten seiner Bücher standen sicher auf der schwarzen Liste der Nazis«, vermutet Marie.

Sie berichtet von gesellschaftlichen Anlässen und füllt die leeren Räume mit Leben. In der Küche fährt sie mit der Hand über den alten Herd.

»Die Küche war der Dreh- und Angelpunkt des Hauses. Hier wurde der Alltag gelebt. Wer das Haus betrat, kam über die Küchentür herein. Am Vordereingang zu klingeln, auf diese Idee kam niemand.«

Charlie bricht in Lachen uns und freut sich darüber, dass manche kleinen Dinge Beständigkeit haben. Auch in Steinhagen werden die Häuser über die Hintertüren betreten, da man sich kennt.

Marie hat sich warmgeredet und schwelgt in Erinnerungen. Mit jedem Satz wirkt sie jünger und lebendiger. Vincent und Charlie lassen sich gerne mitnehmen auf diese Zeitreise.

»Ich würde euch gerne noch Fannys Zimmer zeigen und das Gästezimmer, in dem ich übernachtet habe. Das Elternschlafzimmer war für uns tabu, in den anderen Räumen war das Personal oder Besuch untergebracht. Allerdings traue ich mir die Treppe nicht zu.«

Vincent schafft Abhilfe, indem er Marie in seine Arme setzt und die Treppe hochträgt. Oben angekommen kichert sie wie ein Teenager. Er dreht sich zu Charlie um. »Du auch?«, dabei zieht er vielsagend die Augenbrauen nach oben.

Charlie lacht und schüttelt den Kopf. »Auf dieses Angebot komme ich in fünfzig Jahren gerne zurück.«

Marie tritt an ein Fenster und genießt die Aussicht. »Hier saßen wir oft auf der Fensterbank. Wir konnten das Geschehen auf dem Hof beobachten und die Betriebsamkeit auf einigen der Felder. Fanny saß rechts, ich links. Ihr Zimmer war in kräftigen Farben gehalten, für mädchenhafte Pastelltöne hatte sie nicht viel übrig. Ihr Zimmer würde man heute als funktional bezeichnen. Ein Schreibtisch, das kleine blaue Sofa, ein weißes Holzbett und ein fliederfarbener Schrank. Komfortabel war das eigene Badezimmer. Ich fühlte mich hier immer ein wenig wie eine Prinzessin. Fanny war den Luxus gewöhnt und dachte nicht weiter darüber nach. Sie war aber nie arrogant, im Gegenteil, ihr Herz war groß und sie teilte gerne mit anderen. Das Landgut war für sie selbstverständlich, sie dachte über ihr Umfeld nicht nach. Die Haltung, die Fannys Eltern an den Tag legten, kommt dem hanseatischen Understatement sehr nahe, nicht mit dem, was man hat zu protzen. Dir kommt das bestimmt bekannt vor Charlie, du bist ja in Hamburg aufgewachsen.«

»Nur bis zum fünften Lebensjahr, aber ich weiß, was du meinst.«

Sie schlendern gemeinsam durch die angrenzenden Zimmer. Marie konstatiert: »Aus meiner Sicht reicht es aus, das Haus instand zu setzen. Es ist besser erhalten als ich dachte. Was hast du denn damit vor? Möchtest du selbst hier wohnen, wenn du hier bist?«

»Nein, dazu ist es viel zu groß«, entgegnet Charlie. Sie berichtet von ihren Plänen, Marie freut sich sichtlich über die Begeisterung, die Charlie versprüht.

»Die Idee ist toll, dafür eignet sich das Haus hervorragend. Ich hoffe auf eine Einladung zur Eröffnungsfeier. Allerdings solltest du dir damit nicht zu viel Zeit lassen.«

»Wir würden gerne im April eröffnen. So genau haben wir das aber noch nicht besprochen, es würde jedoch Sinn machen.«

»Ich bin mir sicher, ihr werdet dieses Ziel erreichen. Ich habe heute mit Monique gesprochen, die Feuer und Flamme für das Projekt ist. Sie ist schon dabei, Freunde zu aktivieren, die euch unterstützen können. Meine Schwester lässt selten etwas anbrennen«, meldet sich Vincent zu Wort.

Marie besteht darauf, die Treppe selbst hinabzusteigen. Vincent hält sie vorsichtshalber fest. Vor dem Haus wartet bereits ein Auto, das sie wieder ins Dorf zurückbringen wird. Herzlich verabschieden sich die Frauen voneinander und versprechen sich gegenseitig, in Kontakt zu bleiben.

Umständlich wühlt Marie in ihrer Handtasche und befördert daraus ein abgegriffenes Notizbuch. »Hierin sind einige Rezepte meiner Eltern enthalten. Vielleicht hast du Lust darauf, das eine oder andere auszuprobieren.«

Charlie freut sich riesig über dieses Geschenk und blättert die Seiten durch.

Aus dem Auto heraus kann sich Marie eine letzte Bemerkung nicht verkneifen: »Ihr seid ein schönes Paar, wie ihr da vor dem Portal steht. Fanny hätte das gefallen.« Sie winkt den beiden fröhlich zu, die ihr verwundert nachsehen.

Vincent reagiert souverän. »Sie muss immer das letzte Wort haben. Dafür ist sie im Dorf bekannt.«

Den späten Nachmittag nutzt das Trio, um alle Waren, die sie mit nach Hause nehmen möchten, zusammenzupacken: Obst, Gemüse, Olivenöl, Lavendel und die selbstgemachten Produkte von Clotilde. Diese packt noch luftgetrockneten Schinken und Salami dazu. Vincent hat Säcke des rekultivierten Getreides organisiert und Charlie fragt sich, wie sie das alles transportieren sollen. Das Beladen des Wagens ist wie Tetris spielen. Wie immer fällt Sarah eine Lösung ein, indem sie die Getreidesäcke auf die Sitze verteilt und beschließt, Charlie und Louisa könnten darauf Platz nehmen. Dass beide während der langen Fahrt den Kopf schief halten müssen, interessiert sie nicht im Mindesten.

Der letzte Abend bricht an und Clotilde hat sich ein besonderes Mahl ausgedacht – frischen Fisch vom Grill. Ihr Mann Jaques hat am frühen Morgen seinen Freund zum Fischfang begleitet und allerlei Köstlichkeiten mitgebracht. Garnelen, Stockfisch, Muscheln, Sardellen und was das Meer noch so hergab. Der Hochgenuss ist Clotildes selbstgekochte Bouillabaisse. Sie verbringen einen lustigen Abend mit den Gaspards und allen Mitarbeitern. Etwas Wehmut liegt in der Luft, sind doch die Tage schnell vergangen und der Abschied fällt schwer. Luc und Sebastian, der knorrige Olivenbaum, gesellen sich zu ihnen, fragen nach, ob sie denn wiederkommen werden. Luc ist anzumerken, dass es ihm ausreichen würde, Sarah wiederzusehen. Die drei verabschieden sich von den Menschen, die sie so freundlich in ihrer Mitte aufgenommen haben. Charlie geht Clotilde noch zur Hand, während sich Sarah und Louisa auf den Weg zum Gästehaus machen. Die letzten Habseligkeiten müssen noch eingepackt und verstaut werden.

Nun ist auch für Charlie der Moment gekommen, den Gaspards Adieu zu sagen. Vincent bietet ihr an, sie noch zu begleiten. Gemeinsam schlendern sie den Weg entlang. Sie scheinen es beide nicht eilig zu haben. Vincent berichtet, was für ihn in den nächsten Wochen ansteht, Charlie ist mit den Gedanken auch schon bei den Aufgaben, die sie erwarten werden. Viel zu schnell stehen sie vor der Veranda des Gästehauses. Etwas befangen möchte sich Charlie mit den üblichen Wangenküsschen verabschieden. Doch Vincent hat andere Pläne und zieht sie in seine Arme. Langsam nähern sich seine Lippen ihren und er küsst sie sanft. Charlie lässt sich gegen ihn fallen und erwidert den Kuss. Ihre Arme legen sich wie von selbst um seinen Hals. Der Kuss wird fordernder, drängender und ihre Zungen erforschen sich gegenseitig. Charlie entweicht ein lustvoller Laut, in ihr explodieren tausend Sterne. Vincent drängt sich enger an sie, der Kuss wird hinausgezögert, zart und spielerisch und nimmt erneut an Intensität zu. Es bedarf all ihrer Willenskraft, sich von ihm zu lösen. Einen Moment bleiben sie noch eng aneinander geschmiegt stehen und betrachten den Sternenhimmel über ihnen.

Vincent drückt ihr einen leichten Kuss auf die Stirn, verpasst ihr einen Klaps auf den Po und löst sich von ihr. Mit einem frechen Grinsen sagt er leichthin: »Au revoir, jetzt hast du noch etwas, worüber du nachdenken kannst.« Er dreht sich um und macht sich auf den Weg zum Verwalterhaus.

Charlie steht da und sieht ihm nach, unfähig einen klaren Gedanken zu fassen.

Die Tür wird aufgerissen, Charlie sieht Sarah im Gegenlicht, Louisa schiebt sich neben sie.

»Wir wollen jede Einzelheit wissen!« Sarah schwingt die Hüften.

Charlie stöhnt auf. »Ich glaube es nicht. Habt ihr wirklich hinter den Vorhängen gestanden und uns beobachtet?«

»Ja, klar! Denkst du, das Schauspiel lassen wir uns entgehen?«, gibt Sarah unumwunden zu.

Zumindest Louisa sieht aus, als würde sie ein klein wenig das schlechte Gewissen plagen.

»Wir nehmen regen Anteil an deinem Leben und interessieren uns für dich. Dazu sind Freundinnen da. Also spare dir die Vorwürfe. Wir sind auch da, wenn es schief geht und reichen dir die Taschentücher, hören uns dein Gejammer an und bauen dich wieder auf.«

Sarahs Pragmatismus bringt Charlie zum Lachen, auch wenn sie noch verärgert ist.

»Komm, wir trinken das letzte Glas Wein auf der Veranda«, mischt sich Louisa ein.

Sie prosten einander zu, Sarah fixiert Charlotte, legt den Kopf schräg und grinst. »Gib zu, du hättest es genauso gemacht. Es war einfach zu romantisch. Ihr beide unter den Sternen in einen innigen Kuss vertieft. Ich glaube, Vincent musste sich ganz schön beherrschen, seine Hände nicht wandern zu lassen. Einen Moment dachte ich, jetzt kommt gleich die Titanic vorbei, mit Kate Winslet und Leonardo DiCaprio auf dem Bug. Ihr wisst schon, die Flugnummer.«

Sarahs Oktavenlachen ist zu mitreißend, um Widerstand zu leisten.

»Ich bringe es am besten gleich hinter mich. Ja, es war schön, prickelnd, erotisch und ich wollte nicht aufhören. Ich sah die Sterne tanzen. Am liebsten würde ich an seine Tür klopfen und einen Nachschlag verlangen. Aber das traue ich mich nicht. Vor allem nicht nach seinen letzten Worten.« Charlie strahlt und spürt die Schmetterlinge in ihrem Bauch.

»Was waren seine letzten Worte?«, fragt Louisa.

»Er meinte, jetzt hätte ich etwas zum Nachdenken. Oder so ähnlich. Ich weiß nicht, was er damit meint.«

»Da hat dich jemand gut kennengelernt in der kurzen Zeit. Du neigst dazu, die Dinge zu Tode zu denken. Der Ausdruck im Englischen trifft es besser – overthinking. Viel im Kopf, wenig im Herzen. Da stellt Vincent schon eine Herausforderung für dich da. Frag mich, ich habe die Küchenpsychologie im Blut.« Zur Bestätigung ihrer Worte nickt Sarah nachdrücklich.

»Auch wenn du es nicht gerne hörst, stimme ich Sarah zu. Mach dir mal keine Gedanken und lasse alles auf dich zukommen.«

Charlie brummt.

»Auf alle Fälle wird der Sommer spannend«, bemerkt Sarah mit einer Prise Zynismus.

»Du kannst dir sicher sein, liebe Sarah, wenn du dich mal verliebst, ich werde mich an dir rächen. Voyeurismus kann ich auch.« Charlie droht der Freundin mit dem Zeigefinder.

Die lacht auf. »Das wird nicht passieren.«

Sie lassen die Tage Revue passieren und sind sich einig darin, eine wunderbare Zeit hier verbracht zu haben. Jede für sich hat viel erlebt, ein neues berufliches Projekt im Gepäck und die Aussicht auf viele weitere Aufenthalte in der Provence versetzen die Freundinnen in eine ausgelassene Stimmung. Nur widerwillig erheben sie sich und gehen zu Bett, denn am nächsten Morgen wollen sie früh starten. Trotz aller Begeisterung zieht es sie nach Hause zu ihrer Bäckerei, den Freunden und ihrem Team.

Charlotte braucht lange, bis sie in den Schlaf findet. Zu ereignisreich und aufwühlend waren die letzten Tage. Angefüllt mit Aktivität, die ihr wenig Raum und Zeit zur Ruhe und zum Nachdenken boten. Sie spürt, dass es wieder Zeit wird, in ihre Backstube zurückzukehren. Die Routine, das Kneten und Formen der Teige und Brote entspannen sie und geben ihr Struktur. Ihr inneres Chaos wird sie dadurch in den Griff bekommen, dessen ist sie sich sicher.

Ihr ist jedoch klar, dass sie sich nichts vormachen kann. Sie wird Vincent nicht einfach beiseiteschieben können und ihn vermissen, egal wie viel Arbeit und Aktivität sie in ihr Leben packt. Er wird wie eine lästige Fliege sein, die statt gegen eine Glühbirne, an ihre Schädeldecke wummert.

In der Zwischenzeit ist sie wieder hellwach. In ihrem Häuschen wäre sie jetzt in die Küche gegangen und hätte angefangen, Brot zu backen. Auf ruheloses Hin-und-her-Wälzen hat sie keine Lust und nimmt stattdessen Maries Rezeptheft zur Hand. Viele der Brotsorten kennt sie, aber sie stößt auch auf Gebäck, das auf Maries jüdischen Glauben zurückgeht: das traditionelle Zopfbrot, Rugelach – kleine Hörnchen mit Aprikosen-Walnuss-Füllung, Apfelkuchen und Leckach, den süßen Neujahrskuchen. Sie ist neugierig, wie die Kundschaft auf das Gebäck reagieren wird und würde am liebsten sofort loslegen. Die Kunden werden sich so oder so auf Neuerungen einstellen müssen, aber bisher sind alle geschäftlichen Veränderungen gut angekommen. Warum sollte es dieses Mal anders sein? Die Müdigkeit gewinnt langsam die Oberhand und mit den Gedanken an Bagels und Mandelbrot kuschelt sie sich in ihre Decke.

# 11

Charlie hat es eilig, in die Bäckerei zu kommen. Sie steckt voller Tatendrang und kann es kaum erwarten, mit der Arbeit zu beginnen. Schnellen Schrittes geht sie durchs Dorf. Alles blüht, die Obstbäume hängen voller Früchte und der Morgen ist erfüllt von Vogelgezwitscher. Sie liebt die Stimmung des frühen Morgens und den typischen Geruch des Sommers. Michel, der Zeitungsausträger, winkt ihr von weitem zu. Sie erwidert den Gruß, freut sich, wieder zu Hause zu sein.

Nach ihrer Ankunft gestern Abend hat sie alle Fenster geöffnet und die laue Abendluft erfüllte das Häuschen. Ihr erster Gang führte sie in den Garten. Zufrieden stellte sie fest, dass Erika sich um alles gekümmert hat. Sie pflückte Himbeeren, die ersten reifen Aprikosen und Kirschen. Aus der Fülle zu schöpfen, ihren Erntekorb bis an den Rand zu beladen, bereitet ihr jedes Jahr ein besonderes Vergnügen. Sie kann ihren Eigenbedarf damit decken, der größte Teil wandert jedoch in die Bäckerei. Die Ausbeute des gestrigen Tages baumelt an ihrem Arm.

Sie öffnet die Hintertür und saugt die Luft in der Backstube ein. Ein glückliches Lächeln breitet sich auf ihrem Gesicht aus. Während sie das Obst und Gemüse in den Kühlraum bringt, vergewissert sie sich, dass die Teige für den heutigen Tag vorbereitet sind. Schnell heizt sie die Öfen an und beginnt mit den Vorbereitungen. Sie möchte heute einiges Neues ausprobieren, ganz oben auf der Liste stehen Maries Rugelach mit Aprikosen- und Kirschfüllung, sowie Clotildes Ziegenkäsekuchen mit Zitronentopping und Lavendel. Die zusätzlichen Aufgaben vermerkt sie auf der To-do-Liste des Tages.

Sie verschafft sich einen Überblick und stutzt. Die Tafel ist dicht beschrieben, die Aufgaben sind mit Namen versehen. Beim Durchlesen bekommt Charlotte das Gefühl, die halbe Welt tummelt sich in der Bäckerei. Sie findet Tortillabrötchen, Frühlingsröllchen und Auberginendreiecke. Auch der nordische Einschlag ist durch Barbara wiederzufinden: Anisschnitten, Franzbrötchen, Friesentorte, finnische Haferkekse und Knäckebrot. Das Naan- und Pittabrot, die Marshmallowtörtchen und verschiedene Eclairs sind Aina zugeordnet. Typisches schwäbisches Backwerk, wofür Marion verantwortlich ist, rundet das Angebot ab. Charlie staunt und beschließt, eine kurze Runde durch den Laden zu drehen.

Vor der Chocolatier-Theke verweilt sie und entdeckt einige neue Pralinensorten, teilweise orientalisch angehaucht. Sie steckt sich eine davon in den Mund und genießt mit geschlossenen Augen – dunkle, herbe Schokolade, karamellisierte Mandelsplitter, Kardamom, Vanille, Zimt und kandierte Orangen. Der Sandwich-Theke wirft sie nur einen kurzen Blick zu, da diese sich erst im Laufe des Tages füllen wird. Aus den Augenwinkeln überfliegt sie die Schilder und bleibt abrupt stehen. Lachsburger, Thunfisch-Hot-Dog mit Garnelen, Baguette mit Zucchini, Lachs und Feta, Bauernfrühstück-Schnitten und geröstetes Sylter Landbrot mit Bacon, Spiegelei, Spinatsalat und Tomaten. Charlie bleibt vor Staunen der Mund offenstehen. Das Team hat in zehn Tagen mal eben das Angebot neu variiert. Sie schüttelt den Kopf und ist neugierig, was Thelma zu berichten weiß. Das Engagement des Teams überrascht sie positiv und sie macht sich mit Elan an ihre Arbeit.

Einer Stunde später treffen erst Marion und Louisa ein, dann Aina und Barbara. Die Begrüßung fällt freudig aus. Alle drei Mitarbeiterinnen erzählen von ihren Aktivitäten und Erfolgen.

»Wir haben einiges ausprobiert und eigene Entscheidungen getroffen, was das Angebot betrifft. Ich hoffe, ihr seid nicht sauer auf uns.« Marions Blick wandert unsicher von Louisa zu Charlie.

»Bei mir rennt ihr offene Türen ein. Jede von uns hat andere Erfahrungen gemacht. Wenn wir diese zusammenbringen, sind wir die Besten!«, erwidert Charlie und legt Marion beruhigend die Hand auf die Schulter.

Louisa nickt zustimmend.

»Das dachten wir auch«, wirft Barbara ein.

»Ich kann es kaum erwarten, dir unsere Pralinenkreationen zu zeigen, Louisa. Aina und ich haben einen ganzen Abend herumgetüftelt, bis wir die beste Zusammensetzung gefunden haben.«

»Eine davon habe ich schon probiert – große Suchtgefahr!«, merkt Charlie an und verdreht genüsslich die Augen.

»Da bin ich gespannt. Das passt alles wunderbar zusammen. Ich komme mit neuen Rezepten und Ideen aus Frankreich und gerate inmitten von Menschen, die frischen Wind bringen. Kommt, wir starten und experimentieren. Genau das hat mir die letzten Monate gefehlt. Ich freue mich ebenso über euer Engagement wie Charlotte.« Louisa hat es eilig, in ihren Arbeitsbereich zu kommen.

Es stellt sich eine konzentrierte Ruhe ein, nur das Nordlicht Barbara ist am Schnacken.

Sarah erscheint in der Tür und balanciert einige leere Körbe, die sie auf die Abkühlfläche fallen lässt. »Hast du die Schilder in der Sandwich-Theke schon gesehen?«, fragt sie Charlie leicht konsterniert.

»Ja, hört sich lecker an. Ich hoffe, heute eines abzubekommen. Meine Wahl habe ich bereits getroffen.« Charlie wartet auf eine weitere Reaktion von Sarah, die anfängt, die Bestellungen zur Abholung zusammen zu packen. »Ich frage mich nur, wer die Idee hatte. Aber du hast Recht, das Angebot hört sich gut an. Etwas Abwechslung in diesem Bereich war vielleicht doch notwendig«, wendet sie selbstkritisch ein.

Tom, der Fahrer, schneit zur Tür herein und drückt seinen Mädels einen Kuss auf die Wange. »Ich komme nachher nochmals die Mittagsbestellungen abholen. Janina und Thelma haben einen Business-Lunch-Service ins Leben gerufen. Mitarbeiter und Mitarbeiterinnen von Firmen, Banken und so weiter können ihr Lunchpaket per Mail oder telefonisch bestellen. Das läuft wie geschnitten Brot. Viele ordern noch Kuchen, Törtchen oder Brot dazu.«

Tom lacht über seinen Vergleich selbst am meisten und strahlt über das ganze Gesicht, als hätte er gerade eine bahnbrechende Erfindung gemacht. Charlotte und Sarah tauschen einen erstaunten Blick.

»War Janinas Idee. Die Kleine hat sich prächtig gemausert. Beeil dich ein bisschen, Sarah, ich habe viel zu tun. Hat dich der Urlaub etwa faul und träge werden lassen?« Tom verpasst ihr einen Klaps auf die Kehrseite und beginnt, die Kisten zum Auto zu tragen.

Wortlos starrt Sarah ihm nach. »Janinas Idee, hat sich gemausert – ich glaube ich bin im falschen Film!«

Zum langen Nachdenken bleibt keine Zeit, die ersten Kunden verlangen nach ihren Frühstücksbrötchen. Sarah eilt durch die Räume und ist froh, als Frieda und Janina erscheinen. Der Geräuschpegel im Laden wächst und Charlotte beneidet Sarah nicht, die viele Male erzählen muss, wie der Frankreichurlaub denn nun war. Mit Louisa hat sie vereinbart, dass sie sich etwas später am Tag der Kundschaft stellen werden, um Sarah eine kurze Pause zu gönnen. Die Backöfen füllen sich, Marion und Charlie arbeiten Hand in Hand. Beide schätzen die Ruhe und es fallen nicht viele Worte.

»Etwas neugierig bin ich ja schon, Charlotte. Möchtest du ein bisschen von deinem Urlaub erzählen?«, fragt Marion.

»Ja, gerne, allerdings war es weniger ein Urlaub.«

Charlie beschreibt die Tage in der Provence, und sofort kann sie die trockene Erde und den Kiefernduft riechen. Sie sieht die Felder und Haine, Marie, Luc und Sebastian. Aber vor allem Vincent. Sie beschreibt Manoir Remy, behält alle weiteren Pläne zunächst für sich.

»Das hört sich wundervoll an. Leider ist es für einen Betriebsurlaub etwas zu weit«, bemerkt Marion.

Thelma durchschreitet den Raum und drückt sie. »Du siehst toll aus! So stelle ich mir eine Managerin bei Porsche vor.«

Charlie bewundert Thelmas roséfarbenes Kostüm, kombiniert mit einer champagnerfarbenen Chiffonbluse und modischen Pumps. »Wir waren nur zehn Tage weg. Ihr müsst irgendeinen Zaubertrank zu euch genommen haben.«

Thelma errötet und streicht sich das frisch gesträhnte Haar hinter die Ohren. »Deswegen stehe ich hier. Wenn ihr kurz ins Büro kommen könnt, erstatte ich euch Bericht. Ihr werdet staunen.«

»Aufgrund deines Äußeren tippe ich vor allem auf Veränderungen im privaten Bereich. Irgendetwas mit einem Y-Chromosom, habe ich Recht?«

Thelma windet sich und ihre Wangen röten sich noch eine Spur intensiver. »Oh Charlie, ich habe wirklich keine Zeit für ein Kreuzverhör. Außerdem solltest du dich in Acht nehmen, sonst fange ich an, dich zu löchern.« Sie droht ihr mit dem Zeigefinger und rauscht aus dem Raum. Charlie grinst in sich hinein und freut sich für die Mitarbeiterin, die ihr eine gute Freundin geworden ist.

Eine halbe Stunde später treffen sich die Partnerinnen in Thelmas Büro. Diese beschreibt den Teamgeist der letzten Tage und weiht sie in die Veränderungen ein, die vor allem den Online-Shop und das Business-Lunch-Angebot betreffen. Vorsichtig erwähnt sie, dass die Bäckerei nun auf Instagram und Facebook vertreten ist. Sarah verschluckt sich an ihrem Kaffee und muss erst wieder zu Atem kommen.

»Das war Janinas Idee. Sie ist in diesen Themen fit und hat die tägliche Pflege übernommen. Nun postet sie nicht mehr ihre Nagellackfarbe, sondern Sandwiches, Törtchen und Pralinen, sowie die täglichen Special Offers. Die Resonanz ist groß. Janina ist über sich hinausgewachsen. Das liegt vielleicht daran, dass ihre Mutter ihre Alkoholkrankheit erfolgreich überwunden hat. Die Abhängigkeit scheint die Tochter sehr belastet zu haben. Davon wussten wir nichts. Sie ist aufgeblüht und macht ihre Sache gut. Frieda hat sie sich anvertraut. Sie scheint die Rolle der Ersatzmama eingenommen zu haben. Die Idee der Sandwich-Vielfalt kommt von Aina, ich habe den Begriff des Business-Lunches dafür gefunden und in den

Online-Shop integriert. Mein Sohn kam mir zu Hilfe, diesen auf Vordermann zu bringen. Die Jugend hat den Vorteil, in der digitalen Welt aufzuwachsen und geht daher mit einer Selbstverständlichkeit mit diesen Themen um, die für mich teilweise Neuland sind. Er hat mir viel beigebracht und ich komme so langsam rein.«

»Ich habe ein richtig schlechtes Gewissen, Janina so oft angepflaumt zu haben«, gibt Sarah kleinlaut von sich. Probleme mit Müttern sind ihr wohlbekannt.

»Sie konnte einen aber auch in den Wahnsinn treiben, und Janina hat viel von dir gelernt«, fährt Thelma beruhigend fort. »Ich freue mich, dass ihr wieder da seid, und bin stolz auf unsere gemeinsame Leistung. Hoffentlich seht ihr das genauso.« Sie blickt gespannt in die Runde.

»Ich bin angetan und denke, wir sollten das Team zu einem gemeinsamen Essen bei Alessandro einladen. Unsere Wertschätzung soll nicht nur in Worten ausgedrückt werden.« Louisa hat das Kommando übernommen und erntet nur Zustimmung.

»Ich habe heute Morgen schon mit Jo telefoniert. Meine Mutter hat einen alten Bauernschrank, den sie vor Jahren aufarbeiten ließ. Leider ist er zu groß und wuchtig für die Wohnung, sodass er sein Dasein im Keller fristet. Dieser würde aber gut ins Café passen und als provenzalische Ecke dienen. Wenn ihr damit einverstanden seid, sorgt Jo für den Transport«, berichtet Sarah.

Auch ihr widerspricht niemand.

»Ein Thema habe ich noch. Die Sache mit dem Business-Lunch ist ziemlich aufwendig. Oft bin ich eingesprungen, aber ich habe dafür keine Zeit. Janinas Mutter ist Köchin. Könnt ihr euch vorstellen, sie einige Stunden am Tag zu beschäftigen und ihr eine Chance zu geben? Das würde ihr bestimmt guttun und da es bei uns keinen Alkoholausschank gibt, sehe ich darin auch keine Gefahr«, schließt Thelma ihren Bericht.

»Das kann ich mir vorstellen, aber vor allem liegt es an Janina, ob sie mit ihrer Mutter zusammenarbeiten möchte«, meint Sarah.

»Ich werde sie fragen und euch Bescheid geben.« Mit diesen Worten wedelt Thelma mit der Hand, die das Trio auffordern soll, ihr Büro zu verlassen.

»Sind die Katzen aus dem Haus, tanzen die Mäuse auf dem Tisch.« Sarah weiß offensichtlich nicht, ob sie sich freuen oder ärgern soll.

»Die Gewissheit, dass der Laden auch ohne uns gut läuft, passt mir gut. Wir wollen künftig die Hälfte des Jahres in Frankreich verbringen. So wie ich das sehe, können wir uns beruhigt auf den Weg machen.« Charlotte ist zufrieden.

»Könnt ihr eure Mittagspause im Café verbringen? Die Kunden fragen nach euch und ich habe sonst zu Mittag schon alle Worte gesprochen, die mir für die ganze Woche zur Verfügung stehen«, bittet Sarah die Freundinnen.

»Das hatten wir sowieso vor. Max kommt morgen wieder, sollen wir am Samstagabend grillen? Wir drei, Max und Jo?«, fragt Louisa.

»Super!«

»Sehr gerne. Wenn ihr das Fleisch mitbringt, kümmere ich mich um Salate und stelle den Garten zur Verfügung.« Charlie freut sich auf ein Wiedersehen mit Max.

Um die Mittagszeit unterbrechen Louisa und Charlie ihre Arbeit, um der Dorfgemeinschaft Rede und Antwort zu stehen. Beide sind überrascht, dass alle Plätze belegt sind. Vor der heißen Theke hat sich eine lange Schlange gebildet.

Janina und Frieda braten Speck und Spiegeleier, belegen und überbacken Brote. Viktoria bedient die Kaffeemaschine und hetzt durchs Café. Auf der Theke stapelt sich benutztes Geschirr. Charlie und Louisa tauschen einen Blick, beiden ist klar, dass die Pause ins Wasser fällt.

Rudi steht in der Warteschlange und wartet auf seinen Burger. Er entdeckt die beiden als Erster. »Das ist mal was anderes als warmer Leberkäse und Schnitzelbrötchen.« Dabei reckt er den Daumen nach oben.

Louisa nimmt Bestellungen auf, freut sich, dass ihre Eltern mit Elke und ihrem kleinen Oskar unter den Gästen sind. Irma balanciert den Flamingo auf dem Schoß, mit etwas Puderzucker um den Mund berichtet sie Louisa von allen Neuigkeiten, die sich im Dorf zugetragen haben. Hedi Schröder hat den mitgebrachten ausladenden Strohhut gleich aufgesetzt, ihre Sitznachbarinnen haben Mühe, diesem immer wieder auszuweichen. An einem Tisch lümmeln sich die Bandmitglieder der Hotpants und lassen sich Hotdogs und Burger schmecken.

Charlie hilft Sarah hinter der Theke, die heute gestresst wirkt. Sie wirft Charlie einen dankbaren Blick zu. Charlotte berichtet von ihren Erlebnissen in Frankreich, packt nebenbei Brot ein, füllt Pralinen ab und arrangiert Kuchen und Törtchen in dekorative Schachteln. Mit Freude stellt sie fest, dass der Käsekuchen nach Clotildes Rezept gut angenommen wird.

Die Sekretärin des Bürgermeisters, Frau Hermann, tritt an die Theke, ordert Gebäck und Quiches für die abendliche Gemeinderatssitzung. »Da ich mich bei euch nie entscheiden kann, kaufe ich immer zu viel. Leider esse ich auch alles. Bald werde ich mich einer Weight-Watchers-Gruppe anschließen müssen«, bemerkt sie und reicht eine Liste über die Theke.

Charlie schaut sie fragend an.

»Das ist die Mittagessensliste der Mitarbeiter des Rathauses. Seit das tägliche Angebot im Internet veröffentlicht wird, nehme ich bis zwölf Uhr Bestellungen an und komme dann her, um diese abzuholen. Mir ist das Recht, denn so habe ich während der Arbeitszeit Gelegenheit für ein Schwätzchen.«

Charlie reicht die Liste an Janina weiter, deren Wangen vor Anstrengung gerötet sind. Sie wirft einen Blick darauf.

»Alles klar, in zehn Minuten ist alles fertig.«

»Unglaublich, was du auf die Beine gestellt hast, Janina. Ich bin stolz auf dich.«

Charlies Lob bringt Janinas Gesicht zum Strahlen. Sie hat auf die dicke Schicht Make-up verzichtet und sieht frischer und gesünder aus. Tom rauscht an ihr vorbei, um die vorbereiteten Lunchpakete abzuholen. Im größten Trubel fährt Jo vor und lädt mit drei seiner Jungs den Schrank aus. Doch die Steinhagener bringt so schnell nichts aus der Ruhe. Tische und Stühle werden beiseite geräumt, der dabei verschüttete Zucker klammheimlich wieder in die Dose gefegt. Jeder weiß besser, wo der Schrank stehen soll, doch am Ende sind alle zufrieden.

Jos Augen schwirren suchend durch den Raum, bis er Louisa entdeckt, die ihren schlafenden Neffen im Arm hält. Er umarmt sie und drückt ihr einen Kuss auf die Wange. »Steht dir gut. Schön, dass du wieder da bist. Wir sehen uns am Grillabend, leider bin ich etwas in Eile. Du siehst erholt aus, einfach großartig.«

Von Janina nimmt er seine Bestellung entgegen und ist auch schon wieder weg. Belustigt schaut Louisa ihm nach. Der Trubel lässt etwas nach, die meisten

Dorfbewohner haben gehört, was sie hören wollten, und Charlie atmet auf, als sie sich wieder in ihre Backstube zurückziehen kann.

Aina ist dabei, Naan-Brote in einer großen Pfanne zu backen.

»Ging es letzte Woche auch so zu?«, fragt Charlie.

»Ich glaube, es war nicht ganz so wild. Heute kommen alle, weil sie neugierig sind. Aber wir hatten viel zu tun. Zwei Mal ist Louisas Mutter eingesprungen, die Kunden standen bis auf die Straße.«

Der Nachmittag nimmt seinen Lauf, Charlie hat ihre Routine wieder aufgenommen. Am Ende des Arbeitstages beschließt sie, noch herzhafte Cupcakes sowie Teigtaschen mit Clotildes eingelegtem Gemüse zu backen. Die Gourmetfreuden der Steinhagener scheinen breit gefächert zu sein. Einen Versuch ist es wert. Sollten es Ladenhüter werden, dann freut sich Jo mit seinen Mitarbeitern auf die Reste.

Sie packt noch eine Schachtel Pralinen und Schokolade für Erika ein als Dankeschön dafür, dass diese sich um ihren Garten gekümmert hat.

»Heute Abend brauche ich dringend eine flüssige Stärkung in einem großen Glas, besser ich nehme gleich eine Blumenvase. Ich bin fix und fertig.« Sarah stöhnt und reibt sich den schmerzenden Nacken. »Die provenzalische Ecke ist auch schon fertig, schau mal. Wie gefällt sie dir?«

Charlie umrundet die Theke und bewundert Sarahs Werk. Moniques Hofladen im Kleinformat.

»An die offenen Schranktüren möchte ich noch Fotos von Manoir Remy und der Umgebung anbringen.«

»Das sieht sehr gelungen aus, Sarah. Soll ich dir die restliche Ware noch bringen und dir beim Einräumen helfen?«

»Ich habe alles eingeräumt und einen großen Teil sofort verkauft. Man kann auch sagen, sie wurde mir aus den Händen gerissen. Seit du geerbt hast, sind die Steinhagener wild auf alles Französische. Solltest du irgendeinen Schrott im Keller haben, kleb eine Trikolore darauf und du bekommst es verkauft.« Sarah grinst.

Erika begrüßt Charlie und schiebt sich sofort eine Praline in den Mund. Auf einem Hocker nimmt Charlie im Blumenmeer Platz und schaut Erika beim Binden der Sträuße zu.

»Danke für die Pflanzen, die du mir mitgebracht hast. Ich hoffe, du bist zufrieden mit deinem Garten. Auch Fannys Grab habe ich gepflegt.«

»Das ist lieb von dir, Erika. Im Sommer bin ich nochmals dort, dann kann ich dir die Obstbäumchen mitbringen, die du haben wolltest. Dafür war dieses Mal kein Platz.«

»Kein Problem, Charlie.«

Sie unterhalten sich noch eine Weile, bevor Charlotte sich wieder losmacht. Erikas Lebensfreude wirkt auf sie immer ansteckend. Mit frischer Energie macht Charlie sich auf den Weg nach Hause. Es ist Erntezeit und Sarah möchte Konfitüre und Chutneys zubereiten. Bei der Vorstellung von Sarah in Schürze, den Kochlöffel schwingend, muss Charlie lachen.

Ihr Smartphone brummt, während sie über den Erdbeeren sitzt. Sofort nimmt sie es zur Hand, da sie bereits den ganzen Tag auf Nachrichten wartet. Gestern Abend teilte sie Vincent noch mit, dass sie gut angekommen ist. Eine Reaktion hat sie darauf nicht erhalten. Ihr Herz schlägt höher, als sie die Nachricht öffnet.

*Wie war dein erster Tag? V.*

*Turbulent, erfolg- und arbeitsreich. Das Team ist spitze! Pflücke eben Erdbeeren. Und bei dir?*

Ihr Finger will auf „Senden“ drücken, aber sie hält inne und überlegt, ob sie noch ein Herzchen hinzufügen so. Doch diesen Gedanken verwirft sie wieder.

Kurzerhand drückt sie auf „Senden“ und wartet auf Antwort. An den blauen Häkchen erkennt sie, dass Vincent die Nachricht gelesen hat. Da daraufhin nichts mehr von ihm kommt, fährt sie fort, schneidet Tomatenrispen ab, Rucola und einige Zucchini. Die Fliege namens Vincent ist in ihrem Kopf erwacht und dreht eifrig ihre Runden. Bei den Aprikosen angekommen erlebt sie den Kuss nochmals, im Kirschbaum sitzend spürt sie seine Haut an ihrer. Bei den Himbeeren schimpft sie sich eine dumme Kuh, beim Johannisbeerenpflücken überlegt sie, ihm noch eine Nachricht zu schicken, eine Idee, die Charlie im Gewächshaus wieder fallen lässt. Während sie die Beete wässert, saust ihr Daumen doch über das Telefon.

*Wie geht es dir? C.*

Nach wenigen Minuten kommt die Antwort.

*Gut.*

Die knappe Antwort verdeutlicht ihr, dass Vincent keine Lust auf Kommunikation hat. Charlie ist enttäuscht.

Um sich abzulenken, verarbeitet sie die Aprikosen in Tartes, backt Johannisbeer-Baiser-Kuchen und bereitet Mangold-Tomaten-Strudel mit Schafskäse zu. Zufrieden mit sich selbst genießt sie den Feierabend mit einem Glas Wein. Das Leben ist auch ohne Mann ausgezeichnet. Sie wirft noch einen letzten Blick auf ihr Smartphone.

Der Samstag beschert herrliches Grillwetter. Die Freunde sitzen in Charlies Garten bei Steak, Salaten und Brot. Sarah präsentiert ihr selbst eingelegtes Grillgemüse, sowie die Tomaten- und Zucchini-Chutneys. Louisa lässt es sich nicht nehmen, von Sarahs erster Kochsession zu erzählen. Überkochende Marmelade, spritzende Tomaten und verbrannte Finger brachten sie dazu, alle Heiligen vom Himmel zu holen. Nach getaner Arbeit deutete Sarah zufrieden ihr Werk, noch etwas Marmelade im blonden Strubbelhaar, die Schürze übersät mit Flecken in allen Farben.

»Dafür, dass du bisher nur die Mikrowelle bedienen konntest, kann sich das Ergebnis sehen lassen«, neckt Max sie.

Alle fünf haben sich auf den Abend gefreut, Lachen erfüllt den Garten und es gibt viel zu erzählen. Jo steht am Grill, Louisa schenkt Bowle aus.

Max erzählt von seiner Reise nach Neuseeland und präsentiert Fotos in unglaublicher Qualität. Sarah gerät ins Schwärmen, da sie viele der abgebildeten Orte selbst besucht hat und nun in Erinnerungen schwelgt. Auch Max Zukunftspläne entwickeln sich für ihn wie gewünscht und sein Start als Fotograf bei einer internationalen Nachrichtenagentur liegt nur noch einen Steinwurf entfernt. Die Mädels berichten von ihrer Frankreichreise und ihren beruflichen

Plänen. Alle blicken optimistisch und gespannt in die Zukunft. Jo kommt auf die Renovierungsarbeiten zu sprechen und Charlotte holt die Baupläne und Fotos. Konzentriert vertieft sich Jo in die Unterlagen und beginnt Vorschläge zu machen.

»Weißt du, wann die Elektrik und die Wasserrohre erneuert wurden?«, fragt er Charlie.

»Keine Ahnung. Das Haus steht leer seit Fannys Eltern verstorben sind. Ich glaube, es wurde lange nichts in das Haus investiert. Aus Fannys Unterlagen geht dazu nichts hervor. Am besten rufst du Vincent an und fragst ihn.«

»Über eine neue Heizungsanlage musst du dir auch Gedanken machen. Überlege auch bitte, ob wir Solarpanels auf dem Dach installieren sollen. Das würde Sinn machen. Vielleicht gibt es dafür sogar eine staatliche Förderung. Dann kommt noch die Gastroküche, du wirst einiges an Geld in die Hand nehmen müssen. Außerdem neue Bäder und die Einrichtung. Hast du dir Gedanken über den finanziellen Rahmen gemacht? Farbe und Holz für die Böden, sowie das Ersetzen von kaputten Fliesen sind die kleinsten Posten.« Jos Blick ruht auf Charlotte.

»Ich weiß, wie viel Geld ich zur Verfügung habe, aber ob das reichen wird ... Zumal ich noch eine Rücklage brauche, denn deine Worte, dass alte Häuser viele Überraschungen bieten können, habe ich noch im Ohr.«

»Ich spreche mit Vincent, dann stelle ich dir einen Kostenplan auf. Wir können auf dieser Basis diskutieren, an welchen Stellen ich Einsparpotenzial sehe. Allerdings haben wir nur gut vier Wochen Zeit für die Planung und die Bestellung der Materialien. Das wird knapp. Die Arbeiten wollen wir innerhalb eines Monats durchziehen, da müssen wir richtig Gas geben. Es wäre gut, den einen oder anderen Handwerksbetrieb vor Ort zusätzlich mit einzubeziehen.«

Charlie wird von der Realität eingeholt und wirkt betroffen. Vieles hat sie nicht bedacht, vor allem nicht, dass die finanziellen Ressourcen nicht ausreichen könnten. Sie kaut auf ihrer Unterlippe und grübelt.

»Nun mach dir nicht zu viele Sorgen, ich hole alle notwendigen Informationen ein, dann sehen wir klarer. Vorsichtshalber versuche ich, zwei zusätzliche Wochen an Zeit für uns herauszuholen, indem ich einige Aufträge verschiebe«, beruhigt Jo sie.

»Wir sind Partnerinnen, Charlie. Auch wir können zu den Kosten beitragen. Das ganze Unternehmen muss auch noch in eine rechtliche Form gebracht werden. Wenn die Kosten klar sind, sollten wir uns von Dr. Walden beraten lassen«, gibt Louisa zu bedenken.

Sarah teilt ihre Meinung. »Bisher hatten wir vor allem eine Vision. Jetzt sind wir aufgefordert, das Projekt auf die Straße zu bringen.«

»Ich hätte Lust, dort einige Aufnahmen zu machen. Die könnt ihr bestimmt für eure Webseite und Prospekte nutzen. Den Renovierungsprozess könnte ich bildhaft dokumentieren. Solche Fotos in schönen Rahmen eignen sich gut zur Dekoration im Restaurant. Was haltet ihr davon?«

»Klasse Idee!«

»Ist das deine Art uns mitzuteilen, dass du deine Hände nicht schmutzig machen möchtest?«, scherzt Jo.

»Ertappt! Wer ist denn diese rassige Schönheit?« Max hält eine Fotografie in die Höhe, auf der Monique beim Erntefest zu sehen ist, wie sie selbstvergessen zur Musik tanzt mit schwingenden Hüften und wehendem Haar, die Arme in die Höhe gereckt.

»Das ist Monique, Vincents Schwester«, erklärt Sarah. »Nächste Woche wird sie einige Tage in Berlin sein, um eine Freundin zu besuchen. Sie überlegt, einen Stopp einzulegen und uns einen Besuch abzustatten.«

Louisa und Charlie reagieren erfreut.

»Dann ist sie ja zum Dorffest da! Ein super Einstieg, um das Dorf kennen zu lernen«, lacht Louisa.

Zum jährlichen Sommerfest sind alle Steinhagener auf den Beinen und feiern zwei Tage, was das Zeug hält. Einen besseren Zeitpunkt für ihren ersten Besuch hätte Monique nicht wählen können.

»Bist du dann noch da, Max?« Louisa knufft ihren Bruder in die Seite, da dieser nicht reagiert.

Wie gebannt betrachtet er das Foto. »Mit der richtigen Belichtung wäre dieses Bild der Knaller. Temperament, Sinnlichkeit, Erotik und einen Hauch von Exotik. Was wolltest du wissen?«

Seine Schwester rollt mit den Augen und wiederholt die Frage.

»Eigentlich wollte ich mit Freunden in die Berge fahren. Aber ich glaube, das lässt sich verschieben.«

Heiteres Gelächter schallt durch den Garten.

»Und ein weiteres Bildchen im Sammelalbum. Langsam müsste es doch voll sein«, witzelt Charlie.

»Oha, ich bin mir nicht sicher, ob sich Monique für Seite sechsundzwanzig, dritte Reihe rechts, eines Sammelalbums eignet.« Diese Vorstellung amüsiert Sarah sichtlich.

»Das Deckblatt wäre auch noch frei.«

»Du wirst dir entweder einen Korb abholen oder dir die Finger verbrennen.«

Max reagiert mit einem abschätzigen Blick auf Sarahs Einwand. »Wir werden sehen.« Ein überlegenes Lächeln breitet sich auf seinem Gesicht aus. Das Jagdfieber ist entfacht.

»Gibt es heute keinen Nachtisch?«, fragt Jo in die Runde.

»Doch, ich habe Erdbeertorte vorbereitet. Sarah, hilfst du mir eben?«

Louisa erhebt sich, Max räumt den Tisch ab.

»Gut, dass ich dich kurz allein erwische, Charlie. Kann ich das haben?« Jo deutet auf ein Foto, auf dem Louisa herzlich lacht. Charlotte nickt. Louisa betrachtend fährt er leise fort: »Ich liebe sie schon so lange, jedoch bin ich manchmal kurz davor, die Hoffnung aufzugeben. Für sie bin ich nur ein langjähriger, guter Freund. Aber mich interessiert keine andere Frau. Sie oder keine.«

»Das sehe ich. Louisa wird das eines Tages kapieren. Du bist viel mehr als ein Freund für sie, das weiß sie nur noch nicht oder will es nicht wahrhaben. Bitte verliere nicht die Geduld.«

Jo seufzt und steckt das Foto schnell ein. Als sich alle wieder um den Tisch versammeln, setzt er eine unbeteiligte Miene auf.

Sarah räuspert sich.

»Ich freue mich jetzt schon auf den Sommer mit euch, aber ganz ehrlich, ich weiß nicht, ob ich das einrichten kann.«

Vier Augenpaare wenden sich ihr erschrocken zu.

Louisa versteht als Erste. »Deine Mutter?«

Sarah nickt betrübt und holt tief Luft. »Nachdem sie ihre depressive Phase überwunden hatte, schöpfte ich Hoffnung und dachte, dass so etwas wie Normalität einkehren würde. Das, was bei meiner Mutter eben normal sein kann. Während unserer Telefonate hörte sie sich auch gut an. Aber nun ist sie auf direktem Weg in eine manische Phase. Sie ist hyperaktiv, sprudelt über vor Energie, schläft kaum und schäumt vor Enthusiasmus. Im Internet hat sie einen afrikanischen Heiler aufgetan, zu dem sie reisen möchte, mit der festen Überzeugung, dass er sie von allen bösen Geistern befreien wird. Zudem hat sie sich auf einem Dating-Portal angemeldet und trifft sich unentwegt mit Männern, geht schick essen, hat sich neu eingekleidet und verbringt mehr Zeit bei der Kosmetikerin als wir in der Bäckerei. Sie wirft mit Geld um sich, das sie nicht hat. Das ist meine größte Sorge. Jeder Mann, der auf Betrügereien aus ist, hat leichtes Spiel mit ihr. Ich kann sie kaum aus den Augen lassen, sie aber trotzdem nicht kontrollieren. Mit Dr. Hans Wagner habe ich schon gesprochen. Der schlägt eine andere Medikation vor. Nehmen muss sie diese aber selbst. Und sie sieht das Problem nicht. Für Svetlana ist die Welt momentan rosarot, voller Glitzersterne und Regenbögen.« Die Sorgen sind der Freundin anzusehen.

»Vielleicht habe ich eine Lösung, die sich im ersten Moment seltsam anhört. Erinnert ihr euch an Mariella, eine meiner Mitarbeiterinnen – Punkfrisur, schwarze, zerrissene Klamotten, viel Metall im Gesicht? Sie hat einen guten Draht zu deiner Mutter und könnte für diese Zeit als Betreuerin oder Gesellschafterin einspringen. Mariella ist lebenspatenter als sie auf den ersten Blick aussieht. Außerdem ist sie unerschütterlich«, schlägt Jo vor.

Einen Versuch wäre es wert. Vielleicht hört sie auf jemand Außenstehenden besser. Und wenn alle Stricke reißen, kann ich einen Flug buchen und zurückkommen. Möchtest du denn Mariella nicht mit nach Frankreich nehmen?«

»Nein, ich kann nicht alle mitnehmen. Richard bringe ich für diese Zeit in einem Gartenbaubetrieb unter, für Mariella fehlt mir noch eine Lösung. Es würde uns also beiden helfen.«

»Lass uns das nochmals konkret besprechen. Aber das hört sich gut an. Momentan bin ich froh, dass ich im Laden so viel zu tun habe. Janinas Mutter arbeitet seit zwei Tagen bei uns und muss eingelernt werden. Das erfordert meine Konzentration und ich kann alles andere ausblenden.«

»Ich habe schon gehört, ihr habt ein wechselndes Mittagsangebot ins Programm aufgenommen. Als ich meinen Reisepass verlängern ließ, teilte mir die zuständige Dame mit, sie hätte ihren Lunch gerade online bestellt. Ich lachte erst, da ich mir nicht vorstellen konnte, dass dies hier im Ort möglich ist«, erzählt Max.

»Ja, der Erfolg ist beeindruckend. Fiona, Janinas Mutter, hat schon die nächste Idee. Frische, besondere Salate während des Sommers anzubieten, sowie Suppen und Eintöpfe im Winter. Das werden wir als Nächstes angehen. Fiona nimmt mir auch das Kochen der Marmeladen ab. Die Arbeit in der Küche liegt mir doch nicht so. Dazu fehlt mir einfach die Geduld.«

Die Freunde lachen über Sarahs Ehrlichkeit, Louisa und Charlotte haben bereits eine Wette abgeschlossen, wie lange sie wohl durchhalten wird.

Charlie reckt die Faust in die Höhe. »I am the winner! Louisa, du schuldest mir fünfzig Euro.«

»Die teilen wir uns. Ohne mich hättest du überhaupt nichts gewonnen,« empört sich Sarah.

Der Abend neigt sich dem Ende zu, das Gespräch dreht sich um das bevorstehende Dorffest, das größte Event des Jahres.

Wieder allein, gibt Charlie dem plötzlichen Impuls nach und schickt Vincent Gute-Nacht-Grüße und ein Herzchen-Emoji. Sofort kommt die Antwort, ebenfalls ein Herzchen Emoji. Sie frohlockt und schwebt auf Wolken Richtung Badezimmer.

Monique stürmt wie ein Wirbelwind in den Alltag des Trios. Mit ihrem Temperament und ihrem Schwung ist sie vor allem für Sarah wohltuend, die dadurch ihre Sorgen um die Mutter verdrängen kann. Sie hat Monique ihr Gästezimmer angeboten und die langen Gespräche an den Abenden bei Wein und untergehender Sonne mit Blick auf die Berge lösen die Anspannung. Die beiden sind sich so ähnlich, dass Sarah davon überzeugt ist, eine Seelenverwandte gefunden zu haben. Tatkräftig unterstützt Monique die Freundinnen, bedient im Café, steht hinter der Theke oder sorgt für Nachschub, um die provenzalische Ecke aufzufüllen. Dabei verständigt sie sich mit Händen und Füßen, die Kunden haben sie schnell ins Herz geschlossen.

Charlotte verbringt viel Zeit mit Jo, die Köpfe zusammengesteckt brüten sie über Kosten, Materialbestellungen und Bauplänen. Der Umbau nimmt nun konkrete Formen an und Charlie ist froh über Jos Einsatz. Viele Telefonate mit Vincent sind nötig, da sie Jos unzählige Fragen nur unzureichend beantworten kann. Wie befürchtet, müssen sowohl die elektrischen Leitungen erneuert werden als auch die Wasserrohre. Die Renovierung wird nicht in der geplanten Zeit durchzuführen sein und Charlotte grübelt über Lösungen nach. Auch die Kosten werden das Erbe, das Fanny ihr für Manoir Remy hinterlassen hat, deutlich übersteigen. In Gedanken rechnet sie hin und her. Dabei ist Charlie oft so abwesend, dass sie sich selbst ein Bein stellt, in dem sie nicht aufpasst und sich an einer heißen Backform verbrennt, im Kühlraum steht und nicht mehr weiß, was sie dort wollte, Bestellungen durcheinanderbringt und unkonzentriert ist. Marion und Aina beobachten sie, werfen einander fragende Blicke zu und üben sich in Zurückhaltung.

Dazu kommt, dass Charlie Sehnsucht nach Vincent hat, die sie in seltsamen Wellen heimsucht. Jedes Telefonat triggert die schönen Momente, die sie gemeinsam verbrachten, in ihr an und sie möchte mehr davon haben. Ihr gefällt das Ziehen in ihrem Herzen nicht und sie versucht, ihre Gefühle zu ignorieren. Die Arbeit lenkt sie ab und sie mutet sich viel zu, in der Hoffnung, ihre Gedanken so in Schach halten zu können. Sie versteht sich selbst nicht mehr und wundert sich, was mit ihr los ist. Normalerweise kann sie sich gut über den Kopf steuern, aber diese Strategie versagt im Moment.

Immer wieder ermahnt sie sich, allem Zeit zu geben, die Dinge sich entwickeln zu lassen. Aber sie hat den Wunsch nach emotionaler Stabilität, braucht das Wissen, dass ihre Gefühle erwidert werden, sie nicht auf Sand baut. In seltenen Augenblicken schaltet sich ihr Verstand ein und flüstert ihr zu, dass sie Fragen stellt, die noch nicht beantwortet werden können. Zwar haben sich zarte Bande und eine beginnende Freundschaft entwickelt, aber was daraus entstehen wird, steht noch in den Sternen. Geduld ist gefordert, nicht eben Charlottes zweiter Vorname. Unausgesprochenes, Schwebezustände und Unklarheiten sind ihr zuwider. Ihr liegt es mehr, sich den Wahrheiten zu stellen, sollten diese auch unangenehm sein. Aber sie weiß dann wenigstens, woran sie ist. Die Telefonate mit ihm und seine Nachrichten sind sachlich und helfen Charlie nicht weiter, ihre Gefühlslage zu klären. Im Gegenteil, immer dann, wenn sie kurz davor ist, ihr inneres Gleichgewicht wiederzufinden, erhält sie eine liebevolle Nachricht von ihm, die sie jubeln lässt und ihr Herz in Aufruhr versetzt. Und die Sehnsucht ist wieder da, mächtig und nicht beiseite zu schieben. Kurz ist sie strahlender Laune, steckt alle mit ihrem Frohsinn und ihrem Witz an, um kurz darauf wieder Trübsal zu blasen, wenn sie tagelang nichts von ihm hört, außer Adressen von Handwerkerbetrieben oder Informationen zur Beschaffenheit der Wände. Sie malt sich das Wiedersehen aus, mal begrüßt sie ihn kühl, dann wiederum fällt sie ihm stürmisch um den Hals.

Wenn sie wissen würde, ob auch er ein ganz kleines bisschen verliebt ist, dann wäre für Charlie alles in Ordnung. Sie befürchtet, zu viel in die Angelegenheit hinein zu interpretiere und sich einer Utopie fernab der Realität hinzugeben.

Eins ums andere Mal durchlebt und analysiert sie ihre Begegnungen mit ihm. In einem Moment ist sie sich sicher, dass auch von seiner Seite Gefühle da sind, im nächsten Moment ist sie gegenteiliger Meinung. Monique durch die Blume danach zu fragen, stellt eine große Verlockung dar, aber diese Blöße möchte sie sich nicht geben. Sie ruft sich zur Ordnung und malträtiert den Brotteig.

Zumindest Thelma scheint ihr Glück gefunden zu haben. Ihr Paul ist ein sympathischer Mann, der sich aufrichtig um sie bemüht. Thelma ist anzusehen, wie gut ihr diese neue Liebe tut. Nicht mehr alles allein stemmen zu müssen, sich wieder an jemanden anlehnen zu können, genießt sie in vollen Zügen. Paul hat einen guten Draht zu ihren Kindern entwickelt und für ihn spricht nichts dagegen, dass Thelma nur im Viererpack zu haben ist.

Auf Alessandros Terrasse lassen es sich Sarah, Monique, Louisa und Charlotte bei Pizza, Nudeln und Rotwein gutgehen. Die Gespräche drehen sich locker um Frauenthemen, Monique hat eine ähnliche Einstellung zum Leben und vor allem zu Männern wie Sarah und gibt einige Einblicke in ihre Erfahrungen. Es dauert nicht lange und die vier sind beim Frankreichprojekt angekommen. Charlie legt den Stand der Planungen und die Kosten dar und spricht offen über ihre Sorgen, das Projekt nicht allein stemmen zu können.

Monique wischt ihre Bedenken mit einer ungeduldigen Handbewegung vom Tisch. »Darüber wollte ich sowieso mit euch sprechen«, beginnt sie. »Ich hatte nun etwas Zeit, um mir die ganze Sache durch den Kopf gehen zu lassen. Wie wäre es für euch, wenn wir zu viert eine solide Partnerschaft eingehen und jede von uns denselben Betrag in das Vorhaben einbringt? Dieselben Rechte und Pflichten für alle. Dann musst du, Charlie, nicht alles auf deinen Schultern tragen und ich hätte ehrlich gesagt ein besseres Gefühl.«

»Wir haben darüber gestern Abend schon gesprochen und ich schließe mich Moniques Meinung an«, bekräftigt Sarah.

Louisa räuspert sich und lächelt in die Runde. »Ich habe mir dieselben Gedanken gemacht und nur auf einen passenden Moment gewartet, diese auszusprechen. Die Vorteile überwiegen, auch ich bin für Gleichberechtigung. Aus meiner Sicht ist somit für jede von uns das Risiko überschaubar, die Gewinne teilen wir, legen einen Betrag für Investitionen zurück und zur Sicherheit. Dann musst du keinen Kredit aufnehmen, Charlie, und wirst vielleicht wieder etwas lockerer. Die letzten Tage warst du wirklich anstrengend.«

Charlie lacht, sie spürt, wie ihr ein ganzes Gebirge vom Herzen fällt.

»Sind wir uns einig?«, fragt Sarah. »Außerdem hat Louisa Recht. Du hast jeden angepfiffen, der bei drei nicht auf den Bäumen war. Was ist eigentlich los mit dir, so kennen wir dich nicht.«

»Die Sorge, das Projekt vielleicht doch nicht umsetzen zu können, hat mich umgetrieben. Ich war oft nicht richtig bei der Sache und dadurch ging auch noch vieles schief. Erst gestern habe ich die Hefe im Teig vergessen und konnte nochmals von vorn beginnen. Aus meiner Sicht sind wir uns einig und ich bin euch sehr dankbar.«

»Monsieur, Champagne s'il vous plaît, wir haben etwas zu feiern!«, ruft Monique quer über die Terrasse.

Sie erntet schallendes Gelächter.

»Monique, wir sind hier in Steinhagen. Champagner gibt es nur zu besonderen Anlässen und muss im Voraus bestellt werden«, amüsiert sich Louisa.

»Wirklich? In Berlin habe ich Champagner zu Currywurst und Pommes getrunken, und zwar an einer Bude.« Monique schüttelt den Kopf.

»Sekt reicht auch, ich schmecke den Unterschied sowieso nicht«, meint Sarah leichthin.

Alessandro kommt mit einer Flasche Sekt und vier Gläsern an den Tisch. Während er die Gläser füllt, flirtet er mit Monique. Als seine Frau Emanuela den Kopf aus der Küche streckt und ihrem Mann einen zornigen Blick zuwirft, eilt er mit eingezogenem Kopf in den Gastraum. Emanuelas südländisches Temperament hat bereits der eine oder andere Gast zu spüren bekommen. Ihr Vorrat an italienischen Flüchen, den Alessandro nur zu gut kennt, ist unerschöpflich.

Das Quartett stößt an, die Gläser klingen. Skeptisch betrachtet Monique ihr Glas, nachdem sie den ersten Schluck genommen hat.

»In der Not frisst der Teufel Fliegen«, lässt Sarah eine ihrer Lebensweisheiten vom Stapel.

Charlie greift das Thema nochmals auf. »Monique, du bist noch einige Tage da. Soll ich mit unserem Notar, Herrn Dr. Walden sprechen? Dann kann er kurzfristig einen Vertrag aufsetzen und wir können diesen noch während deines Aufenthaltes unterschreiben.«

»Das wäre ideal. Ich weiß nicht, wann ich euch wieder besuchen kann. Meine Mutter springt momentan für mich ein und wird dabei von einer Freundin unterstützt, aber das darf ich nicht ausreizen.«

»Ich hätte noch eine weitere Idee. Denkt ihr, Max, Jo und Vincent würden als stille Teilhaber fungieren wollen? Es wäre eine gute Geldanlage. Sie könnten von den Gewinnen profitieren, ohne sonstige Verpflichtungen eingehen zu müssen«, schlägt Sarah vor.

Louisa schüttelt den Kopf. »Max ist ein Lebemann. Sowie das Geld ins Haus flattert, entwischt es ihm durch das nächste offene Fenster. Außerdem steckt er hohe Summen in seine Fotoausrüstung, um immer auf dem neuesten Stand zu sein. Jo hat eigene Pläne und überlegt, seine Werkstatt zu vergrößern. Künftig möchte er mehr Möbel und Küchen bauen, weniger auf Baustellen arbeiten. Er muss in Maschinen und Werkzeug investieren. Auch er fällt als Teilhaber aus.«

»Für Vincent sehe ich das genauso. Er spart jeden Cent, um in naher Zukunft sein eigenes Gut kaufen zu können. Insgeheim hofft er, dass du ihm doch noch deine Ländereien anbietest, Charlie, und nur das Land- und Gästehaus behältst.«

Monique zwinkert Charlotte zu. Diese verspürt einen plötzlichen Stich, versucht aber, sich nichts anmerken zu lassen. »Ach darum geht es«, flüstert das kleine Teufelchen, innere Stimme genannt, ihr ins Ohr.

»Wenn ich genauer darüber nachdenke, gefällt mir Frauenpower auch besser. Damit machen wir bisher gute Erfahrungen mit der Bäckerei, daran sollten wir anknüpfen. Vergesst meine Idee.«

Zufrieden mit dem Ergebnis beginnen die Frauen in Ideen zu schwelgen und verlieren sich in Details, bis hin zu einer Diskussion über die Tellerform und die Farbe der Tischdecken. Louisa holt die enteilte Truppe wieder auf den Boden der Tatsachen zurück und die vier arbeiten konzentriert an den nächsten Schritten. Charlie geht einer ihrer Lieblingstätigkeiten nach und erstellt dabei eine Liste.

Als Charlotte am nächsten Tag nach Hause kommt, erwartet sie ein Brief von Marie. »Das ist der krönende Abschluss eines erfolgreichen Tages«, freut sie sich.

Ihr Telefonat mit dem Notar gestaltete sich positiv, Dr. Walden sagte zu, den Vertrag noch diese Woche auszuarbeiten. Mit dem Brief in der Hand streckt sie sich im Gras in der Sonne aus. Ungeduldig schlitzt sie das Kuvert mit dem Daumen auf.

*Liebe Charlotte,*

*im Alter lebt man mehr in der Vergangenheit als in der Zukunft. Vom Einen ist deutlich mehr da, vom Anderen ist nicht mehr viel zu erwarten. Die Begegnung mit dir hat vieles wieder aufgewirbelt und ich habe mich nochmals auf die Suche nach Erinnerungen gemacht. Dabei ist mir das beigefügte Bild in die Hände gefallen. Es zeigt meine Mutter, Fanny und mich in der Backstube. Du kannst es gerne behalten.*

*Wenn ich auf meiner schattigen Veranda sitze, denke ich oft daran, wie schön es wäre, die letzten Tage mit meiner besten Freundin verbringen zu können. Uns gegenseitig aus unserem Leben erzählen, Gedanken austauschen, lachen und lästern. Ja, auch das konnten wir gut.*

*Leider geht es mir zurzeit nicht so gut. Die Hitze setzt mir zu und ich erleide immer wieder Schwächeanfälle. Meine Töchter sind so besorgt, dass sie mit den Enkeln bei mir einfallen möchten. Das ist lieb gemeint, aber ich bin momentan gerne allein. An Begegnungen fehlt es mir nicht. Vincent schaut regelmäßig vorbei, Clotilde und Jaques, meine Haushälterin ist auch jeden Tag für einige Stunden da. Ich bin versorgt und es gibt auch gute Tage. Die Restauranteröffnung möchte ich auf jeden Fall miterleben. Nochmals eine Soirée auf Manoir Remy zu erleben, wäre ein gelungener Abschluss für mein langes und erfülltes Leben. Ich möchte dich zwar nicht zur Eile treiben, aber bummeln solltest du auch nicht. Langsam werde ich müde und ich möchte mich neben Jules ausruhen, meinen Kopf an seine Schulter lehnen und seine Nähe spüren. Nun werde ich sentimental. Ich bitte um Nachsicht mit einer alten Dame.*

*Ich hoffe, du planst trotz Renovierungsarbeiten einen Besuch im Sommer bei mir ein. Wenn ich in guter Verfassung bin, stehe ich euch dabei gerne im Weg und gebe meine Kommentare ab.*

*Bis dahin, sei herzlich gegrüßt,*
*Deine Marie*

Betroffen macht sich Charlie Gedanken über Maries Gesundheitszustand. Sie wirkte so vital und rüstig, dass sie davon ausgegangen ist, das wird in nächster Zeit so bleiben. Kurzentschlossen rappelt sie sich auf. Sie möchte auf den Friedhof, um Oma Fanny den Brief vorzulesen. Das schlechte Gewissen plagt sie, denn sie hat das Grab schon längere Zeit nicht mehr besucht. Allerdings braucht sie diesen Ort nicht unbedingt, um ihrer Großmutter zu gedenken.

Vor dem Grab geht sie in die Hocke, zupft einige vertrocknete Blüten ab und erzählt Fanny von Manoir Remy und Marie. Anschließend setzt sie sich im Schneidersitz auf die warmen Steinplatten und liest den Brief vor. Charlotte kann die beiden Damen vor ihrem geistigen Auge sehen, wie sie zusammen in Maries Laube sitzen. Sie bedauert aufs Neue, dass es zu keinem Wiedersehen zwischen ihnen kam. Die Bienen summen um sie herum, Fannys Grab leuchtet in allen Farben. Die reifen Aprikosen steckt sie in die Hosentasche, wässert noch die Erde und eilt nach Hause. Sie nimmt sich fest vor, Maries Brief morgen zu beantworten und einen Rahmen für das Foto zu suchen. Fanny und Marie, ungefähr acht Jahre alt, mit aufgekrempelten Ärmeln, geflochtenen Zöpfen, Mehl auf den Wangen, beim Plätzchen backen.

Momentan hat sie den Eindruck, ihr Leben nur meistern zu können, indem sie ständig ein hohes Tempo vorlegt. Sie hastet von einer Aufgabe zur nächsten, immer mit dem Gefühl, der Tag hat nicht genügend Stunden, um alles Anstehende erledigen zu können. So viel prasselt auf sie ein, dass ihr manchmal der Kopf schwirrt. Eine leise Hoffnung lässt sie nebenbei auf ihr Smartphone blicken. Leider nur eine Nachricht von Jo, der ihr okay für eine Materialbestellung braucht. Charlie ist froh, dass morgen das Dorffest stattfindet. Eine kurze, gesellige Auszeit, die vergnügliche Abwechslung verspricht.

Das Steinhagener Sommerfest wird von Vereinen und vielen Ehrenamtlichen auf die Beine gestellt. Von den Landfrauen, über die freiwillige Feuerwehr, die Pfadfinder und verschiedene Sportvereine sind alle Organisationen vertreten. Viele Kunsthandwerker bieten ihre Waren an. Das Highlight ist jedoch der Abend, in dessen Verlauf verschiedene Bands auftreten, kurz „Hot Rock im Dorf“ genannt.

Das Fest ist im Umkreis beliebt und führt jedes Jahr zu einem Besucheransturm. Seit Wochen gibt es kein anderes Thema und die Steinhagener stecken bis über beide Ohren in den Vorbereitungen. Die Bäckerei profitiert ebenfalls davon, wie alle anderen Gewerbetreibenden, die am Sonntag ihre Geschäfte zusätzlich öffnen. Charlie, Louisa und Sarah freuen sich auf den Abend. Sie sind sich sicher, Monique wird erstaunt sein, was in diesem Örtchen auf die Beine gestellt werden kann.

Erwin Müller, ein Landwirt, reibt sich bereits die Hände, da er seine Kuhweide als Parkplätze zur Verfügung stellt. Die fällige Gebühr legt er dabei je nach Lust und Laune fest. Handelt es sich um Fahrzeuginsassen mit drei und mehr Kindern, drückt er ein Auge zu. Besitzern von Luxusautos knöpft er gerne das Doppelte ab und für denjenigen, der ihm dumm kommt, wird es richtig teuer. Dabei geht es ihm nicht um die Einnahmen, sondern vielmehr um den damit verbundenen Spaß. Auch die Etikette ist wichtig. Für den Abend putzen sich die Damen heraus und die Herren zwängen sich in ihren feinen Zwirn, verwundert, dass der Anzug, der letztes Jahr noch wunderbar passte, plötzlich so eng um die Mitte ist. Monique wird seit Tagen mit Geschichten rund um das Fest unterhalten.

Die vier treffen sich bei Charlie, um sich gemeinsam für den Abend schick zu machen. Sarah ist schon völlig aufgedreht und mixt in der Küche Gin Tonics. Berge von Klamotten liegen ausgebreitet auf der Couch. Louisa entscheidet sich für den klassischen Stil und wählt ein eng geschnittenes, knielanges Kleid mit extravagantem Kragen in kräftigem Grün, dass ihre Augenfarbe unterstreicht. Monique, die sich bereits ein hautenges, goldfarbenes Kleid übergestreift hat, das ihre Kurven umschmeichelt und mehr zeigt, als es versteckt, flechtet ihr gerade die Haare zu einem französischen Zopf. Sarah reicht die Cocktails herum und greift zu einem langen Schlauchkleid in Azurblau. Nur Charlotte ist noch unentschlossen.

»Charlie, an der Auswahl kann es nun nicht liegen, entscheide dich mal.« Sarah steht in Spitzenunterwäsche vor ihr, den Drink in der Hand, und wühlt sich durch den Kleiderberg. »Hier, nimm das.« Sie hält ihr ein kurzes, apricotfarbenes Korsagenkleid vor die Nase, dass kurz über dem Knie endet.

»Sieht aus, als hätte der Stoff nicht ausgereicht«, bemerkt Charlotte kritisch und betrachtet dieses winzige Etwas von Kleid.

»Das Kleid verdeckt alles Notwendige, das reicht doch. Außerdem wirkt die Farbe gut zu deiner Haarfarbe und der Sonnenbräune.«

Widerstrebend zwängt Charlie sich in das Kleid. Nach einem Blick in den Spiegel stellt sie fest, dass Sarah den richtigen Riecher hatte. Sie genießt den Augenblick, in dem sie sich selbst als attraktiv und begehrenswert empfindet. Stolz reckt sie das Kinn in die Höhe und schlüpft in High Heels. Von Monique lässt sie sich schminken.

Derart aufgebrezelt macht Monique kurz vor Aufbruch noch ein Selfie. Das Quartett ist der Meinung, umwerfend auszusehen. Der Weg den Berg hinab ist auf hohen Schuhen etwas beschwerlich. Die vier erregen einiges an Aufsehen, als sie den Festplatz erreichen. Alessandro pfeift anerkennend, seine Augen registrieren jeden Zentimeter von Moniques Kleid. Wobei dieser Vorgang nicht viel Zeit in Anspruch nimmt, da es sich eher um wenig Kleid und viel Monique handelt. Emanuela verschränkt die Arme vor der Brust und stößt einen ihrer italienischen Flüche aus. Was auch immer sie sagte, bringt ihren Mann wieder auf den rechten Weg. Sein Blick drückt Bedauern aus.

Die Bierbänke sind schon gut gefüllt, die Freundinnen haben Mühe, einen Sitzplatz zu finden. Charlie macht in der Menge einen winkenden Arm aus. Jo zeigt an, dass er Plätze für sie freigehalten hat. Das Vorankommen ist mühsam. Lisa, Irmas und Rudis Schwiegertochter, nutzt die Gelegenheit, von ihrer nunmehr fortgeschrittenen Schwangerschaft zu berichten, und präsentiert ihr Babybäuchlein, dekoriert mit einer übergroßen Schleife. Die Schröder-Zwillinge sitzen neben Tom, dem Fahrer der Bäckerei, beide in Kostümen, die vielleicht irgendwann wieder in Mode kommen werden. Hedis Hut mit Pfauenfedern kitzelt bei jeder Kopfbewegung die Glatze ihres Hintermannes. Charlie sieht Svetlana, Sarahs Mutter, am Arm eines älteren Herrn, strahlend und in bester Laune. Ihre Tochter verdreht die Augen und sucht schnell das Weite. Pfarrer Waldenbuch verwickelt Louisa in ein Gespräch, aus dem sie sich nur mit Mühe befreien kann.

Erleichtert lassen sich die Mädels neben Jo nieder, Charlie schmerzen bereits jetzt die Füße.

»Ihr seht aus, als wärt ihr auf den Laufstegen der Welt zu Hause.« Jo bewundert ihr Aussehen und legt seinen Arm um Louisa. »Max organisiert Getränke für uns, das kann allerdings einige Zeit dauern, es ist ja fast kein Durchkommen mehr«, fügt er hinzu.

Charlotte erklärt sich bereit, für das leibliche Wohl zu sorgen, und strebt den Verkaufsständen zu. Auf dem Weg grüßt sie alte Bekannte, lässt sich Zeit für kurze Gespräche, schäkert links und rechts, sie fühlt sich in ihrem Kleid pudelwohl. Anerkennende Blicke folgen ihr. Die Auswahl an Köstlichkeiten ist groß, die Schlangen an den Ständen sind lang. Sie beschließt, dieses Jahr den Angelverein zu unterstützen, der Fischbrötchen und Räucherfisch anbietet.

In der Schlange vor ihr wartet Louisas Bruder Dominick und die beiden unterhalten sich angeregt, bis sie an der Reihe sind. Voll beladen kehrt Charlotte zu den Freunden zurück. Max ist dazugestoßen, er hat seine Fototasche dabei, die unbeachtet neben ihm liegt. Vertieft in ein Gespräch mit Monique hebt er nur kurz die Hand zum Gruß. Während des Essens unterhält er die Freunde auf so charmante Art, dass Sarah und Charlie verwunderte Blicke tauschen. Diese Seite ihres Freundes war ihnen bisher unbekannt. Der Erfolg bei Frauen liegt nicht nur an seinem guten Aussehen, sondern auch an seiner unwiderstehlichen Art.

»Könnte ich bei dir übernachten, sollte es notwendig werden, meine Wohnung für heute Nacht freizumachen?«, flüstert Sarah Charlie ins Ohr.

Diese grinst und hält den Daumen hoch. Max verfolgt sein Ziel strategisch und auf dem direkten Weg. Er läuft zur Hochform auf, fotografiert die Mädels und vor allem Monique, die in ihrem schillernden Kleid und der schwarzen wilden Mähne umwerfend aussieht. Das Spiel des Feuers beherrscht sie ebenso gut wie Max. Der Rest der Gruppe hat das Gefühl, als Zuschauer einem Theaterstück beizuwohnen, das für beste Unterhaltung sorgt. Die Luft knistert, als die erste Band einen rockigen Song anstimmt. Wie auf Kommando zieht es die Freunde auf die Tanzfläche. Charlie geht die Musik ins Blut. Sie liebt es, zu tanzen und nimmt sich immer wieder vor, öfter auszugehen. Der Gedanke bringt sie kurz zum Schmunzeln, ihr Beruf eignet sich leider nicht für Nachteulen. Sie betrachtet die Menge und entdeckt bekannte Gesichter. Sie legt mit Louisas Brüdern ein flottes Tänzchen aufs Parkett, gleitet in Alessandros Arme, während seine Frau Michel, den Zeitungsausträger, resolut über die Tanzfläche dirigiert. Unter viel Applaus spornen sich Sarah und Monique gegenseitig zur Musik an. Um die beiden hat sich ein Ring von Bewunderern gebildet.

Barbara, das Nordlicht, tanzt mit ihrem Mann vorbei und ruft ihr zu: »Ein super Fest. Ich habe mich lange nicht so gut amüsiert. Wenn nur die Sprache nicht wäre.«

Als es dunkel wird, ziehen sich die ersten Jugendlichen zurück und verschwinden im hohen Gras der umliegenden Weiden oder in den naheliegenden Wald. Charlie gönnt sich einen Moment Pause, beobachtet das bunte Treiben auf der Tanzfläche und massiert ihre Füße. Der Geruch von Gegrilltem lässt ihren Magen knurren. Am Stand der Pfadfinder wird sie fündig. Die Band wechselt, das verschafft allen eine kurze Atempause.

Max kommt auf sie zu. »Kann Sarah bei dir übernachten?«

»Hatten wir schon vereinbart. Der Weg ist frei. Ist das eine gute Idee?«

»Wir sind beide erwachsen, haben Spaß miteinander und messen dem Ganzen ansonsten keine tiefere Bedeutung bei.«

»Habt ihr das so besprochen?«

»Mann, Charlie, du nervst. Nein, das ist nicht nötig. Wir sind beide aus demselben Holz geschnitzt, das spüre ich. Worte sind überflüssig. Wir wissen beide, was wir wollen, diese eine Nacht, dann ziehen wir weiter. Ich in eines der Krisengebiete auf dieser Welt und Monique zurück in die Provence. Wie zwei Sternschnuppen, die sich auf ihrem Weg kurz begegnen, um dann zu verglühen.«

»Also doch Seite zweihundert, Reihe fünf im Sammelalbum.«

»Ob es für das Titelblatt reicht, entscheide ich morgen früh.« Max grinst sie an. »Sag mal, kritisierst du meinen Lebenswandel oder bist du neidisch? Ich bin kein Typ für eine feste Partnerschaft. Mit meinem Job, dem ständigen Unterwegssein, das macht keine Frau lange mit.«

»Hast du es denn schon mal versucht?«

»Nein, man muss nicht alles ausprobieren, um Gewissheit zu erlangen. Außerdem macht Monique auf mich nicht den Eindruck, als wolle sie dringend einen Ring am Finger. Schlaft morgen aus und lasst euch Zeit beim Frühstück. Ach, ihr müsst ja arbeiten, offener Sonntag, umso besser!«

Mit diesen Worten lässt Max Charlotte stehen und verschwindet im Getümmel. Während sie ihm noch nachschaut und merkt, dass sie wirklich neidisch ist, tritt Erwin an ihre Seite und zeigt ihr stolz die Einnahmen des Tages. Ein Porschefahrer aus der Landeshauptstadt bereitete ihm besonderes Vergnügen. Dieser entrüstete sich, eine Gebühr für den Parkplatz entrichten zu müssen, schließlich gäbe es genügend Platz.

»Daraufhin habe ich kurzerhand den Preis in astronomische Höhen getrieben mit dem Argument, er könne gerne zwei Kilometer bis zum Festplatz zu Fuß gehen, denn er wird nirgendwo einen Parkplatz finden, der näher am Geschehen liegt. Seine Begleitung reagierte so bestürzt, dass er sofort bereit war, den Preis zu bezahlen.« Erwin klopft sich auf die Schenkel und wiehert. »Die Städter, entweder haben die keine Vorstellung davon, dass zweitausend Meter ein Katzensprung sind, oder die nehmen wirklich für jeden Schritt das Auto. Aber ins Fitness-Studio rennen. So, Charlie, nun möchte ich meinen Verdienst auf den Kopf hauen, da habe ich noch gut zu tun. Wird eine lange Nacht.«

Charlotte blickt auf die Uhr und macht sich auf die Suche nach Sarah. Diese singt auf der Tanzfläche lauthals mit und winkt Charlotte zu sich heran. Sie schüttelt den Kopf und zeigt auf die Uhr. Max hat sie unsanft daran erinnert, dass sie morgen keinen freien Tag hat, sondern ihrer früh beginnt. Die Nacht wird sehr kurz werden. Charlie teilt Sarah mit, dass sie die Hintertür offen lässt, und verabschiedet sich von den Freunden.

Im Bett greift sie nochmals zu ihrem Telefon und sieht eine Nachricht von Vincent.

*Du siehst umwerfend aus. Richtig sexy.*

Verblüfft schaut sie sich suchend im Raum um, als würde sie vermuten, ihn hinter der Gardine zu entdecken. Bis ihr dämmert, dass Monique ihm das Foto geschickt haben muss, welches sie kurz vor ihrem Aufbruch zum Fest geschossen hat.

*Danke.*

Sie bekommt Moniques Worte nicht aus dem Kopf. Vincents Hoffnung, dass sie die Ländereien von Manoir Remy an ihn verkaufen wird. Seither hat sich Misstrauen in ihr eingenistet. Charlotte denkt darüber nach, welche Mittel er ausprobieren könnte, um sein Ziel zu erreichen. Trägt er Masken und gaukelt ihr Freundschaft und Romantik vor? Daran zweifelt sie. So hat sie ihn nicht kennen gelernt. Aber kann sie Vincent denn wirklich beurteilen nach dieser kurzen Zeit? Funktioniert ihre Intuition noch oder kann sie sich selbst nicht mehr über den Weg trauen? Schon allein der Gedanke, dass er sie umgarnen könnte, um seinen Traum realisieren zu können, verletzt sie.

Misstrauen ist der Tod einer jeden Freundschaft. Vielleicht tut sie ihm Unrecht. Vielleicht spricht er mit seiner Schwester nicht über seine Gefühle und Monique hat keine Ahnung davon, dass die Situation nun eine andere für ihn ist. Vielleicht hat er dieselbe Leichtigkeit, die auch seine Schwester an den Tag legt, und nascht gerne mal hier und dort. So viele Vielleichts und Fragezeichen. Charlie sind Punkte und Ausrufezeichen lieber.

Ihre Gedanken drehen sich im Kreis. Sie bedauert, dass Sarah beschlossen hat, noch länger auf dem Fest zu bleiben. Gerne hätte sie sich ihr anvertraut. Sie braucht jemanden zum Reden und da Sarah die meiste Zeit mit Monique verbrachte, hat diese vielleicht Informationen, die Charlie weiterhelfen könnten. Sie steht wieder auf und wandert ruhelos durch ihr Häuschen. Da an Schlaf nicht mehr zu denken ist, schlüpft sie in Jeans und T-Shirt, schnappt sich ihre Schlüssel und läuft durch die dunklen Straßen Richtung Bäckerei. Die Musik ist im ganzen Dorf zu hören. Zu Bassklängen schließt sie die Tür auf, betritt die Backstube und beginnt mit ihrer täglichen Routine. Die trüben Gedanken fallen von ihr ab, sie gewinnt an Entschlusskraft und nimmt sich vor, Vincent bei ihrem nächsten Besuch offen auf seine Gefühle anzusprechen. Als ihr bewusst wird, dass ihre Abreise schon in vierzehn Tagen bevorsteht, wird ihr ganz mulmig. Aber alles ist besser als diese Ungewissheit. Ihre Laune bessert sich und Marion ist erstaunt, was Charlotte bei ihrem Eintreffen bereits erledigt hat. Herzschmerz in Produktivität umzusetzen, kann viele Brötchen zum Ergebnis haben.

Sie schickt Max noch eine Nachricht.

*Titelbild?*

Stunden später erhält sie die Antwort.

*Eindeutig! In Lebensgröße! Wow!*

# 13

Charlie parkt vor Jos Werkstatt. Er deutet ihr, rückwärts vor das Tor zu fahren. Es ist der Abend vor ihrer Abreise. Louisas Vater stellt wieder den Van zur Verfügung, und nun sollen Baumaterialien, Werkzeug und Farben verladen werden.

»Hey Charlie, dann wollen wir mal. Alles, was hier rechts an der Wand steht, muss eingeladen werden.«

»Dann muss ich wohl mit leichtem Gepäck reisen«, witzelt sie und betrachtet nachdenklich den Turm aus Farbeimern.

»Das wird schon klappen. Du schleppst alles zum Auto, ich lade ein.«

Nach einer Stunde ist alles an Ort und Stelle. Charlotte streift sich die verschwitzten Locken aus der Stirn und wischt ihre schmutzigen Hände an ihrer Jeans ab. Sie sieht, dass der Anhänger an Jos Transporter bereits beladen ist. Morgen in aller Frühe startet er mit sechs seiner Mitarbeiter, legt auf halber Strecke eine Übernachtung ein, während Charlie die Fahrt an einem Stück absolvieren möchte. Sie ist ungeduldig, voller Erwartung und will keine Zeit verlieren.

Jo umarmt sie und mahnt, vorsichtig zu fahren und zwischendurch den Reifendruck zu prüfen. »Wir sehen uns in zwei Tagen. Hoffentlich ist meine Truppe morgen abreisefertig und ich muss nicht auch noch beginnen, Unterhosen und T-Shirts zu packen.« Er kennt seine Leute gut und weiß, dass es manchmal an Zuverlässigkeit und Pünktlichkeit mangelt. Zudem ist Montag, nicht jedem gelingt es, rechtzeitig aus dem Wochenende zu kommen. Auf der anderen Seite sehen alle dem Frankreichaufenthalt mit großer Erwartung entgegen. Die Wenigsten hatten bisher die Möglichkeit, ins Ausland zu reisen.

Mit Louisa und Sarah hatte sie am Morgen gefrühstückt, dabei besprachen sie die letzten Details von Charlies Abwesenheit. Sie wird sechs Wochen auf Manoir Remy verbringen und die Renovierungsarbeiten selbst überwachen. So lange ist sie der Bäckerei noch nie ferngeblieben und so wollte sie sicherstellen, dass an alles gedacht ist. Als sie Sarah und Louisa ihre Listen unterbreitet hat, zogen diese sie auf und machten sich lustig. Gleichzeitig schätzen beide, dass Charlie ihren Bereich gut organisiert übergibt, denn das bedeutet weniger Arbeit für sie. Marion und Aina wurden ebenfalls Listen ausgehändigt, die sie mit einem Schmunzeln quittierten.

Thelma stöhnte an ihrem letzten Tag entnervt: »Charlie, nun mach dich vom Acker, bevor du alle in den Wahnsinn treibst. Du kannst dich wie immer auf uns verlassen, außerdem steht unser Betriebsurlaub kurz vor der Tür.«

Zu Hause angekommen packt sie noch schnell ihre Sachen. Spontan beschließt Charlotte, Fannys Fotoalbum in die Tasche zu stecken, um es Marie zu zeigen. Nachdem der letzte Rundgang durch Haus und Garten erledigt ist, fällt sie ins Bett. Die letzten Tage fordern ihren Tribut und nicht einmal der Gedanke, Vincent morgen wiederzusehen, kann sie wachhalten.

Ausgeruht startet sie am nächsten Morgen. Sie hält noch kurz bei Louisa und wirft ihren Hausschlüssel in den Briefkasten. An der Tür klebt ein Zettel mit dem Vermerk „Reiseproviant im Korb". Typisch Louisa. Sie hat wohl geahnt, dass Charlie, außer eine Flasche Wasser einzupacken keine Geduld hatte, sich um Verpflegung zu kümmern.

Charlie beäugt den Inhalt und muss sich beherrschen, die Freundin nicht aus dem Bett zu klingeln, um sie liebevoll zu knuddeln: Baguettebrötchen mit Tomate, Ziegenkäse und Rucola, Macarons, Schokoladentörtchen, Gemüsetaschen und eine Thermoskanne voll Kaffee.

Kaum auf der Autobahn angekommen, ärgert sie sich, nicht doch schon am Sonntag gestartet zu sein. Es herrscht dichter Verkehr. Auf einer Spur stauen sich Lastwagen, die nächste Spur wird von Wohnmobilen in Beschlag genommen. Zudem haben die Sommerferien am Wochenende begonnen und allem Anschein nach möchten ausgerechnet heute die urlaubshungrigen Familien Richtung Süden. Charlie versucht es mit Galgenhumor. »Zumindest kann ich mir die Schweizer Landschaft von der Autobahn aus ganz in Ruhe ansehen und nebenbei Louisas Korb leer futtern«, sagt sie zu sich selbst.

In Frankreich wird der Verkehr ruhiger und sie dreht die Musik auf, um der beginnenden Müdigkeit entgegenzuwirken. Sie freut sich auf das Wiedersehen mit den Gaspards. Nervosität, die mit jedem Kilometer, den sie sich ihrem Ziel nähert, zu wachsen scheint, macht sich bemerkbar. Pausen hält sie so kurz wie möglich, tankt auf, prüft den Reifendruck und hofft, ohne Hindernisse anzukommen. Ein geplatzter Reifen wäre ihr Horror, da sie keine Ahnung hat, wo sich das Ersatzrad und das Warndreieck befinden. Auch die Vorstellung, alle Materialien aus dem bis unters Dach beladenen Auto ausräumen zu müssen, schiebt sie zur Seite.

Am Abend biegt sie müde in die Einfahrt von Manoir Remy ein. Kurz hatte sie noch überlegt, einen Stopp im Ort einzulegen, um in Pablos Bar ein Glas Wein zu trinken. Im Vorbeifahren sah sie bereits, dass jeder Platz besetzt war und sie verwarf den Gedanken. Charlie gesteht sich ein, dass es ihr nicht um das Glas Wein ging, sondern um das Bedürfnis, dem Ankommen noch ein klein wenig Aufschub zu gewähren, Zeit zu schinden.

Sie parkt im Hof, der ruhig und verlassen daliegt. Das abendliche Essen ist beendet. Charlotte streckt und reckt sich nach der langen Fahrt. Hinter sich hört sie eine Tür schlagen und dreht sich um. Vincent schlendert auf sie zu, die dunklen Haare offen, ein

Lächeln umspielt seine Lippen. Abwartend bleibt er stehen und betrachtet sie. Ihr wird bewusst, dass sie müde, zerzaust und verschwitzt ist. Sie strahlt ihn an, ihr Herz schlägt Purzelbäume. Wie von selbst setzen sich ihre Beine in Bewegung und Charlotte umarmt ihn stürmisch, vergräbt ihre Hände in seinen Haaren und gibt sich dem Kuss hin, der sich so herrlich vertraut anfühlt. Seufzend lehnt sie ihren Kopf an seine Schulter und genießt die Umarmung.

»Schön, dass du wieder hier bist. Ich habe dich ein klein wenig vermisst«, flüstert er ihr mit rauer Stimme ins Ohr.

Entrüstet hebt Charlie den Kopf. »Ein klein wenig?«

Er küsst sie auf die Nasenspitze und lässt sein dunkles Lachen hören. »Du willst wohl immer die größte Portion. Komm, hol das Nötigste aus dem Auto, dann zeige ich dir dein Zimmer.«

Charlie ist verwirrt. »Mein Zimmer? Ich dachte, ich wohne wieder im Gästehaus?«

»Das kannst du auch, wenn du dir mit Jo ein Zimmer teilen möchtest.« Vincent beobachtet ihre Gefühlsregungen.

Bei Charlie fällt der Groschen. Sie hat nicht bedacht, dass Jo mit seinen Mitarbeitern alle Zimmer belegen wird. Mit Vincent unter einem Dach zu wohnen, löst in ihr die unterschiedlichsten Emotionen aus, die sich in ihrem Gesicht widerspiegeln: Freude, Bedenken, Zurückhaltung und Lust.

Vincent betrachtet sie interessiert. Ein Pokerface an den Tag zu legen, gehört nicht zu Charlies Kernkompetenzen. »Ich verspreche dir, anständig zu sein und nachts nicht über dich herzufallen.«

»Das erleichtert mich. Für meine Ritterrüstung war kein Platz mehr im Auto. Außerdem scheppert die so laut beim Umdrehen und hat schon einige Beulen.«

Sie nimmt ihre Tasche und folgt ihm ins Haus. Vom Eingangsbereich aus betritt sie den Wohn- und Essbereich mit offener Küche. Durch die bodentiefen Fenster strömt das Abendlicht. Dunkler Holzboden, sandfarbene Steinwände und hohe Decken lassen das Erdgeschoss größer wirken, als es tatsächlich ist. Die Einrichtung ist maskulin gestaltet. Ein Flachbildschirm nimmt die Hälfte der Wand ein, eine moderne Hi-fi-Anlage mit großen Boxen daneben, eine dunkle braune Ledercoach mit passenden Sesseln, sowie ein niedriger Glastisch und ein Regal voller Bücher bilden ein ansprechendes Ensemble. Auch der Esstisch mit Bänken ist aus dunklem Holz. Aufmerksam betrachtet Charlie eines der großformatigen Gemälde, das in abstrakter Form ein Liebespaar darstellt. Sie entdeckt zwei weitere Gemälde, die vom selben Künstler erschaffen wurden – ein Frauen- und ein Männerakt. Die Konturen sind nur angedeutet, die Sinnlichkeit entsteht durch die kräftigen Farben.

»Die Bilder sind großartig. Etwas gewagt, aber faszinierend.«

»Ein Freund hat sie gemalt und mir, der alten Zeiten zuliebe, zu einem Vorzugspreis verkauft. Mittlerweile könnte ich mir seine Bilder nicht mal mehr mit Rabatt leisten.«

Charlie folgt Vincent in die Küche. Weiße Fronten mit Glaseinsätzen und Griffen aus glänzendem Chrom, eine anthrazitfarbene naturbelassene Marmorplatte und moderne Geräte. Keine Spur einer weiblichen Hand, stellt Charlotte in Gedanken erleichtert fest.

Den oberen Stock erreichen sie über eine freischwingende Stahltreppe. Vincent öffnet die Tür und Charlie findet sich in einem luftigen Raum wieder, in weiß und blau gehalten. Ein verschnörkelter weißer Schreibtisch, eine gemütliche weiß-blau gestreifte Couch und ein großes Bett mit schöner Spitzenbettwäsche erwarten sie. Die Rüschengardinen blähen sich im Wind.

»Ich hoffe, das Zimmer gefällt dir, das Bad findest du angrenzend. Mein Zimmer liegt gegenüber. Sobald du dich eingerichtet hast, essen wir.«

Frisch geduscht, in Shorts und T-Shirt gekleidet, fühlt sich Charlie wie neugeboren. Sie folgt dem Duft und findet Vincent auf der Terrasse am Grill stehend. Der Tisch ist gedeckt mit weißem Porzellan, großen Rotweingläsern und Stoffservietten. Um die Steinterrasse sind Blumen und kleine Bäume gepflanzt. Sie betrachtet die Blütenvielfalt und staunt über die Miniaturobstbäume, die voller Früchte hängen.

»Was ist denn das für ein Bäumchen?«

Vincent dreht sich zu ihr um. »Papaya. Hier ist mein kleines Experimentierfeld. Ich versuche tropische Fruchtbäume genetisch so zu verändern, dass diese hier kultiviert werden können.«

»Spannend. Kannst du mir erklären, wie du das machst?«

»Gerne. Ich zeige dir die bisherigen Ergebnisse im Gewächshaus. Nimm Platz, das Essen ist fertig – Steak, Ofenkartoffeln und Salat.

»Danke, das riecht köstlich.« Sie greift zu und stellt fest, wie hungrig sie ist. »Schön hast du es hier, und einen guten Geschmack noch dazu.«

Vincent lacht. »Besten Dank für das Kompliment. Wie waren deine letzten Wochen?«

Charlie berichtet von den Vorbereitungen für die Renovierung, Moniques Besuch und ihrer Arbeit. Vincent bringt sie seinerseits auf den neuesten Stand.

»Wir hatten auch viel zu tun in letzter Zeit. Der Sommer ist immer arbeitsintensiv, aber dieses Jahr kommt alles zusammen. Mein Vorarbeiter Sebastian, du kennst ihn ja, ist von der Leiter gestürzt und hat sich das Bein gebrochen. Er fiel über Wochen aus. Dann grassierte ein Magen-Darm-Virus, der zu Personalausfällen führte, und diese langanhaltende Hitze ist für uns alle anstrengend. Die Trockenheit bereitet mir am meisten Sorgen. Die Sommer werden seit Jahren immer wärmer, so langsam erreichen die Temperaturen jedoch Dimensionen, die große Veränderungen nach sich ziehen. Manchen Pflanzen wird es zu heiß, das Wasser wird immer knapper und teurer. Ich muss mir überlegen, was wir noch anbauen können. Manches ist auch nicht so einfach zu verändern. Es macht keinen Sinn, gesunde und gut gewachsene Obstbäume als Schattenspender umzupflanzen. Der Aufwand ist viel zu groß. Daher habe ich mir überlegt, um die Felder neue Obstbäume zu setzen, die Schatten spenden und die Hitze aushalten. Allerdings stellt sich der Erfolg erst in ein paar Jahren ein. Im angrenzenden Département wurde letzte Woche aufgrund von Wassermangel der Notstand ausgerufen.«

»Das hört sich sehr ernst an. Tüftelst du aus diesem Grund an deinen Bäumen?«

»Ja, zum Teil. Das Ganze steckt allerdings noch in den Kinderschuhen. Hauptsächlich bin ich neugierig und experimentiere gerne.«

Charlotte versteht nun, aus welchem Grund ihre Gespräche in den vergangenen Wochen so sachlich und kurz ausfielen. Vincent war beschäftigt und hatte andere Sorgen, da war kein Platz für Smalltalk. Der Klimawandel wirft seine Schatten voraus. Das schlechte Gewissen, ihm Desinteresse und emotionale Kälte vorgeworfen zu haben, plagt sie. Zwar nur im Geiste, trotzdem kommt sie sich selbstsüchtig und intolerant vor.

»Monique erzählte begeistert von ihrem Besuch bei euch. Dein Häuschen mit dem großen Garten hat es ihr besonders angetan. Sie meinte, Manoir Remy in Modelleisenbahngröße vorzufinden.«

Charlie lacht, aber Moniques Beschreibung ist mit etwas Fantasie sehr zutreffend.

»Auch von eurer Bäckerei hat sie geschwärmt. Sie betonte, dass die Stimmung in einem Frauenteam sehr angenehm ist, wenn die Beziehungen passen. Vor allem euer Umgang miteinander hat ihr gut gefallen. Sie bezeichnet euch drei als erfolgreiche Powerfrauen und kann es kaum erwarten, aus dem Trio ein Quartett zu bilden. Ich vermute, in letzter Zeit hat ihr hier ein wenig die Perspektive gefehlt. Auf jeden Fall hat sie mich neugierig gemacht.«

»Du bist uns immer herzlich willkommen. Ich bin froh, dass Monique die Partnerschaft so positiv sieht. Auch wir freuen uns darauf, mit ihr zu arbeiten. Es stimmt, die Zusammenarbeit in unserem Team funktioniert hervorragend, trotz der unterschiedlichen Charaktere. Ich glaube es liegt daran, dass wir alle ein gemeinsames Ziel haben – den Erfolg der Bäckerei. Jede von uns hat die Bereitschaft, die eigenen Befindlichkeiten an die Seite zu stellen und sich diesem Ziel unterzuordnen. Aber, und darauf legen wir Wert, wir haben auch einen Quotenmann, Tom, unseren Ausfahrer.«

Vincent lacht auf. »Der Arme! Wobei, Hahn im Korb zu sein bietet auch Vorteile. Monique möchte dich morgen früh im Hofladen treffen, denn sie konnte einige Freunde für den Umbau aktivieren, die ihr, wie sie meint, noch die ein oder andere Gefälligkeit schuldig sind. Näheres wollte ich nicht wissen.« Vielsagend hebt er eine Augenbraue und setzt ein Grinsen auf. »Hast du noch Lust auf Creme brulée? Die habe ich aus Clotildes Küche entwendet.«

Charlie bejaht, gemeinsam räumen sie den Tisch ab. Vincent kocht Kaffee in einer kleinen Espressokanne und schäumt Milch auf. Während Charlie die Spülmaschine einräumt, lässt er ungeniert seinen Blick über ihren Körper wandern. Was er sieht, scheint ihm zu gefallen. Charlie wird es heiß und kalt.

»Mein guter Geschmack ist sehr facettenreich«, teilt er ihr mit und füllt die Kaffeetassen.

»Meiner auch«, kontert sie.

Seinen anerkennenden Blick bezieht sie auf ihre Schlagfertigkeit.

Wieder auf der Terrasse zündet Vincent ein Windlicht an, die Dunkelheit hat sich herabgesenkt. Beide schweigen, genießen die Stille und die romantische Atmosphäre. Charlie kratzt die Dessertschale aus, Süßes ist eine ihrer großen Schwächen. Würde sie nicht körperlich arbeiten und viel in Bewegung sein, hätte sie Mühe, ihre schlanke Figur zu halten.

»Begleitest du mich morgen am Vormittag noch über das Gut? Ich fürchte, die nächsten Wochen hast du keine Zeit mehr dafür und ich sehe dich nur noch mit Baustaub in den Haaren.«

»Das kann gut sein. Ja, Jo wird am frühen Nachmittag eintreffen, da bleibt mir noch genügend Zeit.«

Charlie gähnt und erhebt sich. Sie räumt die Gläser und Schalen in die Küche und wünscht ihm eine gute Nacht. Am Fuße der Treppe hält er sie auf und dreht sie zu sich herum.

»Ich fürchte, du kannst ohne Gute-Nacht-Kuss nicht einschlafen.«

Seine Lippen senken sich auf ihre und erkunden sie langsam und ausführlich. Er lässt sich Zeit. Mit einer Hand wühlt er durch ihre Locken, mit der anderen drückt Vincent sie an sich. Charlie spürt seine Erregung und stöhnt leise auf. Die Lust kommt wie ein Tsunami auf sie zu. Der Kuss wird leidenschaftlicher, Charlies Knie drohen nachzugeben. Sie schiebt ihre Hände unter sein Shirt und streichelt seine nackte Haut. Mit einem Ruck löst er sich von ihr, schwer atmend und etwas widerwillig. Liebevoll streicht er ihr über die Wange, seine Augen dunkel glänzend voller unterdrückter Leidenschaft.

»Kaffee um sechs Uhr«, sagt er mit heiserer Stimme.

Beschwingt springt Charlie die Treppe hoch. Breit grinsend putzt sie sich die Zähne und stellt den Wecker. Ins Bett gekuschelt bedauert sie kurz Vincents

Vernunft. Verliebt sein ist ein herrliches Gefühl. Sie nimmt sich vor, jeden Moment davon auskosten, egal was morgen kommt. Sollte sie stolpern und fallen, dann steht sie wieder auf, nimmt sie sich vor.

Als Erstes Kaffee, dann alles andere – das ist Charlottes Motto. Sie schwingt sich aus dem Bett und tapst in Schlafshirt und Boxershorts in die Küche. Wortlos reicht Vincent ihr eine gefüllte Tasse und mustert sie kritisch.

»Dein Outfit hat schon bessere Tage gesehen. Vermutlich hängen Erinnerungen daran.«

Es dauert einen Moment, bis seine Worte sie erreicht haben. Charlie blickt an sich hinab und fragt sich, was an den Teddybären auf ihren Shorts und dem Einhorn-T-Shirt auszusetzen sind. Hat er ein zartes Spitzenneglié erwartet? Sie brummt und trinkt ihren Kaffee, setzt sich auf die Terrasse und genießt die frische Morgenluft. Aus der Küche zieht der Duft von gebratenem Speck und Spiegeleiern. Vincent streckt ihr einen gut gefüllten Teller entgegen, reicht ihr Besteck und nimmt neben ihr Platz.

»Ich habe dir reichlich aufgetan, in der Zwischenzeit kenne ich deinen gesunden Appetit und weiß diesen zu schätzen, solltest du gleich zuschnappen.« Er hält schützend die Hand vor seinen Oberkörper als fürchte er, Charlie würde gleich zum Angriff übergehen. Das entlockt ihr das erste Lächeln des Tages. »Außerdem möchte ich darauf hinweisen, dass dir die Küche jederzeit offensteht. Schließlich bin ich der Mann. Du kannst dich gerne austoben, Tinker Bell.«

Charlotte streckt ihm kauend die leere Tasse entgegen. Vincent erhebt sich seufzend.

»Wenn das so weiter geht, fange ich jetzt schon an, mich auf deine Abreise zu freuen.«

»Wir werden sehen.« Charlie grinst verschmitzt, steht blitzschnell auf, drückt ihm einen Kuss auf den Mund und nimmt ihm die Tasse aus der Hand.

Auf dem Weg in die Küche ruft er ihr hinterher: »Die Belohnung ist dem Aufwand des Frühstücks nicht annähernd angemessen. Aber ein guter Start.«

Charlotte lacht vor sich hin. »Ich räume die Küche auf.«

»Daran hatte ich jetzt nicht gedacht, aber alles Weitere müssen wir verschieben, ich muss los. Wir treffen uns in dreißig Minuten im Hof.«

Charlie gibt Gas, denn sie möchte zunächst bei Monique vorbeischauen. Dick eingecremt mit Basecap und Sonnenbrille überquert sie den Hof. Luc winkt ihr zu, sie sieht Simone aus der Halle kommen. Monique ist dabei, Obst und Gemüse in Körbe zu füllen. Als sie Charlie sieht, stößt sie einen Schrei aus und umarmt die Freundin.

»Charlie, wie schön dich zu sehen! Ich habe so viel organisiert die letzten Tage. Zwei Installateure, einen Elektriker und zwei Fliesenleger, die alles können. Ab morgen geht es los. Ich bin auch dabei, wenn ich hier fertig bin. Mach dir keine Gedanken um die Kosten, die Herren arbeiten unentgeltlich.« Monique grinst und breitet die Arme aus als wolle sie sagen: »Was kann ich dafür, dass die Männer verrückt nach mir sind?«

Temporeich berichtet sie von ihren Marketing-Aktivitäten und den Kontakten, die sie geknüpft hat. Dabei wirft sie mit Namen um sich und redet Charlie schwindelig. Diese schüttelt nur schmunzelnd den Kopf. Dieser Tornado hat dem tatsächlich noch gefehlt.

»Wie geht es Max?«

Die Frage kommt so unvermittelt, dass Charlotte erstaunt den Kopf hebt, die eben an einer Orange schnupperte. Sie schaut Monique an, die plötzlich mit aller Sorgfalt und hochkonzentriert Melonen in einen der Körbe schichtet. Da scheinen es zwei auf die Titelseite geschafft zu haben. Charlie grinst sie in sich hinein.

»Das weiß ich nicht. Aber er möchte mit Sarah und Louisa kommen.«

»Ist auch nicht so wichtig.« Monique zuckt mit den Schultern.

Vincents Erscheinen erlöst seine Schwester. Im Hof wird Charlotte begrüßt wie eine alte Bekannte. Sie erkundigt sich nach Ehefrauen und Kindern. Sebastian hinkt noch leicht, doch er versichert ihr, wieder hergestellt zu sein, während er sich eine Gauloises in die Zahnlücke klemmt.

»Leider ist es für die Pferde heute zu heiß. Ich werde nie dein verblüfftes Gesicht vergessen, als dir klar wurde, dass wir über die Felder reiten werden.« Vincent lacht bei dieser Erinnerung. Er fährt mit ihr über das Gut und weist auf Veränderungen hin. Immer wieder halten sie an, er prüft Früchte, Blätter und Erde. »Die Trockenheit kann vermehrten Schädlingsbefall zur Folge haben. Die Früherkennung ist dabei wichtig, um gegensteuern zu können. Ansonsten ist die Ernte vernichtet, im schlimmsten Fall auch Bäume und Pflanzen«, erklärt er.

Im Gewächshaus, dessen Fenster weit geöffnet sind, zeigt er ihr seine tropischen Bäume. Aufs Neue fasziniert sie sein umfangreiches Wissen und das Engagement, mit dem er seine Ideen verfolgt. Er lässt sie an seinen Visionen teilhaben. Kurz hält er inne.

»Weißt du, was Marie kürzlich zu mir sagte?«

Charlie schüttelt den Kopf.

»Träume groß und grenzenlos, denn aus Träumen entstehen Visionen, aus Visionen Ziele, die dein Leben verändern können.«

Sie lässt den Satz auf sich wirken. »Das ist schön und inspirierend. Es macht Mut, Spinnereien nicht einfach wegzuwischen. Ich werde mir vornehmen, wieder mehr zu träumen. Oder überhaupt anzufangen zu träumen.«

Vincent nickt und lächelt ihr aufmunternd zu. Sie greift nach seiner Hand und lässt sich von ihm durch die Baumreihen führen.

Viel zu schnell vergeht der gemeinsame Vormittag. Charlie macht sich auf den Weg zum Landhaus, da sie Jos Eintreffen jeden Moment erwartet.

Hupend fährt er die Allee entlang. Aus dem Transporter dröhnt laute Musik. Die Stimmung ist bestens. Zwei junge Frauen und vier junge Männer purzeln aus dem Auto. Es gibt ein großes Hallo. Charlotte erkundigt sich nach der Fahrt.

»Es ging alles gut. Leider haben wir keine Klimaanlage im Wagen«, meint Jo bedauernd. Bewundernd betrachtet er das Haus. »Lasst uns ausladen und alles im Eingangsbereich ablegen«, ordnet er an. An Charlie gewandt meint er: »Mich drängt es, den ersten Rundgang zu machen.«

Alle packen mit an. Anhänger, Transporter und Charlies Auto sind zügig ausgeladen. Werkzeuge, Holz, Fliesen und Farbeimer türmen sich in der Halle. Charlotte führt Jo durchs Haus. Dieser prüft, klopft gegen Wände und murmelt vor sich hin. Mit einem zufriedenen Lächeln wendet er sich Charlie zu.

»Wunderschön. Du wirst staunen, wenn wir fertig sind. Heute möchte ich nur noch mit den Vorbereitungen beginnen. Wir fangen mit den Installationsarbeiten und der Elektrik an. Morgen reißen wir die Wände auf. Du hast dich für elektrische Heizungen entschieden, da ihr im Winter geschlossen habt. Die Solarpanels werden ebenfalls morgen geliefert, berichtete Vincent, die installieren wir parallel. Deine Nachricht, dass Monique weitere Hilfe organisiert hat, habe ich bekommen. Ach, und bevor ich es vergesse. Ich bin der Boss und du arbeitest streng nach Anweisung.«

Charlie salutiert und überlässt Jo nur zu gerne die Führung.

Die Anordnungen fliegen durch die Räume, am späten Nachmittag ist alles an Ort und Stelle. Charlie zeigt den Neuankömmlingen die angrenzenden Gebäude und das Gästehaus.

»Sagtest du nicht, in der Nähe gibt es einen See? Eine Abkühlung würde uns guttun.«

»Dann packe ich uns etwas zu essen ein und wir picknicken am Strand. Großartige Idee!«

Sie eilt zu Clotilde, die Verpflegung für eine Hundertschaft bereitstellt. Sie nimmt sich vor, Vincents Mutter bei der Verköstigung der Arbeitenden zu unterstützen und den Einkauf zu übernehmen. Als Charlie ihr diesen Vorschlag unterbreitet, winkt Clotilde ab.

»Es reicht, wenn du dich um den Lunch kümmerst, das Abendessen übernehme ich. Die Rechnung stelle ich dann am Ende«, fügt diese spitzbübisch hinzu.

»Selbstverständlich«, bekräftigt Charlie.

Monique und Vincent schließen sich der Gruppe an. Nach einem ausgelassenen Bad fallen sie wie Heuschrecken über das Essen her. Als es dunkel wird, holt Vincent eine Feuerschale und Holz aus dem Kofferraum. Dank Jos Pfadfindervergangenheit brennt in Kürze ein loderndes Feuer. Die beiden Männer verstehen sich auf Anhieb. Monique fragt interessiert nach den Namen der Einzelnen und entlockt den jungen Menschen Informationen über ihr Leben. Charlie übersetzt.

Da ist Johannes, groß und schlaksig, mit blondem Bürstenhaarschnitt. Er erzählt, in einer Großstadt aufgewachsen und in den falschen Freundeskreis geraten zu sein. Erst fing alles harmlos an – ein bisschen Gras rauchen, Ladendiebstahl, dann kamen härtere Drogen dazu und der erste Einbruch. Er verbüßte eine Haftstrafe und begab sich anschließend in Therapie. Seither ist er clean.

»Darauf bin ich sehr stolz. Langsam bekomme ich mein Leben auf die Reihe und verdiene mit vierundzwanzig Jahren endlich mein erstes eigenes Geld.«

Judith, mit achtzehn Jahren das Küken der Gruppe, lange Dreadlocks und viele Piercings im Gesicht, schildert, wie sie mit vierzehn die Flucht von zu Hause ergriff. Raus aus dem Streit, den ewigen Geldsorgen, dem Chaos und den Schlägen. Sie streunte durch die Städte Deutschlands, übernachtete auf der Straße und in Obdachlosenunterkünften, wurde alkoholabhängig und prostituierte sich. Als Rettungssanitäter sie bewusstlos in eine Klinik brachten, wurde ihr klar, dass sie so nicht weiterleben kann.

»Wenn ich mich jetzt nicht an den Haaren aus dem Sumpf ziehe, dann bin ich in fünf Jahren tot. Davon war ich überzeugt. Es folgten Entgiftung und Therapie.

Ich bin noch anfällig und schwanke manchmal, aber ich genieße es, nüchtern zu sein und selbst über meinen Körper bestimmen zu können.«

Tobias erzählt seine Geschichte mit leiser Stimme und murmelt in seinen Vollbart. Immer schlechte Noten in der Schule, Ausbildungen und Jobs angefangen, aber nichts durchgehalten. Er versteckt sein Gesicht hinter einem Vorhang dichter Haare.

»Irgendwann dachte ich, zu nichts zu gebrauchen zu sein, und habe mich damit abgefunden. Oft kann ich mich schlecht konzentrieren. Dabei möchte ich nicht viel. Einen Job, eine Bleibe und so viel Geld, um über die Runden zu kommen und irgendwann mal Familie.«

Ava, die junge Afghanin, greift nach seiner Hand und drückt sie. Mit ihren Eltern flüchtete sie als Jugendliche aus Kabul und kam in eine Abschlussklasse. Ohne Sprachkenntnisse war sie chancenlos und fiel durch die Prüfung. Mühsam erlernte sie die Sprache, verliebte sich in einen jungen deutschen Mann aus der Nachbarschaft und brachte ihre Eltern zur Weißglut, als diese hinter ihr Geheimnis kamen. Sie forderten die Entscheidung, Familie oder Liebe.

»Ich habe mich für die Liebe entschieden. Meine Eltern vermisse ich sehr und es war hart, plötzlich allein dazustehen. Aber Lukas zögerte nicht, mich zu unterstützen, und fand in meinen hoffnungslosesten Zeiten eine Lösung. Unsere Liebe ist dadurch noch stärker geworden. Ich würde wieder dieselbe Entscheidung treffen.«

Ava ist das Glück anzusehen. Sie strahlt in die Runde. Charlie hat Mühe, ihre Tränen zurückzuhalten. Vincent setzt sich hinter sie und umschließt sie mit seinen Armen, das Kinn auf ihrem Kopf ruhend. Es entsteht eine kurze Pause.

»Ich bin Ali. Für mich ist das Leben schwer. Seht mich an. Dunkle Hautfarbe, schwarzes, borstiges Lockenhaar. Und das auf dem Land. Wie oft werde ich gefragt, ob ich mit Drogen deale. Als gäbe es eine Kausalität zwischen Hautfarbe und Drogen. Meine Psychosen haben mich fest im Griff. In schlimmen Zeiten höre ich so viele Stimmen laut in meinem Kopf durcheinanderbrüllen, die mir sagen, was ich tun soll, dass ich kurz vor dem Durchdrehen bin. Ich schreie laut, will die Stimmen übertönen und meine Ruhe haben. Das ist anstrengend. Arbeit hilft mir, meinen Kopf zu beruhigen. Aber es gibt viele Tage, da kann ich nicht arbeiten.« Ali hält den Blick in die Flammen gerichtet. Unablässig lässt er Sand durch seine Finger rieseln.

Alle Blicke richten sich auf Anton, den attraktivsten jungen Mann der Truppe. Dunkles kurzes Haar, grüne Augen und ein Lächeln, das jedes weibliche Wesen, egal welchen Alters, zum Dahinschmelzen bringt. Im Schneidersitz richtet er sich auf.

»Ich kam mit sechs Jahren nach Deutschland. Wir sind Russen mit deutschen Vorfahren. Meine kleine Schwester wurde hier geboren. Mein Vater vermisst seine Heimat sehr. Ihm ist es nie gelungen, in Deutschland Fuß zu fassen. Wodka wurde sein ständiger Begleiter. Wir Russen sind gut vernetzt. In der Schule war mir langweilig und so hing ich lieber mit anderen Jugendlichen ab, schwänzte und wurde rausgeworfen. Dabei bin ich nicht dumm, ich spreche sechs Sprachen. Ich begann, mich zu prügeln und drehte das erste krumme Ding. Der Grundstein für meine kriminelle Karriere war gelegt. Ich wurde immer aggressiver und unüberlegter, bis wir bei einem Tankstellenüberfall geschnappt wurden. Im Knast erzählte mir mein Betreuer von Jo und heute bin ich hier. Meine Kontakte sind immer noch hervorragend. Egal was ihr braucht, ich kann es euch beschaffen.« Anton grinst großspurig.

»Deswegen wurdet ihr auch verknackt, wegen des bahnbrechenden Erfolges«, kommentiert Tobias trocken.

»Wir sind froh, dass Jo uns eine Chance gibt. Auch wenn er sich manchmal wie ein Sklaventreiber benimmt, ohne ihn wären wir nicht aus der Gosse gekommen, oder auf direktem Weg dort gelandet«, schließt Judith die Runde ab.

Monique schluckt. Sie ist sichtlich bewegt! »Danke für euer Vertrauen. Eure Lebensgeschichten haben mich sehr berührt.«

Vincent wendet sich an Jo. »Ich habe großen Respekt vor dir und deiner Arbeit und bin sehr nachdenklich geworden. Eure Welt ist von meiner weit entfernt. Auch ich hätte die Möglichkeit, junge Menschen zu unterstützen. Bisher kam ich nicht auf den Gedanken. Vielleicht könntest du mich dieser Tage einige Tipps geben, Jo. Allerdings muss ich erst mit meiner Chefin darüber sprechen«, fügt er augenzwinkernd hinzu.

»Danke dir, Vincent, das mache ich gerne. Auch ich habe in meiner Jugend die ein oder andere falsche Entscheidung getroffen. Davor ist niemand gefeit. Die einen bekommen schnell wieder die Kurve, andere spüren die Konsequenzen mit aller Härte. Und irgendwann fällst du aus dem System. Nicht aus Bösartigkeit oder Unfähigkeit, sondern weil das System Platz für viele bieten muss und Einzellösungen schwierig sind. Diese erfordern Begleitung und individuelle Absprachen. Ich bin froh, dass ich meine Türen offenhalten darf und nicht entscheiden muss, für wen es sich lohnt und für wen nicht. Bei mir dürfen alle willkommen sein. Es gibt aber auch Tage, da bin ich der Verzweiflung nahe, wenn die Auftragsbücher voll sind und ich mal wieder allein auf der Baustelle stehe, weil keiner aus dem Bett kommt.«

Jo fixiert seine Jungs und Mädchen. Diese betrachten konzentriert den Sand zu ihren Füßen.

Nur Anton lacht. »Kürzlich kam Jo bei mir zu Hause vorbei, weil ich mal wieder verschlafen habe und kippte das ganze Bett einfach so gegen die Wand. Obwohl ich schlafend darin lag. Und das nicht mal allein. Die Kleine kann ich mir abschminken. Hat den Schreck ihres Lebens bekommen.«

Gelächter schallt über die Bucht.

»Ungewöhnliche Menschen erfordern kreative Methoden«, verteidigt Jo seine Intervention.

Charlie dreht sich zu Vincent um. »Ich unterstütze deine Überlegungen«, und sie berichtet von ihren Erfahrungen mit Aina und Janinas Mutter.

Monique stochert mit einem Stock in der Glut des heruntergebrannten Feuers. »Für unser Hotel und Restaurant sollten wir diesen integrativen Aspekt von Beginn an mit einbeziehen. Die Jugendarbeitslosigkeit und die Abwanderung sind groß hier in der Region.«

Charlie nickt und freut sich, dass ein Samen gesät ist.

»So, nun ist aber Schluss. Es ist spät geworden. Lasst uns zusammenpacken, wir starten morgen früh um sieben Uhr mit der Arbeit. Leider lassen sich die großen Betten so schlecht gegen die Wand stemmen.«

Jos entschlossene Worte führen zu kollektivem Stöhnen und lassen nur zögernd Taten folgen. Zu schön war der Abend, jeder und jede möchte noch kurz daran festhalten.

Laute Hammerschläge begleiten den Rhythmus der Rockmusik. Die Luft im Landhaus vibriert vor Aktivität. Moniques Freunde erschienen pünktlich. Jo verteilte die Aufgaben und bläute allen das Tagesziel ein. Er beschrieb ihnen allen in einer kurzen Motivationsrede den Endzustand des Hauses und gab den Beteiligten das Gefühl an etwas Großem mitzuwirken.

Judith klopft, die Hüften zur Musik schwingend, Wände auf, es werden Waschbecken und Badewannen demontiert, sowie Fliesen entfernt. Das Geschehen wirkt auf Charlie wie ein Chaos, welches einer inneren Ordnung folgt. Jo orchestriert die Gruppe, behält stets den Überblick und beantwortet alle Fragen geduldig. Niemand stellt seine Autorität in Frage. Ava und Charlie wurde die Aufgabe zugewiesen, Bauschutt in Eimer zu füllen und in die Container vor dem Haus zu tragen. Ihre Armmuskeln brennen schon nach kurzer Zeit, der Schweiß rinnt ihr von der Stirn. Trotz der hohen Temperaturen und der anstrengenden Arbeit ist die Stimmung fröhlich. Witze werden gerissen, Lachen ist zu hören, aber auch der ein und andere Fluch, wenn die Dinge nicht so laufen wie geplant, oder ein Daumen im Weg war.

Zur Mittagszeit hetzt Charlie in Vincents Küche, schmiert Brötchen, bereitet Salate zu und sorgt für Wassernachschub. Den Lunch nehmen sie unter den schattigen Bäumen im Garten ein. Die Pause tut allen gut, nicht wenige nutzen die Zeit für ein Schläfchen. Am späten Nachmittag stößt Monique dazu und versucht sich mit Hammer und Meißel. Dabei versprüht sie gute Laune und haucht der etwas geschafften Gruppe neues Leben ein. Charlie kann sich über deren Energie nur wundern.

Vincent kommt vorbei, wirft einen Blick in alle Räume, hält hie und da ein Schwätzchen.

»Das sieht wild aus hier«, meint er zu Charlie.

Am Abend essen sie alle gemeinsam im Hof, sinken müde auf die Bänke und lassen sich von Clotilde verwöhnen. Vincents Mitarbeiter nehmen die Gruppe offen auf, Anton übernimmt die Rolle des Übersetzers. Jedoch versiegen die Gespräche schnell, nach dem Aufräumen ziehen sich alle ohne zu zögern zurück, um die schmerzenden Knochen auszuruhen. Nur Jo ist unermüdlich, macht sich noch Notizen, plant den nächsten Tag und bespricht sich mit Moniques Freunden.

Charlie nippt an ihrem Rotwein und beobachtet den Freund. Sie hatte noch nie Gelegenheit, ein Teil seiner Gruppe zu sein und ihre Hochachtung wächst. Die Zügel fest in der Hand haltend gelingt es ihm, das Geschehen aus einer Vogelperspektive wahrzunehmen, motivierend einzuwirken und dabei noch lockere Sprüche zu reißen. Er weiß was er tut und scheut sich nicht, alle zu Höchstleistungen anzutreiben. Kein Wunder, dass seine Auftragsbücher bis an den Rand gefüllt sind und die Kunden ihn immer wieder engagieren. Am heutigen Tag konnte sie beobachten, dass niemand seine Entscheidungen in Frage stellte. Ein Gefühl der Wärme durchströmt sie, den Freund an ihrer Seite zu wissen. Wenn nur Louisa endlich die Augen öffnen würde. Die beiden sind das perfekte Paar. Charlie überlegt, ob sie die Freundin vielleicht in die richtige Richtung schubsen kann. Diesen Gedanken verwirft sie sofort wieder. Jo und Louisa sind erwachsen und müssen ihre eigenen Entscheidungen treffen.

»Schläfst du im Sitzen oder liest du die Zukunft aus deinem Rotweinglas?« Vincent rempelt siean und holt sie zurück in die Wirklichkeit.

»Im Moment starre ich vor mich hin. Für weitere Aktivitäten fehlt mir die Energie. Ich bin schon am Ende des ersten Tages völlig fertig. Nach sechs Wochen kann ich vermutlich nur noch kriechen.«

Er lacht und wischt ihr den Staub von der Wange. »Du wirst dich daran gewöhnen.«

Mühsam erhebt sich Charlie, verabschiedet sich und wankt in ihr Zimmer. Ihr Kopf ist nur noch in der Lage an duschen und schlafen zu denken.

Tatsächlich stellt sich nach wenigen Tagen Routine ein und alle finden ihren Takt. Ali nimmt sich immer wieder Auszeiten und streift über die Felder. In Sebastian hat er einen Vertrauten gefunden, in stiller Übereinkunft pflücken sie Tomaten oder Melonen. Zurück im Haus nimmt er seine Arbeit wieder auf, ohne Worte über sein Verschwinden zu verlieren. Ava schwirrt mit ihren Eimern von einem zum anderen, immer darauf bedacht, dass es jedem gut geht. Anton wächst über sich hinaus, schuftet mit aller Kraft und weicht am Nachmittag Monique nicht von der Seite. Charlie beobachtet die Gruppendynamik. Immer wieder schneit unerwarteter Besuch herein. Clotilde und Jaques nehmen regen Anteil an den Arbeiten, Vincents Mitarbeiter schauen in der Mittagspause vorbei, sogar Marie lässt sich von einem Taxi zum Gut fahren.

»Die Neugier hat mich getrieben«, gibt sie lächelnd zu, als Charlie sie überrascht begrüßt.

Sie hilft der alten Dame über Rohre, Kabel und Schuttberge. Sie wird von allen interessiert betrachtet. Tobias macht einen kleinen Diener zur Begrüßung, Marie genießt die Aufmerksamkeit, die auch im hohen Alter ihre Koketterie geschickt einzusetzen weiß.

»Ich dachte, ihr renoviert. Das hier sieht eher nach einem Abbruch aus«, ruft sie aus.

»Bei deinem nächsten Besuch wird sich das schon verändert haben«, beruhigt Charlie sie.

Die Abende verbringen sie gemeinsam, die beiden Gruppen beginnen sich zu mischen und zusammen zu wachsen. Die körperliche Anstrengung macht Charlie nicht mehr so viel aus und sie kann jeden Tag etwas an Tempo zulegen. Ihr ist bewusst, dass sie sich über Hilfstätigkeiten nicht hinausentwickeln wird, aber das stört sie nicht. Im Gegenteil, sie empfindet es als entlastend, die Führung abzugeben. In ihren täglichen Telefonaten mit Sarah, Louisa oder Thelma halten sie sich gegenseitig auf dem Laufenden. Der einzige Wermutstropfen besteht darin, dass sie Vincent kaum zu Gesicht bekommt. Oft hat er das Haus bereits verlassen, wenn sie morgens in die Küche kommt, am Abend ist sie zu müde, um noch ein Gespräch zu beginnen. Kurze Berührungen, ein schneller Kuss bei einem seiner kurzen Baustellenbesuche, sowie ein tiefer Blick beim Abendessen, mehr ist nicht drin.

Gegen Ende der Woche torkelt Charlie schlaftrunken in die Küche und tastet nach Kaffee.

»Guten Morgen.«

Sie wirbelt erschrocken herum und ist überrascht, Vincent anzutreffen, der die Treppe herunterkommt.

»Ich habe beschlossen, dich heute Abend in ein Restaurant auszuführen. Abwechslung tut dir gut und ich möchte eine entspannte Zeit mit dir haben, ohne unzählige Menschen um uns herum. Kannst du um acht Uhr fertig sein?« Er wartet auf ihre Reaktion.

Es dauert, bis Charlies bisher koffeinfreies Gehirn die Information verarbeitet hat. Ein Lächeln huscht über ihr Gesicht, begleitet von einem Nicken. »Kleiderordnung?«

»Leger und bequem. Außerdem gibt es im Dorf ein Geschäft, die führen schöne Nachtwäsche. Monique kann dich sicherlich beraten«, fügt er hinzu, ihr Outfit musternd.

Charlie stemmt die geballten Fäuste in die Taille und funkelt ihn an. Beim Hinausgehen trifft ihn der Spüllappen an der Schulter. Sie hört sein Lachen, bevor die Haustür zufällt. »Dir werde ich es zeigen«, ruft sie ihm nach.

Am späten Vormittag hastet sie ins Dorf, um die Zutaten für den täglichen Lunch zu besorgen. Kurzentschlossen betritt sie das Geschäft für Dessous Moden. Die Verkäuferin sieht sie fragend an. Den Blick versteht Charlie erst, als sie ihr Äußeres im nächsten Spiegel wahrnimmt. Staubige Shorts, getrocknete Spachtelmasse auf Shirt und Armen und Fasern von gelbem Dämmmaterial in den Haaren.

»Was soll's, nun bin ich hier«, murmelt sie vor sich hin und sichtet das Angebot. Die Verkäuferin hält ihr ein eierschalenfarbenes, kurzes Nachthemd entgegen. Das Oberteil und die schmalen Träger sind aus Spitze, der knielange Stoff schließt sich weich fließend daran an.

In Angebracht ihrer staubigen Erscheinung getraut Charlie sich nicht, den Stoff zu befühlen. Da ihr das sinnliche Nachthemd gut gefällt, entschließt sie sich für den Kauf. Sie kramt nach ihrem Portemonnaie, der genannte Preis lässt sie kurz schlucken. Charlotte nimmt sich vor, zum Ausgleich am Abend das teuerste Gericht auf der Karte zu wählen.

Pünktlich um acht Uhr verlässt sie das Haus. Ein kurzes weißes Sommerkleid und hohe rote Schuhe erscheinen ihr angemessen. Vincent erwartet sie bereits in heller Hose und Hemd. Bisher hat sie ihn immer nur in Arbeitskleidung gesehen. Lässig lehnt er an der Fahrzeugtür, als Charlie auf ihn zukommt. Nervös zupft sie an ihrem Kleid. Die letzte Verabredung zum Abendessen mit einem attraktiven Mann liegt lange zurück. Es gelingt ihnen nicht, den Hof unbemerkt zu verlassen. Sebastian pfeift anerkennend durch seine Zahnlücke.

»Hast du an Präservative gedacht, Vincent? Ich könnte dir aushelfen«, ruft Anton frech über den Platz.

»Danke, ich bin selbst gut vorbereitet«, kontert Vincent.

Heiße Röte schießt Charlie in die Wangen.

Vincent hat einen Tisch auf der Terrasse eines Restaurants am See reserviert, die Aussicht auf die schroffen Berge und das türkisfarbene Wasser bietet. Der Service ist aufmerksam, aber unaufdringlich. Charlotte vertieft sich in der Speisekarte und überlässt Vincent die Auswahl des Weines. Sie wählt Muscheln, lehnt sich zurück und betrachtet ihn. Ihr gefällt, was sie sieht. Das Restaurant ist gut besucht, sie lässt ihren Blick schweifen und ihr fällt auf, dass es sich bei den

Gästen vor allem um Ortsansässige handelt. Die Gespräche fliegen über die Tische hinweg, auch Vincent winkt grüßend.

»Du solltest hier Fisch oder Meeresfrüchte wählen«, rät er ihr.

Nachdem sie ihre Bestellung aufgegeben haben, beschließt Charlotte zum Angriff überzugehen. »Erzähl mir von den Frauen in deinem Leben«, fordert sie ihn auf.

»Oje, jetzt beginnt sie, die Inquisition. Darauf habe ich schon gewartet.«

Das Entkorken und Verkosten des Weines verschaffen ihm etwas Aufschub. Belustigt schaut Vincent Charlie an, die ihr Weinglas zwischen den Fingern dreht.

»Was möchtest du wissen? Warum ich mit sechsunddreißig Jahren noch nicht unter der Haube bin?«

»Mich interessiert alles.«

»Also gut.« Er holt Luft, überlegt kurz und beginnt. »Es gab einige Frauen in meinem Leben, kurze Abenteuer, manchmal dauerte die Beziehung einige Monate. Nichts Ernstes, unverbindlich und an der Oberfläche. Wir hatten Spaß, ich vermied es, über die Zukunft zu sprechen und wurde ich unter Druck gesetzt, mich für eine tiefere Bindung zu entscheiden, ergriff ich die Flucht.«

Vincent macht eine Pause, lehnt sich zurück und nimmt einen Schluck Wein. Charlie sieht ihm an, dass er mit widerstreitenden Gefühlen kämpft, und wartet ab. Mit leiser Stimme fährt er fort.

»Ich war fünfundzwanzig, als ich mein Herz an Emilia verlor. Wir sind uns im Studium begegnet, sie war ein Jahr unter mir. Eine lebhafte, wunderschöne junge Frau, voller Energie und Optimismus. Vom ersten Moment an war ich geblendet und umwarb sie. Ich liebte alles an ihr. Ihre Intelligenz, ihre Attraktivität, ihr Lachen, ihren Körper. Wir wurden ein Paar und hatten sieben wundervolle Jahre. Wir teilten uns erst eine Studentenbude, dann eine gemeinsame Wohnung. Meine Eltern wohnten ja noch im Verwalterhaus. Aus meiner Sicht war unsere Zukunft klar. Sie war die Frau, mit der ich mein Leben verbringen und Kinder haben wollte.

Emilia war neugierig auf die Welt, immer wieder packte sie das Reisefieber. Dann schulterten wir unsere Rucksäcke und zogen durch ferne Länder. Wir haben viel gemeinsam erlebt. Während ihres letzten Semesters eröffnete sich für Emilia die Möglichkeit, an einem zweimonatigen Forschungsprojekt in Peru teilzunehmen. Sie war Feuer und Flamme. Ich habe sie jede Minute vermisst und ihre Rückkehr herbeigesehnt. In der Zwischenzeit hatte ich Ringe gekauft und mir überlegt, auf welche Art ich ihr einen Heiratsantrag machen solle. Ich hatte die Nachfolge meines Vaters auf Manoir Remy angetreten und war bereit für den nächsten Schritt. Wir schickten uns Nachrichten und telefonierten ab und an.

Eines Abends, kurz vor ihrer geplanten Rückkehr, eröffnete sie mir völlig unvermittelt am Telefon, dass sie in Peru bleiben würde, da sie der Liebe ihres Lebens begegnet sei. Für mich brach eine Welt zusammen. Seither weiß ich, dass Liebe körperliche Schmerzen verursachen kann. Ich löste die Wohnung auf und brachte Emilias Sachen zu einer ihrer Freundinnen, die mir auch noch eröffnete, dass Emilia schwanger sei. Sie kam wohl noch kurz zurück, um ihren Studienabschluss zu absolvieren, aber ich habe nie wieder etwas von ihr gehört. Ich stürzte mich in Arbeit und ließ keine Frau mehr zu nah an mich heran.«

Vincent lacht freudlos auf. Charlie schweigt betroffen. Auf eine derartige Offenbarung war sie nicht vorbereitet. Das Essen wird serviert, Vincent ordert Wein nach.

»Und bei dir?«, fragt Vincent nach langer Stille.

»Ich habe die Liebe bisher noch nicht so erlebt wie du«, fängt Charlie an. »In Paris war ich heftig verschossen in einen jungen Mann. Allerdings war von Anfang an klar, dass ich zurück nach Hause gehen werde, und zwar ohne Mann im Gepäck. Der Abschiedsschmerz war kurz und heftig. Dann kamen einige wenige Beziehungen, die schön waren, aber nie den Wunsch auslösten, diese zu vertiefen. Ich stellte meine Arbeit an erste Stelle und bin damit auch zufrieden. Die Bäckerei zu übernehmen, war eine Herausforderung für mich. Dann kam Fannys Tod, der mich zwar nicht unvorbereitet, aber tief getroffen hat und nun stecke ich hier mitten in den Umbauarbeiten. Mein Leben bezeichne ich als ausgefüllt und abwechslungsreich. Was die Liebe betrifft, war bisher noch nicht mehr drin.«

Vincent hört ihr aufmerksam zu.

Eine Schwere hat sich über den Abend gelegt und Charlie bereut ihre Frage, ist aber trotzdem froh zu wissen, woran sie ist. Emilia wirft lange Schatten. Insgeheim gesteht sie sich ein, dass bei Muscheln und Brot eine Seifenblase zerplatzt ist. Beide bemühen sich, den Abend noch zu retten und wenden sich belanglosen Themen zu. Beim Dessert finden sie in die gewohnte Leichtigkeit zurück und Charlie atmet auf. Vincent ist ein anregender Gesprächspartner mit umfangreichen Interessen. Viele Ansichten teilen sie, diskutieren über politische Entwicklungen und lassen den anderen an ihren Erfahrungen teilhaben.

Charlie streckt sich, die anstrengende Woche sitzt ihr in den Knochen. Sie merkt, dass sie schläfrig wird.

»Ihr arbeitet doch morgen nur am Vormittag, oder?«, fragt Vincent.

»Ja. Jo möchte mit seinen Leuten einen Ausflug machen, um auch etwas von der Gegend zu sehen. Auf einen komplett freien Sonntag konnte er sich nicht einlassen.«

»Was hältst du davon, den Nachmittag an unserer Bucht zu verbringen? Wir könnten baden, picknicken, lesen, ein Nickerchen machen.«

»Sehr gerne. Im Anschluss besuchen wir noch Marie«, willigt Charlie ein.

Zurück im Verwalterhaus hat Charlotte das Bedürfnis, allein zu sein. Förmlich bedankt sie sich für das Essen, sein Vertrauen und den schönen Abend. Auf ihren traurigen Blick reagiert er mit einer bedauernden Geste.

Die abendliche Routine im Bad absolviert sie wie in Trance. Ihr ist klar, dass Vincent ihr nichts versprochen hatte. Sie weiß nun zumindest, dass nur ihr Herz vor seine Füße geplumpst ist, seines sitzt noch dort, wo es hingehört. Sie fegt ihr Spitzennachthemd vom Bett und lässt es achtlos auf dem Boden liegen. Die Versuchung, in Selbstmitleid zu baden, ist groß. Charlie erinnert sich daran, was sie sich vorgenommen hat: die gemeinsame Zeit zu genießen und nichts zu erzwingen. Sie fordert sich dazu auf, die Realität in den Blick zu nehmen. Wie sollte eine Beziehung über eine Distanz von fast tausend Kilometern funktionieren? Weder sie noch Vincent können und wollen ihren Standort wechseln. »Im Grunde ist es gut so, wie es ist, ein Abenteuer, nicht mehr«, redet sie sich ein. »Was ist gegen eine Halbjahresromanze einzuwenden? Dann kann ich mich das zweite halbe Jahr davon erholen.«

Am nächsten Morgen hebt sie ihr Nachthemd auf und legt es auf die Couch. Dann dreht sie sich um und entscheidet, den Stier bei den Hörnern zu packen. Im Spiegel überprüft sie, ob alles richtig sitzt, und gratuliert sich zum Kauf. Außerdem nimmt sie an, dass Vincent heute, zum Sonntag, länger schlafen wird. Sie fühlt sich sexy und betritt beschwingt die Küche, um abrupt innezuhalten. Vincent lehnt an der Arbeitsplatte, verschluckt sich bei ihrem Anblick am heißen Kaffee, hustet und röchelt. Er ringt um Atem.

Charlie hat sich schnell gefangen, schlängelt sich um ihn herum und schenkt sich ein. Vincents Blick folgt jeder ihrer Bewegungen.

»Soll ich Frühstück machen?«, fragt sie mit zuckersüßer Stimme, öffnet den Kühlschrank, holt Speck, Eier und Tomaten heraus. Sie beschließt, Omeletts auf Toast zuzubereiten.

Vincent tritt hinter sie und fährt mit dem Finger federleicht ihre Wirbelsäule entlang. Charlie erschauert und lässt das Ei, dass sie in der Hand hält, fast fallen. Atemlos wartet sie auf eine Fortsetzung. Als diese auf sich warten lässt, wäscht sie die Tomaten und schneidet diese in Würfel. Ein leichter Kuss auf den Nacken. Eine Gänsehaut überzieht ihre Arme. Seine Zungenspitze umkreist ihren Nackenwirbel. Charlie stützt die Hände auf die Marmorplatte, sie hält die Luft an, während seine Hände zart die Spitze ihres Nachthemds ertasten. Ihr Körper vibriert.

»Was ist nun mit den Omeletts?«

Sprachlos dreht sie sich um und sieht sein triumphierendes Lächeln. Gemächlich schlendert er in nichts weiter als einer Boxershort bekleidet auf die Terrasse.

»Da habe ich mir wohl ein Eigentor geschossen«, grummelt sie vor sich hin und bemüht sich, die Kontrolle wieder zurückzugewinnen.

Wortlos reicht sie ihm das Frühstück und betrachtet ungeniert seinen durchtrainierten Körper. Ihre Blicke sprechen Bände. Die Situation gleicht einem Strategiespiel, in dem jeder den nächsten Zug genauestens abwägt und versucht, den Zug des anderen zu antizipieren.

»Möchtest du noch Kaffee?«, fragt Charlie fürsorglich und lässt ihre Finger über seinen Oberschenkel gleiten.

»Ja bitte«, erwidert er süffisant, dabei lehnt er sich zurück.

Sie spürt auf dem Weg in die Küche seinen Blick im Rücken und fühlt sich wie eine kühne Kriegerin.

»Wie sehen deine Pläne für den Vormittag aus?«, erkundigt sich Charlie und haucht einen Kuss auf seine Brust.

»Ich dachte daran, euch zu unterstützen.«

»Ach du Scheiße«, entfährt es ihr.

Vincent lacht. Damit hat sie nicht gerechnet. Ein Blick auf die Uhr treibt sie zur Eile an. Selten kam ihr körperliche Arbeit so gelegen. Charlotte muss sich dringend abreagieren. Voller Elan stürzt sie sich in ihre Aufgabe. Stürmt die Treppen hoch, schleppt Rohre und Fliesen. Sie wirbelt durch die Räume und so sehr sie sich bemüht, Vincent aus dem Weg zu gehen, scheitert sie kläglich. Wie es der Teufel will, hat er ständig in ihrer Nähe zu tun, verpasst ihr einen Klaps auf den Po oder grinst sie wissend an. Sie droht zu explodieren.

»Charlie, bist du auf Speed heute?«, fragt Anton forschend.

Sie würdigt ihn keines Blickes und rauscht an ihm vorbei. Monique und Jo sehen sich nur an, beide spüren die aufgeladene Luft. Der Vormittag zieht sich in die Länge. Charlie weiß nicht, ob sie dessen Ende herbeisehnen oder fürchten soll.

»Bringen wir es hinter uns, dann kann wieder Ruhe einkehren«, brummt sie vor sich hin und stapft die Stufen hinunter.

Ava springt erschrocken zur Seite. »Kann ich etwas für dich tun?«, fragt diese. Charlie fährt herum und kann sich im letzten Moment zurückhalten, die junge Frau anzufauchen. Stattdessen lächelt sie freundlich. »Nein danke, alles in bester Ordnung, Ava.« Vincent, der die Szene beobachtet, wirft sie tödliche Blicke zu. »Ich habe den Startschuss zu diesem Spiel gegeben und sollte mich nun nicht beschweren. Keine Ahnung, wie lange ich durchhalten werde«, schnauzt sie den Container an, während der Bauschutt polternd darin verschwindet.

»Schluss für heute!«, ruft Jo durch die Räume.

Seine Damen und Herren brechen in Jubel aus. Sie wollen die Zeit nutzen, um ans Meer zu fahren.

»Was hast du vor, Charlie, begleitest du uns?«, fragt Jo.

»Nein, ich werde lesen und chillen«, antwortet sie. »Außerdem geht das Abendessen heute auf mich. Ihr habt die ganze Woche geschuftet, lasst es euch richtig gutgehen«, fügt sie hinzu und drückt Jo einige Scheine in die Hand.

Die Freude ist groß, ausgelassen verlässt die Gruppe die Baustelle. Charlie startet den Versuch, noch etwas aufzuräumen, hat aber keinen Plan und legt das Werkzeug völlig sinnbefreit von rechts nach links.

»Wollen wir?« Vincent wartet am Eingang auf sie.

Charlotte betrachtet den Hammer in ihrer Hand, erinnert sich an die kühne Kriegerin, erhebt sich aus der Hocke, streckt den Rücken durch und schenkt ihm ein verführerisches Lächeln. »Aber ja.«

Aufrecht strebt sie an ihm vorbei Richtung Verwalterhaus. Hätte sie sich umgedreht, wäre ihr aufgefallen, dass Vincent Mühe hat, sein Lachen zu unterdrücken.

Erleichtert lässt sich Charlotte in eine tiefe Stelle des Baches sinken. Nicht nur die Sonne hat sie erhitzt. Sie taucht unter und wäscht sich den Staub vom Kopf. Auf dem Rücken liegend lässt sie sich mit geschlossenen Augen treiben. Vincent gleitet neben sie und drückt sie blitzschnell unter Wasser. Prustend kommt Charlie wieder an die Oberfläche. Ein Kampf bricht aus, wobei sie einige Punkte für sich verbuchen kann. Vincent zieht sie an sich, sie umschlingt ihn mit Armen und Beinen, ihre Lippen finden wie von selbst zueinander.

»Soll ich dich und vor allem mich erlösen? Bevor wir uns im Laufe der nächsten Tage gegenseitig umbringen?«, flüstert er ihr ins Ohr.

»Hier?« Sie schaut sich um, kann aber weit und breit keine Menschenseele entdecken.

»Hmmmh«, murmelt er und knabbert an ihrem Ohrläppchen, seine Hände umfassen ihren Po. Vincent trägt sie ans Ufer und lässt sie vorsichtig auf die Decke nieder. Er legt sich neben sie, stützt seinen Kopf auf und betrachtet jeden Zentimeter ihres Körpers.

Ein Meister der Verführung, ist ihr letzter klarer Gedanke, bevor sie sich von einer Welle der Leidenschaft mitreißen lässt.

Charlie zieht ihn zu sich herab, streichelt seine Haut, erkundet seinen Körper. Sie reckt sich ihm entgegen, er nimmt sich ausführlich Zeit, ihren Bauch zu liebkosen und die Beschaffenheit ihrer Beine zu erkunden. Erst als sie in heißen Flammen steht, löst er ihr Bikinioberteil, pustet sanft über ihre harten Brustwarzen. Charlie stöhnt auf und streift ihm die nasse Badehose ab.

»Wir haben den ganzen Nachmittag Zeit, Tinker Bell«, zügelt er ihre Ungeduld, umkreist spielerisch ihr Höschen, findet ihren Lustpunkt und zieht sich wieder zurück. Langsam und gründlich begeben sich sein Mund und seine Zunge auf Entdeckungsreise. Charlie bietet all ihre Willenskraft auf, um sich zurückzuhalten.

»Bitte, ich flehe dich an«, wispert sie.

Vincent gibt nach, dringt langsam in sie ein, rückt etwas ab, nimmt Tempo auf, um es im nächsten Moment wieder zu drosseln. Für Charlie die reinste Folter. Sie drängt sich an ihn, schlingt die Beine um seine Hüften, doch er stoppt sie sanft. Kostet mit der Zunge ihre Brustwarzen, küsst sie leidenschaftlich und blickt ihr tief in die Augen. Darin liest sie dieselbe Leidenschaft. Charlies Körper bäumt sich auf, tausend Sternschnuppen durchrieseln sie, ein unterdrückter Schrei durchdringt die Stille. Er lässt ihr kurz Zeit, bis sie wieder ihren Rhythmus finden und gemeinsam das ekstatische Tor der Erfüllung durchschreiten.

Vincent verlagert sein Gewicht, ohne Charlie loszulassen, bettet ihren Kopf an seine Schulter und spielt mit ihren Locken. Sie streicht über seine Brust, noch völlig überwältigt. Charlotte kann sich nicht erinnern, jemals so empfunden und ihrer Lust so ungezügelt nachgegeben zu haben. Sie schweigen lange. Charlie fühlt sich wie eine Katze, die auf der Fensterbank in der Sonne liegt, nachdem sie eine Schale Milch ausgeleckt hat.

»Wollen wir den Besuch bei Marie heute Abend verschieben?«, fragt Vincent träge.

Sie lacht leise. »Hast du andere Pläne?«

»Kann sein. Es gibt noch die ein oder andere Stelle deines Körpers, die ich entdecken möchte. Und da ich schon mal dabei bin, möchte ich nur ungern unterbrochen werden.«

Die Vorstellung lässt Charlie erzittern. Ihr Einverständnis braucht keine Worte.

Die Sonne steht schon tief am Himmel, als sie sich endlich über ihr Picknick hermachen. Charlotte wundert sich über die Köstlichkeiten und fragt sich, wann er diese zubereitet hat. Ohne nachfragen zu müssen, erhält sie die Antwort.

»Alles bei Pablo bestellt, Monique hat den Korb heute Morgen auf dem Weg abgeholt.«

Charlie stutzt. »Hast du das alles so geplant?«

»Nur das Picknick. Den Rest habe ich mir gewünscht und darauf gehofft.« Er reicht ihr eine gebratene Hühnerkeule und bestückt ihren Teller großzügig. »Lass noch Platz für den Nachtisch. Aber wie ich dich kenne, wirst du mit der Herausforderung spielend fertig«, bemerkt er.

»Ach so, Monique war natürlich nicht eingeweiht. Geschwisterliebe hat ihre Grenzen. Sie wird sich ihren Teil denken.«

Charlotte ist erleichtert. Unbefangen angesichts ihrer Hüllenlosigkeit, tauschen sie sich über die Aktivitäten der nächsten Woche aus.

Mehr als einmal erlebte Charlie nach dem ersten Sex eine seltsame Befangenheit. Mit Vincent ist dieses Gefühl nicht da. Im Gegenteil, sie hat den

Eindruck, von einer Droge genascht zu haben, die schon bei einmaligem Konsum süchtig macht.

Sie berichtet, dass Max mit Sarah und Louisa in einer Woche eintreffen wird.

»Erzähl mir von Max, Monique hat ihn nur beiläufig erwähnt.«

Charlie beschreibt den Freund, seine Reisen und erzählt von seinem Job. Dass seine Schwester eine heiße Nacht mit ihm verbracht hat, verschweigt sie.

»Wir sollten langsam aufbrechen«, meint Vincent, streckt sich aber erst nochmals auf der Decke aus.

Widerstrebend packen sie alles ein und machen sich auf den Weg.

Kaum betreten sie das Verwalterhaus fragt er: »Zu mir oder zu dir?«

»Zu dir. Ich darf im Dunkeln nicht allein nach Hause gehen.«

»Deine Schlagfertigkeit gefällt mir. Bring dein neues Teilchen mit.«

Neugierig betritt Charlie sein Schlafzimmer. Männlich, funktional und ordentlich. Nichts, was sie nicht erwartet hätte. Trotzdem ist sie froh, keinen Spiegel an der Decke oder Ähnliches vorzufinden.

Vincent lacht leise. »Handschellen und Peitsche habe ich versteckt.«

»Kannst du meine Gedanken lesen?«, fragt sie ihn verwundert.

»Das ist nicht besonders schwierig. Ich empfehle dir, dich von Pokerspielen fernzuhalten. Du würdest Haus und Hof riskieren.« Er lässt die Klamotten fallen und begibt sich unter die Dusche. »Was immer du auch machst, dauert das noch länger?«

Vincent winkt sie mit einer Handbewegung zu sich unter die große Regendusche, schaltet die seitlichen Düsen ein und beginnt sie einzuseifen. Dabei widmet er manchen Zonen besondere Aufmerksamkeit. Charlie hält ihn etwas auf Abstand und reibt Duschgel in ihren Händen schaumig.

»Ich habe eine Wasseraufbereitungsanlage«, presst er mühevoll hervor.

»Das ist der ungewöhnlichste Satz, den ich mir in dieser Situation vorstellen kann«, meint Charlie, konzentriert darauf, ihn in den Wahnsinn zu treiben.

»Der Wasserverbrauch ... Verdammt Charlie, du bist eine Hexe und bringst mich völlig um den Verstand!«

Charlie kostet die Rolle der Verführerin aus und lässt Vincent zappeln. Sorgfältig trocknet sie sich ab, cremt ihre Haut ein, versprüht zwei Spritzer Parfum, putzt sich die Zähne und schlüpft in ihr Spitzenetwas. Im Schlafzimmer faltet sie ordentlich ihre Klamotten. Vincent stöhnt und verdreht die Augen.

»Ich mag dein Augenrollen. Es beeindruckt mich außerdem in keiner Weise«, lässt sie ihn wissen.

»Möchtest du vielleicht noch Staub saugen, die Böden wischen oder Brot backen?«, murrt er ungeduldig.

»Nein, ich werde dich jetzt lange und ausgiebig quälen«, entgegnet sie, drückt ihn auf die Kissen und widmet sich in aller Ruhe seinem Körper. All seine Versuche, sie zur Eile zu drängen, ihr Lust zu bereiten, wehrt sie zärtlich, aber bestimmt ab. Nun ist es an ihm, um Gnade zu flehen. Sie setzt sich auf ihn, steigert seine Leidenschaft ins Unermessliche, zögert den Höhepunkt hinaus, bis sich beide der Naturgewalt ergeben.

»Du machst mich unersättlich«, murmelt er schläfrig. Seine Arme umschlingen sie fest.

»Ich glaube, das nennt man ausgleichende Gerechtigkeit«, nuschelt sie an seiner Brust.

»Musst du immer das letzte Wort haben?«

»Ja, wenn möglich.«

Charlie kuschelt sich an ihn, eng umschlungen schlafen beide ein.

Pfeifend tänzelt Charlie über den Hof. Frühstück im Bett, kuscheln und liebevolle Neckereien waren der perfekte Start in den Tag.

»Da hat aber jemand gute Laune«, bemerkt Monique, als Charlotte den Hofladen betritt. Sie hält dabei inne, Flaschen mit Olivenöl in ein Regal zu räumen, und mustert die Freundin.

»Ist ja auch ein schöner Tag. Die Sonne scheint, die Arbeiten gehen voran, worüber soll ich mich beschweren?« Charlie strahlt Monique an.

»Die Sonne scheint seit Wochen. Mein Bruder hat ein ähnlich dämliches Grinsen auf dem Gesicht.«

Monique lehnt sich mit herausforderndem Blick an das Regal. Charlie dreht eine Haarsträhne zwischen ihren Fingern auf und ab.

Monique seufzt und schüttelt den Kopf. »Charlie, er wird dir nicht das geben können, was du dir wünschst.«

Ein trotziger Blick richtet sich auf Monique.

»Ich weiß. Vincent hat mir von Emilia erzählt. Mir ist bewusst, worauf ich mich einlasse. Mach dir keine Gedanken, ich komme klar.« Charlotte verschränkt die Arme vor der Brust.

Moniques Blick drückt Sorge und Zweifel aus. »Es hat ihn tief getroffen, und bis er wieder aufrecht gehen konnte, verging eine lange Zeit. Für mich war das schwierig, meinen großen Bruder, den Held meiner Kindheit und Jugend, so zu erleben. Traurig, verzweifelt, aber auch wütend und aggressiv. Wir haben nie darüber gesprochen. Vincent macht alles mit sich aus und möchte niemanden mit seinen Themen belasten. Wochenlang sind alle auf Manoir Remy vorsichtig um ihn herumgeschlichen, da er einer Bombe glich, die jederzeit detonieren konnte. Das ist lange her, Wunden heilen, aber eine Narbe ist zurückgeblieben. Seither gab es natürlich Frauen in seinem Leben, das wird er berichtet haben. Keine davon hat er je der Familie vorgestellt.«

Nachdenklich nagt Charlie auf ihrer Unterlippe und schichtet Tomaten und Zucchini in Körbe. Monique lässt sie nicht aus den Augen. Charlotte spürt ihren Röntgenblick, richtet sich auf und wartet ab. Moniques Gesichtsausdruck drückt Anteilnahme aus.

»Ach Charlie, ich weiß genau was du denkst. Wenn du ihm nur genügend Liebe schenkst, dann wird er heilen und dir sein Herz öffnen. Du bist eine hoffnungslose Romantikerin, vor allem, nachdem du von Fanny und Frederic erfahren hast. Ja, diese eine Liebe kann es geben, aus meiner Sicht für wenige Auserwählte. Im Märchen kommt das häufiger vor als in der Realität. Natürlich könntest du Recht haben, ich bin keine Zynikerin. Aber du solltest die andere Möglichkeit wenigstens in Betracht ziehen. Eine schöne Freundschaft plus.«

Charlie nickt, betrachtet den Fliesenboden und überlegt sich eine passende Erwiderung. Sie lächelt ihre Freundin an. »Danke, dass du dir Sorgen machst. Im Moment ist es wunderschön und ich nehme mir vor, jeden Tag zu genießen. Wir werden sehen, was kommt. Außerdem stehen wir ganz am Anfang. Ich bin nicht so naiv, eine gemeinsame Zukunft zu planen.«

»Das hört sich vernünftig an, Charlie. Es geht mich auch nichts an. Ihr seid mir beide wichtig und es hängt einiges dran.« Monique unterstreicht ihre Worte mit einer ausladenden Geste. »Aber es ist schön, euch so glücklich zu sehen.«

Charlotte trifft gerade noch rechtzeitig ein, um Jos Tagesinstruktionen mitzubekommen. Moniques Freunde haben alle Gefälligkeiten abgearbeitet und sind nicht mehr mit von der Partie. Dafür bekommen sie Unterstützung von Mathias, Luc und Sebastian. Mit großer Geste und aufopferungsvollem Blick teilt Vincent ihr mit, er könne die nächsten Tage schweren Herzens auf seine besten Männer verzichten und erwähnt mehrfach, dass es nichts gibt, was diese drei nicht könnten.

»Guten Morgen zusammen«, beginnt Jo, der frisch und ausgeruht wirkt. »Heute stellen wir hier unten die Wände für die Sanitäranlagen und verlegen die restlichen Rohre. Tobias, Ali und Anton, ihr schneidet im ersten Stock die Fenster heraus, die Mädels spachteln die offenen Stellen in den Wänden zu, in die wir die elektrischen Kabel gezogen haben. Dann füllt ihr die Lücken in den Wänden mit kleinen Steinplatten, die Johannes für euch zurechtschneidet. Das ist eine Puzzlearbeit, gut geeignet für Frauenhände.«

Die weibliche Fraktion entrüstet sich lautstark, Judith demonstriert ihren Bizeps.

»Den Putz rührt Luc nebenbei an, dazu muss man die richtige Mischung finden, Charlie verteilt diesen, wo er gebraucht wird, und puzzelt nebenher«, endet Jo.

Alle machen sich ans Werk. Charlotte hat die Aufgaben schätzen gelernt, die dafür sorgen, dass sie ständig im Haus unterwegs ist. So kann sie jedem über die Schulter schauen und den Fortschritt beobachten. Zwischendurch füllt sie Löcher an den Wänden, drückt ein Stück Stein hinein, wischt die übrige Masse an den Rändern ab und unterhält sich mit Ava.

Zur Mittagszeit hetzt sie in die Küche, die Gruppe vermeldete bereits mehrfach den Wunsch nach Essbarem. Sebastian ließ trocken vernehmen, dass der Service auf der Baustelle doch sehr zu wünschen übrig ließe. Sie trifft Clotilde an, die das Abendessen vorbereitet.

»Störe ich dich?«, fragt Charlie höflich.

»Auf keinen Fall! Warte kurz, ich mache dir etwas mehr Platz. Wenn du möchtest, helfe ich dir. Mein Essen muss später nur noch in den Ofen«, bietet Clotilde an.

»Sehr gerne. Ich bin heute etwas spät dran«, freut sich Charlie.

Einmütig belegen sie Brote und arrangieren Obst und Kuchen.

»Clotilde, hast du meine Urgroßeltern noch gekannt? Das wollte ich dich schon lange fragen.«

»Deine Urgroßmutter und das auch nur eine kurze Zeit. Du musst wissen, Jaques und ich waren von Beginn an ein altes Ehepaar, zumindest für die damalige Zeit«, beginnt Clotilde und lacht bei dieser Erinnerung. »Ich war schon dreiunddreißig, Jaques fast vierzig, als wir uns begegnet sind. Eigentlich bin ich Musiklehrerin und lebte in Aix-en-Provence. Ich unterrichtete an einer Musikschule Klavier und Geige. Auf dem Markt bei Jaques habe ich Obst und Gemüse eingekauft. Wir waren nicht von der schnellen Truppe und er musste einen langen Atem haben, mich zu umwerben. Ich fand ihn von Anfang an attraktiv und charmant, er legte mir immer eine Avocado oder eine Zitrone zusätzlich in meinen Korb. Wir tranken den ersten Kaffee zusammen, dann lud er mich zum Essen ein. Wir genossen die Gesellschaft des anderen, waren aber auch sehr verschieden.

Jaques liebt das Leben auf dem Land, ich zog die Stadt vor. Auch wollte ich meinen Beruf nicht aufgeben. Aber Jaques blieb hartnäckig, wischte alle Argumente beiseite und gab nicht auf. Ich fühlte mich geschmeichelt und verliebte mich. Aber es war auch klar, dass ich den größeren Schritt der Veränderung gehen musste, dafür war ich lange nicht bereit.

Eines Winters beschloss Jaques, Verwandte in den USA zu besuchen. Von diesen Verwandten habe ich bis heute nichts mehr gehört und ich bin immer noch überzeugt, es war nur ein Vorwand. Klug wie er ist, dachte er, wenn er sich rarmacht und ich ihn vermisse, würde ich nachgeben. Seine Rechnung ging auf. Ich habe ungeduldig auf ihn gewartet. Er war so selbstverständlich für mich geworden, dass ich nicht auf die Idee kam, dass er plötzlich aus meinem Leben vershwinden könnte. Mir fehlten auch unsere gemeinsamen Kinoabende, die Konzert- und Restaurantbesuche. Ich erkannte zu diesem Zeitpunkt erst, wie wichtig er für mich geworden war. Dann ging alles sehr schnell. Wir heirateten, ich zog nach Manoir Remy und unterrichtete Musik an der Grundschule. Es war die beste Entscheidung meines Lebens. Vincent kam zur Welt, vier Jahre später Monique. Und nun steht der nächste Generationenwechsel an.« Clotilde lächelt und wirkt zufrieden mit ihrem Leben.

»Dein Alter ist dir nicht anzusehen. Ich gebe zu, im Kopf kurz nachgerechnet zu haben.«

»Ich bin zweiundsiebzig. Die Arbeit hält mich jung. Trotzdem möchten wir uns nach und nach zurückziehen. Jaques ist hier nur noch beratend tätig und verbringt so viel Zeit wie er kann auf dem Meer. Er ist und bleibt das Kind eines Fischers. So sehr er das Land hier liebt, so groß ist auch seine Sehnsucht nach Salzwasser, Wellen und Pétanque spielen mit alten Freunden. Seine Eltern vermachten ihm ihr Häuschen in einem alten Fischerviertel in Marseille und es drängt ihn, dort seinen Lebensabend zu verbringen.«

»Ein Haus am Meer, das ist die Erfüllung aller Träume«, seufzt Charlie.

Clotilde lacht. »Das Haus war im Winter eine kalte und zugige Bude. Nun ist es renoviert und wir verbringen immer mehr Zeit dort. Es hat gedauert, bis ich mir vorstellen konnte, das Leben hier ganz aufzugeben. Unsere Freunde sind hier, wir kennen fast jeden im Dorf, in Marseille fange ich nochmals von vorne an. Da ist Jaques im Vorteil. Ich habe aber bereits einige Kontakte geknüpft und nüchtern betrachtet beträgt die Fahrtzeit von hier eine gute Stunde. Also kein Problem, unsere Freundschaften weiterhin zu pflegen. Du musst uns mal besuchen kommen, wenn wir dort sind. Es ist ein wunderschöner Ort«, schwärmt Clotilde.

»Das mache ich gerne. Für Liebhaber von Fisch und Meeresfrüchten muss es ein Paradies sein«, merkt Charlie an und steckt sich eine Garnele in den Mund.

»Absolut. Wenn du noch mehr davon isst, muss ich die Lücken auf dem Baguette mit Salat füllen.« Demonstrativ stellt Clotilde die Schüssel außerhalb Charlies Reichweite.

»Wir tragen noch eben alles gemeinsam in den Garten, dann fängt meine Siesta an, bevor ich mich um die letzten Vorbereitungen der täglichen Raubtierfütterung kümmere.«

Charlie bedankt sich für die Hilfe und stellt fest, schon wieder einer romantischen Liebesgeschichte begegnet zu sein. »Wird Zeit, dass Sarah und Max kommen«, murmelt sie vor sich hin und ruft zum Essen.

Charlie und Vincent nutzen jede Gelegenheit, die sich ihnen bietet, um Zeit miteinander zu verbringen. Sie sehen sich einen Film auf der Großleinwand im Schlosshof an, besuchen Marie, schlendern Hand in Hand durch die Gassen Pertuis oder verbringen den Abend gemütlich auf der Terrasse. Nun sitzen sie bei einem Glas Wein in Pablos Bar. Während Vincent Kontakte pflegt und mit den älteren Damen flirtet, beobachtet Charlotte amüsiert das Geschehen. Tiger-Lilly hat heute den Leopardendress gewählt. Charlie ist gespannt, welches Tier beim nächsten Mal an der Reihe sein wird.

»Was hältst du davon, ein Wochenende mit mir in Paris zu verbringen?« Vincent ist an den Tisch zurückgekehrt und sieht sie erwartungsvoll an.

Charlies Augen werden groß vor Überraschung. Ein strahlendes Lächeln breitet sich auf ihrem Gesicht aus. »O ja, das wäre wunderbar. Aber wie soll das funktionieren? Ich kann mich hier doch nicht einfach davonstehlen.«

»Doch, ich habe mir Folgendes überlegt: Da Sarah und Louisa einziehen werden, müssen wir uns einschränken, was gewisse Freiheiten betrifft.« Bei diesen Worten wiegt er bedauernd den Kopf. »Ich kann mir vorstellen, beide sind froh, das Haus am Wochenende für sich zu haben. Jo meint, ihr liegt gut im Zeitplan, so dass zwei freie Tage für euch alle möglich sind. Max übernachtet außerdem bei Monique, sonst müsste Jo sein Bett teilen. Wir fliegen am Freitagabend und kommen Sonntag zurück. Hotel und Flugtickets habe ich gebucht.«

»Woher wusstest du, dass ich zusagen werde?«

»Welche Frau würde das Angebot eines romantischen Wochenendes in Paris mit einem attraktiven Mann wie mir ablehnen?«, fragt er.

Charlie lacht, beugt sich über den Tisch und drückt ihm einen Kuss auf die Lippen. Er hält ihren Kopf fest und zögert dessen Ende hinaus. Applaus und Pfiffe sind zu hören. Es gibt niemanden unter den Gästen, der oder die sich einen Kommentar verkneifen kann.

Am nächsten Tag werden Sarah, Louisa und Max erwartet. Charlie ist nervös, da sie den beiden nichts von ihrem amourösen Abenteuer erzählt hat. Sie ist sich nicht sicher, ob sie auf Moniques und Jos Verschwiegenheit zählen kann und hat keine Lust auf neugierige Fragen.

Die Woche verlief ohne Hindernisse und die Ergebnisse sind beachtlich. Jo zeigt sich zuversichtlich, den Umbau im Sommer fertigstellen zu können, soweit keine Überraschungen auf sie warten. Die Freunde aus der Heimat sind zwar keine Handwerkerprofis, aber unter Jos fachkundiger Anleitung sind sechs weitere helfende Hände Gold wert.

Neugierig streifen die Neuankömmlinge durchs Haus. Die vorangegangene Begrüßung könnte vermuten lassen, die Freunde hätten sich wochenlang nicht gesehen und einander schmerzlich vermisst. Interessiert lassen sich Sarah, Louisa und Max über die Baustelle führen. Max Augen kleben an Monique, der Charme des Landhauses hat jedoch seine ganz besondere Wirkung auf ihn und er zückt seine Kamera. Anton spürt die Konkurrenz, wirft sich in die Brust und versucht sein Revier zu verteidigen. Charlie und Vincent schlendern Hand in Hand hinter der Gruppe her und beobachten die Szene. Jo ist sichtlich stolz auf die geleistete Arbeit, wirkt jedoch auch müde und etwas abgespannt.

»Im ersten Moment war ich geschockt. Ich dachte, etwas Farbe würde ausreichen und alles ist gut. Dass der Aufwand so groß ist, überrascht mich nun doch. Die Bäder werden großartig, jedes mit anderen Mosaikfliesen«, bemerkt Louisa.

»Vor wenigen Wochen war das ganze Projekt eine Idee, nun nimmt es konkrete Formen an. Ich kann es noch gar nicht glauben!«, ruft Sarah.

»Spätestens dann, wenn du die ganze Woche den Farbpinsel geschwungen hast, wird dein Glaube sehr handfest werden.«

Moniques Einwurf bringt alle zum Lachen.

»Seid ihr einverstanden, wenn ich für uns alle Pizza besorge? Im Dorf steht sonntags immer ein Food Truck, dann feiern wir euer Ankommen.«

Vincents Vorschlag findet Anklang, es entsteht ein Durcheinander, bis alle auf der Online-Speisekarte ihre Wahl getroffen haben.

Charlie lässt sich auf die Couch fallen, legt die Beine hoch und schaut Sarah und Louisa beim Auspacken ihrer Koffer zu. Dabei grinst sie vor sich hin, denn diese simple Tätigkeit offenbart die Unterschiedlichkeit der Freundinnen deutlich. Während Sarah erzählt und dabei achtlos ihre Klamotten in die Schrankfächer wirft, geht Louisa ruhig und konzentriert vor. Jedes Kleidungsstück wird sorgfältig auf Bügel gehängt oder akkurat in die Ablagefächer gelegt, Kante auf Kante.

»Was meinst du denn dazu?«, reißt Sarah sie aus ihren Gedanken.

Charlies fragender Blick ist ihr Antwort genug.

»Träumst du schon mit offenen Augen von deinem Adonis? Ich berichte meiner Geschäftspartnerin, die sich einfach in die Sonne Frankreichs verkrümelt hat, von unserem Stress zu Hause und du hörst mir nicht mal zu!« Wütend funkeln Sarahs blaue Augen Charlotte an. Abwartend klopft sie mit einem Fuß auf den Boden und schnaubt.

Charlie meint, den Dampf aus ihrer Nase aufsteigen zu sehen. Louisa hält inne und dreht sich um.

»Du siehst glücklich aus, Charlotte.« Mit diesen Worten nimmt sie Sarah den Wind aus den Segeln. Verblüfft rempelt sie die Freundin an und murmelt etwas von paradoxer Intervention, während sie sich auf das gemeinsame Bett fallen lässt. Ein Lächeln erfüllt Charlies Gesicht. Die schokobraunen Augen leuchten und sie spielt versonnen mit den Troddeln des Sofakissens.

»Ja, das bin ich. Rundum glücklich und schwerelos. Dauernd könnte ich durch die Gegend hüpfen und vor mich hinsingen. Es ist so einfach mit ihm, so selbstverständlich und ungezwungen. Ob wir kochen, uns unterhalten, herumalbern, arbeiten oder nur in den Sternenhimmel schauen. Egal was wir tun, es fühlt sich frei und ohne Hemmungen an. Vincent kann mich herrlich zum Lachen bringen. Mit ihm kann ich über meine Arbeit sprechen, ihm mitteilen, was mich antreibt und er versteht mich. Wir führen auch ernste Gespräche, diskutieren über Politik und gesellschaftliche Themen. Nie muss ich aufpassen, das Richtige zu sagen oder darauf achten, auf eine bestimmte Art zu reagieren. Ich darf so sein, wie ich bin und es ist trotzdem schön.« Charlie lacht, verblüfft über ihre eigenen Worte.

Louisa lächelt sie an und setzt sich zu ihr auf die Couch.

»Und weiter?« Sarah hat den Kopf in die Hände gestützt, die angewinkelten Beine wippen ungeduldig vor und zurück. »Du scheinst doch etwas schwer von

Begriff zu sein. Verliebt sein hat wohl Auswirkungen auf die Denkfähigkeit«, fährt sie fort.

»Nein, ich weiß schon, was du meinst, Sarah.« Charlotte verdreht die Augen. »Perfekt, wundervoll, fantastisch.«

»Auf Einzelheiten dürfen wir wohl nicht hoffen. Aus der Ferne höre ich Hochzeitsglocken läuten, du auch, Louisa?«

Sarah setzt sich auf und hält Charlies Blick fest. Beide Freundinnen sind klug genug, schweigend abzuwarten, bis Charlotte bereit für eine Antwort ist. Sie schüttelt energisch den Kopf.

»Nein, dazu wird es nicht kommen, und ich genieße das, was wir haben jede Sekunde. Von mir aus kann dieser Sommer endlos weitergehen. Nächstes Wochenende fliegen wir nach Paris.« Sie grinst von einem Ohr zum anderen.

»Jetzt werde ich doch ein klein wenig neidisch. Das hört sich perfekt an. Eine Sache verstehe ich nicht ganz. Aus welchen Gründen schließt du ein Happy End aus? Klar braucht es keinen Trauschein, um eine glückliche Partnerschaft zu leben. Bei dir als Romantikerin hätte ich allerdings vermutet, du willst irgendwann das volle Programm inklusive Kutsche und weißen Tauben.«

Louisa richtet ihren Meerjungfrauenblick fragend auf Charlie. Ein Seufzen entfährt ihr, während sie von Emilia berichtet.

»Uff, das ist hart. Fair, dass Vincent von Anfang an offen zu dir ist«, bemerkt Sarah.

»Ein derartiges Erlebnis möchte niemand noch mal wiederholen. Deshalb bleibe ich bei meiner Devise, alles was mit Männern zu tun hat, auf die leichte Schulter zu nehmen. Verletzungen, Tränen und Elend bleiben vor der Tür«, fährt sie fort. Nachdenklich dreht Louisa ihren Ring. Sie wirkt betroffen, ihr ist anzusehen, dass sie ihre nächsten Worte gut abwägt. »Das zu erfahren, wünsche ich niemandem. Aber es ist lange her. Und was ist die Alternative? Mit den Gefühlen immer an der Oberfläche bleiben? Glaubst du tatsächlich, Sarah, das ist in jeder Situation steuerbar? Ist es nicht vielmehr so, dass sich Liebe mit der Zeit entwickelt und du stehst plötzlich überrascht da, stellst fest, dass es so ist, ohne das geplant zu haben? Sich vor Verletzungen schützen zu wollen, kann ich verstehen. Aus meiner Sicht droht die Gefahr, sich selbst zu belügen, wenn man davon ausgeht, das Leben findet hübsch ruhig und gemütlich an der Oberfläche statt bei Drinks und Häppchen.« Louisa schaut in die Runde.

»Das kann mir nicht passieren, weil ich die Warnzeichen frühzeitig erkennen kann. Bin ich nicht der lebende Beweis dafür, dass meine Lebenseinstellung wunderbar funktioniert?« So einfach lässt sich Sarah nicht überzeugen.

»Doch, das bist du. Genauso wie Max und Monique. Ich sage ja nur, dass Gefühle nicht planbar sind. Du kannst dich für eine bestimmte Route auf der Landkarte deines Lebens entscheiden. Es kann jedoch sein, du bekommst plötzlich einen anderen Fahrplan oder dein Navigationssystem führt dich an einen Abgrund oder fällt ganz aus. Du kannst dich nur darauf verlassen, dass du die Fähigkeit hast, mit jeder Situation zurecht zu kommen.«

»Du warst schon in der Grundschule so ätzend klug.« Sarah schwingt sich aus dem Bett und räumt ihre Kosmetikartikel ins Badezimmer.

»Ich stimme dir zu, Louisa, weil ich diese Unplanbarkeit im Moment selbst erlebe. Manchmal ertappe ich mich dabei, Zukunftsphantasien zu spinnen. Das

„Was-wäre-wenn-Spiel". Es tut gut, dass du mich daran erinnerst, egal was kommt, ich kann damit umgehen.«

Charlie drückt Louisa kurz, als Vincent von unten ruft, die Pizzen würden bereitstehen.

»Wir haben beschlossen, heute aus den Kartons zu essen. Spart den Abwasch«, informiert Monique und verteilt Servietten.

»Was macht er da?«, fragt Max und deutet auf Ali, der gestikulierend im Hof auf und ab läuft, vertieft in ein imaginäres Gespräch.

Jo zuckt mit den Schultern und meint leichthin: »Er unterhält sich mit jemandem, den nur er sehen und hören kann. Scheint aber eine ruhige Konversation zu sein.«

Max wirkt leicht konsterniert und beobachtet, wie Ava aufsteht und schweigend neben Ali hergeht, sich seinem Schritt anpasst, ohne Blickkontakt aufzunehmen. Plötzlich bleibt er stehen, wendet sich Ava zu und lässt sich an den Tisch führen.

»Erstaunlich. Was hat sie zu ihm gesagt?«, fragt Max.

»Nichts. Manchmal ist weniger mehr.« Jo grinst und schiebt sich ein Stück Pizza in den Mund.

»Max, wie war dein Start in der Nachrichtenagentur?«, fragt Charlie interessiert. »In welchem Krisengebiet hast du gesteckt?«

»Mein Start war gut. Das Team ist international aufgestellt, die Arbeitssprache Englisch. Ich habe mich schnell eingefunden, bin aber noch in der Vorbereitungsphase. Es ist nicht so, dass wir Reporter und Fotografen einfach so losgeschickt werden, um aus Kriegsgebieten zu berichten. Im Moment lerne ich viele Verhaltensregeln, um im Ernstfall richtig zu agieren, und erfahre viel über Logistik und Teamarbeit. Wir müssen uns aufeinander verlassen können, da darf keiner aus der Reihe tanzen. Es werden verschiedene Szenarien entwickelt, wir müssen Entscheidungen treffen, oft unter unsicheren Parametern, sowie Lösungsstrategien erarbeiten. Die Sicherheit des Teams hat dabei immer oberste Priorität. Das musst du dir wie eine Art Planspiel vorstellen, das sich über Stunden ziehen kann und eine unglaubliche Dynamik innerhalb der Gruppe auslösen kann. Das ist erwünscht und wird auch reflektiert, aber das ein oder andere Mal stand mir mein Hitzkopf im Weg. Ich konnte selbst erfahren, wie sehr Müdigkeit dazu führt, Kompromisse zu schließen, die man Stunden vorher ausgeschlossen hat. Ansonsten fotografiere ich langweilige Presseerklärungen und Staatsbesuche.«

»Das hört sich spannend an. Vor allem, den Menschen zu begegnen, die wir nur aus den Nachrichten kennen.«

»Ja, dabei erlebt man allerdings auch manche Ernüchterungen. Woran ich mich gewöhnen muss, ist die Spontaneität der Arbeit. Es passiert irgendwo etwas und wir ziehen los. Jede Agentur möchte die Erste sein. Da steckt auch viel Geld dahinter. Ich war auch vorher viel unterwegs, aber das war eine ruhigere Gangart. Bei Reisereportagen musste ich nicht hetzen. Oft war ich allein unterwegs und hatte viel Freiheit, meinen Arbeitsalltag zu gestalten. Das hat sich komplett verändert. Ich bin gespannt, wie es sich entwickelt. Die Erfahrungen bisher, sind auf alle Fälle interessant. Die Begeisterung meiner Familie hält sich in Grenzen. Ein Job bei einer Bank oder die Tätigkeit eines Lehrers wäre ihnen angenehmer – schön langweilig, aber sicher.« Max lacht und wirft Louisa einen belustigten Blick zu.

»Ist es dir lieber, uns wäre die Vorstellung, du wirst irgendwo von Kugeln durchsiebt, gleichgültig?« Louisa fährt ihren Bruder an.

»Nein, natürlich nicht, Schwesterherz. Wenn sich keiner Gedanken um mich machen würde, wäre ich kreuzunglücklich. Aber du kennst unsere Mutter. Vor jeder Reise erinnert sie mich, woran ich noch zu denken habe.«

»Zwischendurch war das bestimmt auch hilfreich«, merkt Vincent an.

»Das ist richtig«, stimmt Max zu und sieht ihn an.

Monique grinst und senkt schnell den Kopf. Der lockere, flirtige Umgang, den sie mit Max an den Tag legt, ist ihm nicht entgangen. Hellwach und aufmerksam beobachtet Vincent das Geschehen. Charlie entwickelt sich zu ihrer Verbündeten und lenkt den Bruder geschickt ab.

Jo mischt sich ein. »Vincent, ich hatte noch keine Gelegenheit, die Plantage zu besichtigen. Würdest du mit mir und Max eine Spritztour machen?«

*Kluger Mann*, denkt Charlie und tauscht einen wissenden Blick mit Louisa.

»Ja, sehr gerne. Sollen wir sofort starten?«

Die Männer stehen auf, Jos Truppe zieht sich auch zurück. Das Quartett rutscht zusammen, eine Gelegenheit, die Sarah sofort nutzt.

»Ich habe gehört, Max bezieht Quartier bei dir, Monique?« Auffordernd stupst sie die Freundin mit dem Ellbogen an.

Diese grinst und wackelt mit dem Kopf. »Höre ich da eine Spur unerfüllte Sehnsucht?«

Sarah lacht. »Nein, und wenn, dann nur, was das Grundsätzliche angeht. Max zu verführen wäre, als ob ich mich an meinen Bruder ranmachen würde, den ich nicht habe. Charlie hatte mal was mit Max.«

»So ein Quatsch«, braust Charlotte auf. »Ein Kuss als Kinder!«

»Aber um deine Frage zu beantworten Sarah, ja. Es herrschte Bettennot, da müssen wir alle unsere Opfer bringen und näher zusammenrücken«, erwidert Monique mit ernsthafter Miene, wobei ihr der Schalk aus den Augen blitzt.

»Ich hatte es geahnt, du bist die reinste Mutter Theresa«, erwidert Sarah süffisant.

»Wie ich übrigens auch«, fällt Charlie ein. »Ich habe mein großes, bequemes Bett zur Verfügung gestellt und bin schweren Herzens über den Flur gezogen und darbe jetzt auf achtzig Zentimetern Platz vor mich hin. Das hat mich große Überwindung gekostet.«

»Oooh, was müssen wir tun, um uns eurer Gnade als würdig zu erweisen?«, spottet Louisa.

»Zwei Wochen schuften bis zum Umfallen«, schlägt Charlotte vor.

»Also der ganz normale, tägliche Wahnsinn. Das ist kein Problem«, winkt Sarah ab.

»Arbeitet Luc noch hier?«

»Ja, und du wirst bestimmt erfreut sein, dass er die kommende Woche im Landhaus arbeiten wird. Das wird vermutlich die heißeste Baustelle im Umkreis, was den Flirtfaktor betrifft«, lacht Charlotte.

»Das kann gut möglich sein«, bestätigt Monique.

»Ich freue mich darauf, Jos Jungs und Mädchen besser kennenzulernen und in Aktion zu erleben. Er berichtete am Telefon, dass die Zeit hier jedem Einzelnen richtig guttut und dein Vertrauen in ihre Fähigkeiten Charlie, bestärkt sie sehr.« Elegant sorgt Louisa für eine Anhebung des Gesprächsniveaus.

»Unser Vertrauen. Wir haben diese Entscheidung gemeinsam getroffen, du Monique, warst zu diesem Zeitpunkt noch nicht dabei. Es stand außer Frage, Jo zu beauftragen«, korrigiert Charlie.

»Ich war ehrlich gesagt erst skeptisch, denn von einer Handwerkermannschaft hatte ich ein anderes Bild und fragte mich, ob das wohl gutgehen wird. Aber ich wurde eines Besseren belehrt. Vor allem unser erster Abend, ich berichtete Sarah davon, hat mich beeindruckt. Mir ist die Gruppe ans Herz gewachsen und dein Jo macht einen brillanten Job«, meint Monique und richtet sich bei ihrem letzten Satz direkt an Louisa, deren Wangen sich sofort mit einer leichten Röte überziehen. Sie erhebt jedoch keinen Widerspruch, was Charlie und Sarah veranlasst, einen erstaunten Blick zu tauschen.

»Sarah, ich möchte die ungestörte Gelegenheit noch nutzen, nach deiner Mutter zu fragen. Konntest du deine Abwesenheit gut regeln?«, fragt Charlotte. Sarah nickt.

»Ja, ich bin optimistisch. Vor einer Woche hat Mariella das Gästezimmer bezogen und sich sofort in der Wohnung ausgebreitet. Es hatte den Anschein einer feindlichen Übernahme und ich war schon überzeugt davon, das Ganze fährt an die Wand. Meine Mutter reagierte hochmütig pikiert, auch auf Mariellas Punker-Outfit, das sie an deinem Geburtstag noch so charmant fand. Svetlana legte dann ihr übliches majestätisches Gebaren an den Tag, was mich regelmäßig und zielsicher auf die Palme bringt. Mariella blieb hingegen ruhig, teilweise ignorierte sie meine Mutter oder schaute sie nur desinteressiert an. Fiona hat schnell verstanden, dass sie Mariella nicht für ihre Zwecke einsetzen kann. Das Verhältnis ist jeden Tag besser geworden und meine Mutter ist einem Gleichgewicht nahe, wie schon lange nicht mehr. Mariella führt mir meine Fehler allerdings deutlich vor Augen, ohne dass sie diese erwähnen muss. Fiona hat mich über die Jahre geschickt konditioniert. Je nach Lust und Laune, kann sie mich von links nach rechts springen lassen. Ihre Krankheit, deren Opfer sie ist, nutzt sie geschickt, um in die Rolle der Täterin zu schlüpfen. Nur kapiere ich das nicht immer. Aber ich bin ja auch emotional involviert, das ist Mariella nicht. Ein großer Vorteil. Lange Rede, kurzer Sinn, es läuft gut und ich hoffe, es bleibt dabei.« Sarah sieht noch zweifelnd aus und scheint dem Frieden nicht vollständig zu trauen.

»Hört sich gut an, Sarah. Vielleicht zeichnet sich dadurch eine langfristige Lösung ab«, meint Charlie optimistisch.

»Das wäre zu schön, um wahr zu sein«, fügt Sarah hinzu und klopft dreimal auf Holz.

»Ah, da kommen die Jungs wieder.« Louisa winkt den Männern zu, die nebeneinander über den Hof schlendern, noch ins Gespräch vertieft.

»Das ist ein Paradies hier«, schwärmt Max. »Ich muss dringend mit meiner Kamera losziehen die nächsten Tage. Vor allem möchte ich dieses besondere Licht einfangen.«

»Ich bin fasziniert, was sich hinter dem Thema Obst- und Gemüseanbau alles verbirgt. Ein grüner Daumen ist mir leider nicht gegeben, bei mir überlebt keine Pflanze, und mit in die Erde stecken, warten und gießen ist es ja doch nicht getan, wie ich eben erfahren durfte«, fügt Jo an.

»Wir sollten uns auch Gedanken über die Einrichtung machen, in der Zeit, die wir zusammen hier sind«, fällt Charlie spontan ein.

»Ja, auf jeden Fall. Vieles können wir von Jo bauen lassen. Ich denke an Tische, Stühle, Schränke und Betten. Vielleicht auch die ein oder andere Kommode«, ergänzt Louisa.

»Machen wir. Aber jetzt wollen wir aufbrechen oder Max?« Monique sieht ihn erwartungsvoll an.

Er antwortet mit einem Lächeln und steht blitzschnell auf den Beinen. Beide haben es plötzlich eilig.

»Begleitest du mich noch bis zum Gästehaus, Louisa? Du siehst auch müde aus.«

»Wir brechen auch auf, Charlie.« Vincent stupst sie an.

»Ich trinke noch ein Glas Wein und komme dann nach«, beschließt Sarah.

Charlie liegt im Bett und wartet, bis Vincent aus der Dusche kommt.

»Weißt du, ob da was zwischen Max und meiner Schwester läuft?«, fragt er mit scharfer Stimme. Er baut sich vor dem Bett auf und sieht sie herausfordernd an.

»Keine Ahnung, das musst du die beiden selbst fragen. Und wenn es so wäre?« Charlie setzt sich aufrecht hin, während Vincent auf und ab tigert.

»Na ja, Max ist ein netter Kerl, schließlich ist er Louisas Bruder, aber eben auch ein Luftikus. Unverbindlich, ständig auf Achse und attraktiv genug, in jedem Hafen vor Anker zu gehen.«

»Da hast du eine schöne Metapher gewählt.«

Vincent starrt sie wütend an. »Sag mal, nimmst du mich auf den Arm? Es geht doch um etwas ganz anderes.«

»Das habe ich schon verstanden.«

Charlie lässt ihren Blick über seinen Körper wandern. Das Handtuch, das er sich um die Hüften geschlungen hat, widersetzt sich seinem Bewegungsdrang und segelt zu Boden. Sie fällt in die Kissen zurück und genießt den Anblick.

»Charlie, Herrgott noch mal, kannst du dich einen kurzen Moment auf das Wesentliche konzentrieren?«

»Das mache ich. Ich bin absolut fokussiert.«

Vincent lacht und unterbricht seine Wanderung, um sie gleich wieder aufzunehmen. »Max ist kein Mann für Monique. Sie braucht Stabilität in ihrem Leben, jemanden, der ihr Grenzen setzt und die Zügel in die Hand nimmt.«

»Jetzt bilden Machoallüren und der Beschützerinstinkt des großen Bruders eine Symbiose. Das wird spannend.«

»Monique hatte bisher kein glückliches Händchen bei der Auswahl ihrer Männer«, übergeht Vincent ihre Bemerkung.

»Ich bin mir nicht sicher, ob wir von derselben Frau sprechen. Auf mich wirkt Monique, als wäre sie durchaus in der Lage, ihre eigenen Entscheidungen zu treffen.«

Vincent schnaubt und wirft die Arme in die Luft.

»Außerdem denke ich, du greifst etwas vor. Weder Monique noch Max suchen momentan eine Partnerschaft fürs Leben. Und woher willst du wissen, dass Max nicht fähig ist für Stabilität zu sorgen, oder wie du es nennst, die Zügel in die Hand zu nehmen«, verteidigt sie den Freund.

»Du schlägst dich also auf seine Seite?« Ungläubig sieht er sie an.

»Ich schlage mich auf keine Seite. Ich liege hier in deinem Bett, warte auf dich und überlege, wie wir den Abend ausklingen lassen können.« Sie grinst verschmitzt, woraufhin sein Blick weicher wird.

»Und wie weit sind deine Überlegungen gediehen?«

»Ich spiele noch unterschiedliche Varianten durch, füge noch Nuancen hinzu, aber ja, der Umsetzung steht nicht mehr viel im Wege.«

»Du siehst mit deinen Locken, den Sommersprossen und der Stupsnase so niedlich aus, niemand würde vermuten, dass du eine ausgeprägte dunkle Seite hast.« Er rutscht neben sie und umfasst zärtlich ihr Gesicht. Vergessen ist das Liebesleben seiner Schwester. »Dann wollen wir mal sehen, ob deine Überlegungen fundiert sind. Was hältst du davon?«

Charlie nickt und lässt sich nicht lange bitten.

Die Vorfreude auf das bevorstehende Wochenende lässt Charlie im Flugzeug kaum stillsitzen. Sie verschüttet ihren Tomatensaft und handelt sich missbilligende Blicke des Personals ein.

»Wenn du so weitermachst, gebe ich dich in einer Kindertagesstätte ab. Ich werde schon eine finden, die auch am Wochenende geöffnet ist«, droht ihr Vincent. »An Heiligabend warst du für Fanny und deine Eltern bestimmt eine Katastrophe, bis es Zeit war, die Geschenke zu öffnen«, neckt er sie.

Charlies gute Laune ist durch nichts zu erschüttern. Kaum am Flughafen angekommen, eilt sie Richtung Metro.

»Wir müssen aber nicht zwei Tage durch Paris rennen, oder?«, fragt Vincent, nun doch leicht genervt.

»Nein, ich möchte dir nur so viel zeigen. Bist du einverstanden, wenn ich dir mein Paris näher bringe? Meine Lieblingsplätze, Kneipen, Parks, die Bäckerei, einfach alles?«, fragt sie ihn und macht eine ausladende Geste, als wolle sie die ganze Welt in die Arme nehmen.

»Charlie, du machst mich völlig fertig, und ja, zeig mir dein Paris. Nur morgen Abend haben wir ein festes Programm«, erwidert er und rollt die Augen.

Charlotte kichert. »Was unternehmen wir denn? Ach, wie war nochmals die Adresse des Hotels?«, fragt sie betont beiläufig.

»Netter Versuch, Tinker Bell, lass dich überraschen«, antwortet er und lehnt sich auf seinem Sitz zurück.

»In welchem Stadtviertel liegt das Hotel?«

Ein erneutes Augenrollen seinerseits. »In Montmartre. Wir steigen am Place du Tertre aus.«

»O wie schön! Dann kann ich dir zeigen, wo ich mit Louisa gewohnt habe. In der Rue Bachelet, das ist nicht weit entfernt. Nur den Berg hoch zu Sacre Coeur und auf der anderen Seite wieder hinunter.«

»Wollen wir nicht erst im Hotel einchecken und das Gepäck abgeben?«

»Okay«, lenkt Charlie ein. Sie möchte seine Geduld nicht zu sehr auf die Probe stellen.

Paris hat sie schon immer elektrisiert. Charlotte liebt diese Stadt, die sie an eine elegante, ältere Dame erinnert, leicht verlebt, etwas anrüchig, aber wunderschön. Mit Augen, die alles gesehen haben, was das Leben zu bieten hat und durch nichts aus der Ruhe zu bringen ist. Zumindest vor den Terroranschlägen und dem Brand von Notre-Dame. Die Hektik, der hupende Verkehr, der Chic der Pariserinnen, die Kulturschätze, die Kunst und das pulsierende Leben, faszinierten sie stets. Mit Fanny war sie öfter in Paris gewesen und dann auch später während ihrer Ausbildungszeit. Von der Metrostation schlendern sie durch die engen Gassen des Künstlerviertels Montparnasse, durchstöbern Antiquitätengeschäfte, kleine Galerien und Second-Hand-Läden. Charlie staunt, als sie das Hotel betreten. Vincent hat eine der gehobenen Adressen ausgewählt und dazu noch ein Zimmer im obersten Stock mit Blick auf den Eiffelturm. Die Einrichtung ist modern und gediegen, das Badezimmer ein Traum in Weiß und Gold mit riesiger Badewanne. Barfuß gräbt Charlotte ihre Zehen in den flauschigen Teppich und überlegt sich, nicht doch erst ein üppiges Schaumbad zu nehmen. Ein Sektkühler, zwei

Champagnerkelche und eine Schale Erdbeeren sind auf einem Servierwagen neben der Wanne ansprechend arrangiert. Die Auswahl der Badeessenzen ist umfangreich und exquisit. Charlie dreht eine Pirouette und umarmt Vincent. Er hat Mühe, das Gleichgewicht nicht zu verlieren.

»Das Zimmer ist umwerfend. Das habe ich so nicht erwartet.«

»Dachtest du, wir übernachten mit den Backpackern in einem Hostel? Dass dich der Luxus überwältigt, ist mir nicht entgangen. Die Ruhe der letzten fünf Minuten empfand ich als wohltuend. Komm, Süße, wir machen uns frisch, der Champagner steht kalt.«

Auf dem Weg ins Badezimmer streift er seine Klamotten ab und lässt sie achtlos auf dem Boden liegen. Charlie hört, wie Badewasser eingelassen wird und nutzt die Zeit, auf den Balkon zu treten. Sie hat einen herrlichen Blick über die Stadt, die im sanften Abendlicht besonders eindrucksvoll ist. Unter ihr drängen sich Touristen mit Rucksäcken und Pariser mit Arbeits- und Einkaufstaschen durch die Gassen. Die Restaurants und Cafés sind gut besucht, der Duft von gebratenem Knoblauch und Rosmarin zieht zu ihr hinauf.

»Charlie, es ist angerichtet!«, ruft Vincent.

Er sitzt umhüllt von einem Meer aus Schaum in der Wanne und kämpft mit dem Champagnerkorken, der mit Wucht an die Decke knallt. Sie lässt sich in das warme Wasser gleiten, Schaumflöckchen lösen sich und fliegen seifenblasengleich durch den Raum. Vincent reicht ihr einen Champagnerkelch, sie stoßen an und spüren das Prickeln auf der Zunge. Charlie lehnt sich zurück, schlürft Champagner und knabbert an den Erdbeeren.

»Wie dekadent. Ich fühle mich, als wäre ich Julia Roberts im Film Pretty Woman«, kichert sie.

»Ich bin schon neugierig, wie du ohne Perücke aussiehst. Oder kam die Szene vorher? Egal. Erwarte nicht, dass ich dich für die Nacht bezahle«, ulkt Vincent.

»Du könntest dir mich nicht leisten.«

Eine Lachsalve bringt das Badezimmer fast zum Erbeben. Er schnappt sie an den Füßen und zieht so lange, bis sie völlig untergetaucht ist. Charlie japst nach Luft, auf ihrem Kopf bleibt ein Schaumkrönchen zurück, was Vincent erneut zum Lachen bringt.

»Jetzt ist der ganze Champagner im Badewasser.«

»Kein Problem. Ich habe genügend Zusätze in die Wanne geschüttet, da ordnet sich der Champagner unter.« Vincent deutet auf die Reihe mit aufgeschraubten Fläschchen und zuckt mit den Schultern. »Ich konnte mich nicht entscheiden.«

Ihr Glas wird erneut gefüllt, sie liest in seinen Augen, welches Vorhaben ihn beschäftigt.

»Und wenn das Wasser überschwappt?«, äußerst sie halbherzig ihre Bedenken, die Vincent ignoriert und die sie innerhalb von Sekunden auch nicht mehr interessieren.

In den flauschigen Bademantel des Hotels gehüllt, kuschelt sich Charlie an Vincent, der sich eine kurze Auszeit gönnt. »Ich küsse jetzt den Prinzen wach, dann entführe ich diesen in ein nettes kleines Restaurant, sonst sterbe ich in diesem Luxusschuppen den Hungertod.«

»Da habe ich ein besonders gefräßiges Exemplar der Prinzessinengattung erwischt. Noch mal, ich bin noch nicht richtig wach.«

Die beiden haben Glück und ergattern einen Tisch auf dem baumbestandenen Platz. Das Restaurant ist klein, draußen stehen nur fünf Tische, im Innenraum nochmals so viel. Der Kellner reicht ihnen die Speisekarte, Charlie winkt jedoch ab.

»Wir nehmen bitte zwei Mal das Menü, das Gaston heute empfiehlt.«

»Ah, Madame kennt sich aus«, sagt der Kellner. Seine Freundlichkeit nimmt mit einem Schlag um Längen zu.

»Was hast du bestellt?«

»Keine Ahnung. Gaston ist ein Künstler in der Küche und bietet Gästen, die darüber informiert sind, immer ein besonderes Menü an, das nicht auf der Karte steht. Er kocht, worauf er Lust hat. Das Ergebnis ist immer ein Gedicht. Zu jedem Gang wird der passende Wein serviert. Mach dir keine Sorgen, es wird dir auf alle Fälle schmecken.«

Als erster Gang wird pochiertes Zanderfilet auf brauner Butter mit Auberginen-Kaviar serviert, dazu ein leichter, fruchtiger Weißwein.

»Köstlich«, lautet Vincents Urteil.

»Wir waren hier zu Gast mit unseren Kolleginnen und Céline, wenn wir etwas zu feiern hatten. So eine Art Belohnung für die geleistete Arbeit. Diese Tradition möchte ich für mein Team übernehmen. Es soll ein besonderer Abend sein.«

»So wie dieser?«

»Dieser Abend ist auf besondere Art besonders. Es ist schön, jetzt mit dir gemeinsam hier zu sein.« Charlie lächelt ihn an.

Es folgt Rinderschmorbraten mit Kartoffelgratin und jungem Gemüse. Dazu wird ein kräftiger Burgunder-Rotwein gereicht.

Vincent gerät ins Schwärmen. »So stelle ich mir das Essen im Restaurant auf Manoir Remy vor.«

»Da hängst du die Messlatte ganz schön hoch. Aber warum nicht? Entscheidend ist, die richtigen Köche zu finden. Du musst auch bedenken, wir bieten nur Arbeit für die Saison, keine Festanstellung über das ganze Jahr. Dieses Restaurant bietet höchstens Platz für dreißig Personen, mit Außengastronomie wohlgemerkt. Wir planen mit über hundert Gästen. Aber ich hoffe auf deine und Moniques Unterstützung bei der Anwerbung des Personals. Wir wollen eine exquisite, aber bodenständige Küche bieten. Nichts Abgehobenes, die Speisekarte soll verständlich und sehr übersichtlich sein.«

»Wir werden schon die passenden Mitarbeiter für euch finden. Mein und Moniques Netzwerk ist belastbar und weit gespannt. Eure Idee gefällt mir immer besser.«

Den Abschluss bilden Crêpes Suzette mit Café noir und einem Glas Likörwein. Satt und zufrieden lehnen sich beide zurück. Passanten, die an ihrem Tisch vorbei flanieren, nehmen ein attraktives Paar wahr, das die Welt um sich herum vergessen zu haben scheint und vor Glück und Wohlbefinden strahlt.

»Darf ich dir noch etwas ganz Besonderes zeigen?«

»Ja, soweit es legal ist.«

»Dann springen wir jetzt in einen Supermarkt und kaufen Wein und Pappbecher.«

Nach einer kurzen Fahrt mit der Metro durchqueren sie den Jardin des Plantes, überqueren eine Brücke und sehen von weitem kleine Buchten am Fluss, die in den sanften Schein von Lichterketten getaucht sind. Musik erklingt, die Tanzenden bewegen sich zu Salsaklängen.

Charlie und Vincent setzen sich auf ein

Mäuerchen und lassen diese besondere Atmosphäre auf sich wirken.

»Tanzen am Fluss in einer lauen Sommernacht, das ist an Romantik nicht zu überbieten«, sagt Vincent, zieht Charlie auf die Beine, sie mischen sich unter die Tanzenden. Der Rhythmus geht ins Blut, die Musik wechselt zu einem Tango, in den sie Erotik und Feuer legen.

Sie schlendern zur nächsten Bucht, trinken ihren Rotwein aus den mitgebrachten Bechern und wiegen sich anschließend im Dreivierteltakt. Vorbeikommende unterbrechen ihr Vorhaben oder ihren Spaziergang für ein Tänzchen oder verweilen, um zuzuschauen.

Weit nach Mitternacht wandern Charlie und Vincent zurück zu ihrem Hotel.

»Danke, Charlotte, das war ein besonders schöner Abend, den ich sehr habe.«

»Ich auch. Mit dem Kopf an deiner Schulter einzuschlafen, bildet den krönenden Abschluss eines perfekten Abends.«

Das Frühstück am nächsten Morgen nehmen Charlie und Vincent auf der Dachterrasse des Hotels ein mit Blick auf die Stadt und auf den Eiffelturm.

»Hat es dich nie in die Stadt gezogen?«, möchte Charlie wissen.

»Doch schon, immer wieder. Studiert habe ich in Nîmes, nicht zu vergleichen mit Paris. Singapur fand ich faszinierend, Sydney, London, Tokio und viele weitere Städte. Auf Dauer ist es mir zu hektisch, zu viele Menschen auf engem Raum, was oft aggressiv macht. Das Landleben bietet die Ruhe, die ich brauche, die Natur und mir ist die Gemeinschaft im Dorf wichtig geworden, auch wenn es lästig sein kann, wenn jeder jeden kennt und sich unaufgefordert in alles einmischt. Wenn ich in die Stadt möchte, fahre ich hin und freue mich, diese nach ein paar Tagen wieder verlassen zu können.«

»So geht es mir auch. Ich hatte hier eine fantastische Zeit, an die ich mich gerne erinnere. Nachher zeige ich dir die Bäckerei, in der ich gelernt habe.«

»Du bist bis zum späten Nachmittag die Programmchefin, dann übernehme ich.«

»Willst du nicht wenigstens eine kleine Andeutung machen, was mich erwarten wird?« Charlie rutscht auf ihrem Stuhl herum.

Vincent schüttelt den Kopf und widmet sich seinem Spiegelei.

»Wie soll ich dann wissen, was ich anziehen soll?«

Vincent stöhnt und rollt mit den Augen. Charlie lacht, dieser Anblick hat es ihr besonders angetan.

»Es ist für alles gesorgt. Du musst dir keine Gedanken um deine Garderobe oder andere Nichtigkeiten machen.«

»Das wird immer geheimnisvoller.«

Das erste Ziel des Tages ist die Mur de je t'aime, die Liebesmauer, versteckt in einem kleinen Garten. In zweihundertfünzig Sprachen steht „Ich liebe dich" an der Hauswand. Sie versuchen, die Sprachen zuzuordnen, gelangen jedoch schnell an ihre Grenzen.

»Eine lustige Idee«, meint Vincent.

Langsam schlendern sie Richtung Sacre Coeur, die im Sonnenlicht erstrahlt. Die vielen Treppen erklimmen sie spielend und lehnen nebenbei die bunten Armbänder ab, die ihnen auf Schritt und Tritt von fliegenden Händlern angeboten werden.

Der Kuppelkirche statten sie einen kurzen Besuch ab, Charlie möchte Vincent anschließend das Haus zeigen, in dem sie unterm Dach gewohnt hat. Vor einem hellen Stadthaus, mit Ornamenten verziert, geschwungen Balkonen und geschmiedeten Geländern, bleibt sie stehen.

»Schau hier, Nummer zwölf, im obersten Stock mit der kleinen Dachterrasse. Die ist so winzig, dass wir als Tisch das Fensterbrett nutzen mussten, davor stellten wir Barhocker. Wir sahen aus wie Hühner auf der Stange. Dreißig Quadratmeter Wohnfläche für uns beide. Aber es hat ausgereicht«, erinnert sich Charlie.

»Die Mieten können sich in diesem Teil der Stadt sehen lassen. Ihr habt feudal logiert, wenn ich mir das Umfeld so ansehe«, erwidert Vincent.

»Ja, dessen waren wir uns auch bewusst. Komm, jetzt besuchen wir Céline, meine frühere Chefin, die wird Augen machen!«

Eiligen Schrittes geht Charlie durch die Gassen, als wäre sie auf dem Weg zur Arbeit. Die Patisserie liegt versteckt in einem Hinterhof. Der Bekanntheitsgrad ist jedoch so hoch, dass die Lage dem Besucherstrom keinen Abbruch tut. Kein Reiseführer lässt die kleinen Kunstwerke unerwähnt, die hier produziert werden. Auch jetzt drängen sich die Kunden um die Vitrinen. Charlie reiht sich ein und hat das Gefühl, alte Bekannte wiederzusehen: Profiterole mit Calvadoscreme, Lemon-Curd-Tartletts, Nougattörtchen mit Himbeeren, Petit Fours, Macarons, alles in Miniaturgröße und liebevoll dekoriert. Sie trifft ihre Auswahl und sieht Céline an der Kasse stehen, die Charlotte jedoch noch nicht bemerkt hat. Diese beschließt, sich unauffällig in die Schlange vor der Kasse zu stellen. Als sie an der Reihe ist, reicht sie ihr Tablett über die Theke, das von Céline mit einem professionellen Lächeln entgegengenommen wird. Ihr Blick streift Charlie kurz und sie beginnt, die Beträge in die Kasse einzugeben. Céline hält inne, hebt den Kopf und schaut Charlotte prüfend an.

»Hallo Céline«, sagt sie leise und lächelt abwartend.

Célines Augen weiten sich, ihr Gesicht drückt Erstaunen und Fassungslosigkeit aus. Fest kneift sie die Augen zusammen, als wolle sie eine Halluzination vertreiben. Dann ist er da, der Moment des Erkennens.

»Charlotte, mon dieu, bist du das wirklich?«, fragt Céline verblüfft.

»Ja, ich bin es wirklich. Mir kam spontan der Gedanke – wenn der Hund nicht zum Knochen kommt, versuche ich es andersherum, sonst werde ich noch alt und grau, bis du endlich mal Zeit hast, mich zu besuchen.«

Céline bricht in Lachen aus, kommt um die Theke herum und umarmt ihre ehemalige Mitarbeiterin. Dabei schaut sie Charlie immer wieder an, als wolle sie sich überzeugen, dass diese tatsächlich aus Fleisch und Blut ist. »Ich freue mich so sehr. Aber sieh dir an, was hier los ist. Ich komme nicht weg! Warte kurz, ich sorge für eine Vertretung, dann nehme ich mir eine halbe Stunde Zeit und wir trinken eine Tasse Kaffee.«

Céline flitzt in die hinteren Räume und erscheint kurz darauf wieder mit nachgezogenem Lippenstift, eine elegante Handtasche baumelt von ihrer Schulter.

»Was für eine schöne Überraschung.«

Céline drückt Charlies Hand, woraufhin Charlie Vincent und ihre einstmalige Chefin miteinander bekannt macht. Im Café um die Ecke lassen sich die drei nieder und Vincent beobachtet fasziniert, in welcher Geschwindigkeit die Frauen Neuigkeiten austauschen, sich gegenseitig immer wieder ins Wort fallend. Die Sätze fliegen schnell wie Kanonenkugeln hin und her, es bleibt kaum Zeit, Luft zu holen.

»Charlie, im Gegensatz zu deinem Leben kommt mir meines vor wie graues, abgestandenes Spülwasser. Ich beneide dich um deine Visionen und deinen Mut. Es tut mir leid, dass ich bisher noch keine Zeit gefunden habe, euch zu besuchen. Aber das wird sich ändern. Nächstes Jahr komme ich zur Eröffnung in die Provence, buche ein lauschiges Zimmer bei dir im Hotel und lasse mich verwöhnen. Bis in den Süden ist es auch nicht so weit.« Céline prostet Charlie mit ihrem Café au Lait zu, um ihren Entschluss zu bekräftigen.

»Wir werden dich umsorgen wie eine Königin«, verspricht Charlie.

»Das erwarte ich auch.« Lachend wendet sie sich an Vincent.

»Jetzt wird sie doch noch eine Französin.« Er nickt und betrachtet Charlie.

Bedauernd fügt Céline an: »Leider muss ich wieder los. Du weißt ja, Charlotte, dass uns samstags die Touristenströme überrollen. Grüß Louisa herzlich von mir, Francois hat die unerwiderte Liebe zu ihr nie ganz überwunden.« Augenzwinkernd verabschiedet sie sich von Charlie und Vincent.

»Da ist er nicht der Einzige«, murmelt Charlotte.

Das Paar lässt sich Arm in Arm über die Champs-Élysée treiben, die Pariser Prachtstraße. Sie betrachten die exklusiven Auslagen namhafter Designer und weichen einer Gruppe vollverschleierter Damen aus, die wie ein Schwarm schwarzer Vögel, bepackt mit Einkaufstüten, Louis Vuitton verlassen, um Escada zu stürmen. Sie schlendern am Louvre vorbei, beschließen jedoch, in Anbetracht des sonnigen Wetters, auf die Besichtigung der Ausstellung zu verzichten. Anschließend bewundern sie das Gebäude des Musée d'Orsay, ein ehemaliger Bahnhof, in dem sich heute ein Kunstmuseum befindet.

»Kennst du das Gebäude von innen, Vincent?« Dieser verneint, woraufhin Charlie fortfährt: »Es ist faszinierend. In den einzelnen Hallen, in denen früher die Züge einfuhren, wandelt man unter einem gläsernen Gewölbedach zwischen Rodin-Statuen umher und erwartet, dass jeden Moment die Durchsage ‚Einsteigen bitte' ertönt.«

Die beiden fahren im Tour Montparnasse in die 56. Etage und lassen den atemberaubenden Blick von der Dachterrasse auf sich wirken. Charlies Magen knurrt schon wieder vernehmlich, was Vincent ein erneutes Augenrollen entlockt. Nach einer stärkenden Pause in einer kleinen Brasserie durchstöbern sie das vielfältige Angebot an antiquarischen Büchern der Bouquinisten am Seineufer. Charlie entdeckt ein altes Kochbuch mit französischen Backwaren und kauft dieses kurzentschlossen. Vincent bleibt bei den Ausgaben über Botanik hängen und entscheidet sich seinerseits für den Erwerb eines Exemplars.

»Manchmal nützt es, sich mit altem Wissen auf die Zukunft vorzubereiten«, merkt er an. »Ich würde mir gerne noch die Fassade des Musée du Quai Branly ansehen. Das Durchstöbern der Bücher hat mich auf eine Idee gebracht. Bist du einverstanden?«

»Klar. Du meinst die begrünte Fassade, die aussieht, wie ein niedriger, wilder Wald in der Vertikalen?«

Vincent schmunzelt. »Eher wie ein Wäldchen. Aber ja, die meine ich.«

Konzentriert schreitet er die Fassade ab und murmelt vor sich hin. Charlie lässt sich auf einer Bank nieder und nutzt die Zeit für eine Pause. Sie beobachtet Kinder, die ein Hüpfspiel veranstalten, wobei ein kleiner Junge die Regeln wohl nicht verstanden hat und sich Ärger mit einem Mädchen einhandelt. Zwei Maghrebinerinnen sind in ein hitziges Gespräch vertieft, ein alter Mann mit zerschlissenen Klamotten durchwühlt die Mülltonnen.

Vincent lässt sich neben sie fallen. »Das ist die Zukunft«, sagt er und deutet auf die Fassade.

»Ich habe das in Singapur gesehen, die sind viel weiter als wir. Dort wurde ein gigantischer botanischer Garten in der Stadt angelegt. An Palmen aus Draht ranken verschiedene Pflanzen empor. Begrünte Fassaden gibt es schon länger. Damit kann die Temperatur in Städten nachweislich gesenkt werden, und zwar auf platzsparende Weise. Außerdem spenden die Pflanzen Sauerstoff und geben Feuchtigkeit ab. Ich überlege, wie ich das in die Fläche übertragen kann und mit welcher Anbauart unter Berücksichtigung ökonomischer Faktoren.«

Nachdenklich reibt er sein Kinn und betrachtet das Grün, schlägt das Buch auf und fängt darin an zu blättern. Charlie streicht ihm über den Rücken, da sie sich nicht sicher ist, ob er ihre Anwesenheit noch wahrnimmt. Mit einem schnellen Kuss auf die Wange muss sie sich begnügen.

»Lass uns langsam zurück gehen. Wir haben noch einiges vor heute.« Mit Schwung klappt er das Buch zu und reicht Charlie die Hand.

Ihr Weg führt sie an Moulin Rouge vorbei, dem berühmten Nachtklub. Sie bitten ein junges Paar, ein Foto von ihnen zu schießen, mit der roten Mühle im Hintergrund.

»Besuchen wir heute Abend eine Varietévorstellung?« Charlotte gibt die Hoffnung nicht auf, Vincent wenigstens eine kleine Information zu entlocken.

»Nein, viel besser. Du kannst dich noch so sehr bemühen und dir die unterschiedlichsten Strategien überlegen, ich werde schweigen wie ein Grab. Außerdem beseht das Wesen einer Überraschung darin, vorab nichts zu wissen.«

Neckend und lachend passieren sie die eindrucksvolle Bogenbrücke, die Pont Alexandre III., mit ihren stilvollen Lampen. Die goldene Kuppel des Invalidendoms glänzt in der Sonne und ist weithin zu sehen. Spontan beschließen sie, dass noch Zeit bleibt für einen Aperitif im lauschigen Garten des Petit Palais. Unter Säulen sitzend, umgibt sie eine üppige Vegetation in voller Blüte. Der intensive Duft benebelt Charlie leicht, wobei das auch vom Pastis herrühren kann. Vincent erläutert ihr einige Pflanzen und das Konzept des Gartens. Wieder einmal imponiert ihr sein Wissen.

»Wenn ich dir zuhöre, wird mir bewusst, dass ich nicht mehr als eine kleine Hobbygärtnerin mit Freude an der Botanik bin, wobei mein Enthusiasmus wesentlich größer ist als meine Kompetenz«, merkt Charlie an.

»Das spielt keine Rolle. Das Wissen ist nur eine Säule. Dann kommt die Erfahrung hinzu und es wird eine runde Sache. Außerdem habe ich gehört, dass du den größten Anteil des Bedarfs der Bäckerei an Obst und Gemüse selbst erwirtschaftest. Das ist doch ein großer Erfolg«, widerspricht ihr Vincent.

»Wenn ich dich richtig verstehe, reizt dich die Forschung, oder?«

»Ja. Dafür bin ich aber zu sehr im operativen Geschäft eingebunden. Ich müsste deutlich mehr Zeit investieren und zunächst meine bisherigen Erkenntnisse analysieren und weiterentwickeln. Das ist ein Fulltime-Job.«

Charlie lässt seine Ausführung unkommentiert. Sie ist zuversichtlich, dass es eine Lösung geben kann, wenn Aufgaben neu verteilt werden, will sich aber nicht ungefragt einmischen und auf einen günstigen Zeitpunkt warten, ihre Überlegungen mit ihm zu teilen.

Im Hotel treibt Vincent sie zur Eile an. Im Geiste geht Charlie ihr Gepäck durch. Als Abendgarderobe hat sie die Auswahl zwischen einem Sommerkleid oder einer schwarzen Hose, kombiniert mit einer fliederfarbenen Bluse. Sie öffnet die Türen des Kleiderschranks. Als einziges Stück hängt dort ein schillerndes schwarzes Abendkleid. Vorsichtig nimmt sie es zur Hand. Das Oberteil ist gerafft, der lange Rock gerade geschnitten mit einem gewagten Schlitz an der Seite, der bis zum Oberschenkel reicht. Der Stoff glänzt golden, als wäre feiner Goldstaub darüber verteilt worden. Auf dem Boden des Schrankes stehen schwarze Lederpumps und eine Clutch an einer Goldkette. Charlie dreht sich mit offenem Mund zu Vincent um, unfähig ein Wort über ihre Lippen zu bekommen. Sie sieht abwechselnd ihn und das Kleid an, letztendlich entfährt ihr ein Keuchen.

»Ich habe deine Frage nicht ganz verstanden. Aber wenn du wissen möchtest, ob Abend-Make-up erforderlich ist, dann lautet die Antwort ja.« Er stellt mit Genugtuung fest, dass seine Überraschung bisher ein Erfolg ist.

»Wie? Wer?«, stammelt Charlie.

Vincent führt sie zum Sofa und drückt sie nach unten. »Das Kleid hat Louisa ausgewählt und hierherschicken lassen. Sie scheint alle wichtigen Modeschöpfer in Paris zu kennen, in weniger als zwanzig Minuten hatte sie beisammen, was nötig war«, erklärt er.

Charlie ist immer noch sprachlos, nimmt das Kleid und verschwindet im Bad. Sie gibt sich mit ihrem Make-up Mühe, zieht vorsichtig das Kleid an und schlüpft in die Schuhe. Kritisch dreht sie sich vor dem Spiegel, kann aber nichts finden, was auch nur im Entferntesten zu bemängeln wäre. »Wow, ich sehe klasse aus«, lässt sie ihr Spiegelbild wissen.

Jemand, der ihr vage bekannt vorkommt, lächelt ihr zu, zwinkert und wirft den Kopf in den Nacken. Charlie dreht sich auf dem Absatz um und schreitet in den angrenzenden Raum. Vincent ist dabei, in seine Anzughose zu schlüpfen, verfängt sich mit einem Bein, kommt ins Straucheln und schlägt auf dem Boden auf. Dabei lässt er sie nicht aus den Augen. Charlie dreht sich provozierend langsam um die eigene Achse.

»Du siehst im wahrsten Sinne des Wortes umwerfend aus.«

»Danke«, nimmt sie das Kompliment entgegen, huldvoll den Kopf neigend.

Als Vincent wieder auf den Beinen steht und zum Aufbruch bereit ist, gibt Charlie ihm zu verstehen, dass auch sie von seinem Aussehen beeindruckt ist. Der anthrazitfarbene Anzug in Verbindung mit dem hellblauen Hemd unterstreichen seine Sonnenbräune. Mit Krawatte wirkt er seriös, der Pferdeschwanz und sein Dreitagebart mildern diesen Eindruck ab.

»Du siehst aus wie ein Mafioso«, neckt Charlie ihn.

Vincent reagiert mit einem weiteren Augenrollen.

Vor dem Hotel wartet ein Taxi, das sie an eine Bootsanlegestelle bringt. Galant bietet Vincent ihr seinen Arm und geleitet sie an Bord des Schiffes „Capitaine Fracasse". Ein livrierter Kellner führt sie in den eleganten Speiseraum an einen Tisch am Fenster, umrahmt von zwei roten Plüschstühlen. Alles um sie herum ist plüschig, rot und verspielt, der Tisch festlich gedeckt. Der Kellner verkündet mit großer Geste das Menü des Abends und rattert das Weinangebot herunter. Souverän gibt Vincent die Bestellung auf, nichts deutet darauf hin, dass ihn die Umgebung oder die Abendgarderobe verunsichern oder unangenehm sind. Er bewegt sich in diesem Rahmen ebenso selbstsicher wie auf der Plantage in ausgebleichten Jeans und abgetragenen T-Shirts. »*Ein Mann mit vielen Facetten*«, denkt Charlie.

»Wir schippern die nächsten zwei Stunden kreuz und quer durch Paris, genießen ein exquisites Dinner und werden dann abgeholt und zum nächsten Ort gefahren«, lässt Vincent sie wissen.

»Ach, dann kommt noch etwas?«, fragt sie erstaunt.

Er lacht. »Klar, Tinker Bell, sonst hätte sich das Kleid nicht gelohnt, von den Schuhen will ich erst gar nicht anfangen.«

»Vielleicht solltest du Ahnenforschung betreiben. Ich bin mir sicher, unter deinen Vorfahren ist der ein oder andere Schwabe zu finden«, kontert Charlie.

Aus seinen Augen blitzt der Schalk und sie liefern sich einen Schlagabtausch, den beide gleichermaßen schätzen. Diese kleinen Wortgefechte hat Charlie lieben gelernt und sie freut sich jedes Mal, wenn sie einen Punkt für sich holen kann. Ihren Sieg reibt sie Vincent dann unter die Nase.

Der Aperitif wird serviert, Vincent und Charlie stoßen an, zeitgleich legt das Schiff ab. Immer wieder deutet sie aus dem Fenster, macht Vincent auf ein Gebäude oder einen Platz aufmerksam und erzählt aus ihrer Zeit in Paris. Er ist ein guter Zuhörer, der ihr das Gefühl gibt, ernsthaft interessiert zu sein. Das Essen ist ausgezeichnet, viel zu schnell erreichen sie wieder den Anleger. Beim Verlassen des Schiffes spürt sie die Blicke, die ihnen folgen und ein Anflug von Stolz macht sich in ihr bemerkbar. Aufmerksam verfolgt sie die Taxifahrt und rätselt über das nächste Ziel. Die Fahrt endet vor der Opéra Garnier, dem beeindruckenden Pariser Opernhaus. Sie betrachtet das imposante Gebäude, dessen Anblick ihr vertraut ist, Charlie aber immer wieder in ihren Bann zieht. Erhaben thront die Apollon-Statue auf der Kuppel, flankiert von geflügelten bronzenen Göttinnen. Vincent gibt ihr einen kleinen Schubs, der sie beinahe von ihren hohen Schuhen geholt hätte.

»Eine Bruchlandung vor dem Eingang der Oper steht auf meiner Prioritätenliste nicht ganz oben«, bemerkt sie.

Im Foyer bewundern sie die Kronleuchter und die freskenverzierte Decke. Alles ist in goldenen Glanz gehüllt.

»Soweit ich weiß, stammt eines der Fresken von Marc Chagall«, flüstert Charlie andächtig.

Sanft fasst Vincent ihren Ellenbogen und schiebt sie in Richtung der breiten Treppe, deren Stufen mit rotem Teppich ausgelegt sind. In einer Loge nehmen sie ihre Plätze ein. Der Saal der Oper liegt in seiner ganzen Pracht vor ihnen, quer durch die Reihen schlängeln sich festlich gekleidete Gäste.

»Ich kenne das Gebäude von außen und habe mit Prunk im Inneren gerechnet. Aber das, was ich sehe, übertrifft meine Erwartungen bei weitem.«

»Willst du wissen, welche Aufführung wir gleich sehen werden?«, reißt Vincent Charlie aus ihren Betrachtungen. Beiläufig nickt sie, versunken in den Anblick der aufwändig gestalteten Kuppel.

»Eine Tanzdarbietung, bestehend aus Modern Dance und klassischem Ballett, sehr abwechslungsreich. Interessant ist die Entstehungsgeschichte des Ensembles. Dieses wurde in der Bronx gegründet und der Initiator hatte das Ziel, die Kids von der Straße zu holen und ihnen eine Perspektive zu geben. Also tanzend der Kriminalität entgegenwirken. Daraus entstand ein Tanztheater, eine Schmiede hoher Tanzkunst, das heute weltweit bekannt ist und nur noch in namhaften Städten gastiert. Eine Szene erinnert an die Zeit der Sklaven und deren Befreiungskampf, du wirst begeistert sein.«

»Ein amerikanischer Jo«, meint sie.

Der Vorhang öffnet sich, auf die Bühne strömen athletische Tänzer und zarte Tänzerinnen. Die ersten Klänge ertönen, Charlie überlässt sich dem Sog der kraftvollen und mitreißenden Darbietung. Die Emotionalität, der nur durch den Körper Ausdruck verliehen wird, begeistert sie. Klassische Musik wird abgelöst durch Hip-Hop-Rhythmen, die direkt in die Beine gehen.

Frenetischer Applaus ertönt, als der letzte Takt verklingt. Bravo-Rufe ertönen, wie auf Kommando springt das Publikum auf. Die Künstler bedanken sich beim Publikum und verbeugen sich wiederholt. Hartnäckig fordern die Besucher eine Zugabe und scheinen bereit zu sein, so lange auszuharren, bis diesem Wunsch entsprochen wird. Stille tritt ein, als die Tänzer sich formieren und mit einem Stepptanz die Darbietung abschließen. Nur zögernd leert sich der Saal, auch Charlie steht noch lange am Balkongeländer, als könne sie durch reine Willenskraft das Ensemble zurück auf die Bühne bringen. Sie lehnt sich an Vincent und legt ihre Hand auf seine Brust. Ihre Augen schimmern feucht.

»Vielen Dank für diesen wundervollen Abend, es war perfekt.«

»Bitte, gerne. Den Abschlussdrink nehmen wir im Hotel ein. Bist du einverstanden?«

»Voll und ganz.«

Im Hotelzimmer läuft Charlotte noch aufgedreht auf und ab. Es fallen Worte wie umwerfend, faszinierend und fantastisch. Vincent hat es sich mit einem Drink im Bett gemütlich gemacht und wartet, bis Charlotte etwas herunterfährt. Außerdem bietet sich ihm so die Gelegenheit, sie in ihrem atemberaubenden Kleid noch länger zu betrachten. Vor allem der Schlitz, der bei jedem Schritt ihr wohlgeformtes Bein zum Vorschein bringt, hat es ihm angetan.

Charlie hält inne. »Darf ich das Kleid denn behalten oder ist das wie bei Aschenputtel und die Vögel tragen dieses heute Nacht wieder davon?«, fragt sie.

Vincents tiefes Lachen erfüllt den Raum. »Du darfst es behalten. Betrachte es als Geschenk. Es ist nur eine Bedingung daran geknüpft: Du darfst es nur tragen, wenn ich dich begleite. Es freut mich, dass es dir gefällt, aber denkst du nicht, es ist langsam an der Zeit es auszuziehen?«

Er klopft mit der Hand auffordernd auf den freien Platz neben sich. Charlotte lässt sich nicht lange bitten und es beginnt eine ganz andere Art des Tanzes.

Am nächsten Morgen empfängt sie ein wolkenverhangener Himmel. Bei einem ausgedehnten Frühstück lassen sich Charlie und Vincent Zeit, in den Tag zu starten. Charlotte schlägt einen Besuch des Centre Pompidou vor, Vincent hat Lust auf Makabres und möchte in die Katakomben. Gemeinsam schlendern sie durch die Ausstellung moderner Kunst. Salvador Dali, Pablo Picasso, Wassily Kandinsky und Andy Warhol. Als Kunstbegeisterte verweilt Charlie andächtig vor den Werken und kauft am Ende einen Picasso-Druck für eines der Hotelzimmer. In ihr entsteht die Idee, die verschiedenen Zimmer jeweils einem Künstler zu widmen. Vincent begeistert sich mehr für die futuristische Architektur des Gebäudes, drängt sie jedoch nicht zur Eile. In den Tuilerien Gärten setzten sie sich ins Gras und picknicken in Gesellschaft vieler Gleichgesinnter. Vincent zaubert Champagner hinter seinem Rücken vor.

»An dieses Leben könnte ich mich gewöhnen. Den ganzen Tag dem Müßiggang frönen«, schwärmt Charlie.

»Nach spätestens drei Monaten wirst du dich langweilen. Dann sind alle Bücher gelesen, Museen besichtigt, Theatervorstellungen besucht und der Müßiggang wird zur Routine. Du versuchst mit Reisen neuen Schwung in deinen Alltag zu bringen und stolperst in die nächste Routine. Irgendwann wirkt eine Aufgabe, die dich mit Sinn erfüllt und nicht nur dem Selbstzweck dient, sehr attraktiv. Außer dir gelingt es, deine Energie in einem neuen Hobby zu kanalisieren, indem du lernst, Teppiche zu knüpfen oder auf einen Marathon zu trainieren.«

»Das ist gut möglich«, erwidert Charlie.

»Trotzdem würde ich es auf mich nehmen, diese Erfahrung zu machen. Ich kann mich nicht erinnern, wann ich zuletzt Langeweile empfunden habe.«

»Die wollen wir erst gar nicht aufkommen lassen, auf geht's in die dunkle Unterwelt«. Vincent zieht sie hoch.

In den Katakomben ist es kalt und Charlie fröstelt. Schweigend gehen sie an aufgeschichteten Knochen und Schädeln vorbei.

»Stell dir vor, du hast hier einen Job als Knochensortiererin oder -aufschichterin«, raunt Vincent ihr zu. »Schädel rechts, Oberschenkelknochen links.«

Charlie schaudert bei dieser Vorstellung und atmet hörbar auf, als sie wieder im Freien stehen. Sie bedauert, dass dieses wundervolle Wochenende an seinem Ende angekommen ist. Im Hotel nehmen sie ihr Gepäck in Empfang und nehmen die Metro Richtung Flughafen. Sie empfang die Zeit mit ihm als abwechslungsreich. Keinen Moment wurde es eintönig, weder im Restaurant noch in den Ausstellungen, die sie besucht haben, beim Tanzen am Flussufer oder beim Bummeln durch die Straßen. Wenn Charlie einen Wunsch frei hätte, würde sie das Leben wählen, welches sie momentan führt. Ihr entweicht ein Seufzen.

»Was bewegt dich?«, fragt Vincent, der sich in die Karte mit den Sicherheitshinweisen vertieft hat.

»Gib einem Mann eine Bedienungsanleitung in die Hand und schon ist er zufrieden«, antwortet sie frech.

Empört steckt er die Karte zurück.

Charlie beugt sich zu ihm hinüber und flüstert ihm zu. »Ich dachte gerade, dass du perfekt bist«.

Vincent grinst und haucht einen Kuss auf ihre Nasenspitze. »Ich werde alles dafür tun, um deine Illusion nicht zu zerstören.«

# 17

Charlie wacht von ihrem eigenen Niesen auf. Sie sieht Vincents Gesicht dicht vor ihrem. Er kitzelt sie mit einer ihrer Locken.

»Aufwachen, die Zeiten des Nichtstuns sind vorbei.«

Charlotte sträubt sich und überredet ihn auf ihre Weise, noch etwas länger im Bett zu bleiben.

»Wo ist nur deine Prämisse geblieben, ohne Kaffee morgens zu nichts in der Lage zu sein?«, fragt er, während er hastig in seine Arbeitshose schlüpft. »Jetzt komme ich auch noch wegen dir zu spät und muss den ganzen Tag den Spott meiner Mitarbeiter ertragen«, murrt er.

»Auch ich wünsche dir einen wunderschönen Tag«, ruft Charlotte ihm nach und erhält als Antwort nur das Knallen der Haustür.

Beschwingt geht sie die Treppe hinunter und nimmt sich Zeit, ihren Kaffee zu trinken. Louisa und Sarah sind entweder schon auf der Baustelle oder gehen anderen Aktivitäten außer Haus nach. Charlie sieht keinen Grund zur Eile, nimmt Stift und Papier zur Hand und beginnt, die Inneneinrichtung des Hotels zu zeichnen. Seit ihrem Besuch des Centre Pompidou spuken Ideen in ihrem Kopf herum, die sie festhalten möchte. Sie macht sich auf die Suche nach Buntstiften und wird fündig. Im Internet recherchiert sie über einzelne Künstler und deren Werke. Viele davon zog es in die Provence, auf Grund der Lichtverhältnisse und Farben. Charlie überlegt, sich auf diese Maler zu konzentrieren, um den Bezug zur Region herzustellen. Entscheidet sich jedoch dagegen und legt die Künstler nach eigenen Vorlieben fest.

»Dali, Warhol, Kandinsky und Picasso sind gesetzt«, sagt sie zu sich selbst und beginnt Möbel zu entwerfen, die dem Stil der Maler entsprechen.

»Charlie, wo bleibst du?«, fragt Louisa.

»Hast du eine Ahnung wie spät es ist? Du bist noch nicht mal angezogen!«

Charlie blickt auf die Uhr. »Entschuldige Louisa, ich habe die Zeit vergessen. Aber setz dich, ich muss dir etwas zeigen.«

Ungeduldig wedelt sie mit der Hand und fordert Louisa auf, näher zu kommen. Widerstrebend setzt sich Louisa. Charlie erläutert ihre Idee, Louisa vertieft sich in die Zeichnungen und hört ihrer Freundin zu.

»Charlie, das ist genial! Hört sich auch viel besser an. Anstelle zu sagen, Sie bekommen Zimmer Nummer XY, geleiten wir die Gäste ins Kandinsky-Zimmer.«

»Der Meinung bin ich auch. Bist du ehrlich oder freundlich?«

»Absolut ehrlich, wie immer. Sarah und Monique wird es aus den Schuhen hauen«, versichert Louisa. »Aber nun komm schnell, wir haben ein Problem«, drängt sie Charlotte.

Diese huscht ins Bad und wirft sich in ihre Klamotten. Gestern Abend saßen sie noch lange beisammen – Jo, Sarah, Louisa, Vincent und sie. Die beiden Reiserückkehrer schwärmten von ihrem Aufenthalt in Paris. Louisa und Charlie verloren sich in Erinnerungen. Charlie fällt ein, dass sie vergessen hat zu fragen, welches Problem sich aufgetan hat, während sie über den Hof rennt. Schon in der Eingangshalle hört sie lautes Fluchen. Jo steht in einem der Gästezimmer und schimpft lautstark.

»Was ist passiert?«, fragt.

»Die Fenster passen nicht«, erwidert Jo.

»Die Rahmen sind auf jeder Seite einen Zentimeter zu breit oder zu lang, je nachdem«, präzisiert Anton.

Für Charlie hört sich das nach wenig an. »Und was jetzt?«, fragt sie schließlich.

»Ich kann die Fenster reklamieren und nacharbeiten lassen. Aber das dauert zu lange. Die einzige Möglichkeit, die ich auf die Schnelle sehe, ist die Fenster auf die richtige Größe zu schleifen. Leider haben wir nicht genügend Schleifgeräte und verlieren außerdem Zeit. Aber wir haben ausreichend Manpower. Könntest du mit Vincent irgendwo vier Schleifmaschinen auftreiben?«, fragt Jo. »Dann könntet ihr Mädels, Max, Ava und Ali schleifen, der Rest legt Fliesen in den Bädern und Monique fängt heute Nachmittag an, auszufugen.«

»Okay, ich rufe Vincent an und frage, wo wir die Geräte herbekommen könnten.«

Charlie verlässt den Raum und schildert Vincent ihr Problem. Letzten Endes schickt er sie zu einem seiner Freunde, der aushelfen kann. Zwei weitere Geräte steuert er aus seinem Bestand hinzu. Sie atmet auf und informiert Jo, der sich etwas entspannt. Charlie springt ins Auto und startet.

Es war damit zu rechnen, dass nicht alles reibungslos verlaufen wird und aus ihrer Sicht ist das Problem auch nicht so groß, da es lösbar zu sein scheint, ohne großen Aufwand betreiben zu müssen. Dennoch wird ihr nochmals bewusst, dass Zeit einer der erfolgskritischen Faktoren im Projekt ist. Jos Aufenthalt lässt sich nicht verlängern und im laufenden Prozess die Pferde zu wechseln hält Charlie für eine schlechte Idee. Nach ihrer Rückkehr werden sie von Jo eingewiesen und widmen sich der monotonen Arbeit. Eine konzentrierte Anspannung ist der Lockerheit der letzten Wochen gewichen. Gespräche verstummen, die Musik wird leiser gedreht, selbst Anton ist fokussiert und stellt sein Unterhaltsprogramm, dass er ansonsten bietet, ein. Ali begibt sich auf eine seiner Wanderungen über die Plantage, der Zeitpunkt könnte nicht schlechter gewählt sein. Ava will ihn aufhalten, doch Jo hält sie zurück.

»Das macht keinen Sinn, Ava, lass ihn gehen.«

Die junge Frau verdoppelt ihr Arbeitstempo, um den Ausfall zu kompensieren. Charlie beschließt, dass heute Selbstversorgung ausreicht, legt Brot, Wurst, Käse, Obst und Kuchen bereit, belegen muss sich sein Baguette jeder selbst, gegessen wird hastig im Stehen.

Nachdem die Freunde ihren Takt gefunden haben, nutzen sie die Zeit, sich zu unterhalten. Charlie erläutert ihre Idee, Max regt an, ein Zimmer einem Fotografen zu widmen. Die Gesamtgestaltung nimmt immer konkretere Formen an, während sich der feine Holzstaub auf Kleidung, Haare und Gesicht legt, sich die Augen röten und immer wieder lautes Niesen zu vernehmen ist.

»Wenn wir die Niesgeräusche besser koordinieren, können wir am Ende noch damit auftreten«, witzelt Sarah.

Am Nachmittag stößt Monique dazu, kurz darauf stürmt Vincent ins Haus und ruft nach Sebastian, Luc und Mathias. Die vier Männer überqueren im Laufschritt den Hof und springen in Vincents Jeep. In hohem Tempo rasen sie davon und hinterlassen eine Wolke aus Staub.

»Was ist passiert?«, fragt Max mit einem Blick aus dem Fenster.

»Keine Ahnung, aber bestimmt nichts Gutes«, erwidert Monique besorgt.

Jo betritt den Raum, Fliese und Kelle in den Händen. »Das scheint nicht unser Glückstag zu sein. Stellt euch auf einen langen Abend ein«, ruft er den Freunden zu und verschwindet wieder.

Charlie ist klar, dass der Ausfall drei erfahrener Männer ein Schlag ist und sie hofft, das Problem auf der Plantage wird schnell behoben sein. Ali kehrt zurück, nimmt seine Arbeit wieder auf und lächelt in die Runde. Die Hälfte der Fenster hat nun das richtige Maß, Ava trägt im Raum nebenan weiße Farbe auf, Charlotte schöpft Hoffnung, die andere Hälfte am heutigen Tage noch fertigstellen zu können.

Vincent und seine Mitarbeiter fehlen beim Abendessen. Die Anwesenden schlingen ihr Essen hinunter und machen sich wieder an die Arbeit. Charlie fragt Clotilde, ob sie Informationen habe. Diese antwortet vage und berichtet von einem Schädlingsbefall oder ähnlichem. Jaques wäre bereits zu Hilfe geeilt, aber mehr wisse sie auch nicht.

Unruhig kehrt sie ins Landhaus zurück, Jo zeigt ihr wie sie Fliesen ausfugt. Charlie ist froh, nicht ruhig stehen zu müssen. Die Bewegung hält die Ameisen, die ihr die Wirbelsäule entlangzukrabbeln scheinen, etwas in Schach. Sie achtet auf Motorengeräusche und wartet auf Vincent. Am späten Abend läutet Jo endlich den Feierabend ein, nicht ohne allen Beteiligten ein Lob auszusprechen und zu betonen, dass die Fenster morgen eingesetzt werden können. Eine staubige und erschöpfte Gruppe hat nur noch den Wunsch zu duschen und zu schlafen.

Charlie wacht auf, als Vincent neben ihr leise ins Bett schlüpft. Als sie sich aufrichtet, entschuldigt er sich.

»Ich wollte dich nicht wecken, schlaf weiter.«

»Was ist passiert?«

»Morgen, Charlie«, vertröstet er sie, legt den Arm um sie und ist binnen Sekunden eingeschlafen. Seine regelmäßigen Atemzüge wirken meditativ auf Charlie, sie entspannt sich und schließt die Augen. Sie fühlt sich beschützt und geborgen.

Als sie am nächsten Morgen aufwacht, ist der Platz an ihrer Seite leer. Es ist noch früh am Tag, sie beschließt Frühstück für Sarah und Louisa zuzubereiten. Der Duft nach frischem Kaffee zieht durchs Haus und treibt Sarah in die Küche.

»Morgen« krächzt sie. Ihre Augen sind rot und geschwollen.

»Oje, du siehst ja schlimm aus! Hast du die Nacht durchgemacht und zu tief ins Glas geschaut?«

»Das ist ja mal wieder typisch! Nein, ich bin brav ins Bett gekrochen, mit Louisa wohlgemerkt. Der feine Holzstaub hat meine Augen gereizt. Das brennt höllisch.«

»Setz dich, Sarah.« Charlie schiebt sie in Richtung Couch, füllt eine Schüssel mit kaltem Wasser, gibt etwas Lavendelessenz dazu und taucht ein Tuch hinein. Vorsichtig legt sie dieses auf Sarahs Augen.

Diese stöhnt erleichtert auf. »Du bist ein Schatz! Das tut gut.«

Louisa stößt zu ihnen, wie immer frisch und wie aus dem Ei gepellt.

Sarah wagt einen Blick unter dem Tuch hervor. »Meine Güte, wie machst du das nur? Dieses perfekte Aussehen! Als würdest du dir eine Politur überschütten, die alle äußeren Einflüsse an dir abprallen lässt«, meckert Sarah übellaunig.

»Gute Gene«, erwidert Louisa. Sie weiß, dass Sarahs Muffigkeit nur von kurzer Dauer sein wird. »Charlie, weißt du, was diese Hektik gestern ausgelöst hat?«, fragt sie.

Diese schüttelt den Kopf. »Nein, Vincent war gestern todmüde und heute Morgen schon verschwunden.«

»Ich habe gestern spät noch mit Luc telefoniert, da aus unserem Treffen nichts geworden ist. Er sprach von irgendeinem Pilzbefall der Pfirsich- und Nektarinenbäume. Die betroffenen Äste müssen schnell entfernt und verbrannt werden, bevor sich der Pilz ausbreiten kann. Das hörte sich nicht dramatisch an, außer dass Eile geboten ist, sonst gehen die Bäume kaputt«, weiß Sarah zu berichten.

»Das hört sich beruhigend an«, kommentiert Louisa.

»Ich schwinge heute nur den Pinsel und das mit Sonnenbrille. Niemand bringt mich in die Nähe dieser Schleifmaschinen«, mault Sarah weiter, den Blick anklagend auf Charlie und Louisa gerichtet.

Beide beherrschen sich, nicht zu lachen. Sie kennen Sarahs Hang zur Dramatik. Ein falsches Wort ihrerseits und sie würde an die Decke gehen. Charlies Zeichnungen liegen noch auf dem Tisch ausgebreitet.

Louisa nimmt die Blätter zur Hand. Nachdenklich zerbröselt sie ihr Croissant. »Zwei Zimmer fehlen uns noch. Max' Idee, eines davon einem berühmten Fotografen zu widmen, gefällt mir gut. Ich habe mich gefragt, wie sich das umsetzen lässt und im Internet recherchiert. Ansel Adams war ein amerikanischer Fotograf, der vor allem Landschaftsbilder in Schwarz-weiß von Amerikas mittlerem Westen machte. Max kann ähnliche Aufnahmen der Provence machen. Dazu gibt es witzige Einrichtungsgegenstände wie eine Stehlampe auf einem Stativ, ähnlich den Strahlern, die Fotografen nutzen oder einen Regiestuhl. Was haltet ihr davon? Alte Filmrollen und Fotoapparate könnten als Dekoration dienen.« Erwartungsvoll hebt sie den Kopf.

Charlie nickt und holt Luft, aber Sarah kommt ihr zuvor.

»Genau. Erinnert ihr euch an diese Skulpturenausstellung, die wir zusammen besucht haben? Die Figuren waren so lebensecht, dass wir die Erste übersehen hatten und dachten, es handle sich um eine Aufsichtsperson.«

Die Erinnerung bringt die drei zum Lachen.

»Ja«, fällt Charlie ein. »Der Künstler heißt Duane Hanson, ein Amerikaner. Die Ausstellung war einzigartig. Irgendwo muss ich den Katalog zu Hause noch haben. Ich weiß, was du sagen möchtest Sarah, das Hanson-Zimmer. Melody kann uns und bestimmt Figuren nach den Vorlagen töpfern, nicht in Lebensgröße, aber das stört ja nicht. Das wäre sowieso viel zu teuer. Und wir kaufen den Druck des dicken Touristen mit dem Fotoapparat um den Hals. Dieser passt gut in das Adams-Zimmer.«

Nun reden alle durcheinander, die Gedanken überschlagen sich und Sarahs schlechte Laune hat sich verflüchtigt.

»Auf, Mädels, zur Baustelle, ich will mit der Gestaltung der Räume beginnen!« Louisa springt auf und schlüpft in ihre Turnschuhe voller Farbklekse. Selbst Sarah vergisst ihr Leiden und hat es eilig.

Mit neuer Energie treiben sie die Arbeit voran, die fertigen Gästezimmer entstehen vor ihrem geistigen Auge. Max streift mit der Kamera herum und zeigt dem Trio, welche Landschaftsfotos er bereits gemacht hat, die genügend Dekorationsmaterial bieten. Er nimmt Sarah ins Visier, die sich sträubt, da sie sich am heutigen Tage alles andere als fotogen fühlt.

»Für dein Alter siehst du noch ganz passabel aus«, bemerkt Anton.

Sarah wirft ihm ihren Farbpinsel nach, Anton kann sich im letzten Moment wegducken und lacht. Luc, der zur selben Zeit im Türrahmen erscheint, hat weniger Glück. Der Pinsel trifft ihn an der Stirn und hinterlässt einen hellblauen Fleck. Ein schmales, blaues Rinnsal läuft Richtung Nasenspitze. Sarah presst erschrocken die Hand vor den Mund, kann sich jedoch nicht zurückhalten und prustet los. In Lucs Augen blitzen Rachegelüste auf. Betont lässig bewegt er sich auf Sarah zu, die bis zur Wand zurückweicht.

»Ich liebe temperamentvolle Frauen«, sagt er, bückt sich, taucht seine Finger in die Farbe und küsst Sarah, während seine Hände durch ihre Haare und über ihr Gesicht wandern.

Sarah wünscht ihm alle biblischen Plagen und noch einiges mehr an den Hals. Luc lacht nur und verlässt pfeifend den Raum. Vincent schneit herein und informiert, dass er die Lage im Griff hat, die Bäume nur noch gespritzt werden müssen, dafür aber nur Sebastian vonnöten wäre. Er wirkt erleichtert, Charlie berichtet ihm vom Fenstermalheur, das sie ebenfalls im Griff haben. Irritiert bleibt sein Blick an Sarah hängen. Jeder Kommentar, der ihm auf den Lippen liegt, hält er zurück, aus Angst vor den Konsequenzen.

Unbeschwertheit und Leichtigkeit halten wieder Einzug. Auch Monique gefällt die Idee der Themenzimmer. Sie googelt nach den Werken der Künstler.

Am frühen Abend klingelt Charlies Smartphone. Erstaunt sieht sie, dass der Anruf von Tom, dem Fahrer der Bäckerei, kommt. *Tom hat mich ja noch nie angerufen*, denkt sie konsterniert.

»Hallo Charlie, Tom hier. Sitzt du?«

Charlie schwant Böses. Tom kommt auch gleich zur Sache.

»In deiner Backstube gab es heute einen Schwelbrand. Aber bevor du vor Schreck einen Herzanfall bekommst, es ist alles unter Kontrolle. Wir hatten ein schweres Gewitter, vielleicht gab es auch einen Kurzschluss, das ist noch nicht klar. Erika hat den Rauch bemerkt und die Feuerwehr alarmiert. Den Elektriker habe ich für morgen organisiert.«

»Ich komme sofort.«

»Dachte ich mir. Gib mir deine Ankunftszeit durch, dann hole ich dich vom Flughafen ab«, beendet Tom das Gespräch.

Wie angewurzelt steht Charlie da. Ihr ist sämtliche Farbe aus dem Gesicht gewichen. *Zum Glück ist die Bäckerei geschlossen*, ist ihr erster Gedanke.

Hektisch hämmert sie auf ihr Smartphone ein. Am späten Abend geht noch ein Flug. Sie bucht ein Ticket und informiert Louisa und Sarah, die anbieten mitzukommen. Charlie lehnt dankend ab und verweist darauf, dass sie sich erst ein Bild vom Schaden machen muss. Wahllos wirft sie Kleidungsstücke in eine Tasche.

Vincent stürmt herein, ein Blick auf Charlie genügt ihm, um zu erkennen, dass sie völlig durcheinander ist. »Ich fahre dich zum Flughafen«, sagt er.

Charlie scheint ihn nicht wahrzunehmen. Er packt sie an den Schultern und zwingt sie, stehen zu bleiben. Eindringlich schaut er sie an.

»Charlotte, verlier jetzt nicht den Kopf. Es ist nichts passiert, was nicht wieder in Ordnung gebracht werden kann. Niemand ist zu Schaden gekommen. Du bist versichert, musst dich vielleicht mit Papierkram herumschlagen, aber das wars auch schon. Kein Grund durchzudrehen.«

Seine Stimme ist energisch und beruhigend zugleich. Damit erreicht er Charlie, die sich aufs Bett plumpsen lässt und den Kopf in den Händen vergräbt. Vincent geht in die Hocke, legt den Zeigefinger unter ihr Kinn, bis sie ihn anschaut. Er lächelt sie zuversichtlich an.

»Ein Schritt nach dem anderen. Du bist eine starke Frau. Etwas Rauch und verschmorte Kabel, über diese Hürde springst du doch spielend. Krönchen richten und weitermachen.«

Wider Willen muss sie lachen. »Du hast Recht. Vermutlich haben wir Glück im Unglück. Aber du weißt, mein Verhältnis zu Überraschungen ist nicht das Beste.«

Nach einem schnellen Abschied informiert sie Tom während der Fahrt über ihre Ankunftszeit und schreibt ihrem Versicherungsmakler eine E-Mail mit der Bitte, am nächsten Morgen in die Bäckerei zu kommen. Mit Vincent stimmt sie nochmals ab, was alles zu tun ist und worauf sie achten muss. Er nimmt ihr das Versprechen ab, sich später auf jeden Fall zu melden, egal zu welcher Uhrzeit, da Sarah und Louisa bis dahin auf heißen Kohlen sitzen werden. Mehr als ein rascher Kuss und ein aufmunternder Klaps auf den Po ist nicht drin.

Kaum angekommen, rennt Charlie durch die Ankunftshalle des Flughafens. Sie entdeckt Tom, der ihr zuwinkt, in zweiter Reihe parkend. Er berichtet ihr, sie bittet ihn, Gas zu geben und als Erstes die Bäckerei anzusteuern. Tom hat den Wagen noch nicht zum Stehen gebracht, da öffnet Charlie bereits die Tür. Mit klammen Fingern schließt sie auf und wappnet sich innerlich. Beißender Rauchgeruch hängt in der Luft, die Wand hinter dem großen Backofen ist schwarz vor Ruß. Sie sieht sich um, kann aber keine weiteren Schäden erkennen. Sie stößt die angehaltene Luft aus und öffnet die Fenster. Charlie wirft einen Blick in Louisas Arbeitsbereich und in den Laden. Dort scheint alles in Ordnung zu sein. Sie hofft, den Geruch, der sich überall festgesetzt hat, durch Lüften wieder loszuwerden.

»Funktioniert der Backofen, Tom?«

»Das wissen wir nicht. Der Strom ist abgeschaltet. Zuerst müssen die Kabel ersetzt werden, dann sehen wir weiter.«

Charlie hofft und bangt, denn der moderne Ofen war ihre jüngste Investition und hat eine Stange Geld gekostet. Da dieser keinen technischen Defekt hat, würde die Versicherung nicht einspringen. Charlie fährt sich durch die Haare.

»Komm, ich fahre dich nach Hause. Hier kannst du heute nichts mehr ausrichten«, fordert Tom sie zum Gehen auf. Charlie willigt widerstrebend ein.

Zu Hause kickt sie die Post mit dem Fuß zur Seite und wählt Louisas Nummer.

»Endlich!«, ruft Louisa.

»Alles halb so schlimm. Mit etwas Glück ist der Schaden bis Ende der Woche behoben und wir können wie geplant am Montag wieder starten. Mir würde es besser gehen, wenn Jo hier wäre. Morgen weiß ich mehr.«

»Mir fällt ein Gebirge vom Herzen. Wir haben uns große Sorgen gemacht. Sarah tigert seit Stunden durchs Haus und ist unausstehlich. Du kennst sie ja. Wir halten die Stellung hier. Melde dich wieder, ja?«

Das versichert Charlie, schenkt sich ein großzügig bemessenes Glas Wein ein und setzt sich in den Garten. An Schlaf ist nicht zu denken, dazu ist sie noch viel zu aufgewühlt. So schnell ändern sich die Dinge. Vom Schweben auf der Glückswolke, ab auf den harten Boden der Realität, und das von jetzt auf gleich. An Charlotte nagen Zweifel, ob sie die richtige Entscheidung getroffen hat. Wird es ihr gelingen, alle Bälle in der Luft zu halten? Der Vorfall führt ihr vor Augen, dass ihre Anwesenheit hier plötzlich vonnöten sein kann, ebenso in Frankreich. Ist sie den Aufgaben gewachsen? Ihr fällt einer von Fannys Ratschlägen ein, lieber eine Sache gut zu machen, anstatt auf vielen Hochzeiten zu tanzen. Sie fragt sich, ob sie größenwahnsinnig oder einfach nur verwöhnt ist..

Charlotte ruft sich zur Ordnung. Es gibt keinen Grund, beim ersten Problem den Kopf in den Sand zu stecken. Das wird nicht das Letzte sein. Entschlossen steht sie auf und geht ins Haus. Die Post legt sie ordentlich auf den Tisch. Darum wird sie sich morgen kümmern. Das Piepsen ihres Smartphones zeigt an, dass eine Nachricht eingegangen ist.

*Du bist nicht allein, auch wenn du dich im Moment so fühlst. V.*

Charlie lächelt. Vincent kennt sie besser, als sie dachte.

Zeitig am Morgen steht sie wieder in der Bäckerei. Sie erwartet den Versicherungsmakler. Sowie alle Türen offen stehen, kommen die Dorfbewohner herein und nehmen Anteil. Irma, mit Putzeimer und Schrubber bewaffnet, poltert durch die Tür, die Schröder-Zwillinge und ihre Schwiegertochter im Schlepptau.

»Charlie, so eine Misere!« Irma ringt mit den Händen.

»Ich habe gestern alle Tischdecken und Sitzkissen mitgenommen und gewaschen. Jetzt wienern wir alles und vertreiben diesen fürchterlichen Gestank. Die Landfrauen habe ich zusammengetrommelt, die müssten jeden Moment eintreffen.«

Energisch schwingt Irma ihren Schrubber, die Zwillinge nicken. Hedi hat sich ein Kopftuch umgebunden und auf einen ihrer Hüte verzichtet. Charlie wird es warm ums Herz und bedankt sich bei den Damen. Durch die Hintertür kommen Louisas Eltern herein und umarmen sie, Lotte wirkt aufgelöst, Hans strahlt wie immer Ruhe und Souveränität aus.

»Ich kläre die Angelegenheit mit der Versicherung und dem Elektriker«, weiht er Charlie in seine Pläne ein.

Lotte wird von Irma vereinnahmt und bekommt eine Aufgabe zugewiesen.

»Dann kann ich es mir im Liegestuhl bequem machen.« Charlotte hat ihren Humor wiedergefunden. Sie schließt sich dem Putzteam an, um nicht im Weg zu stehen. Thelma ruft aus ihrem Urlaub an und möchte diesen sofort abbrechen. Charlie hat alle Hände voll damit zu tun, sie von diesem Vorhaben abzubringen. Frieda und Marion hasten durch die Tür, Aina erscheint kurze Zeit später. Die Betroffenheit ist ebenso groß wie die Hilfsbereitschaft.

Hans nimmt sie zur Seite. »So Kleine, alles geklärt. Die Versicherung übernimmt den Schaden. Friedhelm, der Elektriker kann nicht genau sagen, wie der Kabelbrand entstand, ersetzt heute die Kabel, dann können wir morgen die

Wände streichen und alles ist wieder in Ordnung. Es ist unwahrscheinlich, dass dein Ofen etwas abbekommen hat.«

Charlie fällt ihm um den Hals. Er wuschelt ihr durch die Haare und murmelt, dass seine Patienten nun lange genug gewartet hätten. Am späten Nachmittag gibt der Elektriker Entwarnung und stellt einen Eimer Farbe vor ihre Füße.

»Mädel, morgen wäschst du die Wand ab, haust Farbe drüber und alles ist paletti.« Mit einem Blatt Papier wedelt er ihr vor der Nase herum. Es dauert einen Moment, bis Charlie kapiert, dass es sich dabei um seine Rechnung handelt, die sie sofort begleichen soll.

Den ganzen Tag über strömten Menschen herein, stellten Mutmaßungen an, diskutierten über die Widrigkeiten des Lebens im Allgemeinen und im Besonderen. Gelang es ihnen nicht schnell genug die Flucht zu ergreifen, wurden sie von Irma zur Mithilfe verdonnert. Alessandro lieferte zwischendurch Pizzen und ließ seine Frau Emanuela zur Verstärkung gleich da.

Irmas Mann Rudi bringt Malerfolie vorbei und bereitet die Backstube für die morgige Aktion vor. Die Arbeitseinteilung sei Aufgabe seiner Frau, lässt er Charlie augenzwinkernd wissen. »An einer wie meiner Irma wäre die Bundeswehr froh. Die kann allein mit einem Besen ein ganzes Heer befehligen.« Stolz wirft sich er sich in die Brust.

»Wie wahr», meint Charlie.

Lottes Einladung zum Abendessen schlägt sie aus. Charlie schwirrt der Kopf, sie zieht die Ruhe ihres Häuschens vor. Sarah und Louisa bringt sie auf den neuesten Stand, ihre Rückkehr kündigt sie für Ende der Woche an, sodass sie noch einen letzten gemeinsamen Abend in Frankreich verbringen können. Charlotte arbeitet die Post durch und pflegt ihren Garten. Sie hat ihre Mitte wiedergefunden und wundert sich, dass sie doch so leicht aus dem Tritt zu bringen ist. Wie so oft, nimmt sie sich vor, auf Herausforderungen mit mehr Gelassenheit zu reagieren.

Beim Jäten des Unkrauts denkt sie an Paris und kann kaum glauben, dass ihre Reise noch keine Woche her ist. Am Abend telefoniert sie noch lange mit Marie und Vincent.

Dank Irmas Arbeitsorganisation ist die Maleraktion in wenigen Stunden erledigt. Charlotte bleibt genügend Zeit, sich um die Büroarbeit zu kümmern, beantwortet E-Mails, arbeitet die Post durch, führt Telefonate.

Sie stellt mit einem Anflug von Belustigung fest, dass sie noch nie so gut vorbereitet ihre Betriebsferien beendet haben. Für den nächsten Vormittag hat sie einen Flug nach Marseille gebucht. Ein Blick auf den Kalender erinnert sie, dass sich der Sommer seinem Ende entgegen neigt. In vierzehn Tagen wird sie Manoir Remy für längere Zeit den Rücken kehren. Was dann wohl kommt? Wie geht es mit Vincent und ihr weiter? Es gibt so vieles zu planen und zu besprechen.

Schon beginnt ihr Gedankenkarussell sich im Kreis zu drehen. Sie wirft einen erneuten Blick auf Vincents Nachricht, in der er ihr versichert, nicht allein zu sein. Nun übernimmt die Vorfreude das Ruder und Charlie beginnt, die Stunden zu zählen.

In der Ankunftshalle kann Charlie kein bekanntes Gesicht erkennen. Sie tritt ins Freie und stellt enttäuscht fest, dass sie nicht abgeholt wird. Sie überprüft nochmals ihre Nachrichten, als ein Auto laut hupend mit quietschenden Reifen neben ihr anhält. Vincent springt aus seinem Jeep und breitet entschuldigend die Arme aus.

»Alle Traktoren des Départements haben sich gegen mich verschworen.«

Charlie fliegt in seine Arme und saugt seinen Duft ein. Er fängt sie lachend auf.

»Schön, dass du wieder da bist!«

Charlies Antwort geht in einem leidenschaftlichen Kuss unter.

»Ab morgen haben wir das Haus wieder für uns. Diese Übermacht an Frauen in einer Männerbude kann mitunter anstrengend sein.«

Charlie lacht und drängt Vincent, ihr zu berichten, was sie die letzten Tage verpasst hat. Mit großen Augen hört sie sich die Fortschritte an.

»Jo denkt, dass er Ende nächster Woche abreisen kann. Wie steht es mir dir, Charlie? Bleibst du wie geplant noch eine Woche länger?«

In ihr streiten sich Kopf und Herz. Ihre Abwesenheit ist geregelt, sie muss nicht zwingend zurück. Den Abschied von Vincent will sie so lange wie möglich hinauszögern. »Ich möchte noch bleiben und dir und Monique helfen. Ihr habt uns sehr unterstützt, vielleicht kann ich etwas zurückgeben. Ganz egoistisch gebe ich zu, noch Zeit mit dir verbringen zu wollen. Aber ich möchte mit Louisa und Sarah sprechen. Wenn die beiden der Meinung sind, meine Anwesenheit zu Hause ist erforderlich, dann fahre ich mit Jo.«

»Das ist nur fair.«

Jo lässt es sich nicht nehmen, Charlie persönlich die Ergebnisse der Woche zu demonstrieren. Die Fenster sind eingebaut und gestrichen, in den Badezimmern werden gerade Duschkabinen aufgebaut und Badewannen gesetzt.

»Als Nächstes bringen wir die Heizkörper an, verlegen im ersten Stock die Holzböden und versiegeln diese. Die Sanitärräume unten sind fertig, die Wände sind gemalert, im Erdgeschoss haben wir die Fenster instandgesetzt.«

»Klasse, Jo!«

»Freu dich nicht zu früh, nächste Woche wirst du Fensterläden abschleifen und streichen«, feixt er.

»Okay, das sind ganz schön viele«, gibt Charlie zu bedenken.

»Als letzten Schritt fliesen wir die Eingangshalle neu. Ich habe mir das lange überlegt, aber Flickwerk macht keinen Sinn. Die Halle ist der erste Eindruck, den ein Gast beim Betreten des Hauses gewinnt. Also besser klotzen als kleckern. Ach, dann fehlt nur noch das Geländer und die Balustrade«, fügt Jo an.

»Ist das in einer guten Woche zu schaffen?«

»Ja. Zur Not hängen wir noch einen Tag dran, aber ich glaube nicht, dass es nötig sein wird.«

»Dich scheint es nach Hause zu ziehen«, stellt Charlie fest und drückt dem Freund einen Kuss auf die Wange.

Das Quartett zieht sich zu einer letzten gemeinsamen Besprechung unter die schattigen Bäume zurück. Die nächsten Schritte werden geplant und Aufgaben verteilt. Um auch nichts zu vergessen, schreibt Charlie eine ihrer Listen, fotografiert sie ab und schickt diese an ihre Partnerinnen. Die neckischen Bemerkungen prallen an ihr ab. Sie fragt in die Runde, ob es noch etwas gibt, das sie übersehen haben.

»Charlie, und wenn es so wäre, dann könnten wir diesen neumodischen Kram namens elektronischer Kommunikation ausprobieren«, meint Monique belustigt.

Sie erhält einen freundschaftlichen Knuff in die Seite. Auf Charlies Frage bezüglich der Länge ihres Aufenthalts sind sich ihre Partnerinnen einig, sie solle erst zum vereinbarten Zeitpunkt wieder in der Bäckerei erscheinen.

»Bitte tu uns das nicht an, früher zu kommen!« Theatralisch faltet Sarah die Hände vor der Brust.

Den Abend verbringen sie in Pablos Bar. Monique sorgt für genügend freie Plätze. Etwas Wehmut macht sich breit, Max erhebt sein Glas.

»Auf viele weitere Abende in dieser Runde.«

Alle erheben ihr Glas und prosten einander zu. Ein festes Band wurde geknüpft, Charlie ist neugierig, was die Zukunft bringen wird, vor allem, wenn sie Max und Moniques vertrauten Umgang miteinander beobachtet.

Monique hält ihren Bruder zurück, als dieser den Hofladen verlassen möchte. »Einen Moment bitte, setz dich.« Sie deutet auf eine der Holzkisten.

»Monique, hat das nicht bis später Zeit?« Er bindet sich die Haare zusammen und wirft ihr einen unwilligen Blick zu.

»Nein. Du weißt, dass ich mich noch nie in dein Leben eingemischt habe. Auch jetzt bin ich mir nicht sicher, ob ich die richtige Entscheidung treffe.« Sie hebt die Arme und holt Luft. »Was geht da vor?«

Vincent steht wieder auf. »Ich weiß nicht, was du meinst.« In der Tür dreht er sich nochmals um und sieht Moniques Blick. »Echt jetzt? Hast du so wenig Vertrauen zu mir?«

Ein gequälter Ausdruck entsteht auf seinem Gesicht. Vincent gibt sich geschlagen und setzt sich wieder. Er nimmt eine Avocado in die Hand, wirft diese hoch und fängt sie wieder auf. Sein ganzer Körper drückt Abwehr aus.

»Tu ihr das nicht an. Du bist Charlies Held.«

Vincent lacht auf.

Monique fährt fort. »Weißt du noch, als mich Michel auf dem Schulhof verprügelte, weil ich ihn verpetzt hatte? Ich war zehn und versuchte ihn abzuwehren. Ich habe gebissen, gekratzt, und um mich geschlagen. Du hast ihn am Kragen geschnappt, ihn verdroschen und im Staub liegen gelassen. Du warst auch mein Held.«

Die gemeinsame Erinnerung bringt beide zum Lächeln, Vincent gibt seine Abwehrhaltung auf. Konzentriert studiert er die Beschaffenheit der Avocado.

»Monique, wir leben nicht im Märchen und wir sind auch keine Kinder mehr. Ich bin gerne mit Charlie zusammen. Vieles schätze ich an ihr. Ihre Werte zum Beispiel, ihren Humor, ihre Tatkraft und ihren Mut. Aber sie ist hoffnungslos romantisch, viel zu emotional und will die große Liebe. Für mich ist sie ein guter Kumpel, mit ihr kann man Pferde stehlen und ja, der Sex ist großartig. Das Zusammenleben mit ihr ist unkompliziert. Ich genieße unsere Gespräche, das Interesse, das sie an meiner Arbeit zeigt und ich bewundere sie für den Elan, mit dem sie hier alles aufbaut. Ich mag sie.«

»Gut, dass sie das nicht gehört hat«, meint Monique und sieht ihren Bruder zweifelnd an.

»Du kennst mich. Niemand kann mir vorwerfen, unehrlich zu sein. Ich lüge nicht. Diese eine große Liebe hatte ich. Du kennst das Ende. Ich glaube nicht mehr daran«, erwidert Vincent.

»Die gab es für dich, das stimmt. Was, wenn du eine zweite Chance bekommst? Und ich stimme dir zu, du lügst niemanden an. Bevor du das tun würdest, sagst du überhaupt nichts und hüllst dich in Schweigen. Möchtest du Charlie vor ihrer Rückreise reinen Wein einschenken?«

Er lehnt sich zurück und streckt die langen Beine aus. Monique holt sich eine Kiste und setzt sich ihm gegenüber. Das Schweigen hält an.

»Weich mir jetzt bitte nicht aus, Vincent.«

»Das sollte ich tun. Glaubst du, dass ich darüber nicht nachdenke und mir vorkomme wie ein Schuft? Ich sehe die Liebe zu mir in ihren Augen, wenn sie mich anlächelt und mich umsorgt. Ich spüre ihre Liebe in jeder Berührung und ihrer

Leidenschaft. Und, das ist glaube ich das Wichtigste, ich fühle ihr Vertrauen zu mir. Zwei Mal habe ich Anlauf genommen und wollte ihr mitteilen, dass ich ihr nicht geben kann, was sie möchte und auch verdient. Ich bringe es nicht über mich, sie zu verletzen. Ja, ich bin egoistisch, weil ich mich für ihr Lachen und ihre Fröhlichkeit entschieden habe und gegen Tränen und Kummer. Das ist ein Drahtseilakt, keine Ahnung, wie lange ich die Balance halten kann. Ich gebe mein Bestes, mehr ist beim besten Willen nicht möglich. Nenn mich einen Feigling, doch das ändert nichts. Vielleicht wird sie mir fehlen, wenn sie nicht mehr da ist. Dann sehen wir weiter.« Entschieden klopft er sich auf die Schenkel.
Monique nickt und berührt seinen Arm. Mit einem knappen Gruß verabschiedet er sich. Er sattelt Grandessa, springt in den Sattel und gibt seinem Pferd die Sporen.

Im Landhaus legen sich alle für den Endspurt ins Zeug. Konzentrierte Ruhe liegt über der Baustelle, die nur für Anweisungen unterbrochen wird. Charlie trägt Farbe auf die Fensterläden, Ava berichtet nebenbei von ihrer Kindheit in Kabul und entführt sie in ferne Welten.

»Ich kann auch gut backen. Das habe ich von meiner Mutter gelernt. Wenn du willst, bereite ich für dich ein Root zu. Ein süßes Brot mit Mandeln und Kardamom«, plaudert sie weiter.

Charlie hört nur mit halbem Ohr zu, im Kopf geht sie die Aufgaben durch, die noch anstehen. Die wenigen Tage, die Jo noch vor Ort zur Verfügung steht, möchte sie nutzen. Die Möbel der Gästezimmer hat sie gezeichnet, verkleinert, ausgeschnitten und in den Bauplan geklebt. Heute Abend möchte sie die Dekoration der Zimmer ausarbeiten. Dann fehlen nur noch die Restauranträume und der Rezeptionstresen. Runde Tische wären schön, in unterschiedlichen Größen. Stühle, überzogen mit weißen Hussen, und weiße Leinentischdecken, sowie stilvolle Kerzenständer. Farbakzente Blumen und Servietten. Große Bodenvasen in den Ecken der Räume und Kronleuchter – große, glitzernde Kronleuchter. Sie runzelt die Stirn, als ihr einfällt, dass auch eckige Tische für eine lange Tafel vonnöten sind. Auch die Gestaltung der Terrasse muss noch geplant werden.

»Charlie, dein Pinsel klebt an. Ab und an musst du diesen bewegen«, wird sie von Ava erinnert.

Mit einem Ruck löst Charlie den Pinsel vom Holz. Ein dicker Klumpen Farbe, der bereits getrocknet ist, bleibt zurück. Ava löst diesen mit einer Spachtel.

»Du solltest schneller arbeiten, sonst wird die Farbe zu zähflüssig und lässt sich schlechter verarbeiten. Noch fünf Stück, dann haben wir unser Ziel erreicht.« Ava nickt ihr aufmunternd zu.

Charlie ist es peinlich, von der jungen Frau zurechtgewiesen werden zu müssen.

Ali kommt vorbei und drückt ihnen jeweils eine saftige Pflaume in die Hand, die Ausbeute einer seiner Wanderungen. Durch die offene Tür hat Charlie einen Blick auf die Eingangshalle, auf deren Boden Fliesen in einem komplizierten Muster ausgelegt werden. Tobias studiert seinen Plan, er ist mit der Farbkombination durcheinandergeraten. Anton kommt ihm zu Hilfe, findet den Fehler und klopft seinem Kollegen auf die Schulter. Judith setzt die neu gedrechselten Holzstäbe im Geländer ein, von oben sind Sägegeräusche und die Schläge eines Hammers zu hören. Fast bedauert es Charlie, dass die Zeit mit Jos Mitarbeitern zu Ende ist. Sie hat gelernt, jede Besonderheit dieser jungen Menschen zu schätzen und zu würdigen, sich von Äußerlichkeiten nicht beeinflussen zu lassen. Für den letzten gemeinsamen Abend wollte sie zunächst ein Fest planen und einen Catering-Service beauftragen. Dann fragte sie die Gruppe nach ihren Wünschen. Alle waren sich einig, den Aufenthalt so zu beenden, wie dieser begonnen hatte, mit einem Lagerfeuer am See.

»Yin und Yang«, meint Tobias philosophisch, auch wenn er dabei etwas verwechselt.

Nachdem Louisa und Sarah abgereist waren, schlüpften Charlie und Vincent in alte Gewohnheiten. Frühstück auf der Terrasse in ihren witzigen Schlaf-Outfits, über die sich Vincent gerne lustig macht, baden in „ihrer" Bucht, ein Besuch bei Marie und in Pablos Bar. Unbemerkt sind sie in eine neue Phase eingetreten und haben begonnen, über ihr bisheriges Leben zu berichten. Dafür legte Charlie die Basis mit ihrem „Erzähl-mir-Spiel".

Mit ihrer Tasse in der Hand lehnt sie am Küchentresen und fordert ihn auf: »Erzähl mir einen deiner glücklichsten Momente deiner Kindheit.« Ihre Locken umspielen in wirrer Fülle ihr Gesicht, die Sonne zaubert goldene Lichtreflexe in ihr Haar.

Vincent nimmt einen Schluck Kaffee und denkt nach. »Als mein Vater zum ersten Mal mit mir zum Fischen aufs Meer hinausgefahren ist. Mir wurde furchtbar übel und ich musste mich über die Reling erbrechen.« Bei dieser Erinnerung lacht er auf. »Mein Vater meinte nur ‚Fischfutter'. Er zeigte mir, wie die Netze eingeholt werden. Das Boot schaukelte, Wasser spritzte auf den Boden, die Wellen schlugen gegen die Bordwand. Heute glaube ich, damals zum ersten Mal eine Ahnung davon bekommen zu haben, was Freiheit bedeutet. Ich war unglaublich stolz, als ich meiner Mutter einen Eimer voller Fische überreichte.«

Vincent blickt einen Moment aus dem Fenster.

»Daran habe ich lange nicht gedacht. Und jetzt du.«

»Mein erster Besuch mit meinen Eltern auf dem Hamburger Dom. Ich liebe es, Karussell zu fahren. Eigentlich war ich noch zu klein, aber ich wollte unbedingt Kettenkarussell fahren. Es gab eine Messlatte, die die erforderliche Größe anzeigte und mir fehlten mindestens fünf Zentimeter. Mein Vater verhandelte so lange, bis ich doch fahren durfte. Rechtsanwalt eben. Ich schwebte durch die Lüfte und stellte mir vor, eine Fee zu sein.«

Sie lehnt an der Küchentheke und lächelt ihn an. Vincent nimmt sie in den Arm und drückt sie an sich. Sein Kinn legt er auf ihren Kopf. So verharren beide, vergangenen Zeiten nachspürend.

Als Charlie das Spiel einführte, stellte sie eine Regel auf: »Nur ein Ereignis pro Tag. Dann können wir uns täglich eine neue Episode aus unserem Leben erzählen, bis wir hundert Jahre alt sind.« Den Blick, den Vincent ihr auf ihren Vorschlag hin zuwarf, konnte sie nicht einordnen. Sie sah Frust, Unsicherheit und Bedauern.

»Heute ist Jos letzter Tag. Wir wollen bis zum frühen Nachmittag alle Arbeiten abschließen und dann aufräumen. Mit Jo und Monique habe ich mich anschließend verabredet, um den letzten Rundgang zu machen. Jo meint, ich soll die Zeichnungen mitbringen, dann hat er eine ungefähre Vorstellung, welche Möbel er bauen kann. Kommst du auch?«

»Auf jeden Fall«, bekräftigt Vincent.

Die letzten Kleinigkeiten werden erledigt. Fensterläden wieder eingesetzt, Handtuchhalter angebracht, das Geländer mit Lasur eingelassen, bevor das Werkzeug gereinigt und in Jos Transporter verstaut wird. Monique schießt ein letztes Foto von der Gruppe in Arbeitskleidung auf der restaurierten Treppe. Die Jungs und Mädels streifen durchs Haus und nehmen auf ihre persönliche Art und Weise Abschied. Jo lässt sich auf die unterste Treppenstufe fallen, nachdem auch die letzte Maschine verstaut ist.

»Puh. Wenn ich die Augen schließe, sehe ich kristallklares Wasser, palmenbestandene Strände und dunkelhaarige Schönheiten mit Blumenketten um den Hals, die mir einen Cocktail mit Schirmchen servieren. Aber am wichtigsten ist die Hängematte, die dort auf mich wartet. Nichts tun, ausruhen, dösen, die Füße in warmen, sanften Wellen baumeln lassen.«

»Geil Alter, ich komme mit«, meint Anton.

»Da muss ich dich enttäuschen, in meinem Traum kommst du nicht vor«, erwidert Jo müde. »Charlie, hol deine Zeichnungen, wenn ich hier zu lange sitze, entsteht ein fundamentales Tief, das hinten nicht mehr hochkommt.«

Sie gehen durch die Räume, Charlie führt ihre Überlegungen aus und erläutert einige Kleinigkeiten, die ihr zeichnerisch nicht so gut gelungen sind.

»Die Zeichnungen fotografiere ich noch, Charlie, und stelle die Bilder auf die Homepage, die ich gerade ausarbeite. Ich habe eine Agentur gefunden, die das Design für uns macht und das Online-Buchungsportal entwickelt. Pfiffige, kreative Menschen«, sagt Monique.

»Wollen wir damit nicht warten, bis die Räume eingerichtet sind?«, fragt Charlotte.

»Auf keinen Fall! Hochzeiten werden oft ein Jahr und länger im Voraus geplant und die Einrichtung steht frühestens Anfang Januar.«

»Stimmt, daran habe ich nicht gedacht. Und wie gehen wir vor, wenn jemand anruft und die Menüfolge besprechen möchte? Und überhaupt, wo sollen interessierte Gäste anrufen?« Charlotte kann nun doch nicht mehr mithalten.

»Eine Telefonnummer habe ich reservieren lassen, Anrufe werden, sobald die Website freigeschaltet wird, auf mein Smartphone weitergeleitet. Die Menüfolge kann ich mit den Gästen festlegen und diese durchs Haus führen. Max hat zum Glück ein Foto von uns Mädels geschossen, das auch auf die Internetseite muss. Das hätten wir vergessen und so einfach sind wir in nächster Zeit nicht zusammen zu trommeln«, erklärt Monique.

»Im Oktober wird die Küche eingebaut, das überwachst du, Vincent«, fährt Jo fort. »Ich schreinere zunächst die Tische in runder Form, aber auch eckige Tische, die stapelbar sind mit einklappbaren Beinen, falls ihr eine lange Tafel braucht. Dann widme ich mich dem Hoteltresen. Die Einbauten übernimmt Mathias. Ich fürchte, es geht sportlich weiter. Und du willst mit Sarah und Louisa im Januar nochmals kommen?«

»Ja, das ist der ruhigste Monat in der Bäckerei. Wir richten die Zimmer ein. Vorhänge, Dekoration und Lampen müssen aufgehängt werden, die Küche muss ausgestattet werden, wir brauchen Handtücher, Bettwäsche, Kissen, Decken, Besteck, die Liste lässt sich endlos fortführen.«

»Einiges können wir im Internet bestellen. Aber es sind die vielen Kleinigkeiten, an die wir denken müssen. Am Ende sollten wir gedanklich einen Tag durchspielen und uns in verschiedene Rollen denken, um festzustellen, was noch fehlt. Weißt du, wie ich das meine?«, fragt Monique Charlie.

»Ich glaube schon«, beginnt sie.

»Wir tun so, als wären wir die Gäste, kommen an, gehen ins Bad, zum Frühstück und so weiter.«

»Ihr solltet eine Nacht in den Gästezimmern verbringen, dann wisst ihr was fehlt oder unpraktisch ist«, schlägt Vincent vor.

»Oder welches Bett quietscht«, ergänzt Jo und grinst.

»Auch das ist wichtig«, bekräftigt Monique.

Charlie erscheint es wie eine glückliche Fügung, Monique mit an Bord zu haben. Mit ihrer Hotel- und Marketingerfahrung ist sie dem Trio voraus. Ihr wird erst jetzt bewusst, wie wichtig es ist, einen Ansprechpartner vor Ort zu haben. Bis zur Eröffnung wird es noch viele Online-Meetings geben, davon ist sie überzeugt.

»Kannst du Lampen anschließen, Vincent?«

Empört stemmt er die Fäuste in die Seiten. »Konnte ich dich die letzten Wochen etwa nicht von meinen handwerklichen Fähigkeiten überzeugen? Selbstverständlich kann ich Lampen anbringen. Im Grunde kann ich alles«, fügt er hinzu.

»Außer singen. Das solltest du nur tun, wenn dein Umfeld die Möglichkeit hat, Fenster und Türen zu schließen, oder schnell weg zu rennen«, entgegnet Monique sarkastisch.

»In der Bibliothek brauchen wir noch ein Regal und Bücher.« Charlie nimmt den Faden wieder auf. »Neben dem Kamin im großen Saal benötigen wir einen Korb für Holz und ein Kaminbesteck. Haken für die Garderobe und Schirmständer.«

»Ganz wichtig, ohne Schirmständer drehen sich die Gäste auf dem Absatz um und verlassen fluchtartig das Haus,« macht sich Vincent lustig.

Charlie mustert ihn mit zusammengekniffenen Augen. Er feixt weiter.

»Nicht zu vergessen das Messingglöckchen auf dem Rezeptionstresen, den Kofferwagen mit Bogen und Troddeln, sowie die Livree für den Liftboy.«

Er bringt alle zum Lachen, Charlie versteht, was er ihr sagen will. Sie sollten sich auf das Wesentliche konzentrieren. Details können warten.

»Das Haus ist ein Traum. Mir hat es riesigen Spaß gemacht, die alte Dame wiederauferstehen zu lassen.« Jo dreht sich um die eigene Achse und sieht sich um.

»Vielen, vielen Dank, Jo«, sagt Charlie und zaubert sieben Umschläge, mit Namen beschriftet, aus ihrer hinteren Hosentasche. »Die sind für deine Leute. Ich erinnerte mich an eine deiner Aussagen, nur Bares sei Wahres. Dieser Umschlag ist für dich.« Sie überreicht die Kuverts.

»Danke, Charlie, du weißt, das erwartet niemand.«

»Ja. Bitte öffne deinen Umschlag sofort, ich möchte dein Gesicht sehen«, drängt sie Jo.

Der schüttelt amüsiert den Kopf, tut ihr aber den Gefallen. Er faltet das innenliegende Blatt auf, seine Augen weiten sich. »Meine Güte, das ist der modernste Frästisch, den es auf dem Markt gibt!«

»Steht in deiner Werkstatt und wartet auf dich.« Charlie grinst breit.

»Ihr seid völlig verrückt! Komm her!« Jo umarmt sie und zählt Vincent all die wunderbaren Dinge auf, zu der diese Maschine fähig ist.

»Worüber man sich so freuen kann«, wundert sich Monique.

»So, ich muss jetzt noch etwas Zeit in der Küche verbringen, der Abend soll etwas Besonderes werden«, verabschiedet sich Charlie.

Charlie fährt mit Monique voraus, sie möchten alles vorbereitet haben, wenn die Gruppe eintrifft. Diese Geste der Wertschätzung ist ihr wichtig. Sie bauen einen Tisch auf, stellen darauf Getränke, Salate, Gratins, Kuchen, Grillfleisch, Fisch und Brot.

»Da hat Clotilde ihr Bestes gegeben«, meint Monique anerkennend.

Zum Abschluss stecken sie Fackeln in den Sand und werden auch schon begrüßt. Johannes, Anton, Judith und Ava rennen wie übermütige Kinder ins Wasser. Jo entfacht das Feuer, Vincent breitet die Decken aus. Ali dreht den Ghettoblaster auf, die Party kann beginnen. Grillgeruch lockt auch die letzten Badenden aus dem See, heißhungrig wird über das Büffet hergefallen.

»Am besten war das Essen«, ruft Johannes mit vollem Mund.

»Nein, das Meer«, widerspricht Ava.

»Und ich dachte, die Arbeit«, meint Jo jovial.

Als es dunkel wird, drehen sie die Musik leiser und entzünden die Fackeln. Eine romantische Stimmung senkt sich über den Strand.

»Yin und Yang?«, fragt Johannes in die Runde.

Nur Monique versteht, was er meint und nickt ihm zu.

»Dann fange ich an«, sagt er, seine blonden Haare leuchten im Widerschein des Feuers. »Ich hatte eine geile Zeit hier. Vor allem das gemeinsame Abendessen mit den Obstleuten war für mich eine neue Erfahrung. Sowas wie Familie hatte ich schon lange nicht mehr. Wenn ich richtig überlege, eigentlich nie. Das werde ich auch vermissen, auch das Wohnen mit euch. Judiths Chaos fand ich oft nervig, aber wenn ich mir vorstelle, wieder allein in meiner Bude zu sein, ist das schon komisch.«

»Dann lass uns eine WG gründen«, schlägt Anton vor.

»Nein, ich bleibe hier«, wirft Ali ein.

Ein Raunen geht durch die Gruppe.

»Nicht sofort«, fährt er fort. »Ich bin die letzten Wochen gelaufen, gelaufen und nochmals gelaufen. Meine Stimmen waren so leise wie schon lange nicht mehr. Es ist egal, wo ich wohne. Zu Hause kenne ich kaum jemanden. Vielleicht kann ich auf der Plantage arbeiten und bei Sebastian, meinem neuen Freund, wohnen. Außerdem gefällt mir das Klima hier besser.«

Ali wirkt gelassen. Ein für ihn seltener Gemütszustand. Seine Freunde reagieren mit verblüfftem Schweigen. Jo erholt sich als Erster.

»Darüber können wir nachdenken und zu Hause einen Plan entwickeln, ohne die Dinge zu überstürzen.«

»Abgemacht«, willigt Ali ein.

»Ich würde dich unglaublich vermissen«, sagt Ava. »Natürlich würden wir dich besuchen kommen, Charlie fährt künftig ja dauernd hin und her. Ich will jetzt dringend nach Hause zu meinem Lukas, der auf mich wartet. Es war die beste Baustelle, die wir bisher hatten. Alles ist wunderschön geworden und wenn ich heirate, verbringe ich hier meine Flitterwochen. Allerdings solltest du vorher noch einen Pool einbauen lassen, Charlotte.« Sie kichert und zwinkert Charlie zu.

»Ein Pool würde mir auch zusagen«, bekräftigt Monique.

»Mir hat die Arbeit mit euch viel Spaß bereitet. Ihr seid eine großartige Truppe. Es gibt schon Anfragen von Freunden, da ich so mit euch angegeben habe und ich hoffe, ihr kommt wieder«, fügt sie an.

Die Anerkennung sorgt für stolze Gesichter, Anton hat Herzchen in den Augen. »In dich, Monique, habe ich mich voll verliebt. Ich weiß, du bist viel zu alt für mich«, lacht er und fährt sich eitel durch die Haare.

Gelächter hallt über den See.

»Wisst ihr was, ich habe mit aller Kraft gearbeitet die letzten Wochen und war richtig fertig. Mir ist jetzt bewusst, was ich alles kann. Das ist ein mega Feeling. Die Baustelle hat viel Abwechslung geboten. Fenster einbauen, Boden verlegen, Kabel ziehen und vieles mehr. Im Grunde kann ich jetzt mein eigenes Haus bauen, okay, ein bisschen Kapital fehlt noch.«

Anton reckt das Kinn vor und klatscht Jo ab, der neben ihm sitzt. Charlie drückt Vincents Hand, er sieht, dass sie mit den Tränen kämpft. Dass sie alle an Erfahrung gewonnen haben, ist ihr nicht verborgen geblieben und bestätigt ihr, dass ihre Entscheidung, die Baumaßnahmen von Jo durchführen zu lassen richtig war, auch wenn dies ein gewisses Wagnis darstellte.

»Das Leben kommt mir hier weniger stressig vor als zu Hause«, meint Judith. »Mit Clotilde in der Küche zu arbeiten hat mir gut gefallen. Ich habe mir viele Rezepte aufgeschrieben und überlege, vielleicht doch noch eine Ausbildung zu machen. Ich bin ja noch jung. Das Handwerk liegt mir auch, das weiß ich. Als Köchin könnte ich durch die Welt reisen und überall Arbeit finden. Das ist für mich eine neue Perspektive. Ich war bisher noch nie im Ausland und nun bin ich neugierig geworden, möchte viele Länder sehen, wissen, wie die Menschen dort leben, vor allem, was sie essen. Dann suche ich mir das schönste Fleckchen Erde aus und eröffne mein eigenes Restaurant.« Sie strahlt, als hätte sie ihr Ziel schon erreicht.

»Oje, alles, was du für uns gekocht hast, war lausig. Du kannst froh sein, dass wir so hungrig waren. Geld hätte ich dafür nicht bezahlt. Im Gegenteil, ich hätte dich gefragt, was ich bekomme, wenn ich den Teller leer esse«, äußert Anton mit dem für ihn typischen Taktgefühl.

»So schlimm war es auch nicht. Die Quiche war lecker, nachdem wir das Verbrannte oben abgekratzt haben«, wendet Ava ein.

Judith zuckt mit den Schultern. »Es ist noch kein Meister vom Himmel gefallen«, entgegnet sie gleichmütig.

»Wie wahr!«, stimmt Monique zu.

»Der kurze Arbeitsweg war klasse. Die Haustür öffnen, einige Meter gehen und schon war ich da. Ich musste nicht darauf achten, wann der Bus fährt, keine lästige Fahrt zur Baustelle, jeden Tag derselbe Ort. Da fällt so viel Stress weg, dass ich mich viel besser konzentrieren konnte. Ich musste nicht überlegen, was ich abends essen werde, konnte mich einfach an den Tisch setzen und anschließend die wenigen Meter nach Hause laufen. Das Leben war so einfach. Die Ausflüge ans Meer waren einsame spitze. Das Einzige, was ich ätzend fand, waren Johannes

Sägegeräusche in der Nacht. Echt wahr, der Junge schnarcht wie ein Bär im Winterschlaf«, meldet sich Tobias zu Wort.

»Kann nicht sein, ich habe nichts gehört«, wehrt sich dieser.

Charlie räuspert sich, ihr Blick verweilt kurz auf jedem Einzelnen. »Danke, vielen, vielen Dank euch allen. Ihr habt den Grundstein für unser Projekt gelegt und gleichzeitig das Andenken meiner Großmutter bewahrt. Für mich habt ihr Geschichte geschrieben, auch wenn sich das etwas pathetisch anhört. Nun erhebe ich mein Glas auf euch.«

»Wenn es ein Problem im Haus gibt, Charlie, kannst du uns jederzeit anrufen, wir werden zu Hilfe eilen«, versichert Anton.

Ali dreht die Musik wieder auf. Judith fordert Tobias zum Tanz auf, Anton versucht sein Glück bei Monique. Holz wird nachgelegt, niemand drängt es, den Abend zu beenden.

Im Bett meint Vincent verwundert zu Charlie: »Die Bande wird mir tatsächlich fehlen. Am Anfang war ich schockiert, ähnlich wie Monique, und habe an deiner Zurechnungsfähigkeit gezweifelt. Ich hatte bereits einen Alternativplan im Kopf, wen meiner Freunde ich anrufen kann, wenn Not am Mann ist. Jetzt komme ich mir vor wie ein Spießer. Und Jo ist mir ein guter Freund geworden.«

»Da bist du nicht der Einzige. Das geht Jo oft so, wenn Auftraggeber seine Mannschaft zum ersten Mal sehen. Einmal wurde er direkt wieder vor die Tür gesetzt. Jo ist aber auch von sich aus schon gegangen, wenn Aussagen fielen, die nicht akzeptabel waren. Aber die Kunden, die ihm vertrauten, waren alle mit seinen Leistungen zufrieden und beauftragen ihn immer wieder. Das spricht sich herum. In der Zwischenzeit schaut niemand mehr schräg, viele amüsieren sich über das Begleitprogramm, das die jungen Menschen bieten. Es ist auch menschlich, dass wir vom ersten Bild, das wir uns machen, ein Urteil fällen. Unser Leben kann davon abhängen, im schlimmsten Falle. Wichtig ist nur, von Äußerlichkeiten nicht sofort auf die Persönlichkeit zu schließen. Durch Jo habe ich gelernt, dass jeder einen zweiten oder dritten Blick verdient hat und manchmal Schätze verborgen sind, von denen wir nichts ahnen.«

»Du bist heute Abend sehr psychologisch unterwegs«, neckt Vincent sie.

»Ich frage mich, was ich morgen tun werde. Da hat Tobias Recht. Die letzten Wochen waren so strukturiert, dass ich noch nicht weiß, was ich mit der freien Zeit, die ich nun haben werde, anfangen soll«, meint Charlie erstaunt.

»Das ist oft so, wenn ein arbeitsintensives Projekt abgeschlossen ist. Dann fällt man erst mal in ein Loch. Keine Angst, Monique und ich sind kreativ im Auffinden von Aufgaben.«

Charlies Sorge, keine Beschäftigung zu finden, bewahrheitete sich nicht. Monique spannte sie im Hofladen ein, ließ sie Kisten am Markttag schleppen, zusammen gestalteten sie die Texte für die Website und sie verbrachte viel Zeit auf den Feldern. Clotilde entführte sie in das Fischerhäuschen am Meer und sie stattete Marie einen vorerst letzten Besuch ab. Nun sitzt sie mit Vincent in Pablos Bar. Die unausgesprochenen Worte schweben wie dicke Regenwolken über ihnen. Charlie würde gerne wissen, wie es weitergeht, stellt sich jedoch die Frage, ob sie die Antwort hören möchte.

*Mit den Geistern, die ich rufe, muss ich dann auch umgehen können*, denkt sie.

Vincent spürt, dass Charlie wartet und macht den ersten Schritt. »Ende Oktober könnte ich dich besuchen kommen, dann wird es auf Manoir Remy ruhiger und der Kücheneinbau ist abgeschlossen.«

Charlie entspannt sich und lächelt ihn an. »Das ist noch viel besser, als ich zu hoffen wagte. Bis dahin sind es nur fünf oder sechs Wochen, die vergehen wie im Flug. Ich dachte schon, wir sehen uns erst im Januar wieder. Trotzdem ist es ein seltsamer Gedanke, morgen ins Auto zu steigen und zurückzufahren. An das Zusammenleben mit dir habe ich mich gewöhnt.«

Vincent lehnt sich zurück und verschränkt die Arme vor der Brust.

Charlie merkt, dass sie eine unsichtbare Grenze überschritten hat und wartet ab.

»Ich werde deine Schlafanzüge vermissen und dein morgendliches Grummeln«, entscheidet er sich für die humorvolle Variante.

Charlie beschließt, nicht weiter zu bohren und das Thema zu wechseln.

Vincent stellt den Jeep im Hof ab. »Wollen wir noch einen Spaziergang machen?«

»Gerne.«

Sie schlendern an der Koppel vorbei, Grandessa und Sunny traben auf sie zu, in der Hoffnung auf einige Leckerbissen. Vincent streicht den Pferden über die Blesse, Charlie streckt die flache Hand aus.

»Heute muss ich euch enttäuschen, ich habe nichts dabei. Charlie, du bist bestimmt enttäuscht, heute keinen Abschlussritt über das Gelände gemacht zu haben«, sagt Vincent.

»Oja, sehr. Das werde ich mir als erste Aktion wünschen, wenn ich wiederkomme«, meint sie ironisch.

»Ich werde dich beim Wort nehmen. Mal sehen, wie es dir im Winter hier gefällt.«

»Daran habe ich auch schon gedacht. Zu Hause liegt im Januar oft Schnee. Schade, dass du dann nicht da bist, alles sieht aus, wie in Watte gepackt und die Geräusche sind gedämpft.«

Sie schlagen den Pfad zu den Obstplantagen ein, die ersten Sterne leuchten am Himmel. Bis auf das Rascheln der Blätter, die sich im Wind bewegen und das Zirpen der Grillen ist nichts zu hören. Diese kompakte Stille ist Charlie bisher nicht aufgefallen. Keine Motorengeräusche, kein Fluglärm, keine Menschen. Und dazu der würzige Duft von Thymian, trockener Erde und Nadelhölzern.

»Das wird mir fehlen, der typische Geruch Südfrankreichs, der sich nur schwer beschreiben lässt, sich aber unvergessen in den Sinnen festsetzt. Immer wenn ich ankomme, muss ich zuerst tief einatmen. An diesem Duft erkenne ich, dass ich hier bin.«

»Bald wirst du den Duft ein halbes Jahr in der Nase haben, der im Frühling nochmals anders ist. Ich freue mich über deine Entscheidung, Charlie.«

»Ich mich auch. Manchmal komme ich mir vor, als würde ich träumen und warte auf den großen Knall. Darauf, aufzuwachen und hart auf dem Hintern zu landen und dann festzustellen, dass alles nur in meinem Kopf stattfand.« Charlie macht eine ausladende Geste, die die Umgebung einschließt.

»Wir könnten zurückgehen und etwas sehr Reales unternehmen, vielleicht hilft dir das.«

»Deine Hilfsbereitschaft ist grenzenlos! Und ja, das könnte dienlich sein.«

Sie nimmt Vincents Hand und macht eine Kehrtwende. Schnellen Schrittes gehen sie den Pfad zurück.

Zärtlich und leidenschaftlich lieben sie sich. Charlie gibt sich ihren Gefühlen hin und spürt die Intensität der Verbundenheit und ihrer Liebe zu Vincent. Sie lässt sich fallen in der Gewissheit, von ihm aufgefangen zu werden. Vincent hält sie immer wieder zurück, möchte das Ende hinausziehen, jeden Zentimeter ihres Körpers in sich aufnehmen. Erhitzt sinken sie in die Kissen. Vincent pustet ihr eine Locke aus der Stirn. Charlie schmiegt sich eng an ihn und hält ihn fest. So umschlungen saugt sie seinen Duft ein.

»Ich versuche dich zu speichern. Am besten mache ich gleich noch eine Sicherungskopie.«

»Das musst du nicht. Jeder Mann, der dich so haben durfte, möchte mehr davon. Es ist, als würde man versuchen, mit Salzwasser den Durst zu löschen.«

Charlie hebt den Kopf und schaut ihn an. Sein liebevoller Blick ist Balsam für ihre Seele, sie küsst ihn.

Am nächsten Morgen nehmen sie sich noch Zeit für eine Tasse Kaffee auf der Terrasse. Beide haben es nicht eilig. Schweigend aneinander gelehnt hängen sie ihren Gedanken nach. Charlie seufzt.

»Erzähl mir, was dir am meisten Angst macht«, fordert sie Vincent auf.

»Darüber muss ich erst nachdenken.«

Er runzelt die Stirn und lehnt sich zurück.

»Ich glaube, davor, was alle Menschen fürchten: Krankheiten, Schicksalsschläge, Verluste, Pleiten, Terroranschläge. Das sind Ängste, die aber weit weg sind und nur kurz aufblitzen, wenn ich die Nachrichten lese und ansonsten aus der Ferne winken. Mir fällt nichts ein, wovor ich Angst hätte. Ich mache mir über manches Sorgen, die nicht die Dimensionen von Ängsten haben.«

»Glücklicher Mann.«

»Ja, das bin ich.« Er lächelt sie an und Charlie sieht, dass er Gelassenheit und Ruhe ausstrahlt. »Und du?«

»Ich habe mehr zu bieten. Ganz pragmatisch gesehen, setzt mir die Angst vor dem Scheitern zu. Habe ich mir zu viel vorgenommen? Wenn ich daran denke, was noch alles geplant und organisiert werden muss, wird mir flau im Magen. Ich habe Angst, ein zu großes finanzielles Risiko eingegangen zu sein. Und ich habe Angst, dass das Band, das uns verbindet, reißen könnte.«

Ihre dunklen Augen blicken ihn ernst an. Vincent betrachtet sie, nimmt ihr Gesicht in beide Hände und haucht einen Kuss auf ihre Lippen. Sein ruhiger Blick hält ihren fest.

»Ich bin mir sicher, alle deine Ängste sind unbegründet. Lass sie einfach los.«

# 19

Marion steht vor der To-do-Liste des Tages und verteilt die Aufgaben. Charlie hebt erstaunt den Kopf. Sie sieht Aina zustimmend nicken. Marion rattert die Backwaren herunter, die sie für Charlie zugedacht hat.

»Alles klar?«, fragt sie und wendet sich dem Sauerteig zu, der frisch angerührt werden muss.

Ainas feine Sensoren nehmen Charlottes Irritation wahr, ihre dunklen Augen richten sich fragend auf sie. Charlie lächelt ihr zu und reckt den mehlbestäubten Daumen in die Höhe. Aina erwidert das Lächeln und holt die Zutaten für die Schokoladencroissants. Charlie spürt einen Anflug von Ärger, den der Baguetteteig büßen muss. Kraftvoll knetet sie diesen und nimmt sich vor, die Dinge zunächst aus der Distanz zu betrachten, vielleicht reagiert sie auch über. Gestern kam sie spät aus Frankreich zurück, Sarah und Louisa erwarteten sie bereits in ihrem Häuschen mit Nudelauflauf und Wein. Sie saßen noch stundenlang zusammen, da es viel zu berichten gab. Weder Sarah noch Louisa erwähnten Probleme in der Bäckerei. Im Gegenteil, beide sind der Meinung, jede wachse an ihren Aufgaben und das Team harmoniert sehr gut. Von allen wurde Charlie herzlich begrüßt, die Freude, sie wieder an Bord zu haben, erschien ihr aufrichtig und ernst gemeint. Ihre Empfindlichkeit schiebt sie auf ihre Übermüdung.

Auch an die herbstlichen Temperaturen, die Ende September in Süddeutschland herrschen, muss sie sich erst gewöhnen. Sie fröstelt trotz der körperlichen Arbeit und der Wärme, die die Öfen verbreiten.

Morgens allein im Bett aufzuwachen, den Kaffee nicht von Vincent, der an der Küchentheke lehnt, mit einem Lächeln gereicht zu bekommen, keinen Kuss zur Begrüßung des Morgens. Hinaus auf die Terrasse zu gehen, die warmen Steinplatten unter den nackten Fußsohlen zu spüren, einen Atemzug des Provence-Duftes einzusaugen und mit dem Mann, den sie liebt, neckend und lachend in den Tag zu starten, mit der Gewissheit, diesen am Abend gemeinsam zu beenden. All das fehlt ihr. Charlie überfällt die Sehnsucht so heftig, dass sie abgrundtief seufzt. Würde ihr jemand in diesem Moment mitteilen, sie müsse sofort nach Manoir Remy zurück, so ist sich Charlie sicher, sie würde alles stehen und liegen lassen. Sie wäre mit Mehl an den Händen ins Auto gesprungen und losgefahren.

»Nur noch fünf Wochen«, murmelt sie vor sich hin. »Wenn nichts dazwischenkommt. Keine Insektenschwärme, keine Ameisenstraßen oder ein vergleichbares Elend für Obstplantagen.«

»Charlie, da bist du ja endlich wieder.«

Ein roter Lockenkopf wirbelt durch die Tür. Das Nordlicht Barbara drückt Charlotte an sich.

»Hallo Barbara, ich freue mich auch. Wie geht es dir?« Charlie bemüht sich, die sehnsüchtigen Gedanken abzuschütteln.

»Prächtig. Wir hatten den Laden echt gut im Griff als ihr weg wart. Das hat Spaß gemacht. Es tut aber auch gut, die Arbeit wieder auf mehreren Schultern zu verteilen. Außerdem habe ich eine feministische Dorfgruppe ins Leben gerufen. Wir treffen uns einmal im Monat. Du kannst gerne zu uns stoßen, immer den letzten Donnerstag. Also in drei Tagen.« Barbara sieht Charlie begeistert, in Erwartung einer Zusage, an.

Diese runzelt die Stirn. »Eine feministische Gruppe? Was macht ihr denn so?«

»Wir treffen uns jedes Mal bei einer der Teilnehmerinnen, die etwas Besonderes für den Abend plant. Auf dem Brattenhof haben wir gelernt, Butter herzustellen. Bei Melody töpferten wir und mit Nurije werden wir türkisch kochen. Im Oktober sind wir bei Erika und basteln einen herbstlichen Blumenkranz und im November fallen wir bei den Schröder-Zwillingen ein.«

»Und was ist für diesen Abend geplant?«

Barbara grinst. »Vermutlich eine Kostümprobe. Hast du Lust?«

»Um Gottes Willen, auf keinen Fall!«, entfährt es Charlie.

Barbara zuckt mit den Schultern. »Na ja, zumindest war es ein Versuch wert. Louisa hat auch keine Lust und für Sarah müsste der Männeranteil mindestens bei fünfzig Prozent liegen. Mein Mann engagiert sich jetzt im Sportverein und hat bei der letzten Mitgliederversammlung gleich das Pöstchen des Kassenwartes mitgebracht. Das wollte vermutlich kein anderer haben. Also dieses Dorf hat es in sich. Die Tentakel der Freundlichkeit umschlingen einen plötzlich und unbemerkt und bevor man das Ganze durchschaut, ist man bereits mittendrin. Und uns gefällt das so gut, dass wir hier um nichts in der Welt wieder weg möchten.«

Interessiert betrachtet Charlie die Kollegin, die sich rundum wohlzufühlen scheint. »Das freut mich zu hören. Da hast du die Steinhagener gut beschrieben. Du musst mir auf alle Fälle erzählen, wie der Abend bei den Schröder-Zwillingen war. Dass ich nicht daran teilnehme, bedeutet nicht, ich wäre desinteressiert an Klatsch und Tratsch.« Sie grinst und schüttelt den Kopf.

»Ich halte dich auf dem Laufenden«, versichert Barbara. Sie wechselt noch einige Worte mit Marion und Aina, deren Deutschkenntnisse erfreuliche Fortschritte machen und verschwindet wieder in ihrem Arbeitsbereich.

»Marion, ist die Bestellung für das Schlosshotel schon fertig? Es werden zusätzlich noch zwei Zitronentartes und sechs Baguettes benötigt. Und wenn du von den Fougasse welche entbehren kannst, wären fünf Brote davon sehr willkommen«, ruft Thelma mit dem Telefon in der Hand quer durch den Raum.

»Die Bestellung ist fertig, Tom müsste gleich da sein. Den Rest packe ich sofort noch dazu, kein Problem«, erwidert Marion.

Thelma winkt Charlie zu und führt ihr Telefonat fort, während sie sich auf dem Absatz umdreht und zurück in ihr Büro eilt. In der Schwingtür liefert sie sich ein kurzes Gefecht mit Sarah, die eben den Raum betreten möchte, einen leeren Korb unter dem Arm.

»Marion, die Laugenbrötchen sind heute schon weg. Gibt es Nachschub?« Wie immer, wenn etwas schnell gehen soll, wippt Sarahs Fuß auf und ab.

»Ja, in zwei Minuten, dann müssen die Brötchen aus dem Ofen. Ich bringe dir den Korb in den Laden.«

»Danke dir«, ruft Sarah noch über die Schulter und ist auch schon wieder weg.

Charlie kommt nicht umhin, die veränderte Dynamik zu bemerken. Marion und Aina arbeiten routiniert, die Absprachen scheinen wortlos zu funktionieren, beide wirken vertraut miteinander. Sie scheint die Einzige zu sein, die ihren Platz wiederfinden muss. Damit hatte Charlotte nicht gerechnet. Wie selbstverständlich ging sie davon aus, ihr gewohntes Leben wieder aufzunehmen. Und nun erlebt sie, dass ihr in ihrer Backstube unbemerkt die Zügel aus der Hand genommen wurden. Nachdenklich schaltet sie die Knetmaschine an und schaut zu, wie sich die einzelnen Zutaten nach und nach zu einer festen Masse vermengen. Aina reißt sie aus ihren Gedanken, indem sie sich nach Charlies Zeit in Frankreich erkundigt. Plaudernd gehen die Frauen ihrer Arbeit nach und Charlie entspannt sich ein wenig.

Am späten Vormittag beschließt sie, sich eine Pause zu gönnen. Mit ihrem Latte Macchiato setzt sie sich zu Irma und Rudi an den Tisch, die ihr die neuesten Geschichten des Dorfes erzählen. Es dauert nicht lange, bis sich Lotte, Louisas Mutter, dazugesellt, begleitet von Melody. Die vertraute Art der Gespräche gibt Charlie das Heimatgefühl zurück, das sie am bisherigen Tag vermisst hat und ihre Laune bessert sich deutlich.

»Charlie, du müsstest mal bei mir in der Töpferei vorbeikommen. Den Touristen mit dem Fotoapparat um den Hals habe ich fertig. Der gefällt mir so gut, dass ich ihn am liebsten selbst behalten würde«, lacht Melody.

»Oh gerne, dann können wir noch über die zwei weiteren Skulpturen sprechen, die wir gerne noch hätten. Eine Auswahl haben wir bisher nicht getroffen, da wir nicht wissen, was du umsetzen kannst. Passt es dir heute am späten Nachmittag?«

Charlie weiht die Runde in ihre Pläne ein.

»Ein großartiges Gemeinschaftsprojekt, das ihr da realisiert«, meint Lotte.

»Von Melody die Skulpturen, von Jo die Möbel, Fotos von Max, Obst und Gemüse von Vincent und so weiter. Ich bin schon gespannt auf die Eröffnung. Du hast hoffentlich die komplette Familie Wagner auf der Buchungsliste vermerkt.«

»Aber klar Lotte, ich freue mich, wenn ihr alle kommt. Mit der Liste sollte ich allerdings schleunigst beginnen, sonst vergeben wir die Plätze doppelt und dreifach«, lacht Charlie. »Bis dahin ist noch viel zu tun und jetzt muss ich wieder an die Arbeit«, fügt sie hinzu und erhebt sich.

Als sie an Thelmas geöffneter Bürotür vorbeikommt, wedelt diese auffordernd mit der Hand, während sie sich eine telefonische Bestellung notiert. Charlie lässt sich in den Stuhl plumpsen und streckt ihre Hand nach der Notiz aus. Thelma zögert merklich und reicht ihr diese langsam weiter. Charlies Blick ruht abwartend auf der Freundin. Thelma lehnt sich zurück. Ihre Wangen röten sich, sie schiebt Stifte, Papier, Locher und Büroklammern auf ihrer Schreibtischplatte von rechts nach links.

»Charlotte, bitte nimm es mir nicht übel. Ich wollte dich nicht übergehen, aber ich habe mich so daran gewöhnt, alles, was die Bäckerei betrifft, mit Marion oder Louisa zu besprechen. Ich freue mich, dass du wieder hier bist, wirklich.«

Thelma fährt sich mit beiden Händen durch das perfekt geschnittene und colorierte Haar. Charlie atmet tief ein und überlegt, ob sie lächelnd über die Angelegenheit hinweg gehen oder das Gespräch mit Thelma suchen soll.

»Ich fühle mich heute wie das fünfte Rad am Wagen«, beginnt sie schließlich. »Vielleicht ist das auch gut so, weil es mir verdeutlicht, dass die Zeit nicht stehen bleibt, jede Veränderung Auswirkung auf das System, damit meine ich mein Umfeld, hat. Meine Erwartung, dass hier alles so bleibt wie es war, wenn ich euch den Betrieb überlasse und mich mehrere Wochen woanders aufhalte, war naiv. Es ist aber doch ein deutlicher Unterschied, den Wandel im Kopf auf einer rationalen

Ebene zu gestalten oder so wie heute, die Emotionen zu erleben. Die kommen erst in der realen Situation zum Tragen und können nicht antizipiert werden. Damit muss ich mich jetzt auseinandersetzen, auch wenn ich zugeben muss, dass es mich gerade kalt erwischt. Ich halte immer noch an meinem Ziel fest, beide Welten und Unternehmen unter einen Hut zu bringen. Vermutlich werde ich mehr Zeit in Frankreich verbringen als Louisa und Sarah. Ich versuche nun, das Ganze aus einer anderen Perspektive zu sehen. Dass ihr hier alles so gut gemanagt habt, macht mich stolz und zuversichtlich. Im Grunde kann ich mich entspannt zurücklehnen, aber dieser Umstand ist neu für mich. Hektik, Stress und viel Arbeit bin ich gewohnt. Zeit zu haben, um mit unseren Gästen an einem Tisch zu sitzen und zu plaudern, war bisher kaum drin. Nun kann ich neue Brotsorten ausprobieren und immer mal wieder Louisa über die Schulter schauen und von ihr lernen. Auch wenn ich es wollen würde, so kann ich das Rad nun nicht mehr zurückdrehen. Das Hotel steht, meine Partnerinnen verlassen sich auf mich. Und es zieht mich so sehr dorthin. Keine Ahnung warum. Na ja, ich weiß schon warum, und dieses Ziehen und Sehnen ist stärker, als der Wunsch, mein bisheriges Leben festzuhalten.«

Thelma hat Charlotte aufmerksam zugehört. Ein Lächeln umspielt ihre Lippen. »Charlie, wenn ich an deiner Stelle wäre, würde ich alles genauso machen. Dir wurde eine Chance eröffnet, die du genutzt hast. Ich bewundere dich für deinen Mut und deinen Unternehmergeist. Wir sind alle stolz, die Zeit ohne euch so gut gemeistert zu haben. Das hat uns auch zusammengeschweißt. Du wirst immer ein wichtiger Teil der Bäckerei bleiben, aber ich stimme dir zu, Veränderungen haben ihre Konsequenzen und ich würde mich nicht wundern, wenn du eines Tages entscheidest, nach Frankreich überzusiedeln und nur noch wenige Wochen im Jahr hier sein wirst. Das können wir regeln, den Boden dafür habt ihr gemeinsam vorbereitet, nun kann darauf mehr gedeihen als Brot und Kuchen. Ich hoffe nicht, du hast erwartet, dass dein Leben nun gleichförmig die nächsten dreißig Jahre so weitergeht, wie es noch vor wenigen Monaten war. Du würdest dich zu Tode langweilen. Frankreich kam zum richtigen Zeitpunkt. Du dachtest bisher, ohne dich läuft hier nichts, was lange Zeit ja auch stimmte. Fanny hat dich auf die Übernahme der Verantwortung vorbereitet und dich so erzogen. Aber das Leben hält zum Glück mehr bereit als Arbeit und Erfolg. Nun wirst du von der Liebe überrascht, die zwar etwas kompliziert ist, aber dennoch ein Geschenk. Solange wir offen miteinander reden, sehe ich keinen Grund, warum sich nicht alles zum Guten wenden soll.«

»Danke, Thelma, du tust mir gut. Jetzt geht es mir besser. Außerdem siehst du glücklich aus«, wechselt Charlie das Thema.

»Ja, das bin ich auch. Manchmal kann ich es selbst nicht fassen und muss den Drang unterdrücken, mich in die Wange kneifen zu wollen, um endlich aufzuwachen. Ich werde liebevoll umsorgt, es gibt einen Mann in meinem Leben, dem ich wichtig bin und mir ehrliches Interesse entgegenbringt. Paul ist einfach da, ohne zu fordern. Es gibt keine heimlichen Rechnungen und Erwartungen, außer dass wir offen zueinander sind. Die Kinder mögen ihn. Paul lässt ihnen die nötige Zeit, die Intensität der Beziehung selbst zu bestimmen und so langsam wachsen wir zu einer richtigen Familie zusammen. Ich bin dankbar dafür, dass das Leben immer dann eine angenehme Überraschung bietet, wenn man am wenigsten damit rechnet. Wie es sich anfühlt, als Frau wieder begehrt zu werden, ist wundervoll. Mein Körper ist weit davon entfernt, perfekt zu sein. Ich habe drei Kinder geboren und doch schon einige Beulen in der Rüstung. Mich stört das viel mehr als Paul. Er lehrt mich, die Dinge lockerer zu sehen, nicht mehr so überkritisch mir selbst gegenüber zu sein. Erstaunlich ist, dass ich mit meiner neuen Gelassenheit viel mehr erreiche und das Verhältnis zu meinen Kindern so entspannt ist, wie es glaube ich, seit langem nicht mehr war. Ja, ich bin rundum glücklich. Wir überlegen im Moment, ob Paul zu uns zieht. Aber auch dabei lassen wir es langsam angehen.«

Thelma strahlt und die Lebensfreude lässt sie von innen heraus leuchten. Charlie ist so gerührt, dass Tränen in ihren Augen aufsteigen.

Die Tür wird aufgerissen.

»Hier bist du, Charlie! Wir brauchen dich, Sarah ordert Nachschub. Ohne dich schaffen wir das nicht«, sagt Marion mit erhitztem Gesicht und wendet sich wieder ab.

Thelma wirft Charlie einen amüsierten Blick zu. »Nun mach schon, du fünftes Rad am Wagen.«

Grinsend erhebt sich Charlotte, ihre Welt ist wieder in Ordnung. Mit Elan widmet sie sich den Tartes und Quiches, fröhlich vor sich hin summend. Sie nimmt sich vor, am Nachmittag Fannys Grab zu besuchen, bevor sie noch einen Abstecher zu Melody in die Töpferei macht. Louisa schneit herein und bringt den Duft von Schokolade und Vanille mit. Sie stellt eine Etagere mit Pralinen vor Charlie ab und wackelt bedeutungsschwer mit den Augenbrauen.

»Unsere neuesten Kreationen. Darf ich vorstellen? Trüffelpralinés mit Vanille-Lavendel-Füllung aus weißer Schokolade, Pyramiden mit gebrannter-Mandel-Füllung aus dunkler Schokolade und Sahnetrüffel mit Cidrefüllung und karamellisierten getrockneten Äpfeln als Topping.« Mit einem Arm holt Louisa weit aus und deutet auf die kleinen Köstlichkeiten, wie ein Conférencier, wenn sich der Vorhang hebt und die nächsten Artisten auf der Bühne erscheinen.

»Für das Aussehen gibt es schon mal die volle Punktzahl«, beginnt Charlie und wählt mit Bedacht als Erstes die Pyramidenpraline. Die dunkle Schokolade in Verbindung mit den karamellisierten Mandeln entlockt ihr ein genussvolles Seufzen.

»Louisa, du bist eine Meisterin deines Faches. Köstlich!«

»Warte mit deinem Lob, bis du alle probiert hast. Nicht, dass dir die Superlative ausgehen.«

Der Sahnetrüffel verschwindet als Nächstes in Charlies Mund. Ihre Augen werden immer größer und runder. Louisa freut sich über die Reaktion der Freundin.

»Die Kombination aus herb und süß ist fantastisch. Ich wäre nie auf die Idee gekommen, getrocknete Äpfel für Pralinen zu verwenden. Das wird der Renner!«

Louisas Augen funkeln vor Stolz. Ungeduldig hält sie Charlie die letzte der Kreationen hin. Vanille, Lavendel und weiße Schokolade. Diese schließt die Augen und gibt undefinierbare Laute von sich.

»Unglaublich. Wie lange hast du daran getüftelt? Wenn ich richtig vermute, hat Aina Gewürze beigesteuert, die ich zwar nicht benennen kann, dem Ganzen aber einen afrikanischen oder orientalischen Touch geben.«

»Das stimmt. Wir experimentierten immer dann, wenn etwas Zeit dafür blieb. Von diesen drei Sorten sind wir so überzeugt, dass wir sie im Sortiment aufnehmen möchten.«

»Unbedingt, Louisa. Um absolut sicher zu sein, bräuchte ich allerdings noch Nachschub.«

Louisa lacht. »Auf keinen Fall! Nun geht es ans Produzieren, vielleicht fällt dann etwas für dich ab. Was mich freut ist, du hast eine echte Teamleistung vor dir. Aina, Barbara und ich verfeinerten die Pralinen so lange, bis das Ergebnis aus unserer Sicht perfekt war. Der arme Jo musste alle Versuche kosten und jammert seither über zu enge Arbeitshosen. Ach, bevor ich es vergesse. Wir sollen morgen Abend in der Werkstatt vorbeikommen, die ersten Möbel sind fertig und können abtransportiert werden. Die müssen wir uns unbedingt anschauen. Sarah hatte die Idee, bei Wein und Pizza Tische und Stühle vor Ort einzuweihen. Was hältst du davon? Ich bin außerdem im Vorteil und habe die Möbelstücke bereits gesehen. Allerdings werde ich keinen Laut von mir geben.« Sie dreht eine Pirouette und grinst die Freundin schelmisch an.

»Wenn Sarah und ich dich gemeinsam in die Mangel nehmen, dann hast du keine Chance«, droht Charlie. »Aber ich lasse mich gerne bis morgen auf die Folter spannen, dann ist die Überraschung noch größer. Allerdings kann ich es jetzt kaum erwarten. Kannst du wenigstens verraten, welche Möbel Jo gebaut hat? Gefallen sie dir? Haben wir uns diese so vorgestellt?«

Charlie schaut Louisa ungeduldig an und zwirbelt ihre Locken um den Zeigefinger, doch diese lässt sich nicht erweichen. Mit einem imaginären Schlüssel deutet sie an, dass ihre Lippen versiegelt sind. Ihr ist anzusehen, welch diebische Freude es ihr bereitet, die Spannung zu steigern.

»Ich sage nur so viel – dir wird vor Staunen nichts mehr einfallen.« Louisa lacht, als sie Charlies Frust sieht, die spielerisch die Fäuste erhebt.

»Okay, ich warte bis morgen. Sarahs Idee gefällt mir bestens. Wo steckt sie eigentlich? Ich habe sie heute kaum zu Gesicht bekommen.«

»Vermutlich scheucht sie ihre Damen quer durch den Laden und widmet sich nebenbei dem Online-Shop. Das ist Sarahs neue Leidenschaft, außerdem postet sie ständig irgendetwas auf Social Media. Ich muss aber zugeben, dass sie damit erfolgreich ist, was die Verkaufszahlen des letzten Monats belegen. Du wirst erfreut sein. Wenn sich Sarah etwas in den Kopf gesetzt hat, dann gibt es kein Halten mehr. Sie mobilisiert alle Kräfte und richtet diese auf ihr Ziel aus. Gnade Gott allem und jedem, was und wer sich ihr in den Weg stellen möchte. Keine Chance! Ihr Feingefühl gleicht momentan dem einer Dampfwalze. Mein Tipp, stell dich an den Rand und beobachte, dann kann dir nichts passieren.«

Louisa grinst und breitet die Arme aus. Eine Geste, die Charlie vermitteln soll, dass sie beide Sarah gut kennen und sie auch deswegen so schätzen. Charlie nickt und ist froh um ihren Arbeitsbereich, so kommt sie Sarah nicht ins Gehege.

»Gibt es momentan einen Mann in ihrem Leben?«, fragt sie.

»Nein, ich glaube nicht. Vielleicht ist dieser Umstand auch das Problem«, meint Louisa und verschwindet mit dem Hinweis, dass nun genug geplaudert wurde, auf sie warte schließlich die Pralinenproduktion. Sie dreht sich nochmals um. »Ach, Charlie, ich hatte vergessen, dich über eine Neuerung zu informieren. Wenn du irgendetwas Neues ausprobierst, sag Sarah Bescheid. Sie drapiert das

Gebäckstück adrett, schießt ein Foto und stellt dieses in den Shop. Von dir braucht sie den Namen des Produkts und die Allergene. Alles tout de suite, das versteht sich von selbst. Meine neuen Pralinen bewirbt sie, bevor ich auch nur eine für den Verkauf hergestellt habe. Die Frau ist nicht aufzuhalten, diskutieren zwecklos, du ziehst sowieso den Kürzeren.«

»Danke für den Hinweis, Louisa.«

Die beiden Frauen werfen sich einen verschwörerischen Blick zu. Daraufhin beschließt Charlie, ihre neuen Ideen noch etwas ruhen zu lassen, bevor sie sich in Sarahs Fänge begibt.

Morgen ist auch noch ein Tag, sagt sich Charlie und beginnt, die Arbeitsfläche zu säubern.

Am späten Nachmittag schlägt sie den Weg zum Friedhof ein. Die Herbstsonne lässt die bunten Blätter leuchten und die Natur saugt die letzten wärmenden Strahlen auf. Über ihr fliegt ein Schwarm Graugänse in perfekter Formation Richtung Süden. Es riecht nach Pilzen und Herbst. Sie kickt eine Kastanie vor sich her und raschelt mit den Schuhen durchs Laub. Am Grab angekommen, setzt sie sich im Schneidersitz auf die Steinplatten und berichtet Fanny von Manoir Remy, dem Landhaus, Vincent, seinen Eltern, der Bäckerei und endet mit der Beschreibung all der Dinge, die sie an Vincent so gerne mag. Dann erzählt sie so lebendig von Marie, als möchte sie das Band der beiden stärken und ins Jenseits katapultieren.

Unsanft wird sie unterbrochen.

»Charlie, was sitzt du hier herum? Komm, hilf mir die Gräber zu bepflanzen, bevor es dämmert.«

Hinter Charlie taucht Erika auf. In ihrem langen Haar haben sich Herbstblätter verfangen, an der rechten Wange klebt etwas Erde, die Fäuste hat sie auffordernd in die Seiten gestemmt. Ihre Miene drückt Ungeduld aus.

»Suchst du einen Sklaven?«, fragt Charlie leicht mürrisch.

»Du hast es erkannt. Ich muss noch zur Töpferei und die Zeit wird knapp. Selbstverständlich hast du keinen Grund mir zu helfen, du hast aber auch keinen, es nicht zu tun.«

»Deine Argumentationen sind stets so überzeugend, dass ich mich willenlos ergebe«, seufzt Charlie. »Allerdings nur unter einer Bedingung. Du nimmst mich mit in die Töpferei, dorthin wollte ich heute auch noch, eine Skulptur abholen.«

»Das passt ja perfekt. Dann beeilen wir uns und es bleibt noch Zeit, ein Likörchen bei Melody zu zwitschern«, stimmt Erika zu.

»Nimmst du die Kisten? Dann trage ich die Gartengeräte«, fährt sie fort.

Während Erika Charlie zeigt, was zu tun ist, und beide mit den Händen in der Erde wühlen, bringt sie Charlotte auf den neuesten Stand, das dörfliche Leben betreffend. So erfährt sie, dass auf dem Brattenhof dieses Jahr besonders viele Kälber geboren wurden, Tom das Angeln für sich entdeckt hat und Frieder, der Dirigent des Gesangsvereins, seit Wochen heiser ist. Sehr zur Freude der singenden Kehlen, die sich nun ohne Vorgaben entfalten können. Charlie ist froh beschäftigt zu sein, so fällt Erika ihre Belustigung nicht auf, die diese Informationen in ihr auslösen. Sie beschränkt sich darauf, immer wieder mit dem Kopf zu nicken oder einen erstaunten Laut von sich zu geben. Erika scheint nicht mehr Resonanz zu benötigen. Es dauert nicht lange, bis sie auf die neue feministische Bewegung zu sprechen kommt, angestoßen von Barbara. Die Gärtnerin ist begeisterte Teilnehmerin der ersten Stunde und echauffiert sich über die spöttischen bis abfälligen Bemerkungen der männlichen Dorfbewohner, während sie die Stiefmütterchen so robust in die Erde drückt, als wären diese für alles Übel der Welt verantwortlich.

»Sogar Philipp, der Sohn von Irma und Rudi, also ein junger Mann, der mitten im Leben steht, meinte, es wäre ihm nicht recht, wenn seine Lisa der Gruppe beitreten würde. Hallo! Es wäre ihm nicht recht? Als ob wir fragen müssten. Vielleicht ist Lisa über seine wöchentlichen Skatabende auch nicht glücklich. Vermutlich vermisst er nur den angenehmen Service und muss sein Bier an diesem Abend selbst aus dem Kühlschrank nehmen. Dann kann er dabei auch gleich die Entdeckung der Spülmaschine machen, deren Innenleben ihm noch gänzlich unbekannt ist«, schimpft Erika.

Charlie lacht auf. So leicht lässt sich die Gärtnerin nicht bremsen.

»Auch Tom murmelt Worte wie ‚Weiberkram' und ‚spirituelle Geheimverbindung' in den nicht vorhandenen Bart. Es ist unglaublich, was wir im Dorf ausgelöst haben mit der Entscheidung, uns einmal im Monat zu treffen. Zutritt nur für Frauen. Sofort wird das Schlimmste angenommen. Als würden wir Voodoo Praktiken frönen oder nackt durchs Wohnzimmer tanzen. Oh, das Beispiel war unglücklich gewählt, jetzt habe ich Bilder im Kopf, die ich nicht mehr loswerde.« Erika bricht in Lachen aus und lässt sich auf den Po plumpsen. Sie versucht zu sprechen, was ihre Lachsalven allerdings verhindern.

»Bitte! Versuche mir nicht die Bilder näher zu beschreiben.«

Erika schüttelt den Kopf und beruhigt sich wieder. Mit ihren erdigen Händen wischt sie sich die Lachtränen aus dem Gesicht. »Aber weißt du, was mich wirklich wundert?«, beginnt sie erneut.

Charlie schüttelt den Kopf und reicht Erika, die noch immer mitten auf dem Grab des ehemaligen Bürgermeisters sitzt, eine Hand.

»Svetlana und ihre Gesellschafterin haben sich ebenfalls der Gruppe angeschlossen.«

»Oh«, kommentiert Charlie, ihr Interesse ist geweckt.

»Endlich habe ich deine volle Aufmerksamkeit. Ich war auch erstaunt. Sie ist eine faszinierende Frau, aber verschlossen wie eine Auster. Die beiden geben ein interessantes Paar ab. Mariellas Punkeroutfit, den Kopf zur Hälfte rasiert und Svetlana, die sich so gibt, als wäre sie am nächsten Tag bei irgendwelchen royalen Teezeremonien eingeladen. Sie hat so was Aristokratisches an sich. Sie kabbeln sich unentwegt, aber das ist wohl der Kit in ihrer Verbindung. Bei Svetlana werden wir einen Beauty- und Stilberatungsabend erleben. Du kannst ruhig auch kommen. Es schadet bestimmt nicht, in jungen Jahren vorzubeugen.«

»Das werde ich mir überlegen. Sind wir fertig?«

»Ja«, erwidert Erika, klopft sich die Hose ab und schreitet mit langen Schritten Richtung Ausgang. Charlie gratuliert sich innerlich zu ihrer Contenance, die scharfe Erwiderung, die ihr auf der Zunge lag, nicht ausgesprochen zu haben. Sie beeilt sich, Erika hinterher zu kommen, um den Anschluss nicht zu verlieren.

So schwungvoll Erika durchs Leben fegt, so ist auch ihr Fahrstil. Charlie ist froh, dass die Fahrtstrecke nur kurz ist. Melodys Töpferei liegt in einem Seitental in völliger Abgeschiedenheit. Auf den Wiesen grasen Schafe, schnattern Gänse und scharren Hühner. Die neueste Errungenschaft sind Lamas, zu denen Charlie großen Abstand hält. Überall im Garten und auf den Wegen stehen Tonfiguren, Vogelschalen und Pflanztröge.

Karsten, Melodys Mann, steht hinter dem Verkaufstresen und begrüßt die Neuankömmlinge. »Ihr kommt genau zum rechten Zeitpunkt. Ich habe Apfelpunsch mit Calvados aufgesetzt, den müsst ihr probieren. Absolut unschlagbar!« Seine roten Wangen zeugen davon, dass er schon das ein oder andere Gläschen probiert hat.

Erika lässt sich nicht lange bitten und nimmt ein Glas entgegen. Charlie winkt dankend ab. Sie schlüpft an Karsten vorbei und betritt Melodys heilige Hallen. Tonfiguren in allen Produktionsstadien füllen die Regale und Arbeitsflächen. Der feuchte, erdige Geruch nach Ton erfüllt den Raum. Melody sitzt an ihrer Töpferscheibe und formt einen Krug mit einer Leichtigkeit, die Charlie immer wieder fasziniert.

»Schön, dass du da bist«, freut sie sich, den Blick nur kurz hebend. Mit einer Kopfbewegung deutet sie die Richtung an.

Charlies Augen folgen dieser und entdecken den Touristen mit dem Fotoapparat. Etwas übergewichtig steht er mit weißen Socken, Sandalen, Shorts und Hawaiihemd zwischen einem Nachtwächter und einer Engelskulptur. Ein Käppi auf dem Kopf, Schnauzer und Brille vervollkommnen das Bild. Charlie tritt näher. Die Skulptur reicht ihr bis zur Brust. Vorsichtig streicht sie über den Arm und stellt fest, dass Melody sogar die Poren der Haut und die Haare auf den Unterarmen modelliert hat. Wie eine Blinde tastet Charlie die Figur ab. Lächelnd wird sie von der Töpferin beobachtet.

»Und, gefällt er dir?«

»Absolut. Ich hätte nicht gedacht, dass Ton so lebensecht wirken kann. Unglaublich! Du hast dich selbst übertroffen.«

»Ich musste einiges ausprobieren, bis ich das Ergebnis erzielte, das ich haben wollte. Zur Sicherheit habe ich mich mit dem Thema Urheberrechte befasst, da ich nach der Vorlage des Künstlers gearbeitet habe. Aber ich glaube, alles Wesentliche bedacht zu haben. Getauft habe ich ihn auf den Namen Sigfried. Ich bin selbst zufrieden«, meint Melody und hält die Töpferscheibe an. »Ich habe mich mit dem Künstler beschäftigt und möchte dir zwei weitere Skulpturen vorschlagen.«

Melody tritt mit zwei Ausdrucken neben Charlie.

»Schau mal, die Dame, die hier am Tisch sitzt und eine Mahlzeit zu sich nimmt, würde gut in euer Café passen, dort, wo sie vom Schaufenster aus zu sehen ist. Inklusive Handtasche, Einkaufstüte und altmodischer Dauerwelle. Zu beachten sind auch die giftgrünen Strümpfe zum wild gemusterten Kleid und die ausgelatschten Schuhe. Und hier, die Dame mit dem Einkaufswagen und den Lockenwicklern im Haar. Die ist doch herrlich, oder?«

Charlie studiert beide Figuren, überlegt und nickt. »Ja. Ich weiß nur nicht, wo ich die Einkaufende hinstellen soll. Sie würde gut in Moniques Hofladen passen. Oder im Obergeschoss im Hotel? Egal darüber kann ich mir später Gedanken machen. Wenn du Lust hast, beide Skulpturen für mich zu machen, gerne. Du kannst dir so viel Zeit lassen, wie du benötigst. Wir sollten aber noch über die

Preise sprechen.« Wieder betrachtet sie den Touristen und freut sich schon auf die Reaktion ihrer Geschäftspartnerinnen.

»Er ist fantastisch«, flüstert sie.

Melody lacht leise, die Freude ist ihr anzusehen. »Ich muss mich bei dir bedanken, Charlie. Du hast mich auf neue Ideen gebracht. Schau mal meine Skizzen an.«

Sie reicht Charlie einen Block. Auf der ersten Seite entdeckt sie einen Polizisten, der mit einer Trillerpfeife im Mund den Verkehr regelt und große Ähnlichkeit mit Gustav, dem Dorfpolizisten hat. Es folgt ein Zwillingspärchen, beladen mit Einkaufstaschen beim Plausch, ein Zeitungsausträger und Jo in Lederhose mit Säge und Holzlatten unter dem Arm.

»Hast du vor, die Steinhagener in Ton zu verewigen?«, fragt diese etwas ungläubig.

»Das sind nur meine Vorlagen. Aber Menschen etwas überzeichnet in Alltagssituationen darzustellen, diese Idee lässt mich nicht mehr los. Ich kann dabei meine Kreativität viel mehr ausleben als bei der Herstellung von Tassen, Krügen und Tellern.«

»Ich bin gespannt. Wenn alle Figuren so wunderbar gelingen wie Sigfried, könnte deine Karriere sogar noch international werden. Dass du etwas von Kunst verstehst, braucht keinen Beweis mehr«, meint Charlie. »Du könntest mir noch einige Visitenkarten mitgeben für die Bäckerei und das Hotel.«

»Mache ich gerne. Deine Anerkennung freut mich sehr.«

»Beeilt euch, sonst ist der Apfelpunsch ausgetrunken«, ruft Erika herüber, wobei ihre Sprache an den Rändern bereits leicht die Konturen verloren hat. Die Schuhe hat sie ausgezogen, ein Bein untergeschlagen, mit der freien Hand gestikuliert sie und untermalt eine Anekdote ihres Lebens, die sie Karsten episch erzählt. Auch er scheint beflügelt zu sein.

Melody und Charlie tauschen einen Blick und beschließen in stiller Übereinkunft, nüchtern zu bleiben. Es erfordert einiges an Überzeugungskraft, Erika zum Aufbruch zu bewegen, die vergessen hat, was sie außer Punsch in der Töpferei noch wollte. Erst als Karsten bedauernd anmerkt, dass von seinem Gebräu nun leider nichts mehr da wäre, erhebt sie sich, mühevoll darauf bedacht, die Balance zu halten. Karsten verpackt den Touristen in eine gepolsterte Holzkiste und lädt Erikas Tonwaren in den Transporter. Kurzerhand setzt sich Melody hinters Steuer und bringt die Damen samt Skulptur sicher nach Hause.

Charlie schickt Vincent noch ein Foto ihres neuen Mitbewohners, erhält jedoch keine Antwort. Anders Sarah, Louisa und Monique, die Daumen-hoch-Emojis schicken, sowie Herzchen und Smileys.

Schlaftrunken tapst Charlie in die Küche. Ihre innere Uhr muss sich erst wieder an den frühen Start gewöhnen. Während das Wasser für den Kaffee zu kochen beginnt, fragt sie sich, ob ihre Berufswahl so klug war. Ein späterer Arbeitsbeginn erscheint ihr heute besonders attraktiv. Ihr Körper lechzt nach Koffein und sie beschließt, sich noch kurz auf die Couch zu kuscheln und sich einige Minuten für die erste Tasse Kaffee des Tages zu gönnen. Gedankenverloren überfliegt sie die aktuellen Nachrichten auf ihrem Smartphone – Krieg, Überflutung und Aufstände im Iran. Sie seufzt und fährt sich durch die wirren Locken. Ihr Blick fällt auf Sigfried, ein Grinsen huscht über ihr Gesicht und sie wählt Vincents Nummer. Es dauert geraume Zeit, bis sein verschlafenes Gesicht auf dem Display erscheint.

»Charlie!«, stöhnt er. »Himmelherrgott, weißt du wie spät es ist? Ist bei dir etwas passiert?« Erschrocken fährt er hoch und reibt sich die Augen.

»Nein, oh entschuldige, ich wollte dich nicht erschrecken«, gibt Charlie kleinlaut von sich. »Ich habe nicht nachgedacht, mein Daumen hat einfach deine Nummer gewählt. Die Sehnsucht scheint mit mir durchgegangen zu sein.«

»03:30 Uhr, du bist komplett verrückt!«

Sein Augenrollen bringt Charlie zum Lachen. Vincent lässt sich in die Kissen zurückfallen und schimpft vor sich hin.

»Du musst die Strafe für all meine Sünden sein«, murrt er weiter. »Hast du einen bestimmten Grund für deinen Anruf?«

Charlie nickt und lächelt ihn an. »Das sagte ich doch schon. Ich habe Sehnsucht nach dir. Und eben jetzt ganz besonders.«

Vincents Blick wird weicher. Ein Lächeln stiehlt sich auf sein Gesicht. Er kuschelt sich in eine angenehme Position. »Na, wenn das so ist, da kann ich mich wohl nicht über nächtliche Ruhestörung beschweren. Wobei ich mir schon etwas Sorgen machte, als ich deine Nachricht las, in der du von einem neuen Mitbewohner berichtet hast. Als ich das Foto sah, entspannte ich mich wieder. Von weißen Socken in Sandalen bin ich noch Lichtjahre entfernt«, unkt er. »Außerdem sehen wir uns in drei Wochen, aber schön, dass du mich vermisst. Dazu hatte ich bisher noch keine Zeit. Die Verträge der Saisonarbeiter laufen aus, nun muss noch Urlaub abgebaut werden, Sebastians Bein heilt nur langsam, meine Eltern ziehen bis Ende des Jahres komplett nach Marseille um und Moniques Laune ist seit drei Tagen auch völlig im Keller. Im Moment schalte ich auf Autopilot, erledige die anstehenden Aufgaben und denke nur an morgen, wenn es sich nicht vermeiden lässt. Und bei dir, hast wenigstens du alles im Griff?« Vincent schneidet eine Grimasse und fährt sich durch das Haar.

»Oje, das hört sich nicht gut an«, erwidert Charlie. »Wobei du diese Situation doch so oder so ähnlich jedes Jahr erleben müsstest, oder?«

Er bricht in Lachen aus. »Das ist es ja gerade. Jedes Jahr im Oktober dasselbe Spiel, und trotzdem kostet es mich immer wieder Nerven. Dann ärgere ich mich über mich selbst. Ich weiß ja, es sind noch zwei oder drei anstrengende Wochen, dann wird es deutlich ruhiger. Wenn ich ehrlich bin, erfasst mich dann etwas Wehmut, dass die Saison dem Ende zugeht. Das Gefühl, eine große, laute Familie zu sein, das Abendessen im Hof, Sonne, lange laue Abende, gemeinsam Hand in Hand zu arbeiten, das alles fehlt mir dann für kurze Zeit, bis ich beginne, die Ruhe zu genießen. Im Moment befinde ich mich in einer Zwischenphase. Ich gebe es zwar nicht gerne zu, aber du fehlst mir auch. Nächste Woche kommt eure Küche«, fügt Vincent rasch hinzu.

*Da hatte einer wohl Sorge, zu viel Gefühl zu zeigen*, denkt Charlie amüsiert. »Wir treffen uns heute Abend bei Jo, bestaunen die gebauten Möbel und weihen Tische und Stühle ein. Monique schalten wir per Video zu. Möchtest du auch dabei sein?«, fragt sie.

»Wenn ich es einrichten kann, gerne. Schick mir doch einfach den Link. Aber nun erzähl du.«

Charlie schlägt die Beine unter und berichtet Vincent von ihrem Ankommen im Alltag, ihren Startschwierigkeiten und kann bereits über ihre Befindlichkeiten lachen. Sie witzelt über ihre neugewonnene Erfahrung, sich überflüssig zu fühlen. »Wenn das so weitergeht, habe ich plötzlich so etwas wie Freizeit und muss mir Gedanken machen, welchem Hobby ich nachgehen möchte. Ich dachte an etwas Kreatives wie Teppiche knüpfen oder Malen nach Zahlen«, fährt sie fort.

Vincent lacht bei dieser Vorstellung. »Ich glaube, das ist keine gute Idee. Für diese Vorhaben fehlt dir die Geduld. Du kannst die Zeit für ausgedehnte Besuche in meiner bescheidenen Bude nutzen. Über gutes Essen, leckeres Brot und Kuchen würde ich mich freuen. Das bisschen Haushalt erledigst du nebenher mit Leichtigkeit.«

»Aha, du suchst eine kostengünstige Hausangestellte. Vermutlich muss ich morgens die Pferde anspannen und dem Hausherrn mit einem weißen Spitzentaschentuch nachwinken, wenn er sich aufmacht, seine ausgedehnten Ländereien zu inspizieren«, fällt Charlie in seinen lockeren Ton ein.

»Mindestens. Du siehst bestimmt niedlich aus mit Häubchen, Rüschenschürze und Schnürstiefeln. Am Abend erwartet mich ein warmes Essen und alles, was ein Mann sich eben so wünscht.« Vincent nimmt eine arrogante Haltung ein und grinst Charlie unverschämt an. »Außerdem hatte ich nicht an eine Bezahlung gedacht. Sich an meinem Körper laben zu dürfen und mir das Leben so angenehm als möglich gestalten zu dürfen ist doch Lohn genug, oder?« Dabei zieht er eine Augenbraue hoch und streicht sich mit einer Hand das Haar zurück. Seine Mundwinkel zucken amüsiert.

Charlie schnaubt. »Wovon träumst du nachts?«

»O Süße, das möchtest du nicht wirklich wissen«, grinst er anzüglich.

»Schluss jetzt, ich muss mich beeilen. Wir sehen uns heute Abend. Ich bin schon gespannt, was Jo alles bewerkstelligt hat. Louisa hüllt sich in Schweigen. Was steht bei dir heute an?«

»Ich möchte dich nur kurz daran erinnern, dass du angerufen hast. Wir ernten heute Orangen, Zitronen und die letzten Oliven. Aber zunächst versuche ich noch etwas zu schlafen. Eines sage ich dir, Tinker Bell: Rache kann süß sein. Für mich, nicht für dich. Mich mitten in der Nacht grundlos zu wecken, kann nicht ohne Folgen bleiben«, droht er Charlie.

»Bis später. Ich lasse mich überraschen und küsse dich.«

»Ich dich auch. Allein wieder einzuschlafen ist jetzt keine gute Vorstellung. Bis später.«

Vincent verabschiedet sich mit einem Luftkuss und kuschelt sich wieder in seine Decke. Charlie lächelt gut gelaunt vor sich hin und beeilt sich mit ihrer Morgentoilette.

Der frühe Morgen ist kühl, im fahlen Licht der Straßenlaternen glänzen feucht die herabgefallenen Blätter. Charlie hofft auf einen goldenen Oktobertag, der die Menschen in die Natur zieht und die Touristen noch etwas zum Verweilen einlädt. Am Wochenende findet der traditionelle Herbstmarkt in Steinhagen statt, an dem auch die Bäckerei mit einem Stand vertreten sein wird. Die anreisenden Händler sind ein buntes Völkchen, die von geräuchertem Aal bis Zahnstocher alles an Waren anbieten, was der Mensch benötigt oder auch nicht. Gauklergruppen, Wahrsagerinnen und Wunderheiler sorgen für Abwechslung und Unterhaltung. Im November beginnen die Vorbereitungen für die Adventszeit, die nochmals sehr arbeitsintensiv ist und ihren Höhepunkt kurz vor Weihnachten erreicht. Heiligabend verbrachte Charlie bisher bei Louisas Familie, an einem der Feiertage organisierte sie ein festliches Essen für ihre Freunde bei sich zu Hause. Sie fragt sich, welche Pläne Vincent wohl hat und ob es realistisch ist, sich Hoffnungen zu machen, das Weihnachtsfest und den Jahreswechsel gemeinsam zu verbringen.

Diese Vorstellung führt ihr wieder vor Augen, wie viel sich in diesem Jahr verändert hat. Ihre bisher übersichtliche Welt geriet in Aufruhr und plötzlich erscheint ihr diese in der Rückschau eng und klein. Die Entwicklungen, die Charlie noch vor einem halben Jahr beunruhigt haben, wirken nun inspirierend auf sie. Als wäre ein stotternder Motor repariert worden, der nun ohne Probleme surrt und nach vorne strebt. Im Stillen dankt sie Oma Fanny für die Chance, die sie bekommen hat. Charlie schließt die Hintertür der Bäckerei auf, macht das Licht an und widmet sich der vertrauten Routine. Sie genießt das Gefühl, neugierig auf ihr Leben sein zu können. Nicht zu wissen, was sie erwartet. Trotz ihres Hangs zu planen und alles in Listen zu packen, braucht Charlie die Veränderung, die in den letzten Jahren etwas kurz kam, wenn sie die Entwicklung in der Bäckerei außer Acht lässt. Aber auch dort hat die Dynamik deutlich zugenommen.

Es scheint wohl notwendig gewesen zu sein, dass sie etwas unsanft aus ihrer Komfortzone gestoßen wurde. Sonst hätte sie vermutlich so weitergemacht und wüsste bereits heute, wie ihr Leben in dreißig Jahren aussehen würde. Diese Vorstellung lässt sie erschaudern.

Charlotte wiegt die Zutaten für Croissants, Brioches und Pain de Provence ab. Sie freut sich auf den Abend mit ihren Partnerinnen und ist gespannt auf die ersten Möbel. Sie wirbelt durch die Backstube bis der Rest des Teams eintrudelt, als wolle sie mit ihrer Energie den Arbeitstag zu einem frühen Ende zwingen. Mit ihrer guten Laune sorgt Charlie für Fröhlichkeit, der auch spontane Bestellungen und eine übellaunige Sarah nichts anhaben können.

Am späten Nachmittag verabschiedet sie sich und strebt nach Hause. Die Sonne hat noch Kraft und lässt die bunten Blätter leuchten. Im Dorf herrscht Betriebsamkeit. Die Gärten werden für den Winter vorbereitet und Kürbisse zur Dekoration neben die Haustüren gestellt. Charlie beschließt, sich die Zeit bis zum Sonnenuntergang ebenfalls ihrem Garten zu widmen, bevor sie sich zu Jo aufmacht. Sie beschränkt sich auf die nötigsten Arbeiten, bevor sie noch zwei Flaschen Rotwein einpackt und einen Salat zubereitet. Nach einer schnellen

Dusche springt Charlie in ihren Fiat, da sie ungestört noch etwas Zeit mit dem Freund verbringen möchte.

Nach wenigen Minuten betritt sie die erleuchtete Halle. Der Geruch nach Holz, Sägespänen und Farbe hängt in der Luft. Charlie blickt sich suchend um und entdeckt Jo, der mit Kopfhörern vornübergebeugt eine Kommode abschleift. Sein rechtes Bein klopft rhythmisch zur Musik auf den Boden. Sie nutzt die Zeit, sich umzusehen und entdeckt ordentlich übereinander gestapelte Stühle mit gedrechselten Streben an der Rückenlehne, das dunkle Holz glänzend poliert. Die Sitzfläche sowie der innere Teil der Rückenlehne sind gepolstert und mit champagnerfarbenem Stoff bezogen. Sie setzt sich auf einen der Stühle und stellt fest, dass Bequemlichkeit und Design hervorragend in Einklang gebracht wurden. Sorgenfalten entstehen auf ihrer Stirn, wenn sie an Kinderhände denkt, die soeben noch mit Nudeln in Tomatensauce beschäftigt waren.

Sie schlendert weiter und bewundert die Tische aus Walnussholz, deren Maserung deutlich hervortritt. Sie hatten sich für eines der teuersten heimischen Hölzer entschieden, da der dunkle Farbton eine leichte Graufärbung aufweist, der wunderbar zu den Sandsteinböden und -wänden im Landhaus passt. Jo hatte das Holz geölt, sodass dieses matt glänzt. Im Geiste verteilt Charlie die runden und eckigen Tische im Restaurant, arrangiert die Stühle und sieht große Kerzenständer aus Messing vor sich. Das Flackern des Kerzenlichts spiegelt sich sanft im Holz wider und betont die naturbelassene Struktur. Fast kann sie das Stimmengemurmel der Gäste hören, die elegant gekleideten Gäste und den flotten, aber unaufdringlichen Service sehen. Vor Freude schlägt ihr Herz Purzelbäume.

»Auf keinen Fall Tischdecken«, überlegt sie laut.

Erschrocken zuckt sie zusammen, als Jo sie von hinten umarmt. Sie war so versunken, dass ihr das Aussetzen der Schleifgeräusche nicht aufgefallen ist. »Jo, das hat mich sicherlich fünf Lebensjahre gekostet!«

Charlie dreht sich um, die Hand schützend vor die Brust haltend, als fürchte sie den Herzinfarkt an Ort und Stelle. Sie umarmt den Freund und schaut ihn prüfend an.

»Hallo Jo, wie schön dich zu sehen. Du wirkst etwas müde und abgespannt.«

»Hey, hey Charlie. Besten Dank auch, das höre ich immer wieder gerne. Ja, wir haben einen Großauftrag für die Tischlerei von vier etwas schrägen, eigenwilligen Damen, den wir vor allem nach Feierabend und am Wochenende ausführen. Viel Arbeit und schlechte Bezahlung. Der Traum eines jeden Unternehmers«, entgegnet Jo grinsend. »Du konntest es wohl nicht mehr erwarten. Louisa hat mich schon vorgewarnt.«

Charlie deutet auf die Tische und Stühle. »Ich habe nicht damit gerechnet, dass du schon so weit bist. Das müsste fast die komplette Restauranteinrichtung sein. Und jedes Stück ist eine Schönheit. Das Holz ist sensationell. Gut, dass wir uns auf deine Expertise verlassen haben.«

»Das freut mich zu hören. Uns allen macht es viel Spaß, die Möbel herzustellen. Es ist doch etwas anderes als Wände einzureißen, Fußböden zu verlegen oder einen Carport zu bauen. Das Tischlern begeistert mich und ich möchte diesen Bereich deutlich ausweiten. Der Winter ist dafür die beste Zeit. Allerdings wird der Platz hier knapp. Wenn ihr alle euer Einverständnis heute Abend gegeben habt, werde ich eine Spedition beauftragen, um die Möbel nach Frankreich transportieren zu lassen. Ich kann nicht warten, bis Vincent kommt.«

»Klar! Soll ich das für dich machen?«

»Nein, danke. Das erledige ich besser selbst. Schließlich soll alles unbeschadet ankommen. Aber du hast noch nicht alles gesehen. Komm mit, die wahren Schätze habe ich gut versteckt.«

Jo nimmt sie an der Hand und zieht sie in die Lagerhalle. Er verbeugt sich und deutet in den Raum. Charlie blickt sich um, kneift kurz die Augen zusammen, da sie diesen nicht traut. Vor sich sieht sie die Einrichtung des Fotografenzimmers. Die Vorder- und Rückwand des Kingsize-Bettes stellt eine Filmrolle dar, die sich an den entgegengesetzten Seiten leicht aufrollt. An den Rändern sind kleine Quadrate ausgesägt, die den Film transportieren. Mit grauer Farbe in verschiedenen Abstufungen wurden Licht und Schatten hervorgehoben. Die Nachttische sind Stativen nachempfunden, auf denen ein Fotoapparat mit zwei Schubladen aufgesetzt wurde. Der Knauf der Schubladen sieht aus wie eine Blende und wurde mit silberner Glanzfarbe gestrichen. Neben dem Bett stehen zwei hohe Polstersessel. Die Sitz- und Rückenfläche ziert das berühmte Foto von Marilyn Monroe, welches sie unsterblich machte. Im Luftzug hält sie den fliegenden weißen Rock ihres Kleides nach unten. Zwischen den Sesseln steht ein kleiner Beistelltisch mit Stativbeinen in einem hellen Grauton. Auf der anderen Seite entdeckt Charlotte einen Schrank mit Schiebetüren, auf die eine Laufstegszene aufgemalt wurde. Damen in atemberaubenden Roben posieren im Blitzlicht. Den Abschluss bildet eine Kommode, an der kleine Fotoapparate aus Holz verschiedener Epochen angebracht sind. Für deren Herstellung Fingerspitzengefühl und die Liebe zum Detail notwendig waren. Bewundernd geht sie in die Hocke, um die einzelnen Apparate näher zu betrachten.

Fassungslos wendet sich Charlie zu Jo um und entdeckt erst jetzt die Fotografien, die an der Wand lehnen. »Das sind Max' Bilder von Manoir Remy«, sagt sie und vertieft sich in die Ansicht eines knorrigen Olivenbaums, an dessen Stamm lässig Sebastian lehnt, die Schiebermütze schräg auf dem Kopf, das Gesicht vom Rauch seiner Gauloises verhüllt. Die Aufnahme besticht in schwarz-weiß durch eine unglaubliche Präsenz. »Wie passend, zwei knorrige Olivenbäume«, amüsiert sie sich.

Sie lässt den Blick weiter wandern. Vincent, über gefüllte Gemüsekisten gebeugt, wie er die Qualität der Ernte prüft. Im Hintergrund grasen die Pferde. Simone bei der Orangenernte in Arbeitskleidung auf einer Leiter balancierend, mit einer Hand den Strohhut haltend und Monique hinter ihrem prall beladenen Obst- und Gemüsestand, wie sie Zitronen und Tomaten in einen Korb packt. Sprachlos lässt sich Charlie auf den Boden sinken.

»Wie, wann, was ...?«, stammelt sie und sieht Jo ungläubig an.

Dieser lacht über ihre Fassungslosigkeit und setzt sich neben Charlie. »Wenn ich dich richtig verstehe, möchtest du wissen, wer auf diese Idee kam und wie wir das alles hinbekommen haben, richtig?«

Charlie nickt stumm und betrachtet die Möbelstücke eingehend.

»Zunächst hatten wir deine Zeichnungen, die eine gute Basis bildeten. Max, soweit er hier war, Louisa, Sarah und ich haben uns während der letzten Wochen fast jeden Abend getroffen. Wir entwickelten Ideen, sortierten aus, prüften deren

Umsetzbarkeit und holten die entsprechenden Profis ins Boot. Den Stoff der Sessel ließen wir bedrucken, der Polsterer übernahm den Rest. Das war Sarahs Idee. In Louisa schlummert ein ungeahntes künstlerisches Talent. Stundenlang recherchierte sie im Internet, fertigte Schablonen an und bemalte dann die Türen des Schrankes. Max Beitrag erkennst du auf Anhieb, er hat sich wieder einmal selbst übertroffen und die ein oder andere Nacht in seiner Dunkelkammer verbracht, brütend über Fixierern und Belichtung. Außerdem lieferte er die Modelle für die Fotoapparate an der Kommode. Mittels eines 3-D-Computerprogrammes erstellten wir Vorlagen, die Anton detailgetreu umsetzte. Die Malerarbeiten am Bett gehen auf Louisas Konto, den Rest habe ich beigesteuert.« Zufrieden lächelt Jo Charlie an, die noch immer verdutzt ist.

»Du machst mir soeben ein schlechtes Gewissen.« Angestrengt kaut sie auf ihrer Unterlippe und dreht mit dem Zeigefinger eine Haarsträhne auf.

»Das war nicht mein Ziel und ist auch unnötig. Jeder und jede von uns trägt seinen Teil zum Projekt bei. Der Eine mal mehr, der Andere mal etwas weniger. Wir stellen gegenseitig keine Rechnungen auf. Ich hoffe allerdings, du kippst nicht aus den Schuhen, wenn ich dir gleich meine präsentiere. Ich bin in Vorleistung gegangen und kann momentan nicht mehr leisten. Material ist teuer geworden und für die Arbeitsleistung muss ich auch etwas berechnen.«

»Selbstverständlich, das war ja so vereinbart. Mir ist bewusst, dass wir hochwertige Hölzer wollten, da wir langfristig denken. Außerdem würden Billigmöbel nicht zum Stil des Landhauses passen und auch nicht zu unserem Konzept«, erwidert Charlotte. »Du hast unser volles Vertrauen. Ich werde mich nun an allen Aktivitäten beteiligen, soweit du mich gebrauchen kannst. Leider geht mir jegliches künstlerische oder kreative Talent ab«, fügt sie an.

»Das stimmt nicht, denk an deine Zeichnungen. Aber wir brauchen auch immer jemanden für niedere Dienste, darin bist du bereits geübt. Verpflegung kommt auch stets gut an.« Jo zwinkert ihr zu und erhebt sich.

»Was hast du als Nächstes geplant?«, fragt Charlie, während sie seine Hand ergreift und sich hochziehen lässt.

»Wir arbeiten zurzeit an den Kommoden für das Restaurant. Darin könnt ihr Besteck, Gläser, Kerzen und so weiter verstauen. Diese gestalten wir im klassischen Stil ohne große Schnörkel, denn das Walnussholz hat seinen eigenen Effekt. Da braucht es nicht mehr. Dann stehen die Stühle und Tische für die Terrasse auf dem Plan. Für die Lackierarbeiten bist du bereits eingeplant. Gemeinsam sollten wir die Einrichtung der anderen Zimmer planen, dann weiß ich, welche Materialien ich bestellen muss. Zudem sind die Lieferzeiten momentan ungewöhnlich lange. Da fällt mir noch ein – was passiert mit dem Holz auf Manoir Remy? Dort müssten doch immer wieder alte Bäume gefällt werden, die keine Früchte mehr tragen. Ich wäre vor allem an Oliven-, Walnuss- und Kirschholz interessiert, nehme aber am liebsten alles.«

Charlie zuckt mit den Schultern. »Keine Ahnung, aber wir können Vincent nachher fragen. Wäre der Aufwand, das Holz hierher transportieren zu lassen, nicht zu groß?«

»Momentan würde sich das lohnen. Außerdem habe ich sowieso das Gefühl, dass es künftig einen regen Reiseverkehr zwischen den Standorten geben wird.«

Charlie lacht. »Da hast du bestimmt Recht.«

»Die Vorstellung, dass ihr bald alle ein halbes Jahr ausgeflogen seid, fällt mir schwer«, gibt Jo offen zu und spielt an einem losen Knopf seiner Weste. Charlies Blick weicht er aus.

»Wir werden nicht alle drei die ganze Zeit auf Manoir Remy sein. Am Anfang bestimmt, aber dann ist das nicht mehr nötig. Außerdem ist Monique vor Ort und wir haben auch noch unsere Aufgaben hier. Louisa würde es ohne dich auch nicht lange aushalten.«

Jo lacht frustriert auf und hebt seine Arme. »Da bin ich mir nicht so sicher.«

»Aber ich bin mir sicher. Louisa musste noch nie ohne dich auskommen, sie hat damit keine Erfahrung. Unsere Pariser Zeit gilt nicht, da waren wir noch sehr jung, außerdem bist du oft zu Besuch gekommen. Vielleicht wird ihr erst noch bewusst, was du ihr bedeutest, wenn du nicht immer um die Ecke bist. Aber du bringst mich auf eine ganz andere Idee! Warum gründest du nicht eine Zweigstelle in Frankreich? Das könnte auch steuerliche Vorteile haben und Aufträge gibt es dort bestimmt auch. Außerdem brauchen wir jemanden, der die Reparaturarbeiten am Gut durchführt, die vermutlich pausenlos nötig sein werden.« Charlie zieht die Augenbrauen nach oben und ist selbst angetan von ihrem Geistesblitz.

»Charlie, das kann ich mir nicht leisten! Die Miete für eine Halle, die Anschaffungskosten für Maschinen und Werkzeuge und wohnen müssen wir auch irgendwo, während hier die Kosten weiterlaufen. Ich habe nicht vor, mich zu ruinieren«, braust Jo auf.

»Vielleicht kannst du mit jemandem kooperieren und dich einmieten. Außerdem steht das Häuschen von Clotilde und Jaques ab Januar leer. Wenn du eine Lösung suchst, wirst du diese auch finden.«

»Typisch Charlie, geht nicht gibt es nicht. Ich werde darüber nachdenken und mich mit Vincent beraten. Aber immer langsam mit den jungen Pferden«, lenkt Jo ein.

»Hier seid ihr!«, ruft Louisa und drückt Jo einen Kuss auf die Wange, der besitzergreifend den Arm und ihre Taille legt.

Wieder einmal fällt Charlie auf, wie unterschiedlich das Paar nach außen wirkt. Die zarte Louisa, heute in enger Jeans, über der sie einen hellgrauen Kaftan trägt, daneben Jo, an dem alles markant, rau und kräftig ist, in Arbeitskleidung, Sicherheitsschuhen, mit Schwielen an den Händen und kahlrasiertem Kopf. Es sind jedoch genau diese Gegensätze, die Jo und Louisa zusammen so attraktiv machen. Mit einem leichten Stich im Herzen beobachtet sie den vertrauten Umgang, den die beiden miteinander pflegen.

»Es war keine Überraschung, dein Auto bereits auf dem Parkplatz zu sehen, Charlie«, wendet sich Louisa an die Freundin. »Den ganzen Tag habe ich damit gerechnet, dass du dich unter irgendeinem Vorwand aus der Bäckerei schleichst, weil deine Neugierde dich treibt. Aber dein Pflichtgefühl hat die Oberhand behalten. Na, was sagst du?« Louisas Augen drücken ebenso viel Stolz aus wie Jos einige Zeit vorher.

»Welche Superlative möchtest du hören? Fantastisch, grandios, überwältigend? Dieses Ergebnis habe ich mir in meinem Träumen nicht ausgemalt. Ich bin begeistert und bewundere euer Talent. Allerdings hängt die Messlatte für die anderen Zimmer nun sehr hoch.«

»Ja, allerdings«, stimmt Louisa lachend zu. »Aber das spornt uns nur an. Ich kann es kaum erwarten, weiterzuarbeiten. Schade, dass wir keinen Raum für weitere Zimmer haben. Aber was noch nicht ist, kann ja noch werden.«

Louisa zwinkert Charlie zu. Diese wiegt den Kopf und lächelt.

»Mädels, ihr macht mich fertig. Bitte nicht sofort das nächste Projekt!«, stöhnt Jo.

»Kommt, wir rücken einen Tisch in die Mitte, wo wir etwas Platz finden und machen es uns in diesem Durcheinander etwas gemütlich. Sarah müsste jeden Moment mit den Pizzen eintreffen. Jo, wo finde ich eine Steckdose für den Laptop?«

Louisa schwirrt durch die Halle, deckt den Tisch, zaubert einen Kerzenständer hervor, Blumen und eine Vase. Schlichte weiße Teller in geradlinigem Design und schweres Messingbesteck wirken edel und stilvoll. Die hohen Weingläser und Stoffservietten geben dem Ambiente den letzten Schliff. Charlie ist wie immer beeindruckt von Louisas Stilsicherheit, die in wenigen Minuten mit einigen Handgriffen etwas Besonderes gestalten kann.

»Wow, Louisa, du hast an alles gedacht! Können wir die Teller ohne Unterlage auf den Tisch stellen?«

»Ja«, wirft Jo ein. »Das Holz ist geölt und somit geschützt. Der Stoff auf den Stühlen ist außerdem abwaschbar, sollte sich dort jemand die Finger abwischen.«

»Gut zu wissen, ich dachte vorhin an Kinder und Tomatensauce«, wirft Charlie ein.

Sie treten einen Schritt zurück und betrachten den gedeckten Tisch.

»Perfekt!«, befindet Charlotte.

Jo und Louisa stimmen zu.

»Oh, welch Glanz in dieser trostlosen Hütte«, tönt es vom Eingangstor, gefolgt von einem saftigen Fluch. »Jetzt wäre ich fast über dieses Werkzeug hier gestolpert, Jo«, schimpft Sarah und hält die Pizzaschachteln nur mit Mühe in der Balance.

»In diesen Stilettos würde ich auch über alles stolpern. Außerdem bist du spät dran«, kontert Jo gelassen.

Ein stechender Blick, einem Laserstrahl gleich, trifft ihn. Schnaubend stellt Sarah die Fracht ab. »Ich bin nun mal die Letzte und muss im Laden das Licht löschen, der außerdem kurz vor der Schließzeit noch rappelvoll war. Was soll ich denn tun? Den Kunden mitteilen, dass ich jetzt mal weg bin und vorschlagen, sie könnten ja noch eine Runde faules Ei spielen? Etwas Verständnis, Dankbarkeit und Mitgefühl wären angebracht. Immerhin habe ich für euer leibliches Wohl gesorgt. Außerdem sind meine Schuhe der letzte Schrei und zudem sündhaft teuer. Aber davon hast du nun wirklich keine Ahnung, Jo.« Sie funkelt in die Runde, streckt sich und tritt einen Schritt zurück.

Louisa hat die Kerzen bereits angezündet. »Das sieht wirklich wundervoll aus«, meint sie versöhnlich und lächelt schon wieder. »Unsere Prinzessin hat bestimmt alle Möbel gesehen und ist ausgeflippt«, fügt sie an und taxiert Charlie.

»Bin ich. Ich werde es wieder gutmachen.«

»Das hoffe ich. Sich herumzutreiben und andere arbeiten lassen! Ab morgen darfst du die Aufräumarbeiten übernehmen. Gerne sehe ich dir dabei von einem

Liegestuhl aus zu. Von dem schweren Besen habe ich Blasen an den Händen.« Sarah präsentiert ihre Wunden.

Am Laptop ertönt das Zeichen, dass Monique nun zugeschaltet ist. Sie begrüßt die Partnerinnen, wirft Jo eine Kusshand zu und lässt sich von Louisa virtuell durch den Raum führen. Hinter ihr taucht Vincents Gesicht auf. Die Reaktion der Geschwister fällt im Ergebnis ähnlich aus wie Charlies. Nur die Ausdrucksweise unterscheidet sich etwas, bedingt durch das südländische Temperament.

»Jo, wann werden die Möbel hier eintreffen? Ich will so schnell als möglich alles an Ort und Stelle haben. Das Interesse ist groß, die Eröffnungsfeier ausgebucht, die Plätze, die ihr für Familie und Freunde benötigt, habe ich berücksichtigt. Alle Samstage im Mai sind mit Hochzeiten belegt. Täglich kommen Anfragen herein und Gäste möchten die Räumlichkeiten besichtigen«, berichtet Monique in dem ihr eigenen Tempo.

»Ich nehme an, in einer Woche«, informiert Jo.

»Das passt gut. Nächste Woche bin ich vornehmlich im Landhaus, da die Küche eingebaut wird. Dann können wir nebenher noch Möbel schleppen«, wirft Vincent ein.

Während in Steinhagen Pizza gegessen wird und auf Manoir Remy gegrillter Tintenfisch, tauschen die Freunde geschäftliche Neuigkeiten aus. Monique informiert über die kalkulierten Hotelpreise und ihre Fortschritte bei der Personalsuche. Sie drängt auf eine schnelle Einrichtung, um die Fotos auf die Website stellen zu können. In einem Nebensatz fügt sie an, dass Max diese Aufgabe vor Ort übernehmen wird. Dass sie etwas zu viel verraten hat, wird ihr erst deutlich, als sie in vier grinsende Gesichter blickt.

Unwirsch winkt Monique ab. »Wir haben wichtigeres zu besprechen als mein Privatleben.«

»Ein Blick auf das Budget halte ich noch für nötig, auch wenn ich hier die Spielverderberin bin. Aber mein Gefühl sagt mir, dass wir viel Geld ausgegeben haben. Welche Kosten sind denn bisher entstanden und vor allem, was schulden wir dir, Jo?«, steuert Charlie das Gespräch wieder in die richtigen Bahnen.

Monique listet ihre Ausgaben auf und verspricht, die Belege zu mailen. Jo steht auf und legt mehrere Seiten auf den Tisch. Akribisch hat er alles aufgelistet. Als er die Endsumme nennt, fällt Charlotte ein Stück Pizza aus der Hand. Mühsam versucht sie, ihre entglittenen Gesichtszüge unter Kontrolle zu bekommen. Sie lehnt sich zurück und holt tief Luft.

»Wenn ich nun alles im Kopf überschlage und die Küche noch dazurechne, bedeutet das, wir haben bereits jetzt zwei Drittel des Budgets ausgegeben. Es fehlt noch die Einrichtung von fünf weiteren Zimmern und der Rezeptionstresen sowie viele andere Dinge, die ich nun nicht alle aufzählen kann. Das heißt, wir müssen unser Budget verdoppeln.« Ratlos blickt Charlotte von einem zum anderen.

»Charlie«, setzt Jo an.

Sie hebt die Hand und unterbricht ihn. »Bitte Jo, deine Rechnung ist völlig in Ordnung. Es war unsere Entscheidung, auf Originalität zu setzen. Das hat seinen Preis. Ich werde mich darum kümmern und für das nötige Kapital sorgen.«

»Wir können einen Kredit aufnehmen«, schlägt Louisa vor.

»Das können wir, aber das ist die letzte Option. Wir könnten Geld aus der Bäckerei nehmen, aber das ist für Investitionen und als Rücklage gedacht. Das sollten wir so belassen«, entgegnet Charlie.

»Und wenn wir die Kapitaleinlage erhöhen?«, wirft Monique ein.

»Das kann ich im Moment nicht«, entgegnet Sarah. »Außerdem stimme ich Charlie zu, kein Kapital aus der Bäckerei zu nehmen. Wir brauchen dringend einen Anbau mit Küche. Den Business Lunch, die Salate und im Winter die Suppen und Eintöpfe können wir unmöglich längerfristig in Louisas Arbeitsbereich zubereiten. Dafür ist die Nachfrage zu groß. Wir haben jetzt schon Koordinationsschwierigkeiten.«

»Ja, das kann ich bestätigen. Aber meine Mutter erzählte mir, dass die Wohnung im ersten Stock frei wird. Susanne zieht zu ihrem Freund. Wenn wir etwas umbauen, haben wir dort genügend Platz und zusätzliche Lagermöglichkeiten«, weiß Louisa zu berichten.

Jo stöhnt auf und fährt sich mit der Hand über den rasierten Schopf. »Ihr bringt mich noch ins Grab!«

Er sorgt für allgemeine Erheiterung.

»Was ich nicht verstehe, Charlie, ist deine Ablehnung hinsichtlich des Kredits. Dir ist bestimmt bekannt, dass ein sinnvoller Mix aus Eigen- und Fremdkapital sinnvoll ist«, merkt Vincent an.

»Ja, ich weiß. Aber da wirkt meine Erziehung. Fanny vertrat immer die Meinung, nur so viel auszugeben, wie eben da ist und nicht mehr. Sie stellte ihre Unabhängigkeit weit vorne an und warnte mich vor den Klauen der Banken«, erklärt Charlie. »Ich habe eine Lösung für dieses Problem, aber ich brauche einige Tage, um die Transaktion über die Bühne zu bringen. Das Kapital würde ich als Privateinlage dem Unternehmen zukommen lassen«, beschließt sie das Thema.

Alle nicken, nur Vincent sieht nachdenklich aus. Allerdings ist die euphorische Stimmung wie weggeblasen. Ernsthaftigkeit hat ihren Platz eingenommen. Sie verteilen die anstehenden Aufgaben, vereinbaren den nächsten Besprechungstermin und verabschieden sich von Monique und Vincent. Charlie, Jo, Louisa und Sarah sitzen noch zusammen, trinken den restlichen Rotwein und plaudern über Belanglosigkeiten. Sarah greift das Thema Umbau nochmals auf und ringt Jo das Verspechen ab, sich die Wohnung anzusehen. Zufrieden steht sie auf und gibt den Startschuss zum Aufbruch. Gemeinsam bewundern sie nochmals die Möbel und treten den Weg nach Hause an.

Charlies Gedanken kreisen um die finanzielle Lage und sie ärgert sich, keine genauere Kostenkalkulation vorgenommen zu haben. Sie peilte grob über den Daumen und zielte deutlich daneben. »Verliebt sein beeinträchtigt wohl eindeutig das Denkvermögen«, murmelt sie vor sich hin.

Kaum hat sie das Haus betreten, klingelt ihr Telefon. Auf dem Display erkennt sie, dass es Vincent ist.

»Hallo Charlie. Du weißt, ich stehe hinter dir und deinen Plänen. Wenn du Hilfe benötigst, kannst du auf mich zählen.«

Für diese Worte ist sie ihm dankbar und liebt ihn noch ein bisschen mehr. Sie spürt, wie die Last auf ihren Schultern leichter wird. »Danke, das bedeutet mir viel. Aber du hast eigene Pläne«, erwidert sie. „Außerdem hat mir Fanny ein Aktiendepot hinterlassen. Soweit ich weiß, kann ich dieses jederzeit auflösen.

Allerdings bin ich selbst dann ohne Rücklagen. Bevor ich deine Hilfe annehme, ziehe ich meinen letzten Joker.«

»Wie du willst. Ich würde es vermutlich genauso machen. Du kannst mir immer noch die Ländereien von Manoir Remy verkaufen. Das Angebot steht.«

»Daran habe ich im Moment nicht gedacht. Dann habe ich noch einen weiteren Joker, gut zu wissen. Trotz des Schockmoments bin ich überzeugt davon, dass wir erfolgreich sein werden«, meint Charlie.

»Das werdet ihr auch. Alles, was ich bisher gesehen und gehört habe hat Hand und Fuß. Mein Anruf hat damit nichts zu tun. Ich wollte dir nur sagen, dass du nicht allein bist und Hilfe annehmen kannst.«

»Es wäre jetzt schön, wenn du hier sein könntest. Aber es ist auch so gut. Wie immer findest du zum richtigen Zeitpunkt die passenden Worte. Danke dir.«

»Gerne. Du würdest dasselbe für mich tun. Und nun geh schlafen, du hörst dich müde an.«

Charlie unterdrückt ein Gähnen und verabschiedet sich. Sie bleibt noch einen Moment sitzen. Ja, sie würde viel für Vincent tun, auch ihn finanziell unterstützen, wenn er sie darum bitten würde. Sie kann sich selbst keinen Reim darauf machen, warum es immer einen schalen Nachgeschmack hinterlässt, wenn er auf den Verkauf der Ländereien zu sprechen kommt. Sofort meldet sich ein Funken Misstrauen in ihr.

Für weitere Gedanken in diese Richtung ist sie allerdings zu müde. Außerdem macht es so oder so keinen Sinn. Antworten bekommt sie nur, wenn sie Vincent darauf anspricht. Und so wichtig ist ihr das Thema momentan nicht.

## 21

Nach einer unruhigen Nacht fühlt sich Charlie wie gerädert. Nur mit Mühe kann sie sich auf das Tagesgeschäft konzentrieren. Ihre Gedanken kreisen um Finanzen und Sicherheiten. Gestern verkündete sie noch selbstbewusst, für das fehlende Kapital zu sorgen, heute kommen ihr Zweifel. Soll sie tatsächlich bis an ihre Belastungsgrenze gehen? Wieviel Unvorhergesehenes kommt noch auf sie zu? Was kann alles schiefgehen? Fragen über Fragen. Charlie blickt angestrengt in die Rührschüssel und kann sich nicht mehr erinnern, welche Zutaten zum Brotteig noch fehlen. Marion nimmt sie sanft an der Schulter, schiebt sie an die Arbeitsplatte, auf der portionierter Teig liegt.

»Kneten und zu runden Laiben formen«, sagt sie.

Auf Charlies Gesicht stiehlt sich ein Lächeln, während sie der Anweisung Folge leistet. Nebenbei beobachtet sie Aina, die Äpfel und Birnen vorbereitet und in feinen Scheiben auf Tarteböden legt. Der Herbst bringt eine Fülle an Obst und Gemüse. Der Duft von frischem Pflaumenkuchen hängt in der Luft. Sie gibt sich einen Ruck und arbeitet etwas schneller. Ihre Sorgen haben hier nichts zu suchen.

Verwundert bemerkt Charlie den Durchgangsverkehr zwischen Laden und Louisas Arbeitsbereich. Auch an ihrer Küchenzeile wird gebrutzelt und geschmort. Fiona, Janinas Mutter, rührt mal hier, mal dort. Soeben eilt sie Sarah mit einem großen Topf hinterher, die Kürbisse und Kartoffeln schleppt. Auf dem Rückweg trägt Sarah eine große Schüssel Couscous-Salat an ihr vorbei. Neugierig stößt sie die Tür zu Louisa auf und späht um die Ecke. Fiona halbiert mit einem großen Messer die Kürbisse und setzt dabei ihr ganzes Gewicht ein. Janina ist dabei, einen Berg Kartoffeln zu schälen. Aus dem Backofen steigt der würzige Geruch von Käse, der sich mit Vanille, Zimt und Schokolade mischt. Unsanft wird sie von Sarah zur Seite gedrängt, die sich daran macht, ein dunkles Roggenbrot in Scheiben zu schneiden. Diese belegt sie mit Roquefort, Birnen und Preiselbeerkompott.

»So viel Zeit hätte ich auch gerne.« Sarah wirft Charlie einen ungehaltenen Blick zu.

Louisa schaut von ihrer Arbeit auf, vertieft sich aber sofort wieder in das komplizierte Dekor einer Torte. Von dieser Seite ist keine Hilfe zu erwarten, stellt Charlie fest.

»Was gibt es denn heute?«, fragt sie und schnuppert.

»Kürbissuppe, Gemüselasagne und verschiedene Salate, dazu die übliche Auswahl an Sandwiches«, informiert Sarah kurz angebunden.

»Wenn wir noch weitere Kapazitäten hätten, würde ich noch ein Cassoulet mit Bohnen und Rindfleisch zubereiten, sowie einen Salat aus Linsen. Mein Fundus an Rezepten und Ideen ist unerschöpflich«, fügt Fiona an.

»Charlie, kannst du bitte mit den Quiches Gas geben, die Muffins mit Mais und Schinken benötigen wir auch zur Mittagszeit, besser etwas früher. Und denk bitte an die Mini-Calzone«, unterbricht Sarah die Kollegin.

Louisa sucht Charlies Blick, grinst und treibt sie mit einer Handbewegung zur Eile an. Um nicht unter die Räder zu kommen, verzieht sich Charlotte wieder in ihren eigenen Bereich. Ein Prüfen der Aufgabenliste des Tages erleichtert sie, denn Aina und Marion haben schon einiges abgearbeitet. Konzentriert geht

Charlotte zu Werke und nimmt sich vor, im Laufe des Tages das Gespräch mit Sarah und Fiona zu suchen. Mit raschen Bewegungen belegt sie Flammkuchenteig mit Speck, Zwiebeln und Käse, bevor sie sich der Zubereitung von Tortillas zuwendet, die mit Lauchzwiebeln, Tomaten und Cheddar gefüllt werden. Sarah eilt durch den Raum, eine Kiste tragend, die große Einmachgläser mit Schraubverschluss enthält.

»Was ist das?« Charlie beäugt deren Inhalt.

»Schichtsalat mit Avocado-Limetten-Dressing«, kommt die Antwort knapp.

»Sieht großartig aus! Sarah, ich hab's verstanden. Lass uns später oder heute Abend reden«, bittet sie die Freundin, die ihr einen versöhnlichen Blick zuwirft und nickt.

Doch zunächst braucht Charlie einige Minuten Zeit, um ungestört telefonieren zu können, und bittet Thelma, ihr Büro zur Verfügung zu stellen.

»Kein Problem, so lange helfe ich im Laden oder in der Küche aus«, meint diese.

Charlotte legt ihre Unterlagen auf den Schreibtisch, auf dem ein Durcheinander von Blättern, Rechnungen und Notizzetteln herrscht. Sie sucht die Telefonnummer des Verwalters heraus, der ihr Aktiendepot betreut. Nach kurzem Klingeln meldet sich die Stimme von Herrn Huber. Sie erläutert ihr Vorhaben, das Depot aufzulösen und erklärt die Hintergründe. Nach einem längeren Schweigen räuspert sich Herr Huber und erkundigt sich, ob Charlotte diesen Schritt gut durchdacht hat.

Sie bestätigt, sich sicher zu sein und ist erleichtert, dass der Geldbetrag innerhalb weniger Tage auf ihrem Konto gutgeschrieben sein wird. Auch der bürokratische Aufwand ist übersichtlich. Sie bedankt sich für die gute Betreuung und versichert, bei Bedarf wieder auf ihn zuzukommen. Erleichtert atmet Charlotte auf. Ein Felsbrocken fällt ihr vom Herzen. Nun kann das Hotelprojekt verwirklicht werden, ohne Abstriche an der Gestaltung in Kauf nehmen zu müssen. Sie beeilt sich, Louisa und Sarah die gute Nachricht zu verkünden. Beide fallen ihr um den Hals. Louisa vollführt ein Tänzchen, auch die Partnerinnen waren angespannt. Charlie tippt noch eine Nachricht an Monique.

Thelma erscheint in der Tür und bittet um Aufmerksamkeit. »Für den Herbstmarkt am Sonntag bleiben wir bei unserem gewohnten Programm, oder?«, fragt sie und stibitzt sich eine Praline.

Das Trio nickt.

»Wie immer verschiedene Früchtebrote, Hefezöpfe und herbstliche Kuchen, sowie herzhafte Tartes und Quiches. Dazu heißen Cidre und Apfelpunsch für die Kinder. Ach, und Pralinen. Als Neuheit können wir Produkte aus der provenzalischen Ecke dazunehmen«, führt Louisa aus.

»Mist, den Markt habe ich verdrängt. Mit den Früchtebroten muss ich heute Abend beginnen, sonst wird das nichts mehr.« Charlotte geht im Geiste ihre Vorräte durch.

»Was hältst du davon, wenn wir heute gemeinsam länger bleiben? Dann können wir noch einiges besprechen. Verpflegung ist genügend hier«, schlägt Sarah vor.

»Gute Idee«, pflichtet Charlie ihr bei, auch Louisa ist einverstanden.

Als am späten Nachmittag ihr Magen knurrt, beschließt Charlie im Laden nachzusehen, ob noch Lasagne oder etwas Suppe übrig ist. Das Café ist gut besucht. Sie begrüßt im Vorbeigehen bekannte Gesichter und nähert sich der heißen Theke. Zu ihrer Enttäuschung ist diese bereits leer. Sie schiebt ein Sandwich mit Käse und eingelegten Tomaten in den Grill und wartet darauf, dass dieses heiß wird. Der nahende Herbstmarkt scheint das vorherrschende Thema der Gäste zu sein. Zurück in ihrem Arbeitsbereich isst sie im Stehen und blättert in einem ihrer Ordner, der Rezepte für Früchtebrote aus aller Welt beinhaltet. Sie wählt verschiedene Sorten aus und beginnt mit den Vorbereitungen.

»Wie gefällt dir das?« Louisa lehnt am Türrahmen und präsentiert ein Törtchen, das aussieht wie ein Miniaturkürbis.

Charlotte lacht. »Süßes oder Saures?«, fragt sie.

»Süßes. Schokoladenteig mit Birnencreme, verziert mit orangefarbenem Fondant«, erklärt Louisa.

»Originell. Das wir der Renner des Marktes«, prophezeit Charlie.

»Warte, es geht gleich weiter.« Louisa verschwindet und präsentiert daraufhin eine Torte, die sie mit bunten Blättern, Kastanien und Eicheln, sowie kleinen Pilzen verziert hat.

»Alles aus Marzipan, keine Sorge«, sagt Louisa.

»An dir ist wirklich eine Künstlerin verlorengegangen«, meint Charlie und umkreist die Torte. Sie erntet einen warnenden Blick, als sie sich ihre Finger einem Pilz nähern.

»Die Torte und die Kürbisse bringe ich nun in den Laden, um zu sehen, ob unsere Kunden ebenso positiv reagieren wie du«, erklärt Louisa.

Kurze Zeit später steht das Trio in schweigender Übereinkunft in der Backstube und bereitet Früchtebrote zu. Sarah arbeitet nach Anweisung und bisher fiel noch keine ihrer üblichen bissigen Bemerkungen.

»Ist mit dir alles in Ordnung, Charlie?«, durchbricht Louisa die Stille.

Charlotte blickt erstaunt auf und sieht die Freundin fragend an.

»Na ja, du hast heute viel für uns alle getan und dafür gesorgt, dass es auf Manoir Remy weitergeht. Ich könnte verstehen, wenn deine Laune momentan nicht die Beste ist«, führt Louisa weiter aus.

Sarah hält beim Nüssehacken inne und wartet auf Antwort. Den rechten Fuß stellt sie auf den Linken und lehnt sich mit der Hüfte an die Arbeitsplatte. Die Augen sind prüfend und konzentriert auf Charlie gerichtet.

Um Zeit zu gewinnen, prüft sie die Konsistenz des Teiges in der Rührmaschine. »Ja, alles bestens«, entgegnet Charlotte und setzt dabei ein Lächeln auf. »Ich will auch, dass es voran geht. Auf halber Strecke stehen zu bleiben, würde mir mehr an die Nieren gehen, als meine Ersparnisse zu investieren«, fährt sie fort. Sie spürt die Blicke ihrer Partnerinnen auf sich, die das Thema nicht weiter verfolgen. Louisa macht den Anfang und steuert das Gespräch in ruhige Gewässer. Sie besprechen die Planung und Durchführung des Herbstmarktes und überlegen, wie sie die Küche besser nutzen können. Louisa erzählt von ihrem kleinen Neffen Oskar und seinen Fortschritten.

»Wenn ich den verliebten Eltern Glauben schenken kann, ist der Kleine hochbegabt und wird seine Altersgenossen bereits im Kindergarten überflügeln«, lacht sie.

»In zwei Wochen kommt Vincent. Ich muss Monique rechtzeitig die Bestellungen durchgeben, was er alles mitbringen muss. Denkt ihr bitte daran, mich über euren Bedarf zu informieren? Du freust dich bestimmt schon, Charlie«, wagt Sarah einen erneuten Versuch, Charlotte aus der Reserve zu locken.

»Hmh«, murmelt Charlie und formt den Teig so akribisch, als würde es sich um eine hochkomplexe wissenschaftliche Arbeit handeln.

Louisa nickt Sarah aufmunternd zu, der nun der Geduldsfaden reißt.

»Verdammt nochmal Charlie, ich sehe doch, dass du über irgendetwas brütest«, ruft sie verärgert und lässt ihre flache Hand auf die Arbeitsplatte klatschen.

»Hätte ich dich vor zwei Tagen gefragt, ob du dich auf deinen Helden freust, wärst du durch den Raum getanzt und hättest dich aufgeführt wie ein verliebter Teenager.«

Sarah funkelt Charlie an, die mit einem Messer die Brote einschneidet und sich taub stellt.

»Komm schon, sprich mit uns«, fordert Louisa sie auf.

Charlie legt das Messer aus der Hand, schichtet die Brote auf die vorbereiteten Bleche und seufzt. »Manchmal seid ihr wirklich anstrengend«, beschwert sie sich.

Sarah lacht, auch Louisa schmunzelt.

»Nicht, dass du uns in dieser Beziehung nachstehen würdest«, gibt diese zu bedenken.

Nun muss auch Charlie lachen und sie gibt ihren Widerstand auf. »Ich frage mich, ob ich einer Illusion nachhänge«, beginnt sie. »Wann immer Vincent vorschlägt, dass ich Manoir Remy an ihn verkaufen kann, werde ich sofort misstrauisch und frage mich, ob es wirklich um mich geht, oder ob eine Strategie hinter der ganzen Angelegenheit steckt und ich nur Mittel zum Zweck bin. Auch ist unsere Kommunikation manchmal seltsam. Oft antwortet er auf meine Nachrichten erst viel später, oder überhaupt nicht. Meistens bin ich diejenige, die anruft oder schreibt. Ich weiß, dass er mich auf seine Art mag, vielleicht auch mehr, aber das kann ich nicht einordnen. Sein unverbindliches Verhalten empfinde ich als verletzend, wobei die Frage nach einem möglichen Verkauf fast die einzige Konstante in seinem Verhalten ist. Das stimmt nicht ganz und ist etwas ungerecht von mir. Ich bin so hin- und hergerissen und auch verunsichert, kein schönes Gefühl. Manchmal gehen meine Hirngespinste so weit, dass ich denke, er spinnt ein raffiniertes Netz, in das ich ahnungslos, naiv und voller Liebe hineingeraten bin und mich verfangen habe. Wenn ich das auf den Punkt bringen soll, denn ich rede wirr durcheinander, fehlt mir die emotionale Sicherheit. Manchmal kann Vincent mir diese geben, aber das sind Momentaufnahmen. Dann bin ich glücklich und lebensfroh, um sofort wieder ins andere Extrem zu verfallen. Dann fehlt mir das Vertrauen und ich frage mich, ob ich ihm wirklich etwas bedeute oder einfach nur eine gute Gelegenheit bin. Und vor allem, ob ich ihm trauen kann. Diese Liebe macht mich empfindlich. Ich weiß, das ist nicht gut, aber dagegen kann ich nicht ankämpfen. Ich wünsche mir, dass Vincent dasselbe für mich empfindet, auch wenn das zu viel verlangt ist und dass er mich nicht ausnutzt. Aber das Wichtigste für mich ist, dass er ehrlich mit mir umgeht. Vielleicht bin ich auch nur seltsam und fantasiere mir etwas zusammen.« Charlie wirft die Arme in die Luft.

Sarah und Louisa halten in ihrer Arbeit inne. Sie sehen einander an und schweigen, bis der Timer des Backofens die Stille zerreißt.

»Etwas seltsam bist du schon«, beginnt Sarah und erntet einen strengen Blick von Louisa, der ihr bedeutet, dass Humor nicht die passende Reaktion ist.

»Trotzdem solltest du deine Gefühle ernst nehmen, denn sie sind nun mal da. Egal, ob dein Kopf diese nachvollziehen kann oder nicht. Es ist deine Wahrheit und die ist immer richtig. Vermutlich wirst du keine Klarheit gewinnen, wenn du Vincent nicht offen darauf ansprichst. Sonst verlierst du dich in Spekulationen, die fernab der Realität sein könnten. Und was noch viel schwerer wiegt, du verhältst dich entsprechend. Die Gefahr, dass du dann ungerecht und zickig wirst, ist groß. Vielleicht ist es auch nur ein Angebot, mit dem Vincent dich unterstützen möchte, ohne Hintergedanken und Strategie. Es kann sein, dass er viel weiter ist als du denkst und die Meinung vertritt, das Gut bliebe trotzdem in der Familie, auch wenn er es erwirbt. Weißt du, ob er nicht schon den Verlobungsring gekauft hat? Dass er sich nicht oft meldet, kann praktische Gründe haben. Wenig Zeit, andere Dinge im Kopf haben, die Notwendigkeit einer regen Kommunikation nicht sehend, du weißt es nicht. Hast du ihm mal gesagt, was du dir wünschst?«

Charlotte ist verblüfft von diesen Worten, die für sie eine Tiefe haben, die Sarah selten an den Tag legt. »Nein, ich wüsste auch nicht, wann und ob das jetzt passend wäre. Ich hätte den Eindruck, mit der Tür ins Haus zu fallen. Oder ihn mit zu vielen Erwartungen und Emotionen zu vergraulen«, entgegnet sie.

»Wenn ich dich richtig verstehe, dann hast du Angst, Vincent zu verlieren, wenn du deine Wünsche, Bedürfnisse und Befürchtungen offen ansprichst«, konkretisiert Louisa.

Charlie malträtiert den Teig und denkt nach. Sie betrachtet ihre Freundinnen, verzieht das Gesicht und nickt. Für einen Moment kämpft sie mit den aufsteigenden Tränen. Louisa legt den Arm um ihre Schultern und drückt sie an sich.

»Stell dir vor, es wäre andersherum und Vincent wäre an deiner Stelle. Würdest du wollen, dass er sich ähnliche Gedanken macht? Ich glaube, du wärst überrascht, wenn er dir das mitteilen würde, weil du keine Sekunde daran gedacht hast, dass dein Verhalten so gedeutet werden kann. Mein Bild, dass ich von ihm gewonnen habe, passt nicht zu einem Mann, der eine heimliche Agenda hat und eine unehrliche Strategie verfolgt«, fügt Louisa an.

»Damit kannst du recht haben«, räumt Charlie ein.

»Vielleicht nimmst du dich zu wichtig und seine Welt dreht sich nicht nur um dich, Prinzessin.« Ohne Sarkasmus kann Sarah nicht, die nun grinst und auch Charlie ein Lächeln entlockt.

»Kann sein. Für mich und mein stures Herz ist es wichtig. Nichts, was mit Vincent zu tun hat, kann ich auf die leichte Schulter nehmen. Es erfordert Mut, ihn offen auf seine Interessen anzusprechen. Ich weiß nicht, ob ich diesen habe«, gibt Charlie zu.

»Dann scheint dir die Grübelei viel Freude zu bereiten«, gibt Sarah vergnügt von sich.

»Weißt du, was Albert Einstein sagte?«, wirft Louisa ein. Ohne auf eine Reaktion zu warten, beantwortet sie ihre Frage selbst. »Auf Veränderungen zu hoffen, ohne selbst etwas dafür zu tun, ist wie am Bahnhof zu stehen und auf ein Schiff zu warten.« Ungerührt schneidet sie getrocknete Aprikosen in kleine Stücke, ein Lächeln umspielt ihre Lippen.

»Das wollte ich alles nicht hören. Ich hatte auf Mitleid und Verständnis gehofft, aber diese Rechnung ging wohl nicht auf«, bemerkt Charlie.

»Wir lieben dich auch! Also sei kein Hasenfuß, sprich offen mit Vincent und warte ab, was kommt. Wenn er dann den Abflug macht, war er es sowieso nicht wert«, beendet Sarah pragmatisch das Thema.

»Das muss ja nicht am ersten Abend sein. Vielleicht fällt euch zum Wiedersehen etwas anderes ein. Vor allem, wenn es das letzte Mal sein könnte«, fällt ihr noch ein. Sarah lacht, zwinkert Charlie zu und verlässt den Raum.

Die Freundinnen kichern und schauen ihr Kopf schüttelnd nach. Wenige Minuten später kehrt sie zurück, ein Tablett balancierend. Sie stellt dieses ab und reicht Charlie und Louisa ein Glas, aus dem Dampf aufsteigt.

»Heißer Caipirinha, zur Einstimmung auf die kalte Jahreszeit«, sagt sie und prostet den beiden zu.

»Bevor wir albern und betrunken sind, danke, dass ihr mir den Kopf gewaschen habt. Ich mache mir viel zu viele Gedanken«, meint Charlie und stößt mit Sarah und Louisa an.

»Immer wieder gerne«, tönen beide im Chor.

Louisa nippt an ihrem Getränk und hebt eine Augenbraue. »Lecker, wo hast du denn dieses Gebräu so schnell her?«, fragt sie.

»Geheime Verstecke im Laden – für schlechte Zeiten und Notfälle.«

Die drei lachen unbeschwert miteinander.

Am Tag des Herbstmarktes ist das Trio schon früh auf den Beinen. Dichter Nebel hängt über dem Marktplatz, die Stände sind nur vage zu erkennen. Fröstelnd pustet Charlie in ihre kalten Hände. Die Feuchtigkeit hat ihre Locken in ein Gewirr verwandelt. Sarah balanciert auf der Leiter und bringt Girlanden mit bunten Blättern, Weintrauben und kleinen Kürbissen an der Überdachung des Standes an. Was die Dekoration der Marktstände betrifft, ist mit der Zeit ein wahrer Wettstreit entbrannt. Die Besucher wählen im Laufe des Tages die schönste Präsentation, am Abend wird der Stand, der das Rennen für sich entschieden hat, prämiert.

Charlie lässt den Blick, soweit der Nebel es erlaubt, über den Platz schweifen. Erika windet eine herbstliche Blumenkette um die Streben ihres Standes, Gestecke und Kränze stehen dicht gedrängt auf der Verkaufsfläche. Willy vom Dorfkrug hängt bunte Bierkrüge an Haken, eine Sammlung Gartenzwerge mit roten Mützen zieren das Dach. Soeben fährt Melody vor und beginnt mit ihrem Mann Töpferwaren auszuladen. Der Nebel dämpft die Geräusche und lässt die Konturen verschwimmen. Für nachbarschaftliche Gespräche bleibt keine Zeit, alle sind damit beschäftigt, zur Eröffnung des Marktes die Vorbereitungen abgeschlossen zu haben. Nur hin und wieder vernimmt Charlie einige Wortfetzen oder hört die Schläge eines Hammers.

Mit einem Aufprall lässt Tom eine Kiste mit Früchtebroten auf die Ablage knallen. Thelma, selbst mit Hammer und Nägeln bewaffnet, bringt Preislisten an.

»Charlie, bist du festgewachsen?«, fragt Sarah genervt.

Sie eilt in den Laden und prallt beinahe mit Louisa zusammen, die einen Korb Pralinen nach draußen bringt. Schnell beginnt Charlie, die Brote zu arrangieren, holt die Hefezöpfe und hilft anschließend Louisa, Törtchen und Kuchen zu tragen. Kurz vor Markteröffnung liegt alles am vorgesehenen Platz und das Team ist zufrieden.

Sarah öffnet die Cidre Flaschen, gießt den Inhalt in einen großen Topf und schaltet die transportable Herdplatte an. »Noch zehn Minuten, dann können wir anstoßen«, verkündet sie.

Charlie prüft, ob sie an alles gedacht haben und stellt fest, dass ihr das Angebot als Kundin selbst gut gefallen würde. Auch die anderen Marktbetreiber sind nun startklar und nutzen die Zeit, über den Platz zu schlendern, um Bekannte zu begrüßen.

Charlie geht auf Erika zu, die sich die Hände an der Hose abwischt und gestresst wirkt. »Morgen Erika! Hoffentlich kommt die Sonne noch durch, sonst wird das heute eine trübe Angelegenheit. Sag mal, bist du allein am Stand?«

Erika seufzt und streicht sich eine lose Strähne hinter die Ohren. Sie hat dunkle Ringe unter den Augen. »Leider ja. Marianne hat sich eine Erkältung eingefangen und Leyla ist im Urlaub, den sie schon lange geplant hat. Hoffentlich bleibe ich gesund. Allerheiligen steht vor der Tür und dann beginnt die Vorweihnachtszeit. Da kann ich auf niemanden verzichten. Aber ich werde mich schon durchkämpfen«, lächelt sie und arrangiert bepflanzte Schalen auf dem Boden vor ihrem Stand.

»Ich bringe dir einen Becher heißen Cidre, vielleicht hilft das ein bisschen. Wenn du uns einspannen möchtest, dann gib uns ein Zeichen«, meint Charlie.

»Danke, ich werde auf dein Angebot zurückkommen. Ich komme mit zu euch hinüber. Und eine kurze Pause tut mir jetzt gut, bevor es losgeht«, sagt Erika und hakt sich bei Charlie unter.

Während sie den Cidre nippen, lauschen sie der Eröffnungsrede des Bürgermeisters. Die ersten Marktbesucher nähern sich den Ständen, ein Stelzenläufer in mittelalterlichem Kostüm tastet sich durch den Nebel. Erika verdrückt noch ein Eclair und wünscht gute Geschäfte. Sarah und Louisa nutzen die Zeit, um selbst über den Markt zu flanieren. Charlie und Thelma schwatzen und sind selbst ihre besten Kundinnen.

»Oh, der Alkohol steigt mir ganz schön zu Kopf«, stellt Charlotte fest und kichert. »Wenn ich so weitermache, liege ich am Ende noch unter dem Stand.«

Thelma stimmt ihr zu und nimmt ihr die Tasse aus der Hand. »Ich würde die Zeit gerne nutzen, um mit dir über die betriebswirtschaftlichen Zahlen zu sprechen«, meint sie in geschäftsmäßigem Ton. »Bist du dafür nüchtern genug?«

»Das werden wir gleich sehen«, schmunzelt Charlie. Ihre Neugier ist geweckt.

»Die Veränderungen, die ihr in den letzten Monaten durchgeführt habt, schlagen positiv zu Buche, trotz des Mehraufwands an Personal und Material. Wir können vermutlich für diesen Monat einen erneuten Rekordgewinn verbuchen«, berichtet Thelma. »Nicht nur der Verkauf im Laden und im Café ist gestiegen, sondern auch auf dem Wochenmarkt. Der Online-Shop wird rege frequentiert, wir haben drei neue Kooperationsverträge mit Hotels und Restaurants und das Angebot der warmen Speisen wird sehr gut angenommen. Unsere Auswahl ist vielfältiger geworden und unsere Kunden kaufen oft viel mehr, als sie wollten, weil die Auslage sie dazu verführt. So soll es auch sein. Wir sind so erfolgreich wie noch nie und sollten alles daransetzen, diese Strategie weiterhin zu festigen.«

Thelma strahlt über das ganze Gesicht und wartet gespannt auf Charlies Reaktion. Sie fällt ihrer Freundin um den Hals und lacht erfreut auf.

»Das sind sehr gute Nachrichten, Thelma. Vor allem jetzt, da ich das Gefühl habe, das letzte Hemd hergegeben zu haben. Und bei diesem Ergebnis ist das

Weihnachtsgeschäft noch nicht berücksichtigt – die für uns umsatzstärkste Jahreszeit. Können wir dann ruhigen Gewissens die Wohnung im ersten Stock anmieten und eine größere Küche installieren?«

»Auf jeden Fall. Ich kann mir auch vorstellen, dass die Erbengemeinschaft von Meyers Interesse daran hat, die Wohnung zu verkaufen. Die Räume der Bäckerei gehören dir schon. Wenn du möchtest, frage ich mal nach. Wenn nicht, handle ich einen guten Mietvertrag für uns aus. Und bevor du Herzflattern bekommst, auch den Kauf können wir uns leisten. Außerdem sind die Kreditzinsen momentan noch günstig, auch wenn du diesbezüglich deine eigene Meinung hast«, fährt Thelma fort. »Allerdings hätte ich eine Bitte. Meine Kinder werden größer, Paul und ich möchten das Haus umbauen und ich würde gerne wieder Vollzeit arbeiten. Was hältst du davon? Wenn im Büro nicht genügend zu tun ist, kann ich als Springerin allen Bereichen zur Verfügung stehen.« Vorsichtig optimistisch schaut sie Charlie an.

»Da kann ich für uns drei sprechen. Ja, ja und nochmals ja. Thelma, ohne dich würde nichts funktionieren. Du bist unsere Dirigentin, sonst würden in der Bäckerei nur Misstöne erklingen. Auch werden wir die Gehälter anpassen, denn dieses Ergebnis ist eine gemeinsame Leistung. Da soll jede etwas vom Kuchen abbekommen. Tom selbstverständlich auch«, fügt Charlie eilig an.

Per Handschlag besiegeln sie die Vereinbarung und Thelma ist sichtlich erleichtert, ihr Anliegen angesprochen zu haben.

»Nun hängen wir uns aber rein und verkaufen, was das Zeug hält. Nicht, dass wir uns zu früh freuen«, beendet sie das Thema und boxt Charlie mit dem Ellenbogen in die Seite.

Der Nebel beginnt sich zu lichten und die ersten Sonnenstrahlen sind zu erahnen. Die Familie Wagner, in deren Mitte der kleine Oskar im Kinderwagen thront, kommt auf den Stand zu. Charlie hat Louisas Eltern schon lange nicht mehr gesehen und erzählt, was sich in den letzten Wochen ereignet hat. Stolz drückt ihr Christian seinen Stammhalter, der Charlie begeistert an den Haaren zieht, in den Arm. Thelma unterbricht die Runde, denn sie braucht Hilfe, da Sarah und Louisa auf sich warten lassen. Der Musikverein hat seinen Platz auf der Bühne eingenommen und unterhält die Besucher mit flotter Musik. Charlie und Thelma haben nun alle Hände voll zu tun. Sie beraten, packen ein, plauschen mit den Kunden und verbreiten gute Laune. Suchend blickt sich Charlotte immer wieder nach Sarah und Louisa um. Sie fragt sich, wo die beiden so lange bleiben. Auch bei Erika ist viel los und sie denkt an ihr Versprechen.

»Moin ihr beiden«, ruft Barbara.

»Hallo, hast du Sehnsucht nach uns?«, fragt Thelma die Kollegin.

»Nein«, entgegnet diese.

»Ich habe gleich Dienst bei unserer Frauengruppe. Wir bieten Gestricktes, Gehäkeltes und Eingekochtes an«, erklärt sie. »Was nicht weggeht, spenden wir der nächsten Tombola.«

»Gut, dass du uns vorwarnst, dann werde ich einen großen Bogen um die Losverkäufer machen«, erwidert Charlie lakonisch. »Solltest dir Sarah und Louisa über den Weg laufen, dann schick sie bitte her. Keine Ahnung, wo die beiden festhängen.«

»Mach ich.« Barbara winkt zum Abschied.

Zum Glück taucht in diesem Moment Aina auf, die für Nachschub sorgt, denn vor allem Louisas Minikürbisse sind begehrt. Lachend und atemlos biegen die Vermissten, mit Jo im Schlepptrau, um die Ecke.

»Wo bleibt ihr denn so lange?«, fragt Charlie ungehalten. »Wir brauchen hier zwei weitere Hände und Erika Hilfe.«

»Da sind wir kaum zehn Minuten auf Achse und schon bist du am Jammern.« Von Schuldgefühlen ist Sarah weit entfernt. »Louisa und Charlie füllen den Stand auf, ich bleibe mit Thelma hier und Jo hilft Erika«, entscheidet sie kurzerhand.

Nur Jo versucht sich in Einwänden. »Von Blumen und Kränzen habe ich keine Ahnung, ich werde keine große Unterstützung sein. Ich kann gerade mal eine Rose von einer Sonnenblume unterscheiden.«

Sarah packt ihn an den Schultern, dreht ihn um und schiebt Jo in Erikas Richtung. Schicksalsergeben trottet er davon.

»Wo wart ihr so lange?«, will Charlie von Louisa beim Hineingehen wissen.

»Wir haben uns an den Ständen festgequatscht, gebrannte Mandeln gefuttert und uns von einer Wahrsagerin die Zukunft aus der Hand lesen lassen«, gibt diese zu.

»Und stell dir vor, der Kulturverein hat, wie jedes Jahr, eine Tombola organisiert. Der Hauptgewinn, du wirst es nicht glauben, ist dieses Mal ein viertägiger Hotelaufenthalt für zwei Personen auf Manoir Remy inklusive Candle-Light-Dinner«, berichtet Louisa.

»Ach du Schreck«, entfährt es Charlie.

»Du erinnerst dich, dass die Preise gespendet werden. Als ich Frau Schuster darauf ansprach, grinste diese nur und meinte, etwas Werbung sollte uns diese kleine Geste schon wert sein.«

Fassungslos schüttelt Charlotte den Kopf, aber sie ist nur ansatzweise verwundert. »Dann nehme ich das besser so hin. Frau Schuster kann Haare auf den Zähnen haben. Uns wird etwas einfallen, wie wir uns revanchieren können.«

Louisa grinst.

»Was hat euch die Wahrsagerin denn prophezeit? Vielleicht statte ich ihr später auch einen Besuch ab«, fragt Charlie.

Die Freundin lacht auf. »Mir sagte sie ewige Schönheit und eine glückliche Ehe bis an das Ende meiner Tage voraus. Mein Zukünftiger wird mich auf Händen tragen und verehren. Und außerdem mit vier Kindern segnen. Sarah wird mit einem Mann des Feuers ihr Glück finden. Im Geiste sind wir alle Männer der freiwilligen Feuerwehr durchgegangen, aber es fand sich keiner, der auf ihre Akzeptanz stieß«, erzählt sie belustigt.

»Aber was erstaunlich ist, Jo hat sie auch vier Kinder prophezeit und eine Liebe, die endlich ihre Erfüllung findet, worauf er lange warten musste.« Eine steile Falte hat sich auf Louisas Stirn gebildet.

»Ach so überraschend ist das nicht. Ich nehme an, die Wahrsagerin ist nicht blind«, bemerkt Charlie trocken.

Es dauert einen Moment, bis die grünen Augen ärgerlich aufblitzen und Louisa ein Handtuch nach ihr wirft.

Die nächsten Stunden ist das Team vollauf beschäftigt. Charlie löst Jo bei Erika ab, der sich dankbar davon macht. Als es ruhiger wird und nur noch wenige Besucher über den Markt gehen, nutzen die Steinhagener die Zeit, sich untereinander auf den neuesten Stand zu bringen. Louisa schneidet das Früchtebrot auf und reicht es herum, Sarah schenkt Punsch und Cidre aus. Irma und Rudi präsentieren stolz ihr Enkelkind, das vor wenigen Tagen geboren wurde. Die Großeltern sind im Glück und scheinen ihre Bestimmung für die nächsten Jahre gefunden zu haben. Alessandro und Emanuela gesellen sich dazu und verteilen Pizzastücke.

»Wir haben den Aufenthalt in eurem Hotel gewonnen«, verkündet Emanuela begeistert und küsst ihren Mann auf die Wange.

Das Paar wird beglückwünscht, Charlie freut sich für die beiden und nimmt sich vor, den Aufenthalt besonders schön zu gestalten. Ihr Ärger auf Frau Schuster ist verflogen, denn Alessandro und seine Frau gönnen sich nur selten eine Pause und haben diesen Kurzurlaub mehr als verdient. In der Zwischenzeit ist es dunkel geworden und alle Marktbetreiber haben es eilig, ihre restlichen Waren zu verstauen. Den Abbau der Stände übernehmen am morgigen Tag Mitarbeiter der Gemeinde. Alle sind sich einig, dass sich die Geschäfte gelohnt haben und das Wetter gnädig war. Der Bürgermeister verkündet den Gewinner des schönsten Standes, der an die Müllers vom Brattenhof geht, die ihr Gehöft aus Holz inklusive aller Tiere in Miniaturform auf dem Dach nachgebildet haben. Applaus schallt über den Hof, die Entscheidung trifft auf allgemeine Zustimmung.

Schweigend räumen Charlie, Louisa und Sarah auf. Thelma hat sich längstens verabschiedet und verbringt den Abend mit der Familie. Charlie begibt sich in ihre Backstube und beginnt mit den Vorbereitungen für den nächsten Tag. Vor ihr liegen noch arbeitsreiche Stunden. Später gesellen sich Sarah und Louisa zu ihr. Charlie ist überrascht, dass die beiden noch anwesend sind.

»Morgen wird die Küche im Landhaus eingebaut. Hoffentlich geht alles gut. Jo wird das Telefon den ganzen Tag nicht aus den Augen lassen«, informiert Louisa.

»Daran habe ich heute auch schon gedacht«, meint Charlie.

»So, Schluss für heute. Ihr seht so müde aus, wie ich mich fühle. Der Rest hat auch bis morgen Zeit«, beendet Sarah den Tag.

Polternd platzen die Handwerker in die Halle des Landhauses.

»Hallo, ist hier jemand?«, ruft Henric, der Chef der Kücheneinbautruppe. Er sieht sich um.

»Guten Morgen, Henric«, begrüßt Vincent den Freund und klopft ihm auf die Schulter. »Ich zeige dir, wo die Küche eingebaut wird, dann kann es losgehen.«

Henric durchschreitet den Raum, seine Männer laden bereits die einzelnen Elemente aus. Spülmaschine, Herd, Arbeitsplatten und Kühlschrank stapeln sich in der Halle. Henric prüft die Anschlüsse und murmelt vor sich hin. Vincent beobachtet ihn und wird ungeduldig.

»Können wir starten?«, fragt er.

»Moment noch«, kommt die Antwort. Henric bleibt stehen und wirft Vincent einen Blick zu. »Habt ihr die Wasseranschlüsse verändert?« Steile Falten entstehen auf seiner Stirn.

»Nein, ich glaube nicht. Keine Ahnung.«

»Auf jeden Fall passt die Küche so nicht«, konstatiert Henric. Er ruft seinen Mitarbeitern zu, das Ausladen zu stoppen.

»Das kann nicht sein.« Vincent ist ratlos. »Moment, ich rufe Jo an. Als Bauleiter hat er bestimmt eine Antwort auf deine Frage.«

Jo meldet sich. „Schon alles an Ort und Stelle?«

Seine gute Laune wird von Vincent zunichte gemacht, der das Problem zu schildern versucht. Jo versteht nur die Hälfte und bittet Vincent, Henric das Telefon zu übergeben. Leider ist die Sprachbarriere zu hoch und Jo schlägt vor, in die Bäckerei zu fahren, so dass Charlie übersetzen kann.

»Ob die Idee so gut ist?«, fragt Vincent, der befürchtet, dass Charlotte die Neuigkeiten nicht gut aufnimmt, zu aufgeregt sein wird und somit der Lösung eher im Wege steht. »Christophe, unser Architekt spricht gut Englisch. Ich versuche ihn zu erreichen. Vielleicht hat er eine Idee, wie wir die Küche trotzdem eingebaut bekommen. Leider verstehe ich von Anschlüssen auch nicht viel. Charlie flippt aus, wenn sie das hört. Ich versuche ihn zu erreichen und melde mich gleich wieder bei dir«, schlägt er vor.

Henric lässt so lange die Küchenelemente in den Raum tragen, um zu prüfen, welche Veränderungen er vornehmen muss. In diesem Moment stürmt Monique um die Ecke.

»Die Möbel kommen«, ruft sie und klatscht in die Hände. »Soeben rumpelt der Lastwagen durch das Tor.«

»Auch das noch«, murmelt Vincent abwesend und scrollt durch seine Kontaktliste.

Endlich findet er Christophes Nummer. Der Freund meldet sich nach dem ersten Klingeln und verspricht, in einer Stunde vor Ort zu sein.

»Dann können deine Männer in der Zwischenzeit die Möbel hereintragen«, schlägt Monique vor und lächelt Henric kokett an, der sie anstarrt und den Kopf schüttelt. »Bitte«, fügt sie mit einem Augenaufschlag hinzu, der bisher dafür sorgte, dass ihr jeder Wunsch erfüllt wurde.

Henric schnaubt und wendet sich wieder seinem Zollstock zu. Monique wertet dies als Zustimmung und treibt die Gruppe zur Arbeit an, die es sich mit Broten und Kaffee auf der Veranda gemütlich gemacht hat. Sie eilt dem LKW entgegen, der nun vor dem Eingang hält. Einen Moment betrachtet der Fahrer Monique, bevor er mit einem Klemmbrett in der Hand aus der Fahrerkabine springt.

»Ich soll hier Möbel abliefern, schöne Frau«, ruft er ihr zu.

Monique eilt ihm entgegen, er drückt ihr die Lieferpapiere in die Hand und bittet um eine Unterschrift. »Erst möchte ich die Möbel sehen, dann unterschreibe ich.«

Achselzuckend wendet sich der Fahrer ab und beginnt, die Plane zu lösen. Monique wirft einen Blick in das Innere und fällt dem überraschten Mann um den Hals, der sie geistesgegenwärtig an sich drückt.

»Ich hoffe auf viele weitere Lieferungen«, meint er grinsend.

»Ich auch!« Monique strahlt ihn an und klettert auf die Laderampe. »Auf, Jungs, ich zeige euch, wo alles hingehört.«

Nur widerwillig treten die Handwerker näher. Monique übernimmt das Kommando und setzt sich über alle Widerstände hinweg. Die Tische im Restaurant lässt sie mehrmals umräumen, bis sie zufrieden ist. Das Bett in den ersten Stock zu bekommen, stellt eine größere Herausforderung dar. Nach einigem Hin und Her wird beschlossen, dass ein Flaschenzug die einzige Möglichkeit darstellt, das Bett unbeschadet nach oben zu bringen. Misstrauisch beäugt Monique die Konstruktion.

»Hält das auch? Es handelt sich hier um ein Designerstück.«

Die empörten Ausrufe lassen sie verstummen. Monique möchte die Geduld der Männer nicht überstrapazieren. Angespannt beobachtet sie, wie das Möbelstück langsam emporgleitet. Viele Hände sind nötig, um das Bett über die Balustrade zu heben. Schon sprintet Monique die Treppe hoch und dirigiert den Standort millimetergenau. Als endlich alles nach ihren Vorstellungen seinen Platz gefunden hat, jauchzt Monique. Auch die Handwerker betrachten das Werk, einer stößt anerkennende Pfiffe aus.

»Cooles Zimmer, würde man in diesem alten Gemäuer nicht erwarten«, kommentiert einer der Männer, der die Skulptur des Fotografen vorsichtig in eine Ecke stellt.

Moniques Blick durchbohrt ihn. »Danke für eure Hilfe. Ich bereite euch gleich einen Lunch zu«, versichert sie und komplimentiert die Gruppe aus dem Raum. Die versöhnliche Geste findet Zustimmung. Sie fotografiert das Zimmer aus allen Perspektiven und sendet die Fotos umgehend an ihre Partnerinnen. »Komm schnell, Vincent!«, ruft sie vom ersten Stock nach unten. Als keine Reaktion erfolgt, hüpft sie die Treppe hinab und betritt die Küche.

»Nicht jetzt, Monique.«

Christophe ist eingetroffen, die Männer brüten über Bauplänen und diskutieren. Jo ist zugeschaltet und wirkt hochkonzentriert.

Monique streift nochmals durch das Restaurant, rückt die Stühle gerade und streicht mit der Hand über das Holz der Tische. Auch hier macht sie Fotos und leitet diese weiter nach Steinhagen. In Gedanken sieht sie bereits Gäste ein- und ausgehen. »Aber bis dahin haben wir noch viel zu tun«, ermahnt sie sich zur Geduld.

Ihre Freude über den Fortschritt möchte sie am liebsten sofort mit der ganzen Welt teilen. Beschwingt sucht Monique in einem der Werkzeugkoffer Hammer und Nägel und sprintet die Treppe nach oben. Sie möchte Max' Bilder anbringen. Während sie noch die richtige Position prüft, tritt einer der Handwerker mit einer

Wasserwaage in der Hand ein und nimmt ihr den Hammer aus der Hand. Monique lässt es wortlos geschehen und beschränkt sich darauf, Anweisungen zu geben. Zum Dank haucht sie dem jungen Mann zwei Küsse auf die Wangen, der verlegen zu Boden schaut.

In Steinhagen zerrt Sarah Charlotte an der Hand hinüber zu Louisa. Aufgeregt fummelt sie an ihrem Smartphone und flucht, als sie die Tasten verfehlt. Charlie und Louisa warten geduldig, bis Sarah ihnen ein Bild des Fotografenzimmers unter die Nase hält. Den beiden entfährt ein erstaunter Laut. Das Trio steckt die Köpfe zusammen und betrachtet die Bildergalerie. Vor Freude hüpfen sie im Kreis und benehmen sich wie Kinder.

»Wie Monique das so schnell hinbekommen hat«, wundert sich Louisa.

»Die Ankunft der Möbel war doch erst für heute im Laufe des Vormittags geplant.«

»Ich glaube nicht, dass wir das wirklich wissen wollen«, lacht Sarah.

»Aber ist das Ergebnis nicht sensationell?«

Louisa und Charlie nicken.

»Es fühlt sich noch etwas unwirklich an. Mich wundert, dass Vincent sich noch nicht gemeldet hat, wo doch die Küche eingebaut wird. Ich habe schon versucht ihn zu erreichen, aber er geht nicht ans Telefon. Am liebsten würde ich hinfahren«, sagt Charlotte beunruhigt.

»Vermutlich unterstützt er die Handwerker und hat momentan keine Zeit«, beschwichtigt Louisa.

Nun hat sich Thelma neugierig zwischen die Freundinnen gezwängt und äußert ihre Bewunderung. Die nächsten Stunden wandert das Telefon von Hand zu Hand, spätestens am Abend kennt jeder Steinhagener auch das kleinste Detail. Schmunzelnd meint Sarah, man müsse nur eine Sensationsnachricht in den Raum stellen, schon brummt der Laden. Dass nahezu jeder auch eine eigene Meinung zur Einrichtung des Gästezimmers hat und einen Kommentar dazu abgibt, stört sie heute wenig. Charlie wählt Jos Nummer, hat aber auch bei ihm kein Glück. Dieser beendet soeben ein anderes Gespräch und stellt nachdenklich einige Berechnungen an. Ihm ist schleierhaft, was schiefgelaufen ist.

Auf Manoir Remy haben sich die Wogen etwas geglättet. Die drei Männer richten sich auf, Christophe deutet auf die Anschlüsse, die verlegt werden müssen. Henric nickt und stimmt dem Architekten zu. Er weist seine Männer ein, Vincent atmet auf und tippt eine Nachricht an Charlotte, dass alles wie geplant läuft. Mit Jo wird er den Tag über in Verbindung bleiben. Christophe sichert ihm zu, am Nachmittag nochmals vorbeizukommen.

Da Vincent nicht mehr gebraucht wird, geht er noch durch das Restaurant und wirft einen Blick in das Gästezimmer.

»Na endlich«, denkt Charlie und öffnet die Nachricht. Ein erleichtertes Lächeln huscht über ihr Gesicht. Schnell informiert sie Sarah und Louisa, dass im Landhaus alles wie am Schnürchen läuft.

»Nun wird Melody noch international berühmt«, hört sie noch Hedi Schröders Ausruf.

Charlie tritt den Rückzug an. Sie sieht gespannt dem Abend entgegen, denn es wird das erste Treffen in Jos Werkstatt sein, an dem sie sich aktiv beteiligt.

Beschwingt öffnet sie am späten Nachmittag das Gartentor. Die Stunde bis zur einsetzenden Dämmerung möchte Charlie die letzten Äpfel ernten, bevor der Frost einsetzt. Aus dem Schuppen holt sie eine Leiter, Holzkisten und eine Teleskopstange mit einer Erntevorrichtung. Allerdings dauert ihr das viel lange. Kurzerhand bindet sie zwei Jutebeutel an ihren Gürtel und klettert auf den Baum. So kommt sie schneller voran. Ihrer Nachbarin Manuela ruft sie einen Gruß über den Zaun zu, die sich suchend umblickt, bis sie Charlie in der Baumkrone sitzend entdeckt.

»Meine Güte, dafür gibt es Arbeitsgeräte«, empört sie sich und stemmt die Fäuste in die Hüften. »Wenn ein Ast bricht, dann ist das Gejammer groß.«

Charlie lacht, klettert vom Baum und sammelt einige Blätter aus ihren Haaren. Die angebotenen Äpfel lehnt Elisa dankend ab.

»Ich habe dieses Jahr selbst so viele und würde dir gerne zwei Kisten abgeben. Wenn du möchtest, laden wir diese gleich in dein Auto und deine dazu.«

Charlie stimmt zu, bedankt sich für die Hilfe und räumt die Leiter auf. Die Dunkelheit bricht nun schnell herein und der frühe Abend ist empfindlich kalt. Auch im Häuschen ist es kühl, Charlotte entfacht ein Feuer im Schwedenofen, es knackt und knistert. Um etwas von der wohligen Wärme zu spüren, lässt sie sich direkt vor dem Ofen nieder und sortiert die Post. Bis auf den Brief von Marie, legt sie alle Umschläge zur Seite. Ein schlechtes Gewissen überfällt sie, da sie deutlich im Rückstand ist und Maries letzter Brief noch unbeantwortet auf ihrem Tisch liegt. Sie vertieft sich in die steile, verschnörkelte Handschrift.

*Meine liebe Charlotte,*

*in Tour D'Aigues hat sich der Sommer endgültig verabschiedet, an manchen Tagen pfeift der Mistral kalt und scharf durch die Gassen und lässt meine alten Knochen aneinander klimpern wie ein Mobile. Dann weigere ich mich, bis auf kurze Besorgungen, meine Nase vor die Tür zu strecken. Ich verbringe die Tage vor meinem warmen Ofen, trinke Tee und lese all die Bücher, für die ich bisher keine Zeit hatte. Fast täglich schneit Besuch herein, über Einsamkeit kann ich mich nicht beklagen.*

*Der Arzt ist mit meinem Herzen in Anbetracht des Alters zufrieden, sodass meine Tochter beruhigt wieder nach Chicago geflogen ist. Ich genieße die Ruhe und bin erleichtert, dass ich mich gesundheitlich wieder etwas erhole. Über Weihnachten möchte ich vielleicht den Flug zur Familie nochmals wagen und all die Orte aufsuchen, die mir und Jules wichtig waren. Dieses Mal wird es mein letzter Besuch sein. Chicago im Winter würde auch dir gut gefallen. Eis, Schnee und klirrende Kälte. Ich sträube mich immer noch dagegen, in der Kategorie der letzten Male zu denken, denn viele Menschen verbringen die Hälfte ihres Lebens in dieser Haltung. Für mich ist das verschwendete Zeit. Aber ich kann die Augen vor der Realität nicht verschließen und versuche eine Waage zu finden. Einerseits das Unausweichliche zu akzeptieren, andererseits trotzdem frohgemut und optimistisch Zukunftspläne zu entwickeln.*

*Ich möchte die Eröffnungsfeier mit euch genießen und auf deiner Hochzeit tanzen. Wenn ich übermütig bin, betrachte ich mich, wie ich deinem Neugeborenen über den Kopf streiche. Jetzt kann ich dein Lächeln vor meinem geistigen Auge sehen und all deine Einwände hören. Aus eigener Erfahrung weiß ich, wir Menschen machen einen Plan und Gott lacht.*

*Am Sonntag bin ich bei den Geschwistern Gaspard eingeladen, Monique möchte die neue Küche einweihen. Wir werden ein Feuer im offenen Kamin anzünden und im Restaurant speisen. So bin ich der erste inoffizielle Gast, welche Ehre! Und neugierig bin ich auch. Schade, dass du nicht dabei sein wirst. Ich hoffe, dir geht es gut. Da ich schon länger nichts mehr von dir gehört habe, nehme ich an, du hast viel um die Ohren. Fanny wäre stolz auf dich, meine Liebe.*

*Auf ein baldiges Wiedersehen freut sich*
*Deine Marie*

Einen Moment drückt Charlie den Brief an ihre Brust. Sie freut sich, dass Monique und Vincent sich so fürsorglich um Marie kümmern. Marie im Restaurant zu bekochen ist eine wunderbare Idee. Charlotte würde viel darum geben, an diesem Abend dabei sein zu können. Sie nimmt sich vor, den Brief am morgigen Abend zu beantworten. Jetzt drängt die Zeit, sie legt Holz im Ofen nach und startet in Richtung Jos Werkstatt. Ein Blick auf die Uhr zeigt ihr, dass sie sich verspäten wird.

Aus der Halle sind heute keine Geräusche von Maschinen zu hören. Sie trifft die Freunde am Tisch um einen Laptop sitzend an. Jo deutet ihr mit einer Handbewegung an, leise zu sein. Charlie zieht sich einen Stuhl heran. Auf dem Bildschirm erkennt sie Vincent, Christophe und einen ihr unbekannten Mann. Das Gespräch dreht sich um Rohre und Maße, es dauert einen Moment, bis Charlotte realisiert, dass doch nicht alles wie am Schnürchen lief, wie Vincent sie glauben ließ. Ärger macht sich in ihr breit und kurz bevor sie das Gespräch scharf unterbrechen möchte, legt Louisa ihr eine Hand auf den Arm. Schweigend hört Charlie zu und nimmt wahr, dass wohl alle Probleme gelöst wurden und die Männer sich nun gegenseitig auf den neuesten Stand bringen.

Henric zeigt sich optimistisch, dass bis zum Ende der Woche die Küche funktionsfähig sein wird. »Diese schwarzhaarige Furie hat mir mehr als einmal deutlich gemacht, dass am Sonntag der erste Gast erwartet wird und alles perfekt sein muss.« Er ist empört und verschränkt die Arme vor der Brust.

In Steinhagen führt diese Aussage zu Gelächter, auch Vincent kann sich ein Grinsen nicht verkneifen. Mehr als einen schnellen Blick können Charlotte und Vincent heute nicht austauschen, denn Jo verabschiedet sich mit dem Hinweis, er müsse die Mädels noch mit Arbeit versorgen.

Zur Vorbereitung schenkt Sarah allen ein Glas Wein ein. »Heute stoßen wir auf die Küche an, morgen finde ich bestimmt einen neuen Grund.«

»Jo, willst du nun berichten, was heute wirklich los war?« Charlies Blick fixiert den Freund.

Dieser lehnt sich zurück, nimmt einen Schluck Wein und berichtet in aller Kürze.

»Warum habt ihr mich nicht informiert?«

»Wofür hätte das gut sein sollen?«, fragt Jo. »Du hättest dich aufgeregt, aber nichts zur Lösung des Problems beitragen können, sondern nur alle verrückt gemacht. Wir haben die Angelegenheit auf unsere Art gelöst und nun ist alles paletti. So, zur Aufgabenverteilung heute Abend. Sarah und Charlie schleifen die

Tische und Stühle für das Gartenrestaurant ab und lackieren diese anschließend. Louisa und ich entwerfen die Möbel für zwei weitere Gästezimmer.«

Jo erstickt die aufkommende Diskussion im Keim. Charlie steht widerwillig auf und lässt sich von ihm in ihre Arbeit einweisen. Louisa startet die Playlist, stöpselt kleine Boxen in den Laptop und stellt die Lautstärke so ein, dass ein Gespräch unmöglich wird. Sie weiß, dass Musik immer eine positive Wirkung auf die Freundin hat. Sie schließt die Tür zu Jos Büro.

Charlie und Sarah streifen sich die Masken über Mund und Nase, setzen Schutzbrillen auf und machen sich ans Werk. Die massiven Tische aus Buchenholz sind ebenfalls in unterschiedlichen Größen und Formen angefertigt. Charlie überlegt, auf der Terrasse große Töpfe mit bunten Pflanzen zwischen den Tischen zu platzieren. Auch Vincents kleine Bäumchen würden sich eigenen, um an jedem Tisch für etwas Privatsphäre zu sorgen. Sie kann das belebte Gartenrestaurant vor sich sehen. Plötzlich verstummt die Musik.

»Das Geräusch der Schleifmaschinen, der feine Staub und die laute Musik machen mir Kopfschmerzen«, erklärt Sarah, die bisher tapfer durchgehalten hat. Handwerkliche Tätigkeiten stehen nicht auf ihrer Prioritätenliste.

»Ich kann das Schleifen übernehmen, dann schwingst du den Pinsel«, schlägt Charlie vor.

Sarah willigt ein und trägt die Stühle in den angrenzenden Raum, um zu verhindern, dass sich Staub auf die frische Farbe legt. Konzentriert arbeiten sie weiter. Beide sind sich einig, die etwas monotone Arbeit lieber früher als später abzuschließen. Auf der Suche nach etwas Essbarem durchstreift Charlotte die Werkstatt. Aus dem Büro dringen hitzige Stimmen, Jo und Louisas Vorstellungen scheinen weit auseinander zu liegen. In einem Korb am Eingang wird sie fündig und besänftigt ihren Magen mit einem Frischkäsebagel, belegt mit Rucola. Kauend schlendert sie zu Sarah und beobachtet die Freundin, die im Schneidersitz ein Stuhlbein anpinselt.

»Oh, ist die Farbe hübsch!« Charlie ist überrascht. Sie ging davon aus, dass die Terrassenmöbel in einem schlichten Weiß lackiert werden. Auf zarte lavendelblaue Töne war sie nicht vorbereitet.

»Aber warum fehlen die Sitzfläche und ein Teil der Rückenlehne?«

Sarah seufzt. »Wenn du vorhin zugehört hättest, dann wüsstest du, dass diese Teile aus geflochtenem Korbmaterial bestehen, die erst lackiert werden und dann an die Stühle angebracht werden. Wenn du drüben fertig bist, kannst du damit gleich beginnen.«

»Okay, gibt mir noch zehn Minuten« Charlotte beeilt sich, denn die gemeinsame Arbeit bietet ihr eine willkommene Gelegenheit, mit Sarah zu plauschen. Momentan hat sie wenig Ahnung, wie deren Leben außerhalb der Bäckerei aussieht. »Erzähl mal, was du so treibst und wie es dir geht«, fordert sie die Freundin auf.

»Im Moment interessiert mich eher, ob Jo und Louisa wirklich in die Arbeit vertieft sind«, unternimmt Sarah den Versuch vom Thema abzulenken.

»Lahme Taktik«, kommentiert Charlie.

»So ist das nicht gemeint. Ich weiß wirklich nicht, was ich erzählen soll. Meine Arbeit und unser Projekt nehmen mich voll in Anspruch. Ich habe noch nie so viel gearbeitet, wie in den letzten Wochen. Und es macht mir Spaß. Mit Monique stehe ich in regem Kontakt, sie gibt mir hilfreiche Tipps. Es fordert mich, einen abwechslungsreichen Wochenplan unserer kleinen Speisekarte zu erarbeiten. Fionas Ideen und ihre Erfahrung unterstützen mich dabei. Ich habe gelernt, mein Team besser einzubeziehen und siehe da, es kehrt Ruhe an der Mitarbeiterinnenfront ein. Nie hätte ich gedacht, dass diese tägliche Posterei in den sozialen Medien spannend sein könnte. Nun ertappe ich mich immer häufiger dabei, die Anzahl der Klicks und Follower, die immer mehr werden, zu prüfen. Thelmas Zahlen interessierten mich bisher nur am Rande. Auch das hat sich verändert. Morgens prüfe ich als Erstes die Verkaufszahlen des vorigen Tages der unterschiedlichen Bereiche.« Sarah lacht auf.

»Wie kommt das?«, fragt Charlie staunend.

»Zum einen hat mich Monique angestachelt, die mir vor Augen führte, was alles möglich ist und meinen Ehrgeiz wiedererweckt hat. Zum anderen muss ich mir nicht mehr ständig Gedanken um meine Mutter machen. Sie ist bei Mariella in guten Händen und spürt wieder Freude am Leben und an Gesellschaft. Die dunklen Zeiten werden immer kürzer und heller. Zum ersten Mal seit langem habe ich das Gefühl, tatsächlich eine Mutter zu haben und nicht mit vertauschten Rollen zu leben. Das entlastet mich und schafft Raum für Neues. Ich kann mich auf meine Arbeit konzentrieren und bin ausgeglichener. Ich habe Lust, etwas wirklich Großes mit euch zu leisten, deshalb hocke ich hier mit einem Pinsel in der Hand.« Grinsend schwingt sie denselben und sieht selbstzufrieden aus.

»Hast du den Eindruck, ich habe in letzter Zeit zu wenig an allem teilgenommen?«, fragt Charlie vage. »Ich sehe deinen Erfolg und bin mir nicht sicher, ob ich diesen angemessen gewürdigt habe.«

»Nein Charlie, lass uns so nicht anfangen. Das haben wir noch nie getan und werden auch künftig vermeiden, unsere Leistungen gegeneinander aufzurechnen. Jeder Bereich entwickelt sich in seinem eigenen Tempo, wichtig ist, dass wir das Gesamtkonstrukt stabil halten. Damit meine ich, dass Louisa keinen Erker baut, ohne dass wir vorher die Statik geprüft haben oder du den Dachboden ausbaust, während sich das übrige Haus noch im Rohbau befindet. Veränderungen in allen Bereichen in hohem Tempo würden dazu führen, dass uns alles um die Ohren fliegt, weil wir mit zu vielen Bällen in der Luft nicht mehr jonglieren können. Wenn ich auf die letzten sechs Monate zurückblicke, bin ich stolz und glücklich. Und gespannt auf das nächste Jahr. Silvester sollten wir dieses Jahr ausgiebig feiern. Am besten bei dir, du hast genügend Platz, Charlie.« Sarah nickt ihr zu, doch Charlotte hüllt sich in Schweigen.

»Was tut sich an der Männerfront? Naht schon der Mann des Feuers?«

Diese Frage wird mit einem hellen Lachen quittiert. »Louisa hat wohl geplaudert. Alles Unsinn! Ich flirte immer noch mit jedem männlichen Wesen, aber für meinen üblichen Dating-Marathon fehlt mir die Zeit und die Lust. Das wird sich hoffentlich wieder ändern, aber ich bin ausgelastet und habe keinen Nerv, mich ständig zu verabreden.«

Nun ist Charlie verblüfft. Sie betrachtet Sarah, die Gelassenheit und Ruhe ausstrahlt. »Wow! Mir ist in letzter Zeit doch so einiges entgangen.«

Sie umarmt die Freundin, die mit dem Po auf dem Boden landet, da sie in der Hocke sitzend die Stuhllehne lackierte. Blitzschnell fährt Sarah mit dem Pinsel über Charlies Wange, die sich revanchiert und eine lilafarbene Strähne in das blonde Haar zaubert.

»So werdet ihr nicht fertig.« Jo lehnt an der Wand und beobachtet die Neckereien.

»Das werden wir heute Abend sowieso nicht«, entgegnet Sarah unbekümmert.

»Dann müsst ihr eben morgen nachsitzen. Und nun Pinsel auswaschen, wir möchten euch unsere Entwürfe zeigen.«

Louisa sitzt vornübergebeugt über einer Skizze und koloriert ein Möbelstück. Die Wangen gerötet, das Haar sieht aus, als hätte sie sich dieses gerauft.

Sarah lässt sich auf den Stuhl gegenüber fallen. »Du siehst etwas in Unordnung geraten aus.«

Louisa reagiert nicht.

»Wir hatten einige Auseinandersetzungen. Louisa hat zwar klasse Ideen, aber die sind technisch kompliziert oder überhaupt nicht umzusetzen. Ein an der Decke hängendes Bett mit Stoff an den Seiten, wie bei einem Zelt, mag vielleicht die Gäste sanft in den Schlaf wiegen, ist aber völlig unpraktisch. Diese werden seekrank oder bekommen das Bett beim Aufstehen in den Rücken geknallt«, erklärt Jo.

Louisa schmollt noch, richtet sich gerade auf und dreht den Entwurf in Sarahs und Charlies Richtung. Sie beginnt mit ihren Ausführungen. »Das Picasso-Zimmer, kräftige Farben, verschobene Formen und vielfältige Frauendarstellungen. Darauf haben wir uns geeinigt. Das Vorder- und Rückenteil des Bettes stellt einen abstrakten Frauenakt dar, angelehnt an sein Bild ‚Les Demoiselles d'Avignons', in Naturtönen. Die übrigen Möbel gestalten wir abstrakt und farbenfroh.«

Sie deutet auf Nachttische in rot, blau, violett und grün, die eine schräge Form haben und aussehen, als würden sie gleich zur Seite kippen. Die Schubladen weisen asymmetrische Formen auf. Der Sekretär hat X-Beine, ebenso der Stuhl, der dazu noch einen Knick in der Lehne aufweist. Ein Beistelltisch, der nur auf einem mittigen Ständer steht, auf dem Louisa die für Picasso typischen Gesichter gezeichnet hat – die Nase an der Wange, das Auge verrutscht. Die Tischplatte ist ebenfalls asymmetrisch und ziert ein buntes Fliesenmosaik. Charlie kann vage einen Frauenkopf mit Strohhut erkennen. Die dazugehörigen Sessel sind mit dunkelblauem Stoff bezogen und bieten dem Betrachter einen Moment des Ausruhens, den ein Blick auf den Schrank und die Kommode sofort beendet. Diese haben die Form eines Trapezes, wobei nach Charlies Gefühl die falsche Seite unten steht. Eine halbrunde und eine dreieckige Tür, in die Spiegel eingelassen sind, in Sonnengelb, Limonengrün, Azurblau und Karmesinrot koloriert.

»Wir brauchen noch Kofferständer«, murmelt Charlie.

»Ist das alles, was dir einfällt?«, fragt Louisa entgeistert.

Sarah nimmt das Blatt zur Hand und betrachtet es. »Das ist genial! Das Zimmer braucht keine Erklärung. Es ist klar, welcher Künstler die Basis bildet. Erst dachte ich, es ist ein bisschen viel. Aber wenn wir schlichte Lampen wählen, unaufdringliche Vorhänge und den Druck dieser Fräuleins aus Avignon über das Bett hängen, ist es perfekt.«

Louisa entspannt sich. Ihr abwartender Blick ruht nun auf Charlie, die sich zu Sarah hinüberbeugt und sich das Zimmer vorstellt.

»Ich bin derselben Meinung. Mich irritierte zunächst, dass die Möbel aussehen, als würden sie entweder jeden Moment zusammenbrechen oder umkippen. Aber je länger ich die Zeichnung betrachte, umso besser gefällt sie mir.«

Louisa nimmt Sarah das Blatt aus der Hand und reicht es an Jo weiter. »Dann sind wir uns einig und unser Streiten hat sich gelohnt. So, das Dali-Zimmer. Ihr erinnert euch an einige seiner Besonderheiten? Dieses langgestreckte Ziffernblatt der Uhr, das über einem Ast hängt, die langbeinigen Elefanten und Pferde, die Schnecke mit Haus und insgesamt viel Liebe zum Detail. Beim Bett verzichten wir für groß gewachsene Gäste auf das Fußteil. Das Kopfteil gestalten wir in der ovalen Form dieses Ziffernblattes. Die Nachttische bilden wir den langbeinigen Pferden nach, den Kopf nach außen, der Sekretär stellt einen Elefanten dar. Die Sessel sind anthrazit. Dafür würde ich einen schillernden Stoff wählen und die Form der Sessel ist der einer Schnecke nachempfunden. Die vorderen Sesselbeine modellieren wir als Kopf, an den oberen Seiten das Haus. Das Holz der Lehnen bearbeiten wir wellenförmig, so kommen diese einem Schneckenhaus sehr nahe. Den Schrank und die Kommode halten wir in schlichten Formen. Darauf male ich einige seiner Blumendarstellungen. Ihr wisst schon, die rennende Heidelbeere oder die Rose mit den Schmetterlingen als Blätter. Das setzt Farbakzente in das Zimmer. Die Lampen golden und irgendwie üppig, an der Wand einen Druck am besten eines seiner Selbstbildnisse.«

Geschafft lehnt sich Louisa zurück. Die Reaktion ihrer Partnerinnen erfolgt dieses Mal postwendend und mit Begeisterung.

»An den Pferdekopf kann man praktisch eine Handtasche hängen oder die Unterwäsche für den nächsten Tag«, witzelt Sarah.

»Du hast den Beruf verfehlt Louisa.« Charlie betrachtet die Zeichnungen erneut.

»Darüber habe ich auch schon nachgedacht«, nimmt Jo den Faden auf. »Wir sollten uns zusammentun. Du übernimmst das Design der Möbel, ich den Bau. Die Kunden beraten wir gemeinsam, sonst gibt es am Ende nur schaukelnde Betten.« Er zwinkert ihr zu. Nachdenklich schaut sie ihn an.

»Erst das Hotel, dann sehen wir weiter«, erwidert Louisa, doch ihr ist anzusehen, dass ein Samen gesät wurde. So leicht wird sie die Idee nicht mehr loslassen.

»Leute, ich bin todmüde und muss dringend zu Bett. Sarah, machst du noch Fotos und schickst die Entwürfe an Monique?« Charlie gähnt.

»Wir sehen uns morgen, dann zeige ich euch den Tresen für die Rezeption und die Kommoden für das Restaurant. Diese müssen geölt werden, ihr seid mit euren Malerarbeiten auch noch nicht fertig.« Mit diesen Worten beendet Jo den Abend.

Zu Hause angekommen, muss sich Charlie disziplinieren, den feinen Holzstaub unter der Dusche von der Haut zu waschen. Am liebsten wäre sie so ins Bett gekrochen. Vor Müdigkeit fällt ihr die Zahnbürste aus der Hand. In ihre Decke gekuschelt kontrolliert sie, wie jeden Abend, ob sie den Wecker angestellt hat.

In diesem Moment ploppt eine Nachricht von Vincent auf.

*Bist du noch wach?*

Sie wählt seine Nummer.

»Nein, ich schlafe schon.«

Charlotte hört sein leises Lachen. Die Müdigkeit verflüchtigt sich in Windeseile.

»Ich wollte nochmals kurz mit dir sprechen und erklären, warum ich mich heute Morgen nicht bei dir gemeldet habe. Ich nehme an, du bist sauer auf mich«, beginnt er.

»Ah, der Flurfunk unter euch Jungs scheint reibungslos zu funktionieren«, kontert Charlie.

»Unter euch Mädels auch. Ich sah keinen Grund, dich mit Anschlüssen und Abwasserleitungen zu konfrontieren. Davon hast du sowieso keine Ahnung und hättest Fragen gestellt, die auch ich nicht beantworten kann. Das kostet unnötige Zeit und wir wären keinen Schritt weitergekommen. Du wärst wie ein aufgescheuchtes Huhn durch die Backstube geflattert und hättest ein Baguette nicht mehr von einem Croissant unterscheiden können.«

Charlie kichert. »Ich war nur kurz sauer, aber du hast ja recht. Danke für deine Hilfe.«

»Kein Problem, das mache ich gerne. Du hast sicherlich schon gehört, dass die ersten Möbel angekommen sind. Ich bin begeistert und kann die nächste Lieferung kaum erwarten.«

Charlotte berichtet von den Ergebnissen des Abends. Vincent hört interessiert zu.

»Nun ist es nicht mehr lange, dann stehe ich vor deiner Tür. Moniques Liste, mit all den Dingen, die ich mitbringen soll, wird jeden Tag länger. Sebastian ist auch wieder fit und ich kann entspannt zu dir reisen. Sag mir bitte bis Mitte nächster Woche, was du noch an Obst und Gemüse brauchst.«

»Ich werde dir meine Bestellung durchgeben. Kannst du dich in der Zeit etwas um meinen Garten und das Gewächshaus kümmern? Ich bin ziemlich ins Hintertreffen geraten.«

»Ein richtiger Arbeitsurlaub. Das habe ich befürchtet«, seufzt Vincent.

»Ich werde dich angemessen entschädigen«, verspricht Charlie verführerisch.

»Wie genau?«

»Das bleibt mein Geheimnis. Ich freue mich sehr auf dich.«

»Ich mich auch auf dich. Aber nun schlaf gut, Tinker Bell, deine Sprache ist schon ganz verwaschen. Welche Nachtwäsche trägst du heute? Mickey Mouse oder Lucky Luke?«

»Keine. Ich war einfach zu müde.«

»O Mann, diese Frage hätte ich mir besser gespart.«

Grinsend beendet Charlie das Gespräch und schläft noch mit dem Telefon in der Hand ein.

# 23

Nach wenigen Tagen stellt sich für das Trio eine neue Routine ein. Tagsüber gehen sie ihren Aufgaben in der Backstube nach, am Abend hämmern, sägen und ölen sie in der Werkstatt. Charlie fühlt sich mitunter wie ferngesteuert und kommt nur noch zum Schlafen nach Hause. Auch Sarah und Louisa wirken übernächtigt und blass um die Nase. Wann immer eine der Partnerinnen in ein Motivationsloch fällt und von Urlaub unter Palmen oder einem Wellness-Wochenende phantasiert, beschreiben die beiden anderen das Hotel in glühenden Farben, sodass die Schwächelnde wieder weiß, warum sie sich so abrackert.

Vincents Besuch steht bevor, Charlie beginnt die Stunden zu zählen. Bei der Aussicht auf ein Wiedersehen, das sie sich in allen Variationen ausmalt, kehrt Leben in sie. Ihre Nervosität steigert sich von Tag zu Tag. »Nur noch sechsundsiebzig Stunden«, rechnet sie nach. »Und dann einen freien Sonntag. Wir werden das Haus garantiert nicht verlassen.«

»Führst du Selbstgespräche?«, erkundigt sich Sarah im Vorbeigehen.

»Ja, du bist zu beschäftigt, um dich mit mir zu unterhalten. Was riecht denn hier so gut?«

»Kartoffelsuppe mit Karotten und Porree, dazu gibt es Bio-Würstchen. Alles aus deinem Garten, na ja fast. Fiona bereitet gerade einen Coleslaw zu, damit belege ich dein Roggenbaguette, dann noch ein kurz gebratenes Rindersteak darauf und die Steinhagener sind glücklich.«

»Kannst du mir ein Lunchpaket für Samstag zur Seite legen? Ich möchte ungern den Abend in der Küche verbringen, wenn Vincent ankommt«, bittet Charlie sie.

»Selbstverständlich. Dann habt ihr genügend Zeit, euch stundenlang gegenseitig aus der Tageszeitung vorzulesen. Vincents Gesicht würde ich gerne sehen, wenn du ihm diesen Vorschlag unterbreitest. Entschuldige, ich rede Unsinn. Aber nach müde kommt blöd.« Sarah bricht in ihr mitreißendes Oktavenlachen aus. »Besondere Menüwünsche? Warte, ich stelle kurz den Topf ab, so lange kannst du dir die Speisekarte auf unserer Website anschauen. Vermutlich hast du dieser noch keinen Blick gewürdigt.«

Charlie rollt die Augen und ruft die Karte auf: mexikanisch gefüllte Kartoffeln mit Tomatensalat, mediterraner Tortellinisalat, vietnamesische Sandwiches mit gebratenen Filetspitzen, Minestrone mit Grünkohl, Rote-Bete-Suppe mit Sprossen und süße Omeletts mit Mascarponecreme und Heidelbeeren.

»Und, hat die Dame gewählt?« Sarah tritt neben sie und wippt mit dem Fuß.

»Von allem etwas bitte. Ich kann mich nicht entscheiden, alles hört sich so lecker an.«

»Bist du verrückt?«

»Es wäre klug, noch etwas für Sonntag übrig zu haben. Schließlich ist ein Temperatursturz vorhergesagt.«

»Aha, von elf auf sieben Grad? Du hast also vor, den Tag mit deinem Liebsten im Bett zu verbringen, während wir uns in der Werkstatt den Allerwertesten abfrieren.« Sarahs Augenbrauen wandern nach oben. Sie mimt überzeugend die Empörte.

»So in etwa.« Charlies Gesicht leuchtet vor freudiger Erwartung, sodass Sarah ihr nicht böse sein kann.

»Ich bin neidisch, das gebe ich offen zu, aber ich gönne dir die Zeit mit deinem Adonis von Herzen. Wage jedoch nicht zu fragen, ob du nächste Woche einen Tag frei bekommen kannst. Die Antwort lautet nein.« Die Arme vor der Brust verschränkt, blickt Sarah Charlotte an.

»Ich dachte eher an zwei freie Tage«, meint Charlie, die Lust hat, Sarah zu foppen. Diese schnaubt nur, tippt sich mit dem Zeigefinger an die Stirn und rauscht von dannen.

Charlie lacht und knetet den Stollenteig. Der November steht vor der Tür, es wird Zeit mit dem vorweihnachtlichen Gebäck zu beginnen, das in den Supermärkten seit Anfang September in den Regalen liegt. Leider fällt Vincents Besuch in diese arbeitsreiche Zeit, aber daran kann sie nichts ändern. Sie ist sich sicher, er wird sich selbst beschäftigen können.

Vor seiner Ankunft hat sie noch alle Hände voll zu tun. Durch das Häuschen fegen, einkaufen, Wäsche waschen und das Bett frisch beziehen. Aufräumen und Staub wischen wäre auch nötig. Sie fragt sich, wann sie das alles erledigen soll, denn einen Abend bei Jo zu schwänzen, würde sie nur mit knapper Not überleben. Kleinigkeiten wie Hausarbeit gelten bei ihren Freundinnen nicht als Entschuldigung. Sarah hat ihr Problem mit einer Handbewegung vom Tisch gewischt und schlug allen Ernstes vor, Charlie solle doch etwas früher aufstehen, bekanntlich hätte Morgenstund Gold im Mund. Am nächsten Morgen revanchierte sich Charlotte und hat Sarah morgens um halb vier angerufen, um sie an ihre Worte zu erinnern. Deren Schimpftirade lässt sie jetzt noch schmunzeln.

Doch auch Sarah ist nicht zu unterschätzen. Vincents Besuch wollte Charlie so weit als möglich für sich behalten. Nun erzählt ihre Partnerin jedem Kunden, der die Schwelle übertritt, dass Besuch aus Frankreich erwartet wird. Sie macht ein großes Geheimnis darum, um wen es sich handelt, und heizt die Neugier im Dorf an. Für Montag hat sie Rekordumsätze in Aussicht gestellt. Louisa fühlt sich bestens unterhalten und beobachtet den Zweikampf vom Spielfeldrand aus. Zur Not springt sie als Schiedsrichterin ein, aber bisher scheinen die Kontrahentinnen selbst den größten Spaß zu haben.

Am Samstag ist Charlie nicht zu bremsen. Das Häuschen strahlt frisch gebohnert und geputzt, von Wäschebergen fehlt jede Spur. Ihr Team lässt keine Gelegenheit aus, sie gut gelaunt zu necken. Gekonnt meistert Charlotte jeden Schlagabtausch, vermeidet jedoch das Café zu betreten, um allen Fragen aus dem Weg zu gehen. Sarah hat Verpflegung für mehrere Tage in eine Kiste gepackt, Louisa ergänzt das Carepaket mit süßen Leckereien. Obenauf packt Marion noch einige frische Brezeln mit dem Kommentar, diese dürften auf keinem schwäbischen Frühstückstisch fehlen. Sarah wird nicht müde, Charlie auf ihre ach so lange Auszeit hinzuweisen und kündigt an, noch eine Idee mit ihr besprechen zu wollen, bevor sie aufbricht.

»Bitte nicht. Ich will an meinem lang ersehnten freien Tag auf keinen Fall nachdenken«, jammert Charlotte.

Doch Sarah kennt keine Gnade. Wenig später baut sich die Freundin vor ihr auf. Charlie ist mit den letzten Tartes beschäftigt, bevor sie die Schürze an die Garderobe hängt.

»Du musst nicht sofort etwas dazu sagen. Eigentlich ist es Thelmas Überlegung, die auf eine Kundenanfrage zurückgeht. Ich frage mich nur, warum ich nicht selbst darauf gekommen bin«, beginnt sie, greift zu einem Messer und schält Äpfel.

Charlie arbeitet weiter und beschließt abzuwarten. »Die Äpfel bitte in dünne Scheiben schneiden und mit Zitronensaft beträufeln.«

»Okay. Also, der Kunde fragte, ob wir auch gefrostete, vorgebackene Brötchen haben, die er zu Hause aufbacken kann. Das dürfte doch kein Problem sein, oder? Auch Brot, Kuchen, Quiches und Törtchen eigenen sich dafür. Thelma macht sich Gedanken über die Verpackung, die sollte so ökologisch als möglich sein und was auf dieser angegeben sein muss – Inhaltsstoffe, Haltbarkeitsdatum und so weiter. In der näheren Umgebung können wir die Produkte in Styroporkisten mit Kühlakkus oder Trockeneis ausliefern, für die wir Pfand berechnen. Wir brauchen dann ein Tiefkühlregal im Laden, da weiß ich noch nicht genau wohin, Kisten und Kühlakkus. Ach, und einen großen Froster, den wir in deinen Keller stellen, bis die Wohnung im ersten Stock umgebaut ist. Mit Louisa habe ich schon gesprochen, sie unterstützt das Vorhaben und arbeitetet bereits an ihrem Tiefkühl-Sortiment. Du kannst alles mir und Thelma überlassen. Die veranschlagten Kosten haben wir zusammengestellt, die Liste liegt auf deinem Verpflegungspaket unter den Brezeln. Sobald du einverstanden bist, starten wir das Projekt.«

Charlies Augen werden immer größer, je mehr sie hört. Fast hätte sie gekochten Schinken unter die Pflaumen gemischt. »Uff!«, entfährt es ihr.

»Lass dir Zeit, darüber nachzudenken, so drei oder vier Minuten, dann sag mir Bescheid.« Sarah lässt das Messer fallen und schreitet durch die Schwingtür.

Charlotte wägt ab, findet aber keinen Haken an der Sache. Vorsichtshalber sucht sie Louisa auf, die Florentiner in weiße Schokolade taucht. Ein Blick auf ihre Partnerin reicht aus.

»Du wurdest von Sarah überfallen.«

»Ja, das ist das richtige Wort. Es hört sich alles logisch und durchdacht an. Und wir könnten zunächst klein anfangen. Was sagst du dazu?«

»Der Meinung bin ich auch. Mir gefällt die Idee, außerdem macht Versuch klug. Die Investitionskosten sind überschaubar, wir müssen nur etwas mehr backen«, sagt Louisa. »Außerdem befürchte ich, sie hat bereits eine Neuheit in den sozialen Medien angekündigt. Sarah ist im Moment nicht zu bremsen. Aber das tut ihr gut. Du legst doch kein Veto ein, oder?«

»Nein, auf keinen Fall. Je länger ich darüber nachdenke, umso mehr Feuer fange ich. Aber nun beeile ich mich, sonst habe ich keine Zeit mehr für mein Schönheitsprogramm. Zunächst gebe ich Sarah mein okay, bevor sie alle fünf Minuten vor mir steht.«

Als Sarah kurz im Bedienen eines Kunden innehält und Charlies erhobenen Daumen sieht, kann sie diese Information sofort einordnen. Ihr Blick bedeutet ihr, dass sie damit gerechnet hat. Ihre Augen blitzen unternehmungslustig.

Charlie wird an diesem Tag mit Umarmungen, Gekicher und anzüglichen Bemerkungen verabschiedet, als würde sie in die Flitterwochen aufbrechen. Als endlich die Tür hinter ihr ins Schloss fällt, atmet sie tief durch.

Zu Hause deckt sie den Tisch hübsch ein, entfacht ein Feuer im Kamin und lässt sich in das wohlig warme Wasser der Badewanne sinken. Doch sie ist zu unruhig, die ersehnte Entspannung will sich nicht einstellen. Von Nervosität getrieben steht sie vor dem Kleiderschrank und wählt ein kurzes, toffeebraunes Samtkleid, das sie mit einer gemusterten Strumpfhose und einer extravaganten, langen Kette kombiniert. Etwas Make-up, Wimperntusche und zwei Spritzer Parfum, mehr Aufwand will sie nicht betreiben. Im Erdgeschoss tigert sie von Raum zu Raum und schaut immer wieder aus dem Fenster. Die Straße ist dunkel und verlassen, das fahle Licht der Straßenlaterne beleuchtet die Einfahrt nur schwach.

Charlie setzt sich und öffnet die Post der vergangenen Tage. Ein Stapel hat sich angehäuft, unschlüssig spielt sie mit dem Brieföffner und springt bei jedem Geräusch auf, hastet zum Fenster, nur um enttäuscht festzustellen, dass sich doch kein Auto genähert hat. Sie ruft sich zur Ordnung und widmet sich mit Disziplin den Schreiben, liest, sortiert aus und hält inne, als ein Motor vor dem Haus zum Stillstand kommt. Wie von der Tarantel gestochen fährt sie hoch und rennt zur Haustür. Ihr entfährt ein Schmerzensschrei. Die letzte Kurve nahm sie zu eng und blieb mit ihren Zehen am Türrahmen hängen. Hektisch sucht sie passende Schuhe, in die sie schlüpfen kann. Die rosa Gummistiefel, über die sie fast gestolpert wäre, kommen ihr gelegen. Charlotte reißt die Haustür auf, rennt platschend den Gartenweg entlang und fliegt Vincent entgegen, der sie auffängt und Mühe hat, so flink aus seinem Transporter zu klettern

Charlie schlingt ihre Beine um seine Hüfte, ihre Lippen finden sich zu einem langen, tiefen Kuss, der nur kurz unterbrochen wird, um einen intensiven Blick zu tauschen. »Endlich! Du hast dir viel Zeit gelassen«, flüstert sie.

Vincent stellt sie ab. »Jetzt bin ich da. Hast du Hochwasser im Haus?«

Er deutet auf ihre Schuhe und sieht sich um. Charlie schüttelt den Kopf, schmiegt sich an ihn und ist noch nicht bereit, sich von Vincent zu lösen. Er lacht leise und wuschelt ihr durch die Haare.

»Wir könnten rein gehen, was hältst du davon? Ich laufe nicht weg.«

»Das kann man nie wissen«, kommentiert sie lachend.

Vincent holt sein Gepäck und Charlotte stellt fest, dass der Transporter bis unters Dach beladen ist. Kisten mit Obst und Gemüse stapeln sich, Holzstämme, Gläser voller Chutney und Konfitüren, Olivenöl und Getreidesäcke.

»Das Ausladen verschieben wir auf morgen.« Demonstrativ schließt sie die Tür.

Hand in Hand schlendern sie über den Gartenweg, wobei Charlie eher hüpft wie ein Gummiball. Vincent späht in den Garten, kann in der Dunkelheit jedoch nur das Gewächshaus und einige Bäume ausmachen. Im Haus streckt und reckt er sich.

»Puh, die Fahrt zieht sich ganz schön.« Er reibt seinen Rücken.

Charlie schleudert die Gummistiefel von sich und zieht ihn weiter. Kerzenlicht und das Kaminfeuer tauchen das Erdgeschoss in ein heimeliges Licht.

»Ist das gemütlich bei dir!«

»Dachtest du ich wohne im Baucontainer ohne Strom und fließendes Wasser?«

Vincent lässt sich von ihr durch die Räume führen. Mit einem wohligen Seufzen lässt er sich auf die Couch fallen.

»Darf ich dir ein Glas Wein anbieten? Das Essen ist auch gleich fertig. Du bist bestimmt hungrig.«

»Ja, gerne. Lass mich erst ankommen. Vor dem Essen würde ich noch gerne unter die Dusche.« Vincent lässt seinen Blick über die reich gefüllten Bücherregale wandern und betrachtet eingehend die Einrichtung. Er beobachtet Charlie, wie diese in der Küche mit dem Korkenzieher kämpft und mit zwei gefüllten Gläsern strahlend auf ihn zukommt. Er nimmt sein Glas entgegen. Sie prosten einander zu, Charlies Augen glänzen und funkeln. Vincent schließt die Augen für einen kurzen Moment und zieht sie an sich. Beide genießen die Stille und fühlen den anderen. Eine friedliche Stimmung senkt sich über das Paar, Vincent spielt mit Charlies Locken. Immer wieder finden ihre Lippen zueinander. Nur widerwillig löst er sich von ihr.

»Wenn ich jetzt nicht aufstehe, kann ich mich nicht mehr aufraffen. Ich sehe, dir geht es ähnlich.« Er stupst sie sanft an und stellt sein Glas ab.

Charlie rappelt sich auf und zeigt ihm die Räume im Dachgeschoss. Während Vincent das Badezimmer nutzt, erwärmt Charlie die Suppe, legt die Sandwiches unter den Grill und füllt den Tortellinisalat in Schüsseln. Sie füllt erneut die Weingläser, schneidet Brot und schöpft die Rote-Bete-Suppe in tiefe Teller.

Vincent erscheint mit noch feuchten Haaren, sein Gesicht strahlt beim Anblick des üppig bestückten Tisches. Er setzt sich und lässt sich von Charlie das Menü erklären, die zugibt, nichts davon selbst zubereitet zu haben. Vincent greift zu. Während des Essens entwickelt sich ein angeregtes Gespräch. Sie berichten über die Ereignisse der letzten Wochen, Charlie erkundigt sich nach der Plantage, Monique, Vincents Eltern und lässt sich die Küche im Landhaus in allen Einzelheiten beschreiben. Mit Witz beschreibt er den Abend mit Marie, die das Essen in genossen hat und sich königlich behandelt fühlte. Jedes Möbelstück bewunderte sie. Monique bewertet die Küche als hervorragend und ist dazu übergegangen, die Produkte für ihren Hofladen dort herzustellen.

Charlotte berichtet von Maries Brief und fragt noch, ob es in der Provence tatsächlich schon so kalt ist. Vincent winkt ab.

»Nein. Marie empfindet bereits den Anflug von Kälte als persönlichen Affront. Alles unter zwanzig Grad ist für sie indiskutabel.«

Charlie lacht. Sie freut sich über die Leichtigkeit der Konversation und die Vertrautheit, die sich wieder eingestellt hat. Das Gefühl, mühelos an der Verbindung wieder anknüpfen zu können, entspannt sie. Sie sprüht vor Humor und Lebendigkeit. Die Bedenken der letzten Tage, das Wiedersehen könnte verkrampft und von Hemmungen überschattet sein, lösen sich in Luft auf. Charlotte lässt ihn an den Werkstattabenden teilhaben und an den Alltäglichkeiten in der Bäckerei, den Ausbauplänen sowie Sarahs neuester Idee. Charlie ist erstaunt, dass Vincent über vieles informiert ist.

»Monique hält mich auf dem Laufenden. Allerdings lässt mich euer Tempo etwas schwindeln, obwohl ich mich selbst nicht zur Bummeltruppe zähle. Aber wenn ich das richtig einschätze, müsst ihr euch um wenigstens zwei neue Mitarbeiterinnen kümmern. Wie sieht denn euer Zeitplan aus?«

»Die Wohnung können wir ab Januar mieten, zunächst für fünf Jahre mit der Option, diese dann zu kaufen. Das Tiefkühl-Projekt möchte Sarah so schnell als möglich umsetzen, um Personal kümmert sich Thelma bereits. Unsere Abende bei Jo haben den Vorteil, dass wir nebenbei vieles besprechen können. Die Woche nach Neujahr bleibt die Bäckerei wie jedes Jahr geschlossen, dann fallen wir auf Manoir Remy ein und kümmern uns um die vielen Kleinigkeiten wie Lampen, Accessoires für die Bäder, Geschirr und tausend andere Dinge. Was das Tempo betrifft, bin ich auch immer wieder überfordert und hoffe, dass alles gut geht. In meinen schwachen Momenten frage ich mich, ob wir komplett verrückt sind. Aber wir ziehen alle an einem Strang und können uns aufeinander verlassen. Sollten wir Schiffbruch erleiden, müssen wir eben in kalten Gewässern schwimmen lernen und im Vorfeld für genügend Rettungsringe sorgen.«

»Ihr seid ein großartiges Team. Geballte Frauenpower! Wann immer sich eine Hürde vor euch auftut, werdet ihr diese überwinden oder niederreißen«, prophezeit Vincent. »In höchster Not sind wir Männer dann für euch da und springen rettend ein.« Ab und zu lässt Vincent den Macho durchblicken.

Seine Zuversicht tut ihr gut. Sie räumt die leeren Teller und Schüsseln ab und drückt ihm einen Kuss auf.

»Espresso und Törtchen?«

Er zieht sie auf seinen Schoß, seine Hände beginnen zu wandern. Charlie stöhnt leise auf, Kaffee und Kuchen rücken in weite Ferne.

Er lässt von ihr ab, seine Augen blitzen koboldhaft. »Ja, gerne!«

»Was?«, fragt sie verwirrt.

»Dessert.«

Sie lehnt sich zurück und sinnt auf Rache. Hoheitsvoll erhebt sie sich mit der Bemerkung, ihm später wahre Qualen zu bereiten.

»Darauf freue ich mich schon seit langem«, erwidert er.

Während die Espressokanne gurgelt, erkundigt sich Charlie nach Vincents Plänen, der Louisas Törtchen umkreist und seine persönliche Reihenfolge festlegt.

»Ich bin ziemlich durchgeplant. Als Erstes möchte ich die Bäckerei sehen, dafür ist der Montag eingeplant. Sarah hat mich an den Herd verdammt, gemeinsam mit Aina. Auf dem Plan steht die südfranzösische Küche. Sollten eure Kunden das Angebot annehmen, droht sie mir mit weiteren Einsätzen. Monique und Sarah könnten Schwestern sein – eine so unerträglich wie die andere.«

»Davon weiß ich nichts«, äußert sich Charlie entschuldigend.

»Das dachte ich mir, ist aber auch kein Problem. So bin ich mittendrin, schließlich brenne ich darauf, euch in Aktion zu erleben. Dann bin ich mit Jo verabredet und gehe ihm zur Hand. Das Holz im Wagen ist für ihn – Olive und Kirsche. Das Dorf möchte ich gerne sehen und die nähere Umgebung erkunden, sowie Fannys Grab besuchen. Wie ich von Louisa hörte, ist der nächste Sonntag verplant, da wird der kleine Oskar getauft. Schön wäre es, ich könnte eine Wanderung in eure Berge unternehmen. Die Zeit, die dann noch bleibt, möchte ich mit dir verbringen. Ach, und dein Garten steht noch an. Du siehst, Langeweile wird nicht aufkommen. Sebastian wird mir außerdem jeden Tag Bericht erstatten und ich habe genügend Papierkram mitgebracht, dessen Bearbeitung mich locker vier Wochen in Anspruch nehmen würde. Vermutlich schleppe ich alles ungelesen wieder mit nach Hause.« Das erste Petit Four verschwindet in seinem Mund. Genüsslich leckt er sich die Finger ab.

»Du scheinst in sehr regem Austausch mit meinen Partnerinnen zu stehen.« Ihr misstrauischer Blick spricht Bände.

»Bist du eifersüchtig?« Vincent beobachtet ihre Reaktion genau.

»Ich weiß nicht. Zumindest überrascht.«

Und schon ist das Teufelchen des Zweifelns wieder da und flüstert ihr hartnäckig ins Ohr. Unwillig schüttelt Charlie den Kopf und lenkt ab.

»Das hört sich nach einem vollen Programm an. Allerdings muss ich dich vor den Steinhagenern warnen. Es handelt sich um das wohl neugierigste Völkchen.

Deinen Besuch hat Sarah groß angekündigt. Wenn du dich nicht in der Küche verschanzt, werden sie in Scharen über dich herfallen«, gibt Charlie zu bedenken.

Vincent schmunzelt. »Das ist in La Tours d'Aigues nicht anders. Mit meinem Charme werde ich alle, insbesondere die Damenwelt, mühelos bezirzen. Außerdem verstehe ich sowieso nichts.« Selbstgefällig lehnt er sich an die Arbeitsplatte und wählt eine Praline aus.

»Daran habe ich keinen Zweifel. Wenn du noch eine Minute wartest, ist der Espresso fertig. Die alte Kanne kann mit der Geschwindigkeit des Törtchenschwunds nicht mithalten.«

Sein tiefes Lachen perlt durch die Küche. Nachdenklich betrachtet er Charlie. »Das fühlt sich an wie nach Hause kommen, völlig gleichgültig, ob wir in deiner oder meiner Küche stehen. Das habe ich nicht erwartet.«

Vincent lässt den Satz in der Luft hängen, ohne eine Antwort zu erwarten. Charlie nickt nur und schweigt wohlweislich. Innerlich vollführt sie einen Freudentanz.

Beim Dessert spricht Vincent sie auf ihr finanzielles Problem an und fragt nach, ob sie dieses gelöst hat. Charlie bejaht und lässt die Chance auf ein klärendes Gespräch vorbeiziehen. Sie erinnert sich an Sarahs Rat und möchte auf keinen Fall die Stimmung am ersten Abend verderben.

»Charlotte, bevor ich das Thema dauernd mit mir herumtrage, möchte ich dieses sofort ansprechen.«

Sein ernster Ton lässt ihr das Blut in den Adern gefrieren. Abwartend umklammert sie ihre Tasse. Beruhigend streicht Vincent ihr über die Wange.

»Nichts Dramatisches. Du weißt, mein Vertrag läuft noch bis Ende nächsten Jahres. Bis dahin stelle ich meine persönlichen Vorhaben und Entscheidungen zurück und unterstütze dich bei deinen Plänen, so gut ich kann. Ich konnte bisher erleben, dass du meiner Arbeit vertraust und ich auf Manoir Remy schalten und walten kann, wie es mir beliebt. Das gefällt mir und für mich bietet sich die Gelegenheit, an eurem Projekt teilzuhaben. Zumindest an einer Front Ruhe zu haben, müsste dir gelegen kommen.«

Abwartend blickt er Charlotte an, der ein Gebirge vom Herzen fällt. Aufgrund seiner Miene war sie auf das Schlimmste gefasst. Erleichtert stößt sie die angehaltene Luft aus.

»Ich bin dieser Frage aus dem Weg gegangen, auch weil mein Kopf momentan nicht mehr hergibt. Deine Entscheidung macht mich froh. Danke dir dafür! Was hältst du davon, wenn wir das Geschäftliche nun abhaken und nach oben gehen?«

Wortlos steht Vincent auf und führt sie die Treppe hoch. Bei Kerzenschein entdecken ihre Körper die Leidenschaft wieder und sie geben sich einander lustvoll hin, berauscht und ekstatisch.

»Darauf habe ich lange gewartet«, murmelt Charlie, ihren Kopf an Vincents Schulter gebettet.

Er zieht sie eng an sich, ihr Atem wird immer tiefer.

Am nächsten Morgen trommelt der Regen auf das Dach. Träge streckt sich Charlie. Ihr fällt ein, dass es heute keinen Grund zur Eile gibt. Sie lässt ihre Hände über Vincents Oberkörper wandern. »Perfektes Wetter für einen gemütlichen Tag zu Hause«, flüstert sie ihm ins Ohr.

»Dann können wir den Vormittag ohne schlechtes Gewissen im Bett verbringen«, antwortet er mit rauer Stimme und beugt sich zu Charlie hinüber.

Später sitzen sie in Decken gekuschelt mit einem Tablett zwischen ihnen und genießen ihr Frühstück.

»Diese verschlungenen Gebäckteile schmecken gut«, bemerkt Vincent und deutet auf die Brezeln.

Charlie nickt und verschlingt ihr Omelett mit Mascarpone und Heidelbeeren.

»Dein Appetit überrascht mich immer wieder. Wo futterst du das alles hin? Wobei, Sex soll hungrig machen.«

»Ich bin den ganzen Tag auf den Beinen und in Bewegung«, wehrt sie sich.

»Aber wenn du vom Essen sprichst, was kochst du denn morgen mit Aina?«

»Da verwöhne ich dich nach allen Regeln der Kunst und du fokussierst dich auf die elementarsten Bedürfnisse«, zieht er sie auf.

»Ich meine mich zu erinnern, dass Sexualität auch ein Grundbedürfnis ist und in der Maslowschen Bedürfnispyramide auf der untersten Stufe verortet ist, aber ich will mich nicht festlegen, mein Gehirn schwebt noch in anderen Sphären.«

Wie sehr sie diese Neckereien mit ihm vermisst hat!

»Also: Salade Nicoise, Sandwiches mit Avocado, Banane und Zitrone, ein französisches Rindergulasch mit Pilzen und Kartoffeln, Ofengemüse mit Fougasse und Lavendeleis mit Honig. Nicht zu vergessen die französische Zwiebelsuppe. Die Frischkäse-Tomaten-Tarte machst du, ebenso das Brot.«

Vincent lehnt sich im Bett zurück. »Ein richtiges Verwöhnprogramm! Das hört sich nach viel Arbeit an.«

»Deswegen muss ich dich auch enttäuschen. Wir können nicht den ganzen Tag faulenzen. Am frühen Abend treffe ich mich mit Aina und Sarah, um alles vorzubereiten. Das Gulasch muss auch etwas durchziehen. Alle Zutaten habe ich gestern schon bei Sarah abgeladen. Außerdem hat es aufgehört zu regnen. Schwing dich hoch und zeige mir deinen Garten. Anschließend drehen wir eine Runde durch das Dorf«, treibt Vincent sie an.

Arm in Arm schlendern sie durch die Gassen. Charlie deutet nach links und rechts, dabei erzählt sie Anekdoten über die jeweiligen Hausbewohner und belebt das Dorf für Vincent. Dieser bewundert die Fachwerkhäuser und die alte Kirche. Immer wieder bleiben sie stehen, um einen Plausch mit den Sonntagsspaziergängern zu halten. Vincent beschränkt sich auf ein freundliches »Salut« und lächelt. Dass er unverhohlen gemustert wird, scheint ihn nicht zu stören. Als er aus der Ferne das Schild der Bäckerei erspäht, zieht er Charlie in diese Richtung. Doch diese hat andere Pläne und öffnet das Tor des Friedhofs. Vor Fannys Grab bleiben sie stehen.

»Ich möchte dich als Erstes zu dem Menschen führen, der mir bisher am wichtigsten war in meinem Leben. Schade, dass du meine Großmutter nicht mehr kennenlernen kannst. Ihr hättet euch gut verstanden.«

Schweigend verharren sie einige Minuten, die Finger ineinander verschränkt. Charlie zupft einige Blätter von den Pflanzen und entzündet eine Kerze. Vincent streicht über den bronzenen Engel.

»Aprikose und Lavendel. Du hältst ihre französischen Wurzeln in Ehre.«

Charlie befürchtet, die Fassung zu verlieren und wendet sich schnell ab. Sie schlägt Vincent vor, einen Wanderweg einzuschlagen, der sie aus dem Dorf hinaus auf die Hügel führt. Schnellen Schrittes gewinnen sie an Höhe. Oben angekommen, genießen sie die Aussicht auf das Tal und die vereinzelten Gehöfte. Der Regen hat die Landschaft reingewaschen und die Sicht ist beeindruckend.

»Wunderschön ist es hier. Die Umgebung wirkt sanft und einladend. Hier gibt es nichts Schroffes und Karges. Es ähnelt einer Abbildung in einem Bilderbuch für Kinder, eine richtige Idylle.« Vincent staunt. Er hat die Welt bereist, aber bis nach Süddeutschland ist er bisher nicht gekommen. »Ich kann verstehen, dass Fanny hier heimisch geworden ist«, fügt er an und lässt den Blick über die Berge schweifen.

Aus dem Tal schallt das Geläut der Kuhglocken herauf, ein Bauer pflügt die Erde seines Feldes. Das monotone Brummen des Traktors ist gedämpft zu hören. Charlie bemüht sich, die Landschaft mit seinen Augen zu sehen. Die Schönheit der Natur wird ihr nochmals bewusst.

»Du musst im April oder Mai wiederkommen, dann blühen die Streuobstwiesen. Für mich die schönste Zeit des Jahres.«

Langsam treten sie den Rückweg an. Am Rand eines Ackers geht Vincent in die Hocke und prüft die nassen, schweren Erdschollen. »Satt und fruchtbar, gute Voraussetzungen für die Landwirtschaft. Denkst du, es gibt hier einen Bauern, der Französisch oder Englisch spricht? Ich hätte Lust auf etwas grenzüberschreitendes Fachsimpeln.«

»Oje, das wird schwierig. Auf Anhieb fällt mir niemand ein. Aber ich frage Sarah und Louisa später.«

Vincent dirigiert sie durch die Dorfmitte, bis sie vor der Bäckerei stehen. Anerkennend nimmt er das restaurierte Fachwerkhaus in Augenschein und die vielen bunten Pflanztröge vor dem Laden. Er späht durch das Fenster ins Innere und sieht die geschmackvolle Inneneinrichtung, die ihn an seine Heimat erinnert. Charlie wartet geduldig.

»Da habt ihr ein richtiges Schmuckstückchen.«

Ihr wird deutlich, wie viel ihr an Vincents Urteil liegt. Das Dorf, die Umgebung, die Bäckerei – sie wünscht sich, dass er hier genauso heimisch werden kann, wie sie in der Provence. In ihren Träumen pendeln sie gemeinsam von Manoir Remy nach Steinhagen und wieder zurück. Die Kinder möchte sie zweisprachig erziehen. Aber sie greift der Zeit voraus.

Aus Alessandros Pizzeria weht der Duft der italienischen Küche.

»Das ist unsere Stammkneipe. Bei Alessandro und Emanuela müssen wir unbedingt einen Abend verbringen. Monique hat dort einen bleibenden Eindruck hinterlassen«, erzählt sie lachend und berichtet auch vom Hauptpreis der Tombola beim Herbstfest.

Ungläubig schüttelt Vincent den Kopf. Den beiden bleibt noch etwas Zeit, eine Tasse Tee zu trinken und sich mit Suppe und gefüllten Kartoffeln zu stärken.

Charlie lotst Vincent mit seinem Transporter durch den Ort zum Hintereingang der Bäckerei. Kaum betreten sie den Raum, stürmt ihnen Sarah entgegen, die Vincent herzlich begrüßt.

»Louisa und Aina kommen auch gleich. Wie schön dich zu sehen, Vincent! Wir laden eben das Auto aus, Charlie zeigt dir unser Reich und dann legen wir los«, schnattert sie.

Das Lager im Keller füllt sich, die Kisten reichen bis knapp unter die Decke. Einiges lässt Sarah sofort in den Laden bringen, um dort die Vorräte aufzufüllen. Charlotte führt Vincent durch die Bäckerei, das Café und den Laden. Dieser zeigt sich imponiert und stellt viele Fragen.

»Ich habe mir alles deutlich kleiner vorgestellt«, bemerkt er und studiert die provenzalische Ecke.

»Morgen, wenn die Regale und Vitrinen gefüllt sind, sieht alles nochmals ganz anders aus.«

»Ich kann mir das auch so gut vorstellen.«

Er wirkt etwas konsterniert, Charlie meint, Achtung und Anerkennung in seinem Blick zu erkennen. Sarah freut sich über sein Lob, neigt den Kopf huldvoll und hebt die Hand zum königlichen Gruß.

Louisa und Aina kommen herein und begrüßen den Gast. Aina ist zunächst zurückhaltend, doch Vincent plaudert los und nimmt ihr die Befangenheit. Sarah scheucht ihr Team an die Arbeits- und Herdplatten, verteilt Aufgaben und sucht die Zutaten zusammen. Louisa und Charlie nutzen die Zeit für ihre eigenen Vorbereitungen. Bald zieht ein köstlicher Duft durch die Räume. Charlie lächelt vor sich hin.

»Du siehst glücklich aus«, ertönt Louisas Stimme, die sie von der Tür aus beobachtet. Charlie hält inne.

»Das bin ich. Vincent gefällt es hier. Momentan steht er in unserem Unternehmen und kocht. Unglaublich! Was will ich mehr?«

Spontan umarmt Louisa die Freundin. »Ich freue mich so für dich.« Ein Lächeln unterstreicht ihre Worte. »Kann ich dir helfen? Ich bin so weit fertig, die drei sind in ihrem Element und ich stehe nur im Weg.«

Vincent tritt durch die Schwingtür, eine Schüssel in der Hand. »Ich brauche euch zur Verkostung der Zwiebelsuppe.« Er hält einen Löffel vor Charlies Mund, die sich bereitwillig füttern lässt.

»Exquisit!«

Vincent wiederholt die Prozedur bei Louisa, holt sich ihre Laudatio ab und verschwindet wieder.

»Sollen wir noch karamellisierte Walnusstartes backen? Die Vanillesauce dazu ist morgen schnell gemacht. Vincent hat Nüsse mitgebracht.«

»Gute Idee.«

Die beiden konnten schon immer gut Hand in Hand arbeiten. Louisa erzählt von ihrem Tag in der Werkstatt und geht nahtlos über zu Oskars Taufe.

»Wir sollten öfter zusammen backen, das macht nach wie vor viel Spaß mit dir«, meint Louisa. Charlie stimmt ihr zu.

»Charlotte, ich brauche deine große Rührmaschine. Das Eis muss cremig geschlagen werden. Mit dem Handgerät stehe ich morgen noch da«, unterbricht Sarah das Gespräch.

Charlie füllt die Masse in die Schüssel und stellt die Maschine an. »Lavendeleis«, ruft sie Louisa zu.

»Schmeckt wie Badezusatz. Gut, dass die Kunden das erst nach dem Kauf feststellen«, kichert Sarah. Sie stellt sich neben Charlie und sieht sie herausfordernd an. Unwillkürlich richtet diese sich auf. »Wenn ich dich nicht so lieben würde, wäre dein Prachtbursche keine Sekunde vor mir sicher. Mein ganzes

Repertoire würde ich abspulen und wäre am Ende die Gewinnerin. Er sieht nicht nur gut aus und hat einen klasse Körper, nein er ist auch noch erfolgreich und kann zu allem Überfluss kochen. Solltest du ihn nicht mehr wollen, schick ihn zu mir.« Kokett wirft sie sich in Pose.

Louisa und Charlie prusten los.

»Ich werde daran denken. Aber möchtest du ernsthaft die zweite Wahl sein?«

»Nein, daran erkennst du, wie groß meine Verzweiflung mittlerweile ist«, witzelt Sarah. »Für Aina ist das glaube ich ein besonderer Abend. Sie kocht die Gerichte ihrer Wahlheimat, diskutiert mit Vincent über verschiedene Gewürze und genießt seine Gesellschaft. So fröhlich habe ich sie noch nie gesehen«, fährt sie fort. »Wenn die Steinhagener morgen wohlwollend sind, sollten wir die Aktion wiederholen.«

»Was du längstens geplant hast, liebe Sarah«, wirft Charlie ein.

Diese grinst nur und wackelt mit dem Kopf. »Wie geht denn dieses Höllenteil wieder aus?«

Charlie eilt Sarah zur Hilfe, aus Sorge um ihre Gerätschaften. »Wir müssten auch gleich fertig sein, dann stoßen wir mit Champagner an«, informiert sie noch und verschwindet.

Kurze Zeit später verkündet Vincent, das Werk sei vollendet. Neugierig beugen sich Charlie und Louisa über die Töpfe, im Hintergrund ploppt ein Korken. Vincent drückt den beiden einen Löffel in die Hand und preist sein Gulasch an. Genüsslich verdreht Charlotte die Augen und taucht den Löffel erneut in den Topf.

»Das soll für morgen noch reichen.«

Besorgt lässt Vincent sie nicht aus den Augen. »Du überschätzt mich. Das sind doch bestimmt zwanzig Portionen.«

»Dreißig«, korrigiert Sarah und reicht die Gläser weiter.

»Auf unsere Starköche!«

Vincent und Aina klatschen sich ab. Das Team geht die Aufgaben des morgigen Tages noch durch und bricht gut gelaunt auf.

»Sollen wir das Auto stehen lassen? Etwas frische Luft tut mir jetzt noch gut«, schlägt Vincent vor. »Ein sympathisches Mädchen, eure Aina. Nicht leicht, so auf sich gestellt, hier Fuß zu fassen. Ich weiß, sie hat viel Unterstützung durch euch, trotzdem ist sie allein. Da gehört viel Mut dazu.«

Charlie erzählt ihm Ainas Geschichte und wie sie zu ihrer Mitarbeiterin kam. »Ich bin jeden Tag froh, dass sie bei uns ist.«

Vincent drückt ihre Hand. Den Rest des Weges legen sie schweigend zurück.

»Badewanne und Bett?«

Charlie nickt.

»Die habe ich für uns gemopst.« Vincent zieht eine Flasche Champagner aus seiner Jacke und grinst von einem Ohr zum anderen.

Mit seinem Charme verzaubert Vincent das Team der Bäckerei. Eine rosa Schürze mit Spitzenbordüre umgebunden, schwingt er den Kochlöffel. Ainas helles Lachen ertönt, die Damen umschwirren ihn wie die Bienen den Nektar. Selbst Thelmas Wangen sind gerötet und sie bietet ihm zum wiederholten Mal ihre Hilfe an. Vergessen sind dringende Telefonate, Angebote und Bestellungen.

»Was für ein Affenzirkus! Wir scheinen uns seit den Neandertalern nicht weiterentwickelt zu haben. Sobald ein Mann die Keule schwingt, knien wir nieder und kippen unseren Stolz über Bord.«.

Sarah trieft vor Sarkasmus. Dabei hat sie vergessen, selbst vor wenigen Minuten mit Vincent geflirtet zu haben. Charlie amüsiert dieses Spektakel. Sie beobachtet das bunte Treiben.

Die Hintertür wird aufgestoßen und Jo klopft sich den Dreck von den Stiefeln. »Die Spatzen pfeifen es von den Dächern! Wenn ich es nicht besser wüsste, könnte man meinen, ihr hättet hohen Staatsbesuch. Nun nehme ich die Abkürzung und reihe mich nicht in die Schlange des Empfangskomitees ein.« Er lacht und macht sich auf den Weg, wie immer hinterlässt er eine Spur kleiner Erdklumpen.

»Was ist denn heute los? Die Bestellungen gehen durch die Decke. Wenn das so weitergeht, beantrage ich als Dienstwagen einen Ferrari mit Anhänger!« Hektisch rennt Tom durch die Bäckerei auf der Suche nach Sarah. Der ansonsten so gelassene Fahrer ist nur selten aus der Ruhe zu bringen.

Sarah hilft ihm, die Kisten zu verladen und drückt ihm den Routenplan in die Hand. Die Ermahnung, er solle pünktlich vor der Mittagszeit wieder hier sein, sie würde bereits die nächste Tour planen, sorgt bei Tom für einen hochroten Kopf.

»Ihr seid nicht ganz dicht«, murmelt er vor sich hin.

Als Sarah ihm einen Kuss auf die blank polierte Glatze drückt, macht er den Mund auf und wieder zu, wie ein Fisch auf dem Trockenen. Schnell klemmt er sich hinter das Steuer, Sarah winkt ihm freundlich nach.

»Du kannst eine richtige Hexe sein.« Charlie knufft ihrer Partnerin in die Seite.

»Über die Vorbilder, die ich hatte, will ich lieber nicht genauer nachdenken«, kontert diese. »Deinen Vincent nehme ich jetzt mit in den Laden. Es rührt sich keiner vom Fleck, bevor ihn alle begutachtet haben.«

»Der Arme! Hab bitte etwas Gnade mit ihm, sonst ergreift er sofort die Flucht«, bittet Charlie sie, die nicht vorhat, ihr ruhiges Plätzchen zu verlassen.

In seine rosa Schürze gewandet, drückt Vincent ihr im Vorbeigehen einen Kuss auf die Wange. »Nun lassen wir die Spiele beginnen. Euer Team ist hinreißend. Erinnere mich daran, in der nächsten Saison verstärkt Erntehelferinnen einzustellen«, bemerkt er nebenbei und grinst frech.

Janina und Fiona dackeln ihm treu ergeben hinterher, beladen mit Schüsseln und Platten. Beide haben Herzchen in den Augen.

Marion ist die Einzige, die sich unbeeindruckt zeigt. »Dem Alter bin ich entwachsen«, ist ihr einziger Kommentar.

Louisa treibt die Neugierde und sie lugt durch die Scheibe der Schwingtür. Kichernd winkt sie Charlie herbei. Thelma, angelockt durch den Lärm im Laden, eilt herbei und drängt Louisa zur Seite. Ein schneller Blick lässt sie die Lage erfassen. Rasche Hilfe ist nötig, bevor die Kunden hinter die Theke drängeln.

»Nun komm schon, Charlie, das musst du dir ansehen!«

Sowohl im Café wie auch im Laden steht die Kundschaft dicht gedrängt. Am Tresen bedient Vincent Hedi Schröder, die sich mit Händen und Füßen verständlich macht. Sie deutet eine leichte Verbeugung an, das pinkfarbene Hütchen mit Schleier rutscht bedenklich zur Seite. Mit Schwung katapultiert sie dieses zurück in die richtige Position und setzt ihren Einkauf fort.

»Um Himmels willen, für wen kauft sie das alles?« Louisa traut ihren Augen nicht. »Es ist mir neu, dass Hedi so ein hübsches Lächeln hat. Damit geht sie äußerst sparsam um.«

Charlie entdeckt Irma, die Rudi das Enkelkind in den Arm drückt, welches sie seit seiner Geburt, bisher nahezu keine Sekunde aus den Augen gelassen hat. Mit den Händen richtet sie ihre Frisur, kramt Puder und Lippenstift aus der Handtasche und schwebt nach vollbrachter Restaurierung durch die Menge, ihr Ziel fest im Blick. Sogar die spröde Frau Schuster vom Kulturverein hat sich in Schale geworfen und lässt einen Hauch von Charme erkennen. Voller Staunen beobachten Charlie und Louisa das Schauspiel, unfähig sich von der Stelle zu rühren.

»Da kommt heute der Gesamtbestand abgelaufener Kosmetika zum Einsatz«, kommentiert Louisa.

Soeben bahnt sich Svetlana, Sarahs Mutter einen Weg durch die Menge, gefolgt von einer Kaugummi kauenden Mariella in zerrissenen Jeans mit grüner Igelfrisur.

»Hast du das Ende der Schlange nicht gefunden?«, erkundigt sich der Postbote und versucht Svetlana aufzuhalten, die ihm einen kühlen Blick zuwirft und weiter auf Vincent zusteuert.

Fasziniert betrachtet Charlie ihn, wie er gekonnt und scheinbar mühelos in die unterschiedlichsten Rollen schlüpft und daran sichtlich Freude hat.

»Wenn jetzt noch Monique hier wäre, die beiden würden den Laden rocken.« Louisa hatte wohl ähnliche Gedanken.

Sarah entdeckt die Partnerinnen, reißt ungläubig die Augen auf und kommt in Windeseile auf sie zu.

»Oje, oje«, murmelt Louisa.

Charlie bricht in Lachen aus und duckt sich schnell. Sie empfindet die ganze Situation als völlig skurril.

»Das ist ja nicht zu fassen. Die werten Kolleginnen amüsieren sich, glotzen durch die Scheibe und üben den Müßiggang. Ich brauche euch schleunigst. Die Bestellungen für das Mittagessen müssen verpackt werden, sonst ist gleich nichts mehr da.« Energisch packt sie jeweils eine Hand der beiden und zerrt sie in den Laden.

»Nein, ich traue mich nicht«, wehrt sich Charlie und stemmt die Beine in den Boden. Aber gegen Sarah hat sie keine Chance.

Vincent dreht sich um, kommt auf sie zu und drückt ihr einen schmatzenden Kuss auf die Lippen. Applaus und entzückte Rufe dringen an ihr Ohr.

Charlie wird flammend rot bis an die Haarspitzen. »Spätestens heute Abend drehe ich dir den Hals um«, zischt sie ihm zu.

Um das Ganze auf die Spitze zu treiben, hebt er sie hoch und wirbelt sie im Kreis. Sein Ausruf »Meine Liebste!« lässt Charlie rot sehen. Sie hört noch Svetlanas Bemerkung:

»So einen Mann hätte ich dir nicht zugetraut, Charlotte.«

»Gib mir die Bestellliste, sonst fließt hier gleich Blut«, raunt Charlie Sarah zu. Begleitet von Louisas Gekicher schöpft sie Gulasch in Pappbehälter. In ihr tobt ein Sturm.

Vincent tritt hinter sie. »Etwas Show belebt das Geschäft und gefällt den Leuten. Spiel einfach mit«, flüstert er ihr ins Ohr.

»Welch schönes Paar!«, flötet Irma.

»In wenigen Stunden ist der Spuk vorbei«, tröstet Louisa sie.

Charlie setzt mit Willenskraft ein Lächeln auf und blendet ihre Umgebung aus, soweit ihr das möglich ist. Sie kommt nicht umhin, Vincent Respekt zu zollen. Mühelos findet er den richtigen Ton, mal zuvorkommend, dann wieder ernsthaft oder lustig und charmant. Dem Bürgermeister begegnet er völlig anders als dem jungen Bassisten der Hotpants oder der betagten Apothekerin.

»Der Mann ist wie ein Chamäleon«, wispert sie Louisa zu, die nickt und ihn aus den Augenwinkeln beobachtet.

Sarah treibt sie zur Eile an, das Mittagsgeschäft erreicht seinen Höhepunkt. Kurze Zeit später ist alles verpackt. Charlotte kehrt froh und durchgeschwitzt in ihre Backstube zurück.

Den ganzen Weg zu Jos Werkstatt schimpft Charlotte und malträtiert ihr Auto, das Vincent vor wenigen Minuten als Sardinenbüchse bezeichnet hat. Er lehnt sich zurück, soweit die Enge des kleinen Fiats dies erlaubt und lässt die Tirade an sich vorbeiziehen. Schwungvoll parkt sie, die Kieselsteine fliegen in alle Richtungen. »Hörst du mir überhaupt zu?« Wütend dreht sich Charlie zu ihm.

»Ja.« Ein Grinsen huscht über sein Gesicht.

Charlie steht kurz vor der Explosion.

»Ich liebe dein Temperament.«

Sein liebevoller Blick bringt sie noch mehr in Rage. »Du findest das wohl lustig! Mich in peinliche Situationen zu bringen?« Herausfordernd blitzt sie ihn an. Selbst ihre Locken sprühen Funken.

»Wir sind das Gesprächsthema Nummer eins im Dorf. Ich bin mir sicher, es werden Wetten abgeschlossen, wann die Hochzeitsglocken läuten. Vermutlich wird spekuliert, ob ich in der Lage bin, dich zu halten, oder ob wir überhaupt zusammenpassen – der französische Sunnyboy und die schwäbische Bäckerin.«

Svetlanas Bemerkung hat sie mehr verletzt als sie zugeben möchte.

Er nimmt ihr Gesicht in beide Hände und fixiert sie. »Charlie, es ist doch völlig egal, was die Leute denken. Du richtest dein Leben doch nicht nach der Meinung anderer aus. Lass sie reden, morgen gibt es ein neues Thema, das Anlass zum Tratschen gibt. Wir haben heute eine gute Show abgeliefert, die mir Spaß gemacht hat. Das war‘s auch schon. Biete den Menschen, was sie sehen wollen, aber lasse sie nicht hinter deine Fassade blicken. Es ist nichts Schlimmes passiert.«

Charlie grummelt noch etwas vor sich hin, gibt sich aber geschlagen, da ihr keine passenden Gegenargumente einfallen. Ihr Ärger verraucht, trotzdem zieht sie einen Schmollmund, um nicht kampflos aufzugeben.

Zärtlich küsst Vincent sie. »Alles wieder gut?«

Charlie nickt.

»Dann komm, die anderen warten bestimmt schon.« Er faltet sich aus dem Auto und reibt sich das Knie.

Charlie lacht leise, die dunklen Wolken haben sich verzogen und ihre Laune hebt sich.

Louisa steht über eine Schranktür gebeugt, auf die sie filigrane Blumen malt. Jo bedient die große Säge und winkt Vincent zu sich heran. Charlie werden wie immer, einfache Malerarbeiten zugeteilt. So langsam nehmen die Möbel der weiteren Zimmer Gestalt an. Vincent erkundigt sich nach Jos Mitarbeitern, die er in guter Erinnerung hat.

»Ali lernt fleißig Französisch und macht gute Fortschritte. Judith ist nicht mehr bei uns, sie hat eine Ausbildungsstelle als Köchin gefunden und macht sich erstaunlich gut dort. Ich hoffe, sie hält durch. Den übrigen Jungs und Mädels geht es gut, frech wie immer«, berichtet Jo.

Gemeinsam sägen sie das Holz für die Betten zu. Dass Vincent handwerkliches Geschick hat, überrascht Charlie nicht. Sarah kommt herein und wedelt mit einem Blatt Papier vor ihrer Nase.

»Die heutige Abrechnung – sensationell!«

Das Trio steckt die Köpfe zusammen, Sarah erläutert die Zahlenkolonnen.

»Wow!« Louisa erholt sich als Erste.

»Kaum zu glauben.« Charlie nimmt das Papier zur Hand.

»Das ist nur eine Eintagsfliege. Morgen schon ist Vincent einer der Unsrigen und keiner macht mehr ein großes Theater um ihn«, erläutert Sarah. »Wenn ihr aber auf die Kommentare in den sozialen Medien klickt, seht ihr, wie viele Herzchen und erhobene Daumen wir heute für das Essen bekommen haben. Auch im Café waren die Gäste voll des Lobes. Und wie ihr seht, es hat sich gelohnt. Das heißt Vincent, ich plane dich jeden zweiten Tag ein.«

»Um mir meine nachlassende Anziehungskraft vor Augen zu führen?«, fragt dieser spöttisch.

»Einfach, weil du gut kochst, dein Essen ankommt und du die Kasse klingeln lässt«, entgegnet sie sachlich.

Vincent sucht Charlies Blick. Sie signalisiert ihr Einverständnis mit einer etwas hilflosen Geste, als würde sie sich dem Unausweichlichen fügen. Für Sarah ist die Sache beschlossen, sie bittet Vincent um seinen Menüvorschlag bis zum nächsten Tag und greift nach Pinsel und Farbe. Alle kehren zu ihrer Arbeit zurück.

»Jo, die machen mich fertig. Alles geht hier so zack, zack. Ist das typisch deutsch? Wir Franzosen lassen uns bei allem viel mehr Zeit, machen Pausen, gönnen uns eine lange Siesta bei einem ausgedehnten Essen und legen einen Zwischenstopp in unserer Lieblingsbar ein. Charlie ist seit heute Morgen um halb vier auf den Beinen, isst im Stehen und lasiert jetzt Möbel, um acht Uhr abends! Das ist doch kein Leben!«

Angesichts Vincents Verständnislosigkeit muss Jo schmunzeln. »Manches ist vielleicht schon typisch deutsch. Aber das Trio ist besonders. Die Chancen, die sich ihnen bieten, ergreifen sie und setzen alles daran, diese erfolgreich umzusetzen. Es gibt mitunter Reibereien, die jedoch nie zu Streit führen. Das ist eher ein Ringen um die beste Lösung. Ich habe viel Hochachtung vor den Mädels. Außerdem besteht deren Leben nicht nur aus Arbeit. Sie können auch feiern und es sich gut gehen lassen. Du hast Charlies faule Seite noch nicht kennen gelernt, die hat sie auch. Nur ist jetzt nicht der richtige Zeitpunkt, diese auszuleben. Ich kenne alle drei seit ewigen Zeiten und habe die Erfahrung gemacht, entweder du machst mit oder du bist raus. Auch wenn es manchmal anders wirkt und sie sich kabbeln, so passt doch kein Blatt Papier zwischen das Kleeblatt, wenn ich deine Schwester dazuzähle. Die halten zusammen wie Pech und Schwefel.«

»Gibst du mir soeben den Rat, mich unterzuordnen, oder die Finger davon zu lassen?«

Jo denkt lange über seine Antwort nach. »Nein, ich suche noch nach den richtigen Worten. Keine der Mädels braucht einen Mann, weil sie ohne diesen nicht leben kann, im materiellen Sinne. Sie suchen keinen Versorger oder sind bereit, im Unternehmen kürzer zu treten, nur weil ein Partner das erwartet. Die klassische Hausfrau, die dem Mann den Rücken freihält, die sozialen Kontakte pflegt und Heim und Kinder versorgt, das ist nicht ihr Ding. Aber sie sind durchaus kompromissbereit, keine Karrieristinnen, die ihre Arbeit über alles stellen. Von Louisa weiß ich, dass es auch Pläne gibt, wie sie ihre Zusammenarbeit gestalten werden, wenn sie Familie haben. Ich glaube, sie wollen einfach das pralle Leben und davon die größte Portion. Damit komme ich gut klar. Willst du etwa eine hilflose Dramaqueen, die nichts auf die Kette bekommt und an deinem Hosenbein hängt?«

»Gott bewahre! Bisher wollte ich überhaupt keine Partnerin.« Vincent ist anzusehen, dass er den letzten Satz nicht sagen wollte und dieser ihm, ohne nachzudenken, über die Lippen kam.

In Jo erwacht der Beschützerinstinkt, aber er kann sich zurückhalten und wählt seine Strategie klug. Sein Blick streift Louisa, die konzentriert auf ihrer Unterlippe kaut. Mit leiser Stimme fährt er fort: »Ich liebe Louisa, sie ist alles, was ich mir von einer Partnerin wünsche. Mit ihr an meiner Seite möchte ich mein Leben verbringen, Kinder haben und alt werden. Aber auch erfolgreich sein, zusammen, oder jeder für sich, ernste Gespräche führen, albern sein, gemeinsame Freunde und ein kuscheliges Zuhause haben. Bis Louisa erkennt, dass wir dasselbe wollen, muss ich noch Geduld haben oder sie irgendwann wachrütteln. Trotzdem habe ich die Gewissheit, dass sich mein Traum irgendwann erfüllen wird. Für mich gibt es keine andere Frau. Ich wünsche dir, dass du mit Charlie dasselbe erleben möchtest.«

Die Männer sehen sich ernst an. Vincent nickt, sein Blick wandert zu Charlie, in deren Locken sich Sägespäne verfangen haben. Sie lacht über einen von Sarahs Witzen. Ein Lächeln huscht über Vincents Gesicht. Jo, der den Freund nicht aus den Augen lässt, wendet sich wieder seiner Holzplatte zu.

»Danke, Jo.«

Die Gespräche drehen sich wieder um Holzarten, Verarbeitungsmethoden und Umbauprojekte.

Im Häuschen schwankt Charlie die Treppe hoch. »Ich kann mich kaum noch auf den Beinen halten.«

»Kein Wunder, gönn dir eine heiße Dusche. Ich bringe dir ein Glas Wein ans Bett.«

Sie nippt an ihrem Schlummertrunk und lehnt sich an Vincent.

»Ich werde morgen Jo helfen, dafür habe ich für uns einen freien Abend ausgehandelt. Was sagst du dazu?«

Charlie verschluckt sich und hustet. »Mein Held!«, japst sie und umarmt ihn.

»Tja, in mir schlummern noch viele Talente.«

»Zum Einschlafen möchte ich bitte den Speiseplan für übermorgen hören«, schnurrt sie.

»Du gefräßiges Monster. Aber wenn es dich ruhiger schlafen lässt, bitte: Galette complète, das sind Buchweizenpfannkuchen mit Spiegelei, Schinken und Käse, meine berühmte Bouillabaisse, Coq au vin und gegrillte Pfirsichhälften mit Joghurteis. Die Salate überlassen wir Fiona, Louisa steuert Crêpes Suzette bei. Einverstanden?«

»Lecker. Halte von allem etwas für mich zurück, bitte.«

»Die Gefahr, dass du hungrig wirst, gehe ich nicht ein. Dann ist deine Laune mörderisch.«

»Mein Beitrag wird Zwiebelkuchen mit Sardellenfilets und schwarzen Oliven sein.«

Vincent nimmt ihr das Glas aus der Hand, bevor sich der restliche Rotwein über die Bettdecke ergießt. Charlie hat den Kampf gegen die Müdigkeit verloren. Sanft küsst er sie auf die Stirn. Im Schlaf sucht sie seine Nähe.

Ihren freien Abend verbringen sie in der Pizzeria.

»Ich habe schon viel von dir gehört«, begrüßt Alessandro Vincent und klopft ihm auf die Schulter. »Das kenne ich, da musste ich auch durch, legt sich aber schnell.« Der Wirt nimmt die neugierigen Gäste ins Visier, die das Paar nicht aus den Augen lassen. Er klatscht in die Hände, die Gespräche werden wieder aufgenommen, manch einer wirkt peinlich berührt.

Charlie befürchtete bereits beim Betreten des Restaurants, dass ihre Idee, Vincent zu ihrem Lieblingsitaliener auszuführen, nicht die beste war.

»Ich bringe euch die Spezialität des Hauses, welche auch immer das heute ist. Das kann man bei Mamma nie so genau sagen.«

Händchenhaltend plaudert das Paar über Belangloses. Vincent kündigt an, morgen nach seinem Einsatz in der Küche eine Wanderung zu unternehmen. Jo hat ihm eine Route ausgearbeitet und ihm die Einkehrmöglichkeiten genannt. Charlie erinnert ihn an die frühe Dämmerung und nimmt ihm das Verspechen ab, sie anzurufen, käme er nicht vor Einbruch der Dunkelheit zurück. Amüsiert weist er sie darauf hin, dass er schon ein großer Junge sei.

»Gefüllte Nudeln in Trüffelsauce. Vorsicht, heiß!«

Alessandro stellt die Teller vor ihnen ab und räumt die leere Vorspeisenplatte ab.

»Erzähl mir, wie es war, hier aufzuwachsen«, fordert Vincent Charlie auf.

Diese ist überrascht und überlegt. Lebendig berichtet sie von ihrer Kindheit und Jugend. Vincent hört zu, lacht und kann das Mädchen im Sommerkleid beim Blumen pflücken, an Fannys Hand und beim Spiel mit ihren Freundinnen vor sich sehen.

Sie löffelt ihr Tiramisu und lächelt ihn an. Das Restaurant hat sich geleert, Alessandro gesellt sich zu ihnen und fragt Vincent aus. Mit einem Sambuca beschließen sie den Abend und schlendern lachend und schwatzend durch die Dunkelheit.

Charlie bleibt stehen und umarmt ihn. »Danke für diesen schönen Abend.« Ihre Augen leuchten mit dem Mond um die Wette.

Vincent seufzt.

Die Steinhagener haben ihr Faible für die französische Küche entdeckt, auch an diesem Tag bilden sich lange Schlangen. Sarah ist in ihrem Element. Mit Tatkraft treibt sie ihr Team zu Höchstleistungen an. Janina wirft Vincent immer wieder schmachtende Blicke zu. Charlie wirft sich freiwillig ins Getümmel, so langsam freundet sie sich mit ihrer Rolle der Verliebten an. Vincent und sie spielen sich die Bälle zu und erfreuen das Publikum. Charlie füllt den letzten Behälter mit Coq au vin.

»Ich bin stolz auf dich! Siehst du, alles wird einfach, wenn du die Dinge etwas lockerer siehst«, raunt Vincent ihr zu.

Trotzdem ist sie erleichtert, als Sarah ihr ein Zeichen gibt, dass ihre Hilfe nun nicht mehr gebraucht wird. In weiser Voraussicht blieb Louisa in ihren Räumen und verkündete, das Weihnachtsgebäck hätte heute Vorrang. Charlie lässt sich auf Thelmas Bürostuhl fallen. Dringend muss sie am Tiefkühlprojekt arbeiten: das Sortiment festlegen, Inhaltsstoffe benennen und Anleitungen fürs Aufbacken schreiben. Als Vincent sich verabschiedet, schaut sie nur auf und winkt ihm zu. Sie ist so in ihre Arbeit vertieft, dass sie Raum und Zeit vergisst. Das war schon immer eine ihrer besonderen Stärken, sich zu fokussieren und bei der Sache zu bleiben, bis sie das gewünschte Ergebnis erzielt hat. Kritisch überprüft sie ihre Liste und berät sich anschließend mit Louisa.

»Ich dachte, wir könnten auf die Verpackungen Etiketten kleben und den Inhalt als Zeichnung auf diese drucken. Das könnte hübsch aussehen, was meinst du? Auf der Rückseite bringen wir alle weiteren Informationen an.«

»Die Idee gefällt mir. Ich nehme an, das Zeichnen fällt mir zu«, erwidert Louisa.

»Vorhin sind die Verpackungen angekommen: durchsichtige Tüten und Plastikbehälter, beides in unterschiedlichen Größen, alles recycelbar. Ich zeige dir diese, dann siehst du gleich, wie sie befüllt werden. Die Ware schockfrosten, einfüllen und mit dem Vakuumiergerät nur verschließen, die Luft nicht absaugen. Dazu drückst du diesen Knopf. Die Folie zuschneiden, auf die Behälter legen und mit dem Föhn über die Ränder pusten und schon ist alles dicht. Etiketten anbringen, das Haltbarkeitsdatum aufstempeln, fertig.«

»Das hört sich einfach an.«

»Die Etiketten druckt Thelma nach deinen Vorgaben, die findest du dann hier in dieser Ablage«, erklärt Louisa. »Das Tiefkühlregal soll auch heute geliefert werden, Jo kommt später und bringt es an. Tja, da staunst du! Wir haben den freien Sonntag produktiv genutzt.«

Charlie wartet ab, ob noch ein Vorwurf kommt, aber Louisa ist nicht die Spur von Missbilligung anzumerken. Das Gefühl, nicht genügend zu leisten, beschleicht Charlie trotzdem und sie beschließt, ihren Feierabend zu verschieben, zumal Vincent unterwegs ist.

»Lass mir deine Liste bitte wegen der Zeichnungen da«, wird sie von Louisa erinnert.

Mit vereinten Kräften rücken sie das Regal an die richtige Stelle. Nach langen Diskussionen haben sie sich für einen Platz entschieden.

»Wir müssen doch noch anbauen«, meint Sarah stirnrunzelnd.

Ein dreistimmiges Nein schallt ihr entgegen.

Immer wieder wirft Charlie einen Blick auf ihr Smartphone. Draußen ist es schon dunkel und von Vincent fehlt jede Spur. Unruhig späht sie durch das Schaufenster.

»Der Wolf wird ihn schon nicht gefressen haben«, zieht Sarah sie auf. »Außerdem habe ich eine Taschenlampe in seinen Rucksack gepackt. Aber erinnerst du dich an die Wanderer, die sich letztes Jahr verirrt haben und erst nach zwei Tagen völlig durchgefroren gefunden wurden?« Sarah liebt es, Öl ins Feuer zu gießen.

Charlie wirft ihr einen bösen Blick zu.

Ein Traktor tuckert die Straße entlang und hält vor der Bäckerei. Eine Gestalt springt aus dem Führerhaus.

»Ich schließe den Laden nicht nochmals auf«, brummt Sarah und wimmelt den späten Kunden ab, der heftig gestikuliert.

Erst jetzt erkennt sie Vincent, den sie noch etwas hinhält, indem sie vorgibt, ihn nicht zu verstehen. Charlie erlöst ihn und nimmt Sarah die Schlüssel ab, der Traktor entfernt sich.

»Endlich! Es ist lausig kalt geworden«, beschwert sich Vincent und reibt die Hände aneinander.

»Und ich befürchtete schon, du liegst mit einem gebrochenen Knöchel im Wald«, meint Charlie.

»So weit bin ich nicht gekommen. Unterwegs traf ich Erwin, wir redeten uns fest und er nahm mich mit auf den Brattenhof. Ich habe die Zeit vergessen und mich auch noch zum Abendessen einladen lassen. Ein kluger Mann! Wir wollen auf jeden Fall in Kontakt bleiben«, berichtet Vincent.

»Begleitest du mich noch in den ersten Stock? Ich kann mir die Wohnung anschauen. Nach dem Kücheneinbau im Landhaus begrüße ich ein weiteres Augenpaar«, bittet Jo ihn.

Das Trio nutzt die Zeit, das Regal auf Hochglanz zu polieren und beraten dabei, was sie zu Oskars Taufe tragen werden. Sie entscheiden sich für die Outfits, die sie zu Charlies Geburtstagsparty wählten.

»Hat Vincent einen Anzug mit?«

»Das glaube ich nicht.«

»Dann kann ihm mein ältester Bruder Christian aushelfen, beide haben ungefähr dieselbe Statur. Jo hat nur schwarze Lederhosen zu verleihen, mehr gibt sein Kleiderschrank nicht her.«

»Wo die Jungs nur bleiben? Ich möchte endlich das okay für die Küche. Ich hasse es, wenn meine Pläne nicht aufgehen und warten kann ich auch nicht ab«, mault Sarah und tigert auf und ab.

Als sie nach wenigen Minuten Jos erhobenen Daumen sieht, fällt sie ihm so ungestüm um den Hals, dass sie gegen das neue Regal prallen. Jo hält sich den pochenden Kopf. Sarah prüft sogleich, ob die Scheibe den Schlag gut überstanden hat. Jo zu bedauern, überlässt sie Louisa.

»Sehr schick«, kommentiert Vincent Charlies Kleid, aber auch er kann sich in seinem dunkelgrauen Anzug sehen lassen. Der Dreitagebart und sein Männerdutt verleihen dem Ganzen einen verwegenen Touch.

Charlie schlüpft in ihre hohen Stiefel, streift ihren Mantel über und nimmt Vincents Hand. Sie machen sich auf den Weg zur Kirche, um Oskars Taufe zu feiern.

»Wo wollen denn all die Menschen hin?«, wundert sich Vincent.

»Zur Kirche.«

»Sind so viele Gäste eingeladen?«

Charlie lacht. »Nein, aber die Wagners sind allseits bekannt. Die meisten Dorfbewohner sind bei Louisas Vater in ärztlicher Behandlung. Den Gottesdienst zu besuchen, in dessen Rahmen das Enkelkind getauft wird, bedeutet Respekt und Anteilnahme zu zeigen.«

Die Kirche ist bereits voll besetzt, Charlie lässt den Blick schweifen auf der Suche nach einem freien Platz. Sarah winkt ihr zu und deutet neben sich. Sie lässt sich neben der Freundin nieder und lächelt Louisa zu, die ihr Ankommen bemerkt hat. Einen Moment wundert sich Charlie, Jo neben ihr im Kreise der Familie zu entdecken. Aina hält den Täufling auf dem Schoß. Die Familie Wagner findet für jeden, den sie ins Herz schließen, einen Platz in ihrer Mitte.

Die Orgel stimmt das erste Lied an, Charlie lehnt sich zurück, hält Vincents Hand fest und fragt sich, wie lange ihr letzter Kirchgang wohl her sein mag. Sie wurde nicht im christlichen Glauben erzogen und fand bisher auch keinen Zugang dazu. Dass es eine höhere Macht gibt, stellt sie nicht infrage, doch welchen Namen diese trägt, ist ihr gleichgültig. Die Festlichkeit der geschmückten Kirche zieht sie heute in ihren Bann. Oskar verschläft die Taufe, seine Eltern beginnen, sich zu entspannen.

Vor dem Kirchplatz ist ein Sektempfang vorbereitet, Charlie entdeckt Max und küsst ihn auf beide Wangen. Vincents Begrüßung fällt frostiger aus.

Charlie rollt die Augen. »Wollt ihr das kurz klären?«, fragt sie die Männer und dreht sich um.

Sie gratuliert den Eltern des Täuflings und bewundert das gehäkelte Taufkleid. Mit der zarten Mütze sieht der pummelige Oskar aus, als könnte ihn kein Wässerchen trüben.

»Der Eindruck täuscht, gerne macht er die Nacht zum Tag«, lacht Christian, der Vater.

Seine Frau Elke sieht tatsächlich etwas mitgenommen aus.

»Geht es dir gut?«, erkundigt sich Charlie besorgt.

Ein Lächeln löst den angespannten Gesichtsausdruck ab. »Ja, wenn nur diese Übelkeit nicht wäre. In der Kirche war ich ständig in Sorge, ich müsse mich in meine mitgebrachte Plastiktüte übergeben.«

Charlies Augen weiten sich. »Wirklich? Das ging aber fix, herzlichen Glückwunsch!«

»Danke, wir freuen uns sehr. So schnell planten wir kein weiteres Kind, aber wir haben wohl die entscheidenden Biologiestunden versäumt.«

Christian legt einen Arm um seine Frau, Oskar verteilt währenddessen zermatschten Keks auf seiner Anzugjacke.

Aus den Augenwinkeln sieht sie Max und Vincent ins Gespräch vertieft. Sie stößt mit Lotte, Hans und Louisa an.

»Gut gemacht!«, bedeutet ihr Louisas Blick mit einer Kopfbewegung in Richtung ihres Bruders Max.

Hans Wagner fordert die Umstehenden auf, den Dorfkrug aufzusuchen, wo das Mittagessen auf sie wartet. Das Trio sitzt mit Jo, Vincent und Max an einem Tisch. Die Dekoration ist in hellblau gehalten, Gestecke zieren die Tafel, kleine Wiegen aus Pappe dienen als Namensschilder. Wie immer bei Wagners Familienfeiern, geht es auch heute turbulent zu. Neffen und Nichten hüpfen abwechselnd auf Charlies Schoß, nebenbei unterhält sie sich mit Cousinen und Tanten. Während des Essens fragt Vincent sie leise: »Gehören die alle zusammen?«

Charlie nickt schmunzelnd. Ungläubig lässt er den Blick über die Vielzahl der Gäste wandern.

Hans Wagner scheint der Meinung zu sein, nun genügend Zurückhaltung an den Tag gelegt zu haben und steuert mit seiner Kaffeetasse auf Vincent zu. Charlie macht ihm Platz und findet schnell weitere Gesprächspartner.

Die kleine Nele schmiegt sich an sie und nestelt an den Stoffblumen auf Charlottes Kleid. »Spielst du mit uns Mutter und Vater? Du darfst auch die Oma sein.«

Zum Glück wird das Kind abgelenkt und Charlie kommt nochmals davon. Sie fängt Hans' Blick auf, der leicht nickt und so seine Zustimmung signalisiert. Charlie bricht in Lachen aus. Wenn ihr Ersatzpapa keine Einwände hat, dann kann nichts mehr schiefgehen. Viel zu schnell löst sich Runde auf. Bepackt mit Essensresten in Tupperware und Kuchenpäckchen verabschieden sich die Gäste.

»Puh, so eine große Familie ist anstrengend«, stöhnt Vincent auf dem Weg nach Hause.

»Ich behaupte auch immer, Louisa führe heimlich Buch, um den Überblick nicht zu verlieren«, witzelt Charlie.

»Louisas Eltern sind sehr sympathisch. Mit Hans habe ich mich zum Wandern verabredet, um nicht wieder hängen zu bleiben. Wenn ich Lotte anschaue, kann ich mir vorstellen, wie Louisa in dreißig Jahren aussehen wird.«

»Ja, die Ähnlichkeit ist verblüffend. Ich bin dankbar, Teil dieser chaotischen, Familie sein zu dürfen, die mir viel bedeutet.«

In Kuschelklamotten lässt sich Charlie neben Vincent auf die Couch fallen und wählt einen Film aus. »Lustig, romantisch oder blutig?«, fragt sie ihn.

Er überlässt ihr die Entscheidung, um sofort zu meckern, als sie sich für „Pretty Woman" entscheidet. »O nein, nicht diese alte Schnulze!«

»Okay, dann ‚Wall Street'.«

Sie füttert ihn mit Popcorn, vom Film bekommen sie nur die Hälfte mit. Ein Anruf von Jo unterbricht den Abend. Er hat die Küche kalkuliert und möchte sich mit Charlie darüber austauschen.

»Hast du am Sonntagabend nichts Besseres zu tun?«, fragt sie ihn.

»Meine Grazien sind immer in meinen Gedanken, außerdem hatte ich eine ruhige Minute.«

Charlie lauscht seinen Erläuterungen und schnappt nach Luft, als sie den Preis hört. Sie versichert ihm, mit Sarah und Louisa zu sprechen und sich so schnell wie möglich wieder zu melden.

»Schlechte Nachrichten?«

Charlotte berichtet Vincent von ihrem Telefonat und nennt ihm auch die Höhe der Investitionskosten. Nachdenklich spielt sie mit ihrem Smartphone.

»Du weißt, mein Angebot steht.«

Sie erstarrt und kann das Teufelchen sehen, das sich auf ihre Schulter setzt und penetrant in ihr Ohr flüstert, die Stimme hoch und schrill. *Jetzt oder nie*, denkt sie.

Ihre Worte wählt sie mit Bedacht.

»Das weiß ich zu schätzen, Vincent. Trotzdem beschleicht mich jedes Mal ein seltsames Gefühl, wenn du dieses Thema erwähnst. Ich will nicht ungerecht sein. Aber ich meine zu wissen, wie wichtig es dir ist, dein eigenes Gut zu besitzen. Dein Angebot macht mich misstrauisch, weil ich mich dann frage, worum es dir geht. Um mich oder um Manoir Remy. Ich will dir nichts unterstellen, wobei, wenn ich überlege, mache ich momentan genau das. Nun nehme ich all meinen Mut zusammen und frage dich direkt und offen, ob ich Mittel zum Zweck bin, um an die Ländereien zu kommen?«

Jetzt, da die Worte ausgesprochen sind, bekommt Charlie ein schlechtes Gewissen. Es kostet sie große Anstrengung, ihren Blick nicht von ihm abzuwenden. Am liebsten würde sie sich verkriechen, um seine Reaktion nicht erleben zu müssen.

Vincent wirkt völlig geschockt. Wut verdunkelt seine Augen. Mit leiser Stimme fragt er sie scharf: »Bedeutet das, du hältst mich für einen Betrüger und Blender?«

Entsetzt schüttelt Charlie den Kopf.

Er springt auf, verlässt den Raum, die Haustür fällt ins Schloss. Mit quietschenden Reifen fährt der Transporter aus der Einfahrt.

Wie versteinert sitzt Charlie da, die Tränen laufen ihr ungehindert über die Wangen. Ihr ist bewusst, einen großen Fehler gemacht zu haben. Sie rollt sich zusammen und schluchzt hemmungslos.

Vor Erschöpfung schläft sie ein. Als sie weit nach Mitternacht aufwacht, schleppt sie sich zum Fenster. Kein Transporter. In eine Decke eingewickelt, wartet sie auf Vincent. Doch sie befürchtet, dass er in dieser Nacht nicht zurückkehren wird. Sie fragt sich, ob so das Ende aussieht. Sie traut ihm zu, in seiner Wut direkt nach Hause zu fahren. Wieder fließen Tränen.

*Habe ich jetzt alles zerstört?*

Diese Frage löst Verzweiflung und Trauer in ihr aus. Charlie meint zu spüren, wie ihr Herz in tausend Teile zerspringt.

Blass, übernächtigt und mit rot verweinten Augen versucht sich Charlie zu konzentrieren. Marion hat die Situation sofort erfasst, ihre Hand nur auf Charlottes Schulter gelegt und hüllt sich seither in Schweigen. Tränenblind steht Charlie an der Arbeitsplatte und starrt seit Minuten auf den Teig, den sie auswellen möchte. Louisa kommt durch die Tür, umarmt sie und hält die Freundin fest, ohne Fragen zu stellen.

»Komm, wir gehen in Thelmas Büro. Sarah habe ich angerufen, sie wird gleich hier sein.« Sie drückt Charlie auf einen Stuhl und reicht ihr einen Becher Kräutertee.

Beim Anblick des Häufchen Elends hält Sarah in der Tür inne, holt Luft und kniet neben Charlie nieder. »Erzähl, was passiert ist!«

Die Tränen beginnen wieder zu fließen. Charlotte erzählt, was am gestrigen Abend vorgefallen ist. Die mitfühlenden Blicke lassen sie schluchzen.

»Das tut mir so leid, Charlie! Und wir haben dir auch noch dazu geraten, dein Misstrauen anzusprechen«, sagt Sarah betroffen.

»Ich habe keine Ahnung, wo Vincent ist, und ob er nochmals zurückkommt. Wenigstens die Chance, ihm alles zu erklären, hätte ich gerne. Er ist einfach aufgesprungen und weggerannt. Was soll ich denn jetzt tun?« Charlie birgt das Gesicht in ihren Händen.

Louisa räuspert sich, sie wirkt angespannt. »Vincent ist bei Jo.«

Charlie hebt den Kopf, Louisa zögert. Dann beginnt sie: »Er ist gestern Abend ziellos durch die Gegend gefahren und hat sich an einer Tankstelle mit Alkohol versorgt. Gegen Mitternacht klingelte er angetrunken an Jos Haustür. Ich habe mein Wort gegeben, dir nichts zu sagen, bis Vincent wieder geradeaus denken kann. Aber wenn ich dich so sehe, kann ich mein Versprechen nicht halten. Als Erstes musst du wissen, Vincent leidet ebenso sehr wie du. Jo ist ein erfahrener Krisenmanager. Wenn sich Vincent auf ein Gespräch mit ihm einlässt, kannst du darauf vertrauen, dass er eine neutrale Haltung einnehmen wird und alles daransetzt, dass Vincent deine Sicht der Dinge verstehen kann.«

Charlie schnieft und ist froh zu hören, dass Vincent Unterschlupf bei einem ihrer besten Freunde gesucht hat. Sie wertet es als gutes Zeichen, dass er sich nicht mit wehenden Fahnen nach Frankreich aufgemacht hat. Ein Funken Hoffnung entzündet sich in ihr.

Sarah ist ratlos. Sie legt den Arm um Charlie. Ihr fehlen die Worte.

Charlie trocknet ihre Tränen und hebt den Kopf. »Ich stürze mich jetzt in die Arbeit, das lenkt mich zumindest etwas ab. Wir verlieren kein Wort mehr darüber, und bitte keine mitleidigen Blicke.« Sie sieht die Partnerinnen an und drückt den Rücken durch.

»Mich plagt mein schlechtes Gewissen.« Sarah steht auf.

Louisa nickt. »Das geht mir auch so. Am liebsten würde ich zu Jo fahren und Vincent erklären, dass wir dich dazu gedrängt haben. Ich glaube allerdings, ihm jetzt von allen Seiten auf die Pelle zu rücken, ist keine gute Idee.«

»Ihr tragt keine Verantwortung dafür, was passiert ist. Auch wenn es schief ging, habe ich diese Worte ausgesprochen und ich stehe dazu. Der Berg, der ansonsten zwischen uns stehen würde, wäre immer höher und schließlich unüberwindbar geworden. Wenn wir nun im Streit auseinander gehen, schmerzt mich das sehr und alles wird komplizierter, aber dann ist es eben so«, beruhigt sie Charlie.

Sarah atmet aus. »So gefällst du mir schon wieder besser. Die unerschrockene Kriegerin, die mit erhobenem Haupt das Baguette schwingt.«

Bei dieser Vorstellung muss auch Charlotte lachen. »Wie gut, euch zu haben«, seufzt sie und umarmt die beiden. »So, auf in den Kampf!«, spricht sie sich selbst Mut zu.

Vincent erwacht mit dröhnenden Kopfschmerzen und stöhnt auf. Vorsichtig richtet er sich auf und stöhnt. Dabei bemerkt er das Glas Wasser und die Schmerztabletten, die ihm Jo auf den Tisch neben das Sofa gestellt hat und bedient sich. Er lässt sich wieder zurückfallen, zieht die Decke über den Kopf und schließt die Augen.

Zwei Stunden später wird er unsanft geweckt. Mit einem Ruck zieht Jo ihm das warme Federbett weg. »Frühstück, aufstehen!« Er raschelt mit einer Brötchentüte und sieht aus wie das blühende Leben.

Desorientiert setzt sich Vincent auf und stützt den Kopf in die Hände. Jo klopft ihm auf die Schulter und legt ihm nahe, eine Dusche zu nehmen, während er sich um das Frühstück kümmert.

Immer noch mitgenommen, aber deutlich frischer, lässt sich Vincent auf den Küchenstuhl fallen. Jos Kaffee weckt Tote auf und so nach und nach erwacht etwas Leben in ihm. Vorsichtig kaut er den ersten Bissen seines Brötchens und wartet die Reaktion seines Magens ab. Jo widmet sich konzentriert seinem Frühstück.

Eine angenehme Stille breitet sich aus. Vincent räuspert sich. »Ich habe es gestern wohl etwas übertrieben.«

Jo hält inne und schaut auf. »Meinst du den Alkohol oder deine überstürzte Flucht?«

»Hm, wohl beides.«

»Meinen Whiskeybestand für besondere Anlässe hast du nahezu vernichtet. Aber ich glaube, es war ein besonderer Anlass, wenn auch etwas anders als geplant. Eher eine Notfallsituation.«

»Danke, dass ich bei dir übernachten konnte, und entschuldige bitte, sollte ich mich danebenbenommen haben. Ich kann mich nicht mehr an alles erinnern«, meint Vincent.

»Bitte, gerne. Es gibt keinen Grund für eine Entschuldigung. Du hast schweigend ein Glas ums andere gekippt und bist dann schnarchend eingeschlafen.«

»Gott sei Dank! Den Whiskey ersetze ich dir selbstverständlich.«

»Quatsch! Willst du reden?«

Vincent fährt sich durch die Haare, sieht Jo an und zögert, bevor er langsam nickt. Er lehnt sich zurück und berichtet. Jo hört zu, ohne den Freund zu unterbrechen, der sich immer mehr in Rage redet.

»Warum unterstellt sie mir unlautere Absichten? Ich habe es nicht nötig, mit einer Frau ins Bett zu gehen, um meine Ziele zu erreichen. Ich kann Geschäftliches und Privates hervorragend trennen!«, echauffiert er sich und funkelt Jo an. »Du hättest Charlotte sehen sollen, kühl wie ein Eisblock!«

»Darf ich etwas dazu sagen?«, fragt Jo.

»Ich glaube nicht, dass ich es hören möchte«, knurrt Vincent.

Jo lacht. »Du benimmst dich wie ein kleiner Junge.«

Vincent fährt hoch, der Stuhl kippt nach hinten über, und stemmt die Fäuste in die Seiten. Lächelnd blickt Jo ihn an. Vincent hält inne, rauft sich die Haare, stellt den Stuhl wieder auf und lässt sich darauf nieder.

»Also gut. Immerhin kennst du Charlie besser als ich. Vielleicht habe ich nur die Hälfte kapiert.«

»Du bist verletzt, wütend und fühlst dich unverstanden. Ihr hattet, so ziemlich aus dem Nichts, euren ersten Streit. Du hast die Situation verlassen, dafür wirst du deine Gründe haben. Charlie ist dir wichtig, du fühlst dich ihr auf jeden Fall so verbunden, dass du dir einen hinter die Binde kippst und das Ganze nicht einfach mit einem Schulterzucken abtust. Das ist eine gute Basis«, beginnt Jo. »Ich kann dich gut verstehen. Vermutlich hätte ich ähnlich reagiert. Manchmal ist das Geschäft vom Privaten nicht so einfach zu trennen, da beides ineinanderfließt. Charlie liegt viel an Manoir Remy und an dir. Aber sie möchte, ich kenne sie nicht anders, möglichst alles aus eigener Kraft stemmen. Hilfe anzunehmen ist nicht ihre Stärke. Du hast es gut gemeint, Charlie hat jedoch dein Unterstützungsangebot anders bewertet. Auf den Gedanken, dass sie auch arm wie eine Kirchenmaus liebenswert ist, scheint sie nicht zu kommen. Sie kennt deine Ambitionen und es liegt durchaus im Bereich des Möglichen, dass du durch Charlie dein Ziel auf die einfachste Art und Weise erreichen könntest. So ehrlich sollten wir sein. Du hast dein Angebot mehrmals ausgesprochen, ohne Hintergedanken. Aber kannst du dir auch vorstellen, dass dies anders verstanden werden könnte? Vor allem von jemandem, dem du wichtig bist? Der in dich verliebt ist und sicher gehen möchte, dass aufrichtig mit ihm umgegangen wird?«

Vincent knirscht mit den Zähnen. Seine angespannten Kiefermuskeln zeigen, dass Jos Worte schwer für ihn zu verdauen sind. Er greift zu einer Brezel und bestreicht diese mit Butter. Jo nimmt einen Schluck Kaffee und wartet ab.

»Klar kann ich Charlie mit etwas Abstand auch verstehen. Aber ich gab ihr bisher keinen Anlass, an mir zu zweifeln. Warum jetzt? Ich war immer offen und ehrlich zu ihr.«

»Bist du dir sicher?«

Jos skeptischer Blick scheint Vincent zu verwirren. Die gletscherblauen Augen erwecken den Eindruck, in Abgründe blicken zu können. »Ja. Ich verstehe die Frage nicht.«

»Ich kann mir vorstellen, dass Charlie misstrauisch ist, weil ihr noch nie offen über eure Beziehung gesprochen habt. Ihr genießt das heute und vermeidet, über morgen zu sprechen. Das hat für euch beide Vorteile. Für Charlie, weil sie nicht hören will, dass du vielleicht lieber unverbindlich bleiben möchtest und für dich, weil du nicht über deine Gefühle nachdenken musst. Nun hat sie den ersten Schritt gemacht, ihre Ängste offen angesprochen und somit den Ring eröffnet. Sie will Antworten bezüglich deiner Absichten. Ich empfinde das als mutig. Der Weg, den sie gewählt ist, ist etwas verschlungen, das gebe ich zu. Charlie möchte mit ihrem Misstrauen, das sie nicht zu haben braucht, aufräumen. Nur du kannst ihr das nehmen, es liegt an dir.«

Vincent sieht alles andere als glücklich aus. »Trotzdem …«, unternimmt er noch einen Versuch, wird aber von Jo mit einer Handbewegung zum Schweigen gebracht.

»Bedeutet sie dir etwas? Liebst du sie?«

Vincent schließt die Augen für einen Moment. »Liebe! Welch großes Wort. Sie kann wundervoll und grausam zugleich sein. Mit diesem Thema habe ich abgeschlossen. Ich mag Charlotte sehr. Sie ist witzig, intelligent und liebevoll. In ihrer Nähe fühle ich mich wohl. Sie ist eine anregende Gesprächspartnerin, attraktiv und ja, ich genieße den Sex mit ihr. Wenn sie plötzlich nicht mehr in meinem Leben wäre, würde ich sie vermissen. Für den Moment muss das ausreichen.« Herausfordernd sieht Vincent Jo an.

»Es ist an dir, auf Charlie zuzugehen, wenn du noch eine Chance haben möchtest«, sagt er und beschließt das Thema, indem er sich erhebt.

»Natürlich kannst du so lange bleiben, wie du möchtest«, fügt er noch an.

»Nein, danke. Du hast Recht. Heute Abend rede ich mit ihr.«

Um sich abzureagieren, wütet Vincent den verbleibenden Tag in Charlies Garten.

Charlie steht ihm in nichts nach. Auch für sie ist Arbeit ein Allheilmittel. Es wird wenig gesprochen in der Backstube, die Energie wird gebündelt und in Gebäck umgewandelt.

»So produktiv waren wir schon lange nicht mehr«, bemerkt Marion und betrachtet das Ergebnis.

Wider Willen entlockt sie Charlie ein Lächeln. »Ja, Liebeskummer hat auch gute Seiten.«

Die Kollegin nickt, wirft ihrer Chefin einen prüfenden Blick zu und verabschiedet sich in den Feierabend. Charlotte denkt an ihr dunkles, einsames Häuschen. Sie blättert in ihren Rezepten, Maries Büchlein fällt ihr in die Hand. Sie schlägt die Seiten um und fragt sich zum wiederholten Mal, wo Vincent wohl stecken mag. Da sie nichts nach Hause zieht, beschließt sie, Flódri, ein Schichtgebäck, das sie einige Zeit in Anspruch nehmen wird, zu backen, sowie ein jüdisches Weihnachtsgebäck, gefüllt mit Marmelade, Walnüssen und Rosinen. So sind die Abendstunden ausgefüllt und sie kann später müde ins Bett wanken. Zu einem Werkstattabend bei Jo kann sie sich heute nicht überwinden und entschuldigt sich bei Sarah und Louisa, die beide Verständnis haben. Schon bald duftet es weihnachtlich nach Zimt, Kardamom und Vanille, laute Musik dröhnt durch die Räume. Am späten Abend löscht Charlie die Lichter, hängt ihre Schürze an die Garderobe und packt noch etwas Gebäck für einen späten Imbiss ein. Müde streicht sie sich die Haare aus dem Gesicht und läuft durch die stillen Straßen. Je näher sie ihrem Häuschen kommt, umso langsamer wird sie. Das einladende Licht, das aus den Fenstern dringt, verwirrt sie zunächst. Sie sieht Vincent in der Küche hantieren. Unschlüssig bleibt Charlie stehen und überlegt, was sie tun soll. »*Na ja, ich wohne dort*«, überlegt sie und strebt dem Eingang zu.

Sie holt Luft und wappnet sich innerlich.

Vincent lehnt in der Küche, hält sein Bier in der Hand und lächelt sie entschuldigend an. Als er jedoch ihr trauriges, übernächtigtes Gesicht wahrnimmt, überwindet er die Distanz mit zwei langen Schritten und zieht sie in seine Arme.

Charlotte ist viel zu müde, um ihre Fassade zu wahren. Die Tränen fließen wie von selbst und sie lehnt sich kraftlos an ihn.

»Es tut mir so leid«, flüstert er.

»Mir auch«, kommt die Antwort, genuschelt in seinen Pullover.

Vincent hebt Charlie hoch und setzt sich in einen Sessel, ihren Kopf an seine Schulter gebettet. Schweigend wartet er, bis Charlie sich beruhigt hat. Er nimmt ihr Gesicht in beide Hände und wischt ihr die Tränenspuren weg. Schuldbewusst blickt er ihr in die Augen.

»Ich brauchte etwas Zeit zum Nachdenken«, beginnt er. »Dass ich einfach weggelaufen bin, bedauere ich. Das war eine Spontanreaktion. Charlotte, du kannst dich darauf verlassen, dass ich immer ehrlich zu dir bin. Es gibt keine versteckte Agenda, keine heimliche Strategie. Mein Angebot diente dazu, dir meine Hilfe anzubieten. Wenn ich dich damit verletzt habe, dann unabsichtlich. Ich wünsche mir, dass du dich mit mir so sicher fühlst, wie ich mich mit dir.« Ernst sieht er sie an.

Charlie nickt und räuspert sich. »Mir tut es auch leid. Ich wollte dir nichts Böses unterstellen, sondern Klarheit in einer für mich schwierigen Angelegenheit. Vielleicht hätte ich das geschickter anfangen sollen, nicht so überraschend und direkt.«

»Gut, dass du deine Zweifel ausgesprochen hast, kann ich heute sagen, gestern war ich anderer Meinung. Beim nächsten Mal werde ich nicht einfach gehen. Und wenn du Fragen hast, dann warte nicht so lange. Erzähle mir davon, bevor Hirngespinste entstehen.«

»Aber nicht jedes Thema eignet sich für ein klärendes Gespräch am Telefon oder per WhatsApp.«

»Das stimmt. Dann buchst du einen Flug und kommst vorbei. Charlie, es gibt immer eine Lösung, wenn wir beide das wollen.«

Charlie entspannt sich, kuschelt sich an ihn und schaut in die Flammen des Kaminfeuers. Eine innere und äußere Wärme umgibt sie.

»Lust auf Nudeln, bevor du einschläfst?«

Grinsend richtet sich Charlie auf. »Immer!«

Nun lächelt auch Vincent und schüttelt den Kopf. »Zumindest bei einer Sache bist du berechenbar. Essen funktioniert stets. Bleib sitzen, ich kümmere mich um alles.«

Nur zögerlich entwickelt sich ein Gespräch bei Tisch, zu sehr haben Charlie die letzten Stunden zugesetzt. Vorsichtig erkundigt sie sich, wo er war und wie er den Tag verbracht hat. Auf seine Nachfrage antwortet sie nur: »Auch ich habe mich mit Arbeit abgelenkt. Nicht, dass es gut funktioniert hätte.«

Als Vincent Luft holt und nochmals auf den Streit eingehen möchte, schüttelt Charlie mit dem Kopf.

»Nein, es ist alles gesagt. Ich möchte nach vorne schauen. Es wird nicht unser letzter Disput gewesen sein, lass uns das jetzt abhaken«, bittet sie ihn.

Vincent stimmt ihr zu. Er beugt sich über den Tisch und küsst sie, wobei er Charlie nicht aus den Augen lässt. Er steht auf, nimmt sie an der Hand und zieht sie hoch. Wortlos lässt sich Charlie von ihm nach oben bringen. Zärtlich und mit einer bisher unbekannten Intensität lieben sie sich.

Als sich Charlie anschließend zurechtkuschelt und sofort einschläft, fragt Vincent amüsiert in die Stille: »Wer von uns beiden ist hier der Mann?«

Schlaftrunken tastet Charlotte nach dem Wecker und schaltet ihn aus.

»Nur noch fünf Minuten«, murmelt sie und vergräbt sich erneut in der Decke.

Vincent rüttelt sie. »Charlie, es ist fünf Uhr! Du hast verschlafen.«

Sie fährt hoch, springt mit einem Satz aus dem Bett und hastet ins Badezimmer. Mit der Zahnbürste im Mund sucht sie ihre Klamotten zusammen.

»Ich koche Kaffee und komme dann gleich mit. Schließlich muss ich meinen verpassten Arbeitseinsatz nachholen. Sarah wird stinksauer sein.«

»Keine Zeit, muss sofort los«, meint Charlie und bearbeitet ihre Haare, die sich nicht bändigen lassen wollen.

»Doch, auf die zehn Minuten kommt es jetzt auch nicht mehr an.«

Gemeinsam rennen sie durch das Dorf, was beide zum Lachen bringt.

»Ich kann mich nicht erinnern, wann ich das letzte Mal verschlafen habe«, wundert sich Charlie.

»Zeig mir, wie ich dir helfen kann, vielleicht können wir so den Rückstand aufholen.«

Das Team der Bäckerei stellt erleichtert fest, dass der gewohnte Frieden wiederhergestellt ist. Charlie spürt noch die ein oder andere Nachwehe und hat das Gefühl, die Klippe geradeso umschifft zu haben, bevor der Kahn zerschellt. Mit Wehmut denkt sie an den nahenden Abschied. Die Zeit bis Januar ist überschaubar, aber sie gibt sich keiner Illusion hin. Es wird eine Liebe auf Etappen bleiben.

Im Laufe der Woche stellt sich die Vertrautheit zwischen Charlotte und Vincent wieder ein. Ab und an gehen sie noch vorsichtig miteinander um, aber auch das legt sich. Ein Anflug von Routine entwickelt sich. Vincents Mitarbeit in Jos Werkstatt sorgt für gute Fortschritte.

Gemeinsam planen sie die Möbel für die letzten beiden Zimmer. Louisa kann endlich ihr Himmelbett umsetzen, allerdings solide stehend auf vier Füßen. Monique ist online ebenfalls anwesend und wirft Vincent mal prüfende, mal ärgerliche Blicke zu, da er ihre Anrufe bisher ignoriert hat. Seine Anwesenheit in der Bäckerei ist keine Sensation mehr, mit Leichtigkeit hat er seinen Platz im Gefüge eingenommen und tut vor allem Aina gut. Sogar Janina ist in seiner Nähe wieder arbeitsfähig, ihre Liebe flatterte bereits weiter zu einem jungen Biker mit unzähligen Tattoos, den Sarah scherzhaft „Comic auf zwei Beinen“ nennt.

Louisa und Sarah löchern Charlie zwischendurch und wollen alle Einzelheiten der Versöhnung wissen, bis sie nachgibt und in groben Zügen berichtet. Dass Jo einen bedeutenden Anteil daran hat, steht für sie außer Frage. Ihr geflüstertes »Danke« in seine Richtung quittiert er mit einem Lächeln.

An einem ihrer Werkstattabende beschließen sie, noch auf ein Feierabendbier im Dorfkrug einzukehren. Sarah betrachtet ihren neugewonnenen Mitarbeiter.

»Schade, dass morgen dein letzter Tag in der Bäckerei sein wird, Vincent. Deine Kochkünste werden mir fehlen.«

»Ja, ja, Ausbeutung ohne Bezahlung, Pausen und soziale Absicherung. Das lässt Madames Herz höherschlagen«, meint dieser süffisant.

»Freie Kost und Logis, ein Verwöhnprogramm durch die Dame des Herzens und umschwärmter Hahn im Korb, müsste Lohn genug sein«, erwidert sie.

»Ich beschwere mich nicht. Und da mich nichts so eilig zurück zieht habe ich beschlossen, noch eine weitere Woche zu bleiben. Sebastian und Monique kommen wunderbar ohne mich zurecht.« Gespannt blickt er in die Runde und wartet auf die Reaktion.

Sarah stößt einen Jubelschrei aus, zückt den Kalender und plant Vincent sofort ein. Dann postet sie die Nachricht, dass es eine Verlängerung der französischen Wochen gibt. Louisa und Jo prosten ihm zu, Charlie schaut immer noch ungläubig, bis die Information vollständig zu ihr durchgedrungen ist. Sie drückt seine Hand und strahlt. Als sie später wissen möchte, wie es zu dieser Entscheidung kam, überrascht sie die Antwort.

»Ich denke es ist gut, wenn wir uns noch besser kennenlernen. Außerdem zieht mich nichts weg.« Ihr Herz schlägt Purzelbäume.

Leider vergeht die Woche wie im Flug. Charlotte und Vincent gönnen sich kurze Auszeiten, ungeachtet Sarahs Gezeter und Gemecker. Charlie zeigt ihm die Umgebung, gemeinsam schlendern sie durch die engen Gassen der historischen Altstadt von Großhaidach und räkeln sich im warmen Wasser des Thermalbades. Der letzte Tag ist angefüllt mit Aktivitäten.

Vincent verzaubert die Gäste nochmals mit seinen Köstlichkeiten und wird herzlich verabschiedet. Heimlich wird ihm die ein oder andere Telefonnummer zugesteckt, die er jedoch dankend ablehnt. Der Transporter wird mit Möbeln bis unters Dach vollgepackt. Bei Melody, die sich selbst übertroffen hat, holen Charlie und Vincent die restlichen Figuren ab.

Viel zu schnell ist der letzte Abend angebrochen, den die beiden in aller Ruhe ohne Gesellschaft genießen möchten. Bei Käsefondue und Wein unterhalten sie sich. Charlie möchte wissen, was bei ihm auf der Plantage ansteht, sie berichtet ihrerseits von der Hektik der Vorweihnachtszeit.

»Was hältst du davon, wenn wir Weihnachten und den Jahreswechsel gemeinsam verbringen?«, schlägt Vincent vor.

Charlie springt auf, stößt einen Freudenschrei aus und setzt sich auf seinen Schoß. Vincent gelingt es gerade noch, der spitzen Fonduegabel auszuweichen.

»Ja, wie wunderbar!«, ruft sie zwischen den Küssen.

Vincent lacht und nimmt ihr die Gabel aus der Hand.

»Verbringst du die Zeit nicht immer mit deiner Familie?«

»Wir sind da flexibel. Ich feiere entweder mit Freunden oder meinen Eltern. Es gibt keine feststehende Tradition. Ich habe die Zeit auch schon allein verbracht und mich vergraben.«

»Kommst du dann mit zu Louisas Familie? Zu Silvester richten wir dann hier eine Party aus, Monique kommt auch.«

»Klar. Das passt gut, dann brechen wir nach Neujahr alle gemeinsam nach Frankreich auf«, meint Vincent.

Mit dieser Aussicht fällt Charlie der Abschied leichter. Sie ziehen den Abend in die Länge, albern und lachen. Als sich Charlie zu später Stunde fest an ihn schmiegt, lacht er leise.

»Versuchst du wieder einen Teil von mir zu speichern?«

»Ja, inklusive Sicherungskopie.«

Am nächsten Morgen wird ihr das Herz dann doch etwas schwer. Aber auch Vincent trödelt und will den Moment festhalten. Aufmunternd meint er:

»Bis Weihnachten ist es nicht mehr lange. Du wirst so beschäftigt sein, dass du keine Zeit haben wirst, mich zu vermissen.«

»O doch, das kann ich nebenbei. Das ist wie Hintergrundmusik«, versichert Charlie.

Ein letzter Kuss, noch eine Umarmung und Vincent fährt aus der Einfahrt in Richtung Süden.

Charlie hat einiges nachzuholen und macht sich auf zur Bäckerei. Außerdem hat sie sich am Abend mit Sarah und Louisa verabredet, sie wollen endlich das neue Regal im Laden bestücken. Sie läuft durch die nasskalte Luft, der trübe Tag treibt kaum jemanden vor die Tür.

Zunächst kocht sie eine Kanne Tee und wählt sich einige Pralinen dazu aus. Sie genießt die Ruhe und hofft, dass diese noch etwas anhält. So sehr sie die Zeit mit Vincent auch genießt, so freut sie sich nun wieder auf die Phase des Rückzuges und des Alleinseins. »*Vielleicht ist dieses Arrangement genau richtig für mich*«, überlegt sie.

Was sie bisher als Problem sah, das Leben in zwei Welten, erscheint ihr nun attraktiv. Sie wundert sich über sich selbst. »*Vielleicht ist das keine Beziehung im klassischen Sinn und nicht der einfachste Weg, aber einfach kann jeder*«, sinniert sie weiter.

Bisher malte sie sich ihre Zukunft beständig aus. Ein gemeinsames Leben an einem Ort und Kinder, die in einem stabilen Umfeld aufwachsen. Charlie beginnt, das Szenario anzupassen. Ergänzt gemeinsame Zeiten auf Manoir Remy, wenige Wochen, die sie getrennt voneinander verbringen werden und Kinder, die mühelos hier und dort zu Hause sind. So kompliziert erscheint ihr das nicht mehr. Sie erinnert sich an Vincents Worte: »Wenn wir wollen, werden wir immer eine Lösung finden.« Beschwingt und gut gelaunt wirbelt sie durch den Tag.

»Und ich dachte, du würdest Trübsal blasen«, bemerkt Sarah beim Hereinkommen.

»Dich zu irritieren ist mir immer eine besondere Freude«, kontert Charlie.

Das Trio beginnt, gefrostete Backwaren zu verpacken und mit Etiketten zu versehen. Louisas Zeichnungen geben der Verpackung einen eleganten Schliff. Nach und nach füllt sich das Regal. Zufrieden betrachten die Partnerinnen ihr Werk.

»Ich bin gespannt, wie das Angebot bei den Kunden ankommt«, sagt Charlie und sieht noch etwas skeptisch aus.

»Da bin ich sehr zuversichtlich. Besonders die Hotels und Restaurants zeigen Interesse«, berichtet Sarah.

»Kommt, wir setzen uns einen Moment hier ins Café und gönnen uns eine Pause«, schlägt Louisa vor.

»Puh, die letzten Wochen hatten es in sich«, stöhnt Sarah und reibt sich den Rücken.

»Aber es hat sich gelohnt. Die Möbel sind fast fertig, da war Vincent eine große Hilfe. Die Website steht, die Buchungen gehen ein und Moniques Personalplan ist nahezu komplett. Ich muss sagen, dass alles erstaunlich glatt ging bisher. Das hatte ich so nicht erwartet«, meint Louisa.

»Das stimmt. Aber dass wir in gut fünf Monaten eröffnen werden, kann ich mir noch nicht vorstellen«, meint Charlie und verspürt einen Anflug von Panik.

»Ja, die ziehen schnell ins Land. Wir müssen uns dringend um weitere Unterstützung kümmern, eine Mitarbeiterin für jeden Bereich. Die Einarbeitung braucht auch Zeit. Ich denke, dass wir auch nicht alle gemeinsam den ganzen Sommer über auf Manoir Remy sein werden, oder wie seht ihr das?«, fragt Sarah.

»Darüber haben wir noch nie gesprochen, sollten uns aber Gedanken machen«, stimmt Louisa zu.

Charlie nickt. »Ich sehe das auch so wie du Sarah. Wir werden zu Beginn alle vor Ort sein, um unsere Erfahrungen zu sammeln. Momentan wäre ich nicht in der Lage, einen Plan aufzustellen, wer von uns wie lange hier oder in Frankreich ist. Was haltet ihr davon, wenn wir gemeinsam sechs Wochen einplanen? Zwei vor der Eröffnung und vier im laufenden Betrieb. Dann bleibt eine von uns dort, zwei fahren zurück. Wir entwickeln eine Art Schichtwechsel-Modell«, schlägt Charlie vor.

»Ja, ich denke auch, dass es darauf hinauslaufen wird. Mir wäre wichtig, unsere Zusammenarbeit zu bewahren. Die Vorstellung, dass wir als Team dann nur noch selten zusammen sind, fällt mir schwer. Es macht einfach Spaß mit euch«, sagt Sarah.

Darin sind sich die Partnerinnen einig.

»Wir müssen uns irgendwann sowieso völlig anders aufstellen und von dem Gedanken Abschied nehmen, alles selbst machen zu wollen. Oder ist es euer Plan, die nächsten Jahre so intensiv zu arbeiten wie bisher? Vermutlich fallt ihr gleich über mich her, aber was haltet ihr von der Idee, dass wir langfristig anleiten und koordinieren, weniger selbst an vorderster Front stehen?«, wagt Charlotte sich vor.

Sarahs Augen werden groß, Louisa runzelt die Stirn. Schweigen ist die erste Reaktion.

»Was ist passiert? Wanderst du aus?«, fragt Sarah misstrauisch.

Charlie lacht. »Nein, aber perspektivisch kann ich mir so etwas Utopisches wie ein gewisses Maß an Freizeit durchaus vorstellen. Natürlich möchte ich weiterhin arbeiten, aber es darf auch etwas weniger sein.«

»Ja, das sehe ich auch so. Ich möchte meine Kinder auch nicht in der Backstube großziehen. Außerdem müssen wir nicht alle zeitgleich kürzertreten, sondern jede in ihrem Takt. Charlie, höre ich da etwa Hochzeitsglocken läuten?«, die Romantikerin Louisa blickt sie an.

»Nein, aber die letzten Monate waren anspruchsvoll. Das Tempo kann ich auf Dauer nicht durchhalten. Ich konnte mir während Vincents Besuch kleine Fluchten gönnen, dank eurer Unterstützung. Ich hatte vergessen, wie schön das ist. Es gibt tatsächlich noch eine Welt jenseits der Bäckerei und Manoir Remy. Außerdem möchte ich Zeit haben mit Louisa zu backen und Desserts auszuprobieren, mit Fiona den Kochlöffel zu schwingen oder mit dir Sarah, Sandwiches zu kreieren oder dich im Laden zu unterstützen. Ich wünsche mir ein bisschen mehr Freiheit. Nicht morgens auf die Aufgabenliste zu schauen und zu wissen, dass ich den ganzen Tag unter Hochspannung stehen werde.«

Nun hat sich auch Sarah erholt. »Dass der Vorschlag gerade von dir kommt, überrascht mich. Du warst immer der Workaholic unter uns. Mit diesem plötzlichen

Sinneswandel muss ich erst umgehen. Außerdem hast du dir den denkbar schlechtesten Zeitpunkt ausgesucht, um eine ruhige Kugel schieben zu wollen.«

»Sarah, ich spreche von einer langfristigen Perspektive, nicht von heute oder morgen. Ich möchte mit euch darüber diskutieren, ob wir ähnliche Ansichten zu diesem Thema haben. Wir werden immer wieder Projekte planen, die unseren ganzen Einsatz erfordern. Nach wie vor stehe ich gerne in der Backstube, aber ich hätte gerne die Wahl – wollen und können, nicht müssen. Und wenn ich mir dann eine kleine Auszeit gönne, möchte ich kein schlechtes Gewissen haben, indem ihr dadurch mehr tragen müsst. Vielleicht drücke ich mich gerade schräg aus.«

»Nein, ich verstehe dich gut. Mir gefällt das Ziel, das ich nicht aus den Augen verlieren möchte. Es ist noch ein langer Weg bis dahin, der Vorbereitung benötigt. Ihr wisst, dass ich auf jeden Fall eine große Familie haben möchte. Das Designen von Möbeln bereitet mir Freude, vielleicht entsteht dadurch tatsächlich eine Kooperation mit Jo. Könnte sein, ich fange an zu malen, was auch immer. Das Leben besteht aus mehr als Arbeit, das haben wir die letzten Jahre erfolgreich verdrängt, aus gutem Grund«, fügt Louisa an.

»Hm. Ich müsste erst überlegen, wie ich die freie Zeit füllen könnte. Auf sinnlose Dates habe ich keine Lust mehr, das kann ich selbst kaum glauben. Für Socken stricken und Blumenampeln knüpfen eigne ich mich nicht. Ich könnte mehr Sport machen, keine Ahnung.« Sarah sieht die Freundinnen etwas hilflos an.

»Du kannst so viel arbeiten, wie du möchtest, Sarah. Aber wenn du mit einem heißen Typen in die Karibik fliegen möchtest, sollte das möglich sein«, konkretisiert Charlie.

Sarah zieht eine Augenbraue nach oben. »Wow, das ist ein Angebot, das ich nicht ausschlagen würde! Dein Plan fängt an, sympathisch zu werden. Dann mache ich mich auf die Suche nach einem Begleiter, der in Shorts und Badehose eine gute Figur macht.« Ein Grinsen breitet sich auf ihrem Gesicht aus.

Charlie stöhnt auf. »Es geht um Zukunftsaussichten Sarah. Du sollst dich nicht sofort ins Internet vertiefen und einen Last-Minute-Trip buchen.«

»Keine Sorge, bisher steht noch niemand Schlange, mich zu begleiten.«

»Oh, das kann sich innerhalb eines Tages ändern.«

Louisas trockene Bemerkung stößt auf Entrüstung.

Sarah ereifert sich in der Beschreibung ihres trostlosen Single-Daseins, schwenkt über zu ihrer tickenden, biologischen Uhr und landet bei den drohenden Wechseljahren. Von Louisa und Charlie wird sie aufgezogen. Charlotte gießt Öl ins Feuer, indem sie die Vermutung äußert, das erste graue Haar im blonden Schopf der Freundin entdeckt zu haben.

»Wollen wir in die Sauna gehen und uns im Anschluss eine Massage gönnen?«, unterbricht Louisa das Geplänkel.

Der Vorschlag trifft auf Zustimmung. Charlie kann es nicht lassen, Sarah noch etwas zu piesacken, die mit Freude jede Einladung zum Duell annimmt.

»Ich kann keine Weihnachtsplätzchen mehr sehen«, stöhnt Sarah und beißt einem Schokoladennikolaus den Kopf ab. Sie lungert neben Charlie und sieht ihr beim Kneten des Stollenteiges zu. »Unter den Christbäumen müssen sich dieses Jahr Berge von Pralinen türmen. Besonders Louisas neue Kreationen sind beliebt. Aber auch Ainas Gewürzgebäck kommt gut an«, berichtet sie weiter.

Tom kommt herein und bringt einen Schwung kalte Luft mit, die nach Schnee riecht. Er stellt die leeren Kisten ab und wuchtet die nächste Ladung in den Transporter. Im Vorbeigehen gibt er Sarah einen Klaps auf den Po, die erschrocken quiekt. Er grinst, schnappt sich den Routenplan und macht sich aus dem Staub, bevor Sarah sich revanchieren kann. Fröstelnd knallt sie die Tür hinter ihm zu und sortiert die Bestellungen in die Kisten.

»Was unternehmen wir an Louisas Geburtstag?«, fragt Sarah die Freundin.

»Darüber habe ich auch schon nachgedacht. Wir sollten sie fragen. Louisa kommt kaum aus der Bäckerei, für Ausschweifungen fehlt ihr bestimmt die Energie«, meint Charlie.

»Du solltest nicht von dir auf andere schließen. Ich schlage eine ausgedehnte Weinachts-Shoppingtour vor, dann essen wir in einem angesagten Restaurant und beschließen den Abend in einem Club, Stripper inklusive«, fährt Sarah fort.

Charlie lacht. »Der letzte Punkt im Programm wird an deinem Geburtstag im Februar umgesetzt. Ich glaube, Louisa freut sich auf einen ruhigen Abend ohne großes Rahmenprogramm.«

»Nichts mehr los mit den Mädels, sobald sie die Dreißig überschritten haben«, murrt Sarah.

Da die Bäckerei an den Adventssonntagen geöffnet hat, bleibt kaum Zeit, an die eigenen Weihnachtsvorbereitungen zu denken. Louisas Geburtstag Mitte Dezember stellt jedes Jahr eine Herausforderung dar.

»Eine abgespeckte Version deiner Idee finde ich gut. Ein Bummel über den Weihnachtsmarkt, shoppen und ein gemütliches Restaurant. Was meinst du?«, fragt Charlie Sarah, die ihre Listen prüft und vor sich hinmurmelt.

»Ja, besser als nichts. Ihr beginnt sowieso nach dem ersten Glühwein schlapp zu machen. Wir starten am frühen Nachmittag, Louisa stellen wir vor vollendete Tatsachen. Nur wir drei Mädels«, entscheidet diese.

Charlie schiebt das Blech mit den Stollen in den Ofen und stimmt sich mit Marion ab. Ihr schwirrt der Kopf. Die Weihnachtsfeier für das Team steht noch an, der Adventscafé für die Kunden und Gäste, sowie der Weihnachtsmarkt in Steinhagen. Wie immer hat Thelma alles im Griff. Charlotte kommt mit ihren Listen langsam durcheinander und ist froh, dass wenigstens eine im Team den Überblick behält.

So nebenbei stellten sie drei neue Mitarbeiter ein, deren Verträge bereits unter Dach und Fach sind. Sarah entschied sich für Luigi, einen jungen Italiener, der bereits Erfahrung in der Gastronomie hat und über viele Ecken mit Alessandro verwandt ist. Louisa wird künftig von Emma, einer vierzigjährigen Steinhagenerin unterstützt, die eine neue Aufgabe sucht, nachdem die Kinder beginnen, flügge zu werden. Irem vervollständigt Charlies Bereich, eine frühere Kollegin von Marion, die ihre Ausbildung abgeschlossen hat und vom Betrieb nicht übernommen werden kann. Charlotte freut sich schon auf die junge Frau und hat sie bereits ermuntert, ihre türkischen Wurzeln einfließen zu lassen. Sarah pocht darauf, dass nach einem rotierenden System die Küche besetzt wird. Auch Charlie und Louisa stehen nun regelmäßig am Herd, ab und an muss Fiona noch rettend eingreifen, jedoch schlagen sich beide wacker. Das Angebot an Tiefkühlwaren wird gut angenommen, Sarahs Prognose hat sich bewahrheitet. Vor allem Restaurants und Hotels nutzen den Service, aber auch viele Privathaushalte. Zufrieden blicken die Partnerinnen auf das Jahr zurück.

Jeden Abend telefoniert Charlie via Facetime mit Vincent, der Martin neben Sebastian zum Vorarbeiter ernannt hat, um Freiraum für seine Forschungsarbeiten zu schaffen. Im Hotel werden die letzten Möbel angeliefert und das Landhaus erstrahlt in neuem Glanz. Viele Abende hat das Quartett im Internet verbracht und nach Lampen, Spiegeln, Geschirr und all den tausend Kleinigkeiten gesucht, die noch fehlten. Durch ihren unfehlbaren Charme gelingt es Monique immer, Helfer zu finden, die Matratzen tragen und Kisten schleppen. Um die Einrichtung der Küche kümmert sich der künftige Küchenchef, Justin, selbst. Seine Rechnungen machen seinen Anspruch deutlich und lösen bei Charlotte jedes Mal einen Anflug von Verzweiflung aus. Die Eröffnungsfeier ist bereits ausgebucht. Als Monique die Gästeliste präsentiert, erntet sie kollektives Stöhnen, da die Steinhagener zahlreich vertreten sein werden.

Wie zu erwarten, sträubt sich Louisa mit Händen und Füßen dagegen, ihren Geburtstag zu feiern.

»Jedes Jahr dieselbe Leier. Die Arbeit läuft nicht davon, Louisa.« Sarah wird langsam ungeduldig und droht der Freundin Gewalt an, wenn diese sich nicht endlich von ihrer Kuvertüre löst.

Schnaubend bemerkt sie, dass auch Charlie noch beschäftigt ist. Unter Verwünschungen und Flüchen treibt sie beide zur Eile an, die Cowboystiefel klackern auf den Fliesenboden. Sie schlägt die Autotür zu und startet den Wagen. Kaum lässt sie den Motor an, sind Charlie und Louisa in ein fachliches Gespräch vertieft. Sarah reißt der Geduldsfaden. Mit der Hand schlägt sie auf das Lenkrad.

»Und ihr wollt kürzertreten und mehr Freizeit haben. Das ist der Witz des Jahres! Ich könnte euch mitteilen, dass es eine Planänderung gibt. Zuerst fahren wir schwarz mit der Bahn, kehren dann bei der Bahnhofsmission auf einen Teller Erbsensuppe ein und reihen uns zum Abschluss auf dem Straßenstrich ein. Ihr würdet nur beiläufig nicken, weiter über Triebmittel und besonders feine Mehle plaudern und erst aufhören, wenn euch die Zehen vor Kälte abfrieren«, beschwert sich Sarah.

Konsterniert sehen sich Charlie und Louisa an.

»Wir haben einen freien Nachmittag und feiern Geburtstag. Sofort!« Zur Bekräftigung ihrer Worte angelt Sarah eine Flasche Sekt unter ihrem Sitz hervor, drückt diese Charlie in die Hand und kramt im Handschuhfach nach Gläsern.

»Öffnen bitte«, fordert sie.

Charlie grinst. »Deine Idee ist witzig. Ein guter Vorschlag für eine Weihnachtsfeier, wenn uns das Wasser bis zum Hals steht«, unkt sie und lässt den Korken an das Autodach knallen.

Sie füllt die Gläser. Die Freundinnen prosten einander zu, beschwingt und in ausgelassener Stimmung erreichen sie ihr Ziel. Sarah parkt und zieht noch die Lippen nach. Sie ist in Feierlaune, Charlie und Louisa blinzeln sich verschwörerisch zu und beschließen in stiller Übereinkunft, Sarah im Zaum zu halten, die bereits den ersten Glühweinstand ansteuert. Louisa bewundert den geschmückten Tannenbaum und den handgefertigten Schmuck. Charlie stöbert in antiquarischen Büchern und schnuppert an einem Stand an der Auswahl der Gewürze. Sie lassen sich Zeit, denn Sarah unterhält sich angeregt mit einem attraktiven Mann, eine zu frühe Störung könnte deren Unmut auf sie ziehen.

Vom Glühwein gewärmt, schlendern sie über den Markt, Schneeflocken fallen vom Himmel und setzen sich auf Dächer und Mützen. Charlie findet eine niedliche Puppe für Oskar, Louisa entdeckt selbstgeblasene Glaswaren und kauft Gläser und Schüsseln für die Familie. Sarah verliebt sich in einen Designermantel und schenkt sich diesen kurzerhand selbst. Der verlockende Duft gebrannter Mandeln und gebratener Würste weht über den Ständen. Das Trio lässt sich vom reichhaltigen kulinarischen Angebot verführen. Weihnachtsmusik dringt an ihre Ohren, die sanfte Beleuchtung sorgt für eine festliche Stimmung.

Charlie überlegt, mit welchem Geschenk sie Vincent eine Freude machen könnte und wandert von Stand zu Stand. Sie kann sich für nichts richtig begeistern und wählt eine schöne Glasschale aus, in die sie Samentütchen exotischer Pflanzen legen möchte. Dabei hofft sie auf die Fülle des Internets. Für Jo finden sie einen Ledergürtel mit einer großen Schnalle aus gehämmertem Silber. Für das Team erstehen sie bunte Keramikkrüge, die sie mit Gewürzen und Tee füllen.

Als das Gedränge immer dichter wird, laden sie ihre Einkäufe in den Wagen und beschließen, ein neues japanisches Restaurant auszuprobieren. Am Eingang werden sie gebeten, die Schuhe auszuziehen und schlüpfen in die bereitstehenden Schlappen. Als die Dame im Kimono sie zu einem niedrigen Tisch führt und einladend auf die Sitzkissen deutet, strauchelt Sarah kurz und hat Mühe, ihre langen Beine zu sortieren.

»Gemütlich ist anders«, murrt sie und lässt sich vom dargereichten Sake besänftigen.

Bei Misosuppe, eingelegtem Gemüse und gegrilltem Fisch überreichen sie Louisa ihr Geburtstagsgeschenk: Smaragdohringe in Blütenform. Sie legt diese begeistert an.

»Die Ohrringe passen wunderbar zu meinem Kleid, das ich am Sonntag tragen werde. Jo lädt mich in die Oper ein«, bedankt sich Louisa freudig.

Sarah lacht. »Vermutlich schläft er nach wenigen Minuten ein.«

»Keine Chance, dazu ist das Spektakel bei La Traviata auf der Bühne zu groß. Außerdem ist Jo vielseitiger interessiert, als du denkst«, verteidigt sie den Freund.

Charlie lächelt vor sich hin und hüllt sich in Schweigen. Gerne würde sie Louisa einen Schubs geben, sodass sie endlich das Offensichtliche erkennt.

Das Gespräch landet, wie zu erwarten, bei geschäftlichen Themen. Nach Tee und Gebäck rappelt sich das Trio mühevoll auf und sie sind sich einig, das Restaurant auf ihre Favoristenliste zu setzen. Untergehakt gehen sie durch die nunmehr ruhigen Straßen und fangen die Schneeflocken wie Kinder mit der Zunge auf. Ihr Lachen hallt an den Häuserwänden wider. Charlie nimmt Sarah den Autoschüssel ab und bugsiert sie auf den Rücksitz.

»In welche Bar gehen wir noch? Ich habe gehört der Club 17 soll zurzeit sehr angesagt sein.«

»Nein, Sarah, das nächste Mal. Ich muss die verpassten Anrufe beantworten, sonst enterbt mich meine Familie«, erwidert Louisa.

»Außerdem sind wir dafür auch nicht richtig gekleidet.«

Charlies Argument überzeugt Sarah.

Wie jedes Jahr sind die Gäste und Kunden zum Adventscafé herzlich eingeladen. Charlie, Louisa und Sarah bedanken sich bei Kaffee und Kuchen für deren Treue. Sarah stellt die letzte Pralinenschale auf das Büffet, ihr kritischer Blick prüft, ob sie nichts vergessen hat. Da hört sie bereits Rudi und Irma hinter sich.

»Das sieht wie immer verführerisch aus. Wir haben extra das Frühstück ausgelassen und sind früh dran, sonst sind unsere Stammplätze weg«, tönt Irmas kräftige Stimme durch den Raum.

Sie steuert die Pralinen an und steckt sich eine in den Mund. Im Takt der Kaubewegungen wippt die Dauerwelle mit. Schnell drückt Rudi Irma das Enkelkind in den Arm und führt seine Frau an einen Tisch. Sarah wirft er einen entschuldigenden Blick zu.

»Vielleicht sollten wir heute Taschenkontrollen durchführen. Ich wette, wir finden so einiges an Tupperware«, meint Sarah.

Charlie kichert, von Louisa erntet sie einen warnenden Blick.

Das Café füllt sich, die Freundinnen kommen fast nicht nach, Tee und Kaffee an die Tische zu bringen. Zwischendurch setzt sich Charlie zu den Gästen, bewundert eine Handarbeit, hört sich Krankheitsverläufe an und verwandtschaftliche Verwicklungen. Mit Oskar auf dem Schoß unterhält sie sich mit Elke und saugt den sauberen Duft des Kleinkindes ein. Er strahlt sie an und zeigt dabei sein erstes Zähnchen. Charlie lässt den Blick über die bunte Schar schweifen und spürt die Verbundenheit zu diesen Menschen. Sie lächelt ihrer Nachbarin Manuela zu, die mit Erika über winterharte Pflanzen fachsimpelt, sieht die Schröder-Zwillinge und Irma die Köpfe zusammenstecken und schallend lachen sowie die Männerrunde beim Skat spielen.

»Du siehst etwas sentimental aus«, raunt Louisa ihr zu.

»Muss an Weihnachten liegen«, murmelt Charlie. Sie hat sich bisher wenig Gedanken über Themen wie Heimat und Zusammengehörigkeit gemacht. Teil des Dorfgefüges zu sein, war für sie selbstverständlich. Sie kannte nichts anderes. Erst jetzt wird ihr bewusst, wie wichtig ihr diese Gemeinschaft ist, da sie im Begriff ist, sich zumindest ein Stück davon zu entfernen. Mit aller Deutlichkeit wird ihr klar, dass sie dies auf keinen Fall aufgeben möchte. Die Bäckerei floriert seit Jahren, weil die Steinhagener sie unterstützen und nicht im Supermarkt einkaufen. Mit diesen Gedanken kann sie sich heute darüber amüsieren, als sie beobachtet, wie Frieder einige Pralinen in eine Serviette wickelt und in seine Hemdtasche steckt. Er fängt Charlies Blick auf, lächelt verschwörerisch und legt den Finger über die Lippen. Sie zwinkert ihm zu und nickt.

»Charlie träumt mit offenen Augen von ihrem Franzosen«, wird sie vom Postboten Ahmed geneckt.

Die Blicke sind nun auf Charlotte gerichtet, die den Kopf schüttelt. »Nein, im Moment denke ich, wie schön es ist, euch alle hier zu haben«, gibt sie zu.

Lächelnde, leicht verwunderte Gesichter schauen sich gegenseitig fragend an.

»Das ist doch selbstverständlich«, erwidert Melody und kippt etwas Selbstgebrannten in ihren Tee.

Zustimmendes Gemurmel ist an den Tischen zu hören.

»Genau darum geht es«, sagt Charlie belustigt. Wie gerne hätte sie jetzt Vincent neben sich, um diesen Moment mit ihm zu teilen. Sie hätten Gesprächsstoff, der den ganzen Abend füllen würde.

Das Team wird von ihren Kundinnen mit selbstgemachter Butter, eingelegtem Kürbis und gehäkelten Eierwärmern beschenkt. Manches Präsent entlockt den Partnerinnen ein amüsiertes Lächeln begleitet von der Frage, wer von ihnen so viel Pech haben wird, dieses mit nach Hause nehmen zu müssen.

An einem Tisch erspäht Charlie Jo und seine Gruppe und schließt sich ihnen an. Auch Louisa setzt sich dazu, bis Sarah die beiden daran erinnert, dass sie nicht zum Vergnügen hier sind. Schnell informiert er das Trio noch, dass nun alle Möbel in Frankreich angekommen sind.

»Danke dir für alles, Jo. Du bist der Beste!« Charlie drückt dem Freund einen Kuss auf die Glatze.

Vor dem Landhaus hilft Vincent Marie aus dem Wagen. Er hat beschlossen, dass es ihr gebührt, die eingerichteten Räume als Erste zu begehen. In der Halle strahlt ein großer Kronleuchter, die Treppe nach oben ist mit rotem Teppich ausgelegt. Der Empfangstresen aus Olivenholz schimmert frisch geölt in warmem Glanz.

Marie staunt. »Sehr elegant«, sagt sie ergriffen.

Vincent drückt ihre Hand und führt sie weiter. Das Restaurant kennt sie bereits, jedoch ohne die Kommoden und die Tonfigur von Melody, die mit ihren Einkaufstaschen an einem der Tische sitzt und ein Eis löffelt. Marie lacht auf und streicht der Dame über das Haar.

»Dieses altmodische Synthetikkleid und die Wollsocken stellen einen lustigen Stilbruch zum restlichen Ambiente dar«, bemerkt sie.

Im Vorbeigehen berührt sie die weißen Spitzenschals seitlich an den Fenstern und lässt sich in einen der Sessel fallen, die vor dem Kamin stehen.

»Es sieht nun völlig anders aus als in meinen Kindheitserinnerungen«, beginnt sie und knöpft den Mantel auf.

Vincent setzt sich zu ihr und wartet ab.

»Die Mädels haben Geschmack und ich bin beeindruckt, wie gelungen die Einrichtung ist. Sehr durchdacht, die Tische nicht zu eng, weder überladen noch spartanisch. Die vielen Kronleuchter sehen festlich aus. Mit einem Blick wird deutlich, dass hier gehobene Küche angeboten wird. Ich kenne das Landhaus als Familiensitz, hier tobten wir durch die Räume, im großen Salon stand der Weihnachtsbaum. Insgeheim hoffte ich immer, dass dieses Haus wieder eine große Familie beherbergen wird.« Eine leise Wehmut hat sich in ihre Stimme geschlichen.

Vincent streckt die langen Beine von sich. »Das wird es«, versichert er ihr.

»Mit wechselnden Mitgliedern, aber einem festen Kern. Ich habe Charlie, Louisa und Sarah in ihrer Bäckerei erlebt und sah, dass das Band zwischen ihnen stärker ist als in vielen Familien. Um die drei herum kreisen das Team, Freunde, Eltern und Geschwister. Ich bin zuversichtlich, dass es ihnen gelingen wird, dieses

Modell auch auf das Hotel und Restaurant zu übertragen. Und eines Tages krabbeln bestimmt auch Kinder unter den Tischen und klettern auf Stühle.«

»Wirst auch du ein Teil dieser Familie sein?«, erkundigt sich Marie.

Er formuliert seine Worte mit Bedacht. »Das bin ich schon. Ich habe hier mitgewirkt, Charlies Heimat kennen gelernt, in der Bäckerei mitgearbeitet und neue Freunde gefunden. Schnell hatte ich das Gefühl, ein Teil des Ganzen zu sein. Ich wurde herzlich aufgenommen. Wirtschaftlich profitieren wir auch voneinander. Ist es das, was du hören wolltest?« Sein distanzierter Blick lässt keine weiteren Fragen zu. Ein kleines Lächeln umspielt Maries Lippen, während sie ihn mustert.

»Nein. Das weißt du auch. Aber sei dir sicher, ich werde nicht nachlassen und dir immer wieder all die Fragen stellen, die du nicht beantworten möchtest.«

»Das habe ich befürchtet«, grummelt er.

Monique biegt um die Ecke und begrüßt Marie. »Nun hatte ich gehofft, dir gelingt es, ihn auszufragen. Ich beiße seit Tagen auf Granit«, bemerkt sie und grinst ihren Bruder unverschämt an. Das Lauschen hinter der nächsten Ecke bereitet ihr keine Sekunde lang ein schlechtes Gewissen.

»Euer Interesse an meiner Person schmeichelt mir, ist aber völlig unangebracht. Es gibt weder bahnbrechende Neuigkeiten noch delikate Skandale«, entgegnet er.

»Zeigt ihr mir noch das obere Stockwerk?«, fragt Marie schnell, bevor sich die Geschwister in die Haare geraten.

In jedem Zimmer stößt sie überraschte Laute aus und entdeckt viele kleine Details, die sie begeistern. Vor den Fotografien von Manoir Remy bleibt sie lange stehen. Sie streicht über die Sessel und lacht über den dicken Touristen aus Ton in der Ecke.

»Damit habe ich nun wirklich nicht gerechnet. Jedes Zimmer kommt einem Kunstwerk gleich. Wer hatte denn diese pfiffigen Ideen?«

»Das war eine Gemeinschaftsleistung«, antwortet Vincent und erzählt Marie von den Werkstattabenden, sodass sie die Szenen vor sich sehen kann und den Geruch von Holzspänen in der Nase hat.

»Etwas neidisch bin ich schon, diesen Teil nicht aktiv miterlebt zu haben«, gibt Monique zu.

Marie tätschelt ihre Hand. »Nun geht der Trubel hier bald los, dann bist du mittendrin.«

»Ich kann es kaum erwarten. Mein innerer Motor läuft auf Hochtouren. Ich gleiche einem Pferd, kurz vor dem Rennen. Wenn das so weitergeht, treibe ich mein Umfeld noch in den Wahnsinn.«

Vincent stimmt seiner Schwester zu. »Ein seltener Moment der Einsicht.«

Sie boxt ihn auf die Brust.

»Ab und an frage ich mich, ob ihr tatsächlich schon wählen, Auto fahren und Alkohol trinken dürft«, meint Marie kopfschüttelnd.

Vincent bietet ihr seinen Arm und überhört die Worte geflissentlich. Monique verabschiedet sich und filmt die Räume für ihre Partnerinnen. Marie winkt Vincent zum Abschied zu.

Galant hält Tom seinen Damen die Tür der Pizzeria auf und deutet einen Diener an. Kichernd und schwatzend drängen sie sich ins Warme. Alessandro führt das Team der Bäckerei an eine lange Tafel. Die Kerzen flackern auf den weihnachtlich gedeckten Tischen. Er rückt die Stühle zurecht und nimmt die Garderobe entgegen. Für diesen Abend haben sich alle in Schale geworfen. Aina trägt eine bunte Tunika und hat ein Tuch kunstvoll um den Kopf drapiert. Lange Ohrringe baumeln bis zu ihren Schultern. Barbara trägt zur roten Glitzerbluse einen Haarreif mit aufgesteckten Rentieren. Selbst Marion hat ein Twinset im Schrank gefunden und die Perlenkette angelegt.

Thelma, wie immer elegant im taubenblauen Hosenanzug, lässt sich neben Louisa fallen. »Ein Essen, an dem nur Erwachsene teilnehmen, die nichts an der Köchin auszusetzen haben und jeden Bissen auf dem Teller sezieren, ist die reinste Wohltat. Erst gestern verkündete Fridolin, er wäre nun Veganer und betrachtete angewidert die Frikadellen, die er bisher mit Freuden in rauen Mengen verschlang«, seufzt sie und studiert die Menüfolge.

Alessandro serviert die Aperitifs, die Damen prosten sich zu. Charlie erhebt sich und hält eine kurze Ansprache. Sie bedankt sich bei allen, lässt das Jahr Revue passieren und gibt einen kurzen Ausblick. Reihum möchte jede nochmals Moniques Video sehen und alle sind sich einig darin, im nächsten Jahr zu Gast auf Manoir Remy zu sein.

»Wenn das Geld nicht für einen Urlaub ausreicht, dann eben zum Arbeiten«, meint Barbara lapidar. Sie fügt an, ihr Mann würde sicher auch ohne sie überleben, wenn er den Lieferservice in Anspruch nimmt.

Emanuela und Maria verwöhnen die gut gelaunte Gesellschaft mit gefüllten Nudeln, Seeteufel und Saltimbocca. Entspannt lehnt sich Charlie zurück. Toms Glatze glänzt im Kerzenschein, er schäkert mit Marion und lässt die ansonsten eher zurückhaltende und nüchterne Frau erblühen. Aina und Marion machen sich über den regionalen Dialekt lustig, Louisa und Sarah hören Thelmas Anekdoten zu und lachen auf. Viktoria unterhält Frieda und Viola mit Reiseberichten, sogar Janina hört gespannt zu.

»*Wer hätte am Anfang des Jahres gedacht, dass ich heute mit so vielen fröhlichen Menschen hier sitze, die mit uns zusammenarbeiten, und Tartufo löffle*?«, fragt Charlie sich still. Die Zeit ist nur so dahingerast, bald wird sie wie jedes Jahr, erschöpft aber zufrieden unter den Tannenbaum sinken und vorher noch in aller Hektik die Geschenke verpacken.

In zwei Tagen wird Vincent eintreffen. Ein versonnenes Lächeln umspielt ihre Lippen. Wenn sie an das nächste Jahr denkt, beschleicht sie Nervosität und sie fragt sich zum wiederholten Male, ob ihre Pläne der Realität standhalten werden. Ihr Blick wandert zu Sarah und Louisa. Gemeinsam sind sie bereits durch manche Tiefen gegangen. »Auch dieses Mal wird alles gut gehen, ich bin nicht allein«, murmelt sie vor sich hin.

»Unsere Chefin ist kurz vor dem Einschlafen«, witzelt Tom und rüttelt im Vorbeigehen an Charlies Schulter.

»Nein, sie überlegt, ob es sich noch lohnt, ins Bett zu gehen«, wird er von Marion korrigiert.

Charlie lacht und nickt.

Ruhelos geht Charlotte in der Ankunftshalle des Flughafens auf und ab, die Augen auf die Tür gerichtet, aus der nur noch einzelne Reisende kommen, die sich schnellen Schrittes entfernen oder freudig begrüßt werden. Die Tafel signalisiert, dass der Flug aus Marseille vor zwanzig Minuten gelandet ist. In ihrem Kopf entstehen Bilder von Unfällen auf glatten Straßen, Vincent, wie er mit gebrochenem Bein am Fuße der Treppe des Verwalterhauses liegt, das Telefon außer Reichweite.

Erschöpft lässt sie sich neben eine indische Familie auf eine Sitzbank sinken, die zwischen Koffern und Rucksäcken sitzt, jeder in sein Handy vertieft. Zum wiederholten Mal wählt sie seine Nummer. Wieder erklärt ihr die freundliche Stimme, dass der Teilnehmer momentan nicht erreichbar ist. Das gesamte Flughafenpersonal scheint anderweitig beschäftigt zu sein, Charlie macht niemanden aus, der ihr Auskunft über einen verschollenen Flugpassagier geben könnte. Sie zwingt sich zur Ruhe und geht im Geiste alle logischen Erklärungen durch, die ihr einfallen, vom Reisegepäck, das versehentlich auf dem Weg zu den Seychellen ist, bis zum abgelaufenen Pass.

Wie hypnotisiert starrt sie auf die automatische Tür, steht auf, geht einige Schritte und setzt sich wieder hin. Ein weiterer Schwung Neuankömmlinge strömt in die Halle. Sie stellt sich auf die Zehenspitzen, um nichts zu verpassen. Resigniert stellt sie fest, dass Vincent sich nicht unter ihnen befindet. Der Begrüßungsjubel und die Luftballone um sie herum beginnen, ihr auf die Nerven zu gehen.

Dann endlich öffnet sich die Tür und sie sieht Vincent mit einem Gepäckwagen kämpfen, auf dem sich Kartons türmen. Die Reisetasche locker über der Schulter hängend, suchen seine Augen die Wartenden ab. Charlie hechtet nach vorne und wirft sich in seine Arme. Überrascht fängt er sie auf.

»Hey Charlotte, was ist los?«

Seine ahnungslose Frage bringt das Fass zum Überlaufen. »Wo warst du so lange?«, fragt sie aufgebracht. »Ich warte seit einer Ewigkeit. Dein Flug landete vor einer Stunde. Weißt du, was ich mir ausgemalt habe? Vom Überfall in der Toilette, bis zum Giftmord am Gepäckband so ziemlich alles!« Ihre Augen sprühen Funken, die Wangen sind gerötet und die Locken wirken wie elektrisiert.

Er lacht verblüfft über so viel Fantasie und legt den Arm um sie. »Die Realität ist viel langweiliger«, beginnt er und deutet auf die Kartons vor ihnen. »Ich habe einige meiner Bäume mitgebracht, eingewickelt in Stoff und sicher verpackt. Die möchte ich in dein Gewächshaus pflanzen und sehen, wie sie sich in diesem Klima entwickeln. Sie sind jedoch empfindlich und nehmen Schaden, wenn es zu kalt wird oder der Zugluft ausgesetzt sind. Du kannst dir nicht vorstellen, wie kompliziert es war, die Stewardessen zu überzeugen, dass die Kartons auf keinen Fall im Frachtraum transportiert werden können. Mit Engelszungen musste ich auf sie einreden. Ich brauchte einen Platz im Kabinenraum, ohne große Erschütterungen. Eben bin ich noch in einen Streit mit einem Mitarbeiter geraten, der die Kisten aus dem bereitstehenden Bus wieder auslud und auf einen Kofferwagen werfen wollte. Ich hätte mich vor Schreck fast auf ihn geworfen.«

Charlie hört ungläubig zu, merkt aber schnell, dass sie nicht zum Narren gehalten wird. Vincents Sorge um seine Bäumchen steht ihm noch ins Gesicht geschrieben. Sie rollt mit den Augen und breitet in einer hilflosen Geste die Arme aus. »Erinnerst du dich noch an mein Auto?«

Erschrocken schlägt er sich mit der flachen Hand an die Stirn. »Das habe ich völlig vergessen.«

Charlie bricht in Gelächter aus. »Weihnachten am Flughafen kann bestimmt auch nett sein«, meint sie lapidar.

»Wir suchen ein Taxi, das uns hinterherfahren soll«, beschließt Vincent und verschränkt seine Finger mit ihren.

»Da musst du aber tief in die Tasche greifen«, gibt sie zu bedenken.

»Auch nicht teurer, als dreimal hin und her zu fahren.«

Es nimmt einige Zeit in Anspruch, bis Vincent das richtige Taxi ausgemacht hat und den Fahrer für so vertrauenswürdig hält, dass er ihm seine Fracht anvertraut. Sorgfältig verstaut er die Kartons und gibt dem Mann Instruktionen. Dieser versteht zwar kein Wort, erfasst aber deren Bedeutung. Vorsichtshalber beruhigt Charlie den armen Fahrer und weist darauf hin, dass es sich bei der Ladung nicht um lebende, exotische Tiere handelt. Das sorgt für ein gewisses Maß an Entspannung in seinem Gesicht. Beim Anblick der Scheine, die Vincent ihm zusteckt, verschwinden auch die letzten Zweifel.

Auf der Fahrt dreht sich Vincent immer wieder um und schimpft über die Enge im Auto.

»Ich freue mich auch, dich zu sehen«, meint Charlie auf halber Strecke. »So stelle ich mir einen Vater vor, der zum ersten Mal allein mit seinen Drillingen im Schwimmbad ist«, fährt sie fort.

Er beugt sich zu ihr, wuschelt ihr durch die Haare und küsst die empfindliche Stelle an ihrem Hals. »Zu Hause zeige ich dir meine Freude. Der Vergleich ist nicht schlecht. Du kannst dir nicht vorstellen, wie lange ich schon an diesem Projekt arbeite, sonst würdest du mich verstehen.«

»Erzähl mir davon«, fordert sie ihn auf und lässt sich von Vincent in die Welt der Botanik mitnehmen.

Am Ende hat sie das Wesentliche verstanden. Es handelt sich um Bäume, die Vincent in den letzten Jahren immer wieder veredelt hat und kleinwüchsig hielt, ähnlich Bonsaibäumen. Sein Ziel ist es, Kulturen widerstandsfähiger zu machen und dem schnell voranschreitenden Klimawandel anzupassen. Sein Enthusiasmus springt auf Charlie über und sie stellt detaillierte Fragen.

»Warum setzt du deine Schätze einem Transport mit dem Flugzeug aus? Die hätte ich im Januar doch mit hierher nehmen können«, wundert sie sich.

»Weil ich diese selbst einpflanzen möchte. Außerdem handelt es sich um dein Weihnachtsgeschenk«, antwortet er.

»Bist du verrückt?«, entfährt es ihr erschrocken und sie verwechselt das Gas- mit dem Bremspedal.

Vincent wird ordentlich durchgeschüttelt und kann sich gerade noch am Armaturenbrett abstützen.

»Vorausgesetzt, wir überleben die Fahrt.« Er wirft einen schnellen Blick zurück auf das nachfolgende Taxi.

»Wie kannst du mir etwas so Wertvolles schenken? Und die ganze Arbeit, die du investiert hast? Wenn nun alle Pflanzen kaputtgehen, weil ich diese nicht richtig pflegen kann?« Charlie ist fassungslos.

Beruhigend tätschelt er ihr Knie. »Die Pflege übernehme ich.«

»Das ist keine Antwort auf meine Frage.«

Er lächelt sie an. »Doch. Außerdem bin ich nicht der Typ für Diamantringe«, meint er schulterzuckend.

Sie schnappt nach Luft.

Vincent lümmelt so entspannt wie möglich in seinem Sitz.

Charlotte überlegt, setzt den Blinker und kommt am Straßenrand zum Stehen. Ernst betrachtet sie ihn einen Moment. »Danke. Ich bin im wahrsten Sinne des Wortes überwältigt«, sagt sie und umarmt ihn.

»Das bin ich auch, nur auf andere Art«, flüstert er ihr ins Haar.

Hinter ihnen ertönt lautes Hupen. Der Taxifahrer gestikuliert heftig und tippt sich mit dem Zeigefinger an die Stirn. Um sie herum braust der Verkehr. Beide drehen sich um und lächeln den Herrn freundlich an.

Behutsam trägt Vincent die Kartons ins Gewächshaus. Er löst das Klebeband und nimmt sorgfältig die in Stoff eingewickelten Pflanzen heraus. Prüft jede und stellt sie auf die Ablage. Charlie holt Schaufeln und Harken, Vincent sucht währenddessen die passenden Standorte aus.

»Mango, Datteln, Feigen und Papaya«, murmelt er vor sich hin.

Gemeinsam bringen sie die Bäumchen in die Erde. Vincent erklärt ihr die Pflege und macht sie auf Besonderheiten aufmerksam.

»Die Geschwister stehen auf Manoir Remy«, beendet er seinen Vortrag und wischt die erdigen Hände an seiner Hose ab.

Charlie ist bewegt. Sie hat das Gefühl, viel mehr getan zu haben, als Bäume zu pflanzen. Etwas Bewegendes mit Tragweite ist eben passiert. Eine Stabilisierung ihrer Verbindung, die sich wie ein Schwur anfühlt. Gleichzeitig befürchtet sie, ihre Interpretationen reichen zu weit und Vincents Beweggründe sind vor allem praktischer Natur und haben mit ihr nichts zu tun. Sie lässt sich im Schneidersitz auf den Boden fallen.

»Warum haben wir die Südfrüchte im Kreis um den Zitronenbaum gesetzt?«

»Weil sich manche Gewächse gegenseitig positiv beeinflussen, andere hingegen beeinträchtigen das Gedeihen.«

»Warum willst du dich selbst darum kümmern? Traust du mir die Pflege nicht zu oder hast du noch andere Gründe, mir deine Schätze anzuvertrauen?«

Vincent hält inne. Etwas Wasser schwappt über seine Schuhe. »Beides«, antwortet er.

»Ich kann mich nicht daran erinnern, jemals ein so kostbares Geschenk bekommen zu haben.«

Er ergreift ihre Hand und zieht sie hoch. Eng umschlungen betrachten sie die Bäumchen, jeder in seine eigenen Gedanken vertieft.

»Hier fehlt noch eine Bank«, bricht Charlie den Zauber.

Den Weihnachtsmorgen mag Charlotte besonders gerne. Alles geht etwas langsamer, die Hektik der letzten Wochen beginnt von den Menschen abzufallen. Es werden nur noch die letzten Besorgungen getätigt, bevor alle nach Hause streben und sich mit Familien und Freunden in die Feierlichkeiten stürzen. Vincent steht mit einer seiner Rüschenschürzen im Laden, er wählte heute ein Modell in grellem Pink. Sarah setzte ihm noch einen Haarreif mit Weihnachtsmännern auf und grinste ihn an. Charlie nähert sich ihm und macht sich über sein Outfit lustig, das den Kunden offensichtlich gut gefällt. Pikiert hebt er eine Augenbraue.

»Das will etwas heißen, mich hier so zum Affen zu machen. Wenn mich meine Mitarbeiter so sehen würden, hätte ich jeglichen Respekt verloren. Aber an meinen Schürzen hänge ich inzwischen«, meint er schmunzelnd.

»Ich bewundere dein Selbstbewusstsein«, entgegnet sie.

Nichts und niemand kann ihr heute die Laune verderben. Vincents Freude über ihr Geschenk, das sie im gestern überreicht hat, war ehrlich. Sie wird die Feiertage mit dem Mann verbringen, den sie liebt. Großzügig und mit der Welt im Reinen packt sie Frau Schuster noch einige Kekse extra ein. Sarahs strenger Blick streift sie. Die Lippen missbilligend verzogen, schüttelt sie den Kopf. Charlie lächelt die Kundin freundlich an, wünscht frohe Weihnachten und lässt sich nicht beirren. Louisa gesellt sich zu ihnen, gemeinsam hören sie sich die Pläne und Menüfolgen ihrer Gäste an.

»Drei freie Tage! Ich überlege hin und her, was ich als Erstes machen werde«, grübelt Sarah und rennt durch das Café, als würde sie dort irgendwo die Antwort finden.

»Ich muss auf alle Fälle schnell nach Hause und meine Geschenke einpacken, bevor ich meiner Mutter in der Küche helfe. Sie backt und brät seit Tagen«, berichtet Louisa.

»Das Weihnachtsessen bei deinen Eltern ist aber auch immer das kulinarische Highlight des Jahres«, schwärmt Charlie.

»Knusprig gebratene Gans, Pute, Knödel, Süßkartoffelpüree mit Marshmallows, Gemüse, Salate und üppige Desserts. Du wirst begeistert sein«, prophezeit sie Vincent.

»Da weiß ich, wer die Taschen voller Tupperware haben wird«, neckt Louisa die Freundin.

»Ja, aber die Konkurrenz im Hause Wagner ist nicht zu unterschätzen. Letztes Jahr habe ich mich mit Tante Ilse fast um das letzte Stück Pute gestritten. Schließlich hatte sie ein Einsehen«, gesteht Charlie. »Den Kampf nehme ich auch dieses Jahr in Kauf. Immerhin müssen am nächsten Tag zwei von den Resten satt werden.«

Erschrocken legt sich Vincent die Hand auf die Brust. »Und ich hatte schon Angstzustände, wir müssten morgen von Luft und Liebe leben. Oder den Inhalt des riesigen, gut bestückten Frosters in deinem Keller anstarren. Ich frage mich, wozu eine einzelne Person das Bedürfnis hat, so viel Essen zu horten? Seid ihr hier im Dorf stets gut vorbereitet auf einen nuklearen Krieg oder die Invasion von Außerirdischen und Killerviren?«

Verständnislos schaut er Charlie an. Sie braucht einen Moment, bis bei ihr der Groschen fällt.

»Ach«, meint sie. »Der Froster gehört der Bäckerei. Er steht nur für den Übergang bei mir, bis wir hier unser Lager haben.«

»Dann bin ich beruhigt. Dass der Weg zu deinem Herzen über deinen Magen führt, ist mir bekannt. Aber als ich das riesige Ding sah, machte ich mir doch ernsthaft Gedanken.«

»Gut, dass du nicht so genau hineingesehen hast. Unter den Torten und Brötchen verstecke ich meine Leichen. Besser, diese in Charlies Keller zu wissen, als in meinem eigenen«, sagt Sarah leichthin.

In alberner Stimmung und sich gegenseitig neckend schließt das Trio die Ladentür hinter der letzten Kundin. Sarah vollführt einen Freudentanz und bringt das Team zum Lachen.

Bevor Charlie und Vincent nach Hause gehen, holen sie noch ein geschmücktes Bäumchen bei Erika ab und stellen dieses auf Fannys Grab. Es hat kräftig geschneit die letzten Tage. Schneeberge häufen sich am Wegesrand, die Äste der Tannen neigen sich unter der Last. Ihnen begegnen Kinder mit Schlitten und Schlittschuhen, Frieder kämpft sich mit seinen Langlaufskiern über den Friedhof. Die Luft ist frostig und klar. Die Zweige der Büsche sind voller Eiskristalle.

»Der Schnee ist herrlich. Alles wirkt so friedlich und sauber«, staunt Vincent.

»Übermorgen gehen wir Schlitten fahren. Das hat Tradition. Wir wandern bis auf die Spitze dieses Berges dort und veranstalten ein Wettrennen ins Tal. Am Wegesrand markieren wir die Strecke mit Fackeln, oben vor dem Start gibt es Glühwein«, informiert Charlie und deutet auf einen Berg in der Ferne. Sie stellt das Tannenbäumchen ab und entzündet das Grablicht. Aus der Kirche dringt Orgelmusik.

»Wie hast du Weihnachten mit Fanny verbracht?«

Gedankenverloren fegt Charlie den Schnee vom Grabstein. »Vor allem ruhig. Am schönsten war, dass Fanny Zeit hatte. Wir bastelten und malten, liefen Schlittschuh und tranken hinterher heiße Schokolade. Bevor es Geschenke gab, musste ich immer in mein Zimmer und warten, bis ein Glöckchen klingelte. Dann erst durfte ich nach unten kommen. In der Zwischenzeit brachte der Weihnachtsmann die Geschenke. Ich kann mich gut daran erinnern, wie aufgeregt ich jedes Mal war. Gespannt stand ich am Fenster und hoffte, einen Blick auf ihn zu erhaschen.«

Die Erinnerung lässt Charlie lächeln. Vincent nimmt ihre Hand.

»Und du?«

»Ich versuchte bis zur letzten Sekunde die Geschenke zu finden, um zu fühlen und zu schütteln, ob sich meine Wünsche erfüllen werden. Als Monique alt genug war, unterstütze sie mich tatkräftig dabei. Meine Mutter kannte unsere Neugier und fand immer raffiniertere Verstecke. Ein Jahr war sie der Verzweiflung nahe, da sie sich selbst nicht mehr erinnern konnte, wo sie die Geschenke verwahrt hatte. Das war eine Aufregung! Mein Vater war der Einzige, der sich amüsierte. Mir ist das Herz vor Schreck in die Hose gerutscht. Außerdem hatten wir immer Besuch. Meine Eltern luden die alleinstehenden Mitarbeiter ein, die den Abend mit uns verbringen wollten. Es wurde viel gegessen, getrunken und gelacht«, erinnert sich Vincent.

»Was war das schönste Geschenk für dich?«, erkundigt sich Charlie. Ihr fällt erneut auf, wie wenig sie bisher voneinander wissen.

Vincent lacht auf. »Mein erstes Fohlen, das ich auf den Namen Batman getauft habe. Ich war zehn Jahre alt und suchte fieberhaft nach einem Geschenk unter dem Baum. Aber für mich war nichts dabei. Ich war den Tränen nahe, bis mein Vater mich erlöste und in den Stall zu dem kleinen Rappen führte. Meine Begeisterung kannte keine Grenzen. Ich habe mich hingebungsvoll um das Pferd gekümmert, das mich fünfzehn Jahre lang begleitete.«

Charlie sieht die Bilder vor sich und schmunzelt.

»Haben wir noch Zeit für ein spätes Mittagsschläfchen?«, fragt Vincent und zieht sie an sich.

Sie schüttelt bedauernd den Kopf. »Höchstens für ein Powernapping.«

Am frühen Abend treffen sie vollbepackt bei den Wagners ein. Vor dem Haus stoßen sie auf Hans‘ Bruder Franz mit Familie, Christian öffnet die Tür und treibt die Gäste ins Warme. Das Haus ist bereits gut gefüllt, Gelächter erschallt aus dem Wohnzimmer. Max begrüßt Charlie und Vincent und nimmt ihnen die Mäntel ab.

»Très chic, Madame«, meint er und nickt anerkennend.

Charlie hat das schwarze Kleid gewählt, das Vincent ihr in Paris geschenkt hat. Sie dreht sich kokett im Kreis und schwingt die Hüften.

»Oh là, là!«, ruft Hans und nimmt ihr Schüsseln und Töpfe ab.

Charlie verschwindet hinter ihm in der Küche und wird von Lotte zum Füllen der Punschgläser angehalten.

»Die Verwandtschaft auf einen Schlag hält man nur leicht angeschickert aus«, flüstert Hans ihr zu.

Sarah schwebt an ihr vorbei, in einem Hauch von eisblauem Etwas, und nimmt ihr das erste gefüllte Glas aus der Hand. Überrascht hält sie inne. »Charlie, du siehst fantastisch aus!«, ruft sie aus.

Daraufhin drehen sich alle Anwesenden zu ihr um, bewundern das Kleid und befühlen den zarten Stoff.

»Das macht die Liebe«, seufzt Tante Ilse und hält ergriffen die Hand an ihren üppigen Busen.

Charlie wird verlegen, ein Hauch von Röte huscht über ihr Gesicht. Louisa rettet sie, indem sie den Tanten und Cousinen erzählt, wie sie das Kleid zusammen mit Vincent auswählte. Die Türklingel schrillt in kurzem Takt, immer mehr Menschen drängen sich hinein, streifen achtlos die Schuhe ab und nehmen den Faden dort wieder auf, wo sie diesen bei der letzten Feier abgelegt haben. Mit ihrem Punsch in der Hand mischt sich Charlie unter die Gäste. Schon bald hängt ihr ein Kind am Bein, Elke drückt ihr Oskar in den Arm, der sofort sein Händchen im Punsch badet und an seinen Fingerchen leckt.

»So früh hat das noch kein Wagner kapiert«, witzelt Hans und lässt Oskar gewähren.

Charlie blickt sich um und entdeckt Vincent am anderen Ende des Raumes, in ein Gespräch mit Jo vertieft. Er fängt ihren Blick auf, hält ihn fest und lächelt sie an. Wie magisch angezogen, bahnt sie sich einen Weg zu ihm. Immer wieder wird sie aufgehalten, begrüßt Neuankömmlinge oder lässt jemanden Oskar über den weichen Schopf streicheln. Vincent legt den Arm um sie, sofort macht sich Oskar an seinem Haarband zu schaffen und ist erst zufrieden, als er dieses Charlie präsentiert. Die Männer unterhalten sich über die Bedeutung kleiner Familienunternehmen für die Gesellschaft.

»Sieh dir meine Leute an«, konstatiert Jo. »Die haben alle einen prall gefüllten Rucksack mit Problemen. Multiple Vermittlungshemmnisse ist der Fachausdruck dafür. Hört sich verschreibungspflichtig an. Mein Ziel ist es, deren Leben auf eine solide Basis zu stellen. Wenn das erreicht ist, sollen sie ihr Glück woanders finden. Dabei stelle ich fest, dass kleine, inhabergeführte Unternehmen Menschen, die nicht der gängigen Norm entsprechen, viel häufiger eine Chance geben als Großkonzerne. Sieh dir Aina an, die verschüchtert und ängstlich zu mir kam. Sie ist nun viel selbstbewusster und findet Zutrauen in ihr Können. Wagners und die Bäckerei haben ihr ein zu Hause gegeben und sie bei allen Behördengängen unterstützt. Ich könnte viele ähnliche Erfolgsgeschichten erzählen, die alle darauf gründen, dass es immer Verantwortliche gab, die bereit waren, eine Chance zu bieten, auch wenn es schief gehen könnte.«

»Im ersten Moment war ich nicht begeistert. Es hörte sich nach mehr Arbeit an und nicht nach der ersehnten Entlastung. Heute möchte ich Aina auf keinen Fall mehr hergeben. Sie bereichert unser Angebot und ich bin glücklich, sie so zu sehen«, bekräftigt Charlotte.

Lotte ruft zum Essen und es herrscht ein Durcheinander, bis alle an der langen Tafel Platz genommen haben. Die fünfjährige Nele beschwert sich, am Kindertisch sitzen zu müssen und drängelt sich auf Charlies Schoß, von der sie am wenigsten Widerstand erwartet. Mit einer eindeutigen Kopfbewegung und einem strengen Blick scheucht ihre Mutter sie wieder zurück. Hans lässt sich nicht nehmen, den Braten selbst zu tranchieren. Während die Schüsseln herumgereicht werden, seziert er in aller Ruhe die Gans.

»Hans, nun beeil dich, bevor der Vogel ausgekühlt ist«, treibt ihn sein Bruder an.

»Nur nicht rennen mit einer Kuh. Du weißt, wenn alle Teller gefüllt sind, halte ich meine Weihnachtsansprache. Dann ist nicht nur die Gans kalt, sondern auch alles andere.«

»Jedes Jahr dasselbe Geplänkel. Das erinnert mich immer an „Dinner for one“«, kommentiert Max und prostet seiner Schwester zu.

Er rollt zwar mit den Augen, aber ihm ist anzusehen, wie sehr er diesen Abend im Kreise der Familie genießt. Auf die Frage einer seiner Tanten, wie er in seinem neuen Job angekommen ist, antwortet Max mit entwaffnender Ehrlichkeit.

»Ich habe oft schon schwer zu schlucken. Früher fotografierte ich für Touristen und Naturliebhaber, bewegte mich in traumhaft schönen Landschaften oder in interessanten Städten. Immer mit genügend Zeit, auf das richtige Licht zu warten. Heute richte ich meine Kamera nicht auf die Schönheit, sondern auf das Elend. Das belastet mich oft und sucht mich in manchen Nächten auf. Kinder, die in ausgebombten Häusern Zuflucht finden, Mütter, die ihre toten Söhne in den Armen halten und Frauen, die sich stundenlang für ein bisschen Essen in lange Schlangen reihen. Heroische Männer, die mit der Waffe in der Hand an den Sieg glauben und die Angst, die gleichzeitig aus jeder ihrer nervösen Gesten spricht. Kinderaugen, die zu viel gesehen haben und besser in ein Greisengesicht passen würden. Ausgemergelte Körper, Anstrengung und Hoffnungslosigkeit.

Ich habe angefangen, im Elend das Schöne zu suchen, um dem Gefühl der eigenen Begrenztheit etwas entgegenzusetzen. Und ich bin tatsächlich fündig geworden in den kleinen Dingen des unberechenbaren Alltags. Kinder, die inmitten von Trümmern Fußball spielen und lachen, Menschen, die im Luftschutzkeller inbrünstig ihre Nationalhymne singen und sich gegenseitig an den Händen fassen, eine Blume, die ihren Weg durch den Schutt fand und beharrlich blüht. Meine Werte verändern sich und ich lerne mich nochmals neu kennen.

Zu Beginn habe ich vor allem das Abenteuer gesehen, das reizt mich immer noch. Mir war noch nie so bewusst, wie bedeutend es ist, in welchem Land wir geboren sind. Unsere Chancen sind eng damit verknüpft. Unsere Kindheit und Jugend hätte in Mali oder Syrien völlig anders ausgesehen. Es gibt Kinder, die kennen nichts anderes als Krieg und Hunger. So eine üppige Tafel wie hier wäre für sie das reinste Schlaraffenland. Ich glaube nicht an die Wirksamkeit von Entwicklungshilfe. Aber in einigen Jahren möchte ich ein eigenes Projekt ins Leben rufen; Brunnen graben, Bäume pflanzen, für Bildung sorgen, Krankenhäuser bauen.«

Es ist still geworden am Tisch, einer der sehr seltenen Momente, der Eingang in die Wagnersche Chronik finden wird. Onkel Franz legt unauffällig das Stück Gans zurück, das er eben auf seinen Teller geladen hatte, Dominick gibt die Schüssel mit Kartoffelpüree weiter, die ihm seine Frau anreichte, ohne davon zu nehmen.

»Ich bin dabei«, sagt Hans und hält sein Glas in die Höhe.

Vater und Sohn lächeln sich über die Länge der Tafel hinweg an.

»Als Ingenieur kann ich bestimmt auch etwas dazu beitragen«, meint Christian und erhebt sein Glas.

»Ich kann Bäume pflanzen.«

»Ich bin Lehrerin.«

»Es gibt einen interessanten Kontakt, der uns helfen könnte.«

Nach und nach heben sich die Gläser.

Max staunt über die Anteilnahme und Unterstützung. Die Geburtsstunde eines familienübergreifenden Projektes scheint geschlagen zu haben. Plötzlich werden Ideen entwickelt, von Erfahrungen berichtet und über mögliche Sponsoren nachgedacht. Leni, die Unternehmensberaterin, rollt eine Flipchart ins Wohnzimmer und hält die Gedanken fest. Bald zieren die großen Blätter die Wände, Kunstwerke werden kurzerhand abgehängt. Als die Quelle der Ideen langsam verebbt, wird sich wieder anderen Themen zugewandt in dem Vertrauen, ein Grundstein ist gelegt, die Verantwortung liegt bei Max, der auf Familie und Freunde dann zugehen wird, wenn die Zeit dafür reif ist.

»Das ist das spannendste und ungewöhnlichste Weihnachtsfest, das ich je erlebt habe«, meint Vincent.

Die Kinder drängen auf das Öffnen der Geschenke. Vorher stimmen die Erwachsenen Weihnachtslieder an, die größeren Kinder tragen Gedichte vor. Louisa und Charlie übernehmen das Verteilen der Geschenke, bevor es ein Gerangel unter dem Baum gibt. Freudenrufe und beglücktes Lachen hallen durch den Raum. Viele Gläser Rotwein, Schüsseln von Desserts und Gespräche später verabschieden sich Charlie und Vincent, die es drängt, etwas Zeit in Zweisamkeit zu verbringen.

Dick vermummt treffen sich die Freunde am Fuße des Berges. Louisa und Max kabbeln einander, woraufhin die ersten Schneebälle fliegen. Konzentriert schleift Jo die Kufen der Holzschlitten ab und gibt etwas Wachs darauf. Sarah lässt einen Flachmann gegen die Kälte in der Runde kreisen, Charlie nimmt die Fackeln aus dem Rucksack.

»Es scheint sich um eine bedeutende Angelegenheit zu handeln«, bemerkt Vincent und betrachtet die umfangreiche Ausrüstung.

»Da kannst du dir sicher sein. Das jährliche Schlittenrennen ist unsere Challenge. Oben losen wir Teams aus, dann geht es los. Es ist alles erlaubt – schubsen, vom Weg abdrängen, rammen, blockieren. Mach nicht den Fehler, die holde Weiblichkeit schonen zu wollen. Dann hast du das Nachsehen. Die sind auf Gewinnen gepolt und absolut rücksichtslos. Sie lächeln dich verführerisch an und stopfen dir gleichzeitig den Schnee in den Kragen«, informiert Max mit einem Lächeln in Richtung Sarah, die sich in freudiger Erwartung die Hände reibt.

»Okay, da bin ich gespannt. Bitte denkt daran, dass ich mich noch nie auf einem Schlitten den Berg hinabgestürzt habe. Bisher dachte ich, das wäre Kindern vorbehalten.«

»Das macht riesigen Spaß. Du wirst schon sehen. Aber erst geht es den Berg hinauf, dabei wird uns ordentlich warm«, versichert Louisa.

Der Anstieg durch den hohen Schnee bringt auch den Sportlichsten außer Atem. Sarah legt größten Wert auf genügend Pausen und die Aufnahme von Flüssigkeit und Kalorien, wobei sie der Meinung ist, Glühwein verbinde beide Komponenten auf hervorragende Art. Sie bleibt auf der nächsten Lichtung stehen, lässt ihren Rucksack fallen und holt Tassen, Kekse und die Thermoskanne heraus. Jo steckt eine weitere Fackel in den tiefen Schnee und entzündet diese. Es wird dämmrig, im Schein des Feuers glitzert der Schnee, die tief verschneiten Bäume wirken geheimnisvoll. Plötzlich ertönen ein lauter Schrei und Sarahs mitreißendes Lachen, die einen der Tannenzweige nach unten zog und ruckartig losließ. Eine Ladung Schnee ergießt sich über Max, der nun versucht, sich davon zu befreien, bevor ihm kaltes Wasser den Rücken hinabrinnt. Dabei stößt er Verwünschungen aus in allen Sprachen, derer er mächtig ist. Mit beiden Händen voller Schnee stürzt er sich auf Sarah und verteilt diesen in ihrem Gesicht und steckt noch etwas in ihren Nacken. Kreischend und strampelnd versucht sie sich zu wehren.

»Hilft mir denn niemand?«

Louisa beißt in einen Keks und betrachtet die Szene ungerührt. Jo schenkt Glühwein aus. Charlie und Vincent stoßen erst jetzt dazu. Vincents Beschützerinstinkt ist geweckt. Er formt einen Schneeball und trifft Max hart am Kopf. Betroffen schlägt er sich die Hand vor den Mund. Max lässt von Sarah ab, deren Gesicht und Haare nass sind und revanchiert sich. Es entwickelt sich eine wilde Schneeballschlacht, bei der sich die Fronten schnell auflösen und jeder etwas abbekommt. Als ihnen die Puste ausgeht, lassen sich die Freunde in den Schnee fallen.

»Schade um den leckeren Glühwein.«

Bedauernd betrachtet Sarah die umgestürzten Tassen und wischt sich etwas Wimperntusche von den Wangen. Charlie pflückt ihre Mütze aus dem Schnee und mahnt zum Aufbruch, bevor die Dunkelheit hereinbricht. Vincent sucht noch seinen

Handschuh. Oben angekommen, werden zunächst die Teams gezogen. Sarah macht daraus eine große Show, legt sechs zusammengefaltete Zettel in ihre hohlen Hände und schüttelt. Nacheinander zieht jeder eines der Lose.

Vincent stößt einen Seufzer der Erleichterung aus. »Zum Glück fahre ich mit Jo. Ich hatte schon befürchtet, ich muss mein Leben in die Hände dieser Verrückten legen.« Sein Blick fixiert Sarah, die ihn schelmisch angrinst.

»Warte nur ab«, droht sie ihm.

Nachdem die Teams komplett sind, werden die Schlitten in einer Reihe aufgestellt. Max und Sarah, Vincent und Jo, sowie Louisa und Charlie. Max weist nochmals darauf hin, dass es keine Regeln gibt. Wer als erstes unten ankommt, dem gebührt die Ehre, die letzten besorgen die Getränke für die Silvesterparty. Einen Moment verweilen sie und betrachten das warme Licht der Fackeln, das ihnen den Weg weist. Um sie herum herrscht Stille.

»Das sieht jedes Jahr wieder schön aus«, flüstert Louisa.

Max rutscht mit dem Schlitten hin und her.

»Auf die Plätze, fertig, los!«

Sarah gibt das Startzeichen, Charlie springt auf und schiebt den Schlitten an, als würde es sich um die Olympischen Spiele im Bobfahren handeln. Gekonnt springt sie hinter Louisa auf, die bereits jetzt siegessicher jauchzt. Dabei hat sie die Rechnung ohne Jo und Vincent gemacht, die dank ihres Gewichtes Fahrt aufnehmen. Charlie streckt das Bein aus und gibt dem Schlitten einen Schubs. Dieser kommt ins Wanken, Jo verliert die Kontrolle, beide landen schimpfend im Graben. Vincents empörter Blick bringt die Mädels zum Lachen.

»Vorsicht Charlie, du musst lenken!«, warnt Louisa sie.

Nur knapp donnern sie an einer dicken Eiche vorbei. Charlie wagt einen Blick zurück. Jo und Vincent haben sich wieder aufgerappelt und nehmen die Verfolgung auf, bekommen jedoch von Sarah einen erneuten Stoß, der sie in den Schnee katapultiert.

»Wie erkläre ich das der Krankenversicherung?«, fragt Vincent und reibt sich den schmerzenden Rücken.

Sarah attackiert die Partnerinnen nun mit Schneebällen, Charlie meint, ihren Atem bereits im Nacken zu spüren. Mit beiden Armen anschiebend, verleiht sie dem Schlitten zusätzlichen Schwung. Max rammt sie von hinten, sein Schlitten gerät ins Schlingern.

»Ihr wisst, ich bin eine schlechte Verliererin!« Sarah greift zum letzten Strohhalm und treibt Max zur Eile an.

»Dann nimm endlich die Füße hoch, Sarah! Wenn du dauernd bremst, können wir nicht gewinnen«, raunzt Max sie an.

Vincent, nun deutlich mutiger geworden, versucht mit Jo, die beiden von der Bahn zu drängen. Sarah schlägt um sich und trifft Max, den es fast vom Schlitten fegt.

»Ich glaube, meine Nase ist gebrochen«, stöhnt er auf und untersucht seine Jacke auf Blutspuren.

»Nun mach schon, Max. Eine schiefe Nase gibt dir ein verwegenes Aussehen. Wir Frauen stehen darauf«, bemerkt Sarah mitleidslos.

Feixend und lachend ziehen Vincent und Jo an ihnen vorbei, zufrieden mit ihrer Aufholjagd.

»Nur noch zwei Kurven«, jubelt Charlie. Der kalte Wind treibt ihr die Tränen in die Augen, ihre Nase läuft.

Louisa macht sich klein, Charlie lehnt sich weit nach hinten. Auf den letzten Metern recken sie die Siegesfaust in die Höhe und erreichen das Ziel nur wenige Meter vor Jo und Vincent. Sie umarmen einander und singen lauthals: „We are the Champions“. Tanzend umkreisen sie die Neuankömmlinge. Mühsam erhebt sich Vincent, dem eine ungestüme Charlie in die Arme springt. Kopfschüttelnd betrachtet er sie. Maulend kommt Sarah neben ihnen zum Stehen, Max hält sich die schmerzende Nase.

»Ich werde mich rächen«, prophezeit Sarah und gratuliert den Gewinnerinnen. »Zu Silvester gibt es ausschließlich Korn und eine Bowle, deren Zusammensetzung mein Geheimnis bleiben wird.« Grinsend streckt sie Max eine Hand entgegen.

Fürsorglich befühlt Louisa die lädierte Nase und drückt leicht zu. Max entfährt ein Schmerzensschrei.

»Nichts gebrochen«, lautet ihre Diagnose und empfiehlt ihm, mit Schnee zu kühlen.

Charlie und Louisa sind aufgedreht und kosten ihren Sieg aus. Einwände wie »Anfängerglück« und »Auch blinde Hühner finden mal ein Korn« überhören sie.

»Im nächsten Jahr gewinnen wir«, meint Vincent und klatscht Jo ab.

Er wendet sich nochmals um, die ersten Fackeln erlöschen bereits.

Sie klopfen sich den Schnee von den Stiefeln und drängeln sich in Charlies Häuschen, die ein Feuer entzündet und die nassen Kleidungsstücke aufhängt. Die Wangen und Nasen leuchten rot vor Kälte. Max lässt sich auf der Couch nieder, Louisa legt ihm eine Tüte gefrorenen Rosenkohl auf die Nase.

»Erbsen habe ich nicht gefunden«, meint sie entschuldigend.

Sarah kichert und verkündet, sie müsse zunächst im Bad Make-up und Frisur wieder in Ordnung bringen. Charlie kocht Tee und beginnt mit den Vorbereitungen des Käsefondues. Sie hatte beschlossen, ein Essen ohne großen Aufwand zu wählen, das gleichzeitig einen geselligen Abend verspricht. Vincent raspelt den Käse, Louisa schneidet das Brot in Würfel. Erst als das Essen auf dem Tisch steht, kommt Sarah die Treppe hinunter.

»Das riecht köstlich. Charlie, deine Badewanne hat so laut nach mir gerufen, dass ich nicht widerstehen konnte. Außerdem half mir die Entspannung, meine Niederlage zu verkraften.«

Sie lässt sich auf einen Stuhl fallen und füllt sich Brotstücke auf ihren Teller. Während sie eines auf ihre Gabel spießt, lächelt sie in die Runde. Vincent räuspert sich verblüfft.

»Auch dir einen guten Appetit«, flötet Louisa.

»Sarah, wie sie leibt und lebt«, meint Jo und greift zu, um den Anschluss nicht zu verpassen.

Max hält noch immer leidend den Rosenkohl auf seine Nase.

Vincent schwärmt von seiner ersten Schlittenfahrt und bedauert, kein Video gedreht zu haben. »Das glaubt mir zu Hause niemand.«

Schon bald hat auch Max seine Nase vergessen und der Abend wird feuchtfröhlich. Jo schlägt ein Gesellschaftsspiel vor, die Wahl fällt auf Siedler von Catan, das Sarah für sich entscheiden kann. Wobei Max der Meinung ist, sie hätte ihn um ein Schaf betrogen.

Sarah bedenkt ihn mit einem arroganten Blick. »Ich habe es nicht nötig zu schummeln.« Hoheitsvoll neigt sie den Kopf.

»Ich setze euch jetzt vor die Tür, da ich morgen als Erste aus den Federn muss.« Charlie steht auf und beginnt den Tisch abzuräumen.

Nur zögernd verabschieden sich die Freunde. Wie jeden Abend prüft sie die Weckzeit und versichert sich, dass der Alarm angeschaltet ist. Vincent zieht sie auf und nennt sie einen Kontrollfreak.

»Das ist schon besser geworden«, gibt sie zu.

»Nun schlüpfe ich zu meiner Schlittenkönigin unter die Decke«, zieht er sie auf.

Charlie lacht und breitet die Arme aus. »Hat dir das Weihnachtsfest gefallen oder sind wir durch unsere Albernheiten in deinem Ansehen gesunken?«, erkundigt sie sich.

»Ich habe jeden Augenblick genossen«, antwortet er und küsst ihre Nasenspitze.

Erleichterung durchströmt sie. Insgeheim gesteht sie sich ein, wie wichtig es ihr ist, alles möglichst richtig zu machen, vor allem in Bezug auf Vincent. Um nichts in der Welt möchte sie ihr Glück gefährden.

Am nächsten Morgen erscheint Tom mit krächzender Stimme und triefender Nase in der Backstube. Seine Augen glänzen fiebrig und er wankt, als könne er sich nur mit Mühe auf den Beinen halten. Sarah schickt ihn nach Hause und verordnet ihm Bettruhe.

»Und was nun?«, fragt sie Charlie und deutet auf die Kisten, die zur Auslieferung bereitstehen.

»Jo?«

Charlie schüttelt den Kopf.

»Nein, Jo springt uns immer zur Seite, wenn Not am Mann ist, nun soll er die freien Tage genießen.«

»Erika? Ihr Blumenladen ist diese Woche geschlossen«, schlägt Charlie vor.

»Auf keinen Fall! Bei ihrem Fahrstil fliegen die Kisten wild durcheinander. Von den Kunden lässt sie sich zu gerne auf ein Likörchen einladen und fährt am Ende noch gegen einen Baum«, wehrt Sarah ab.

»Max!«, rufen beide gleichzeitig.

Sarah ruft ihn an und erklärt die Situation. Sie schmeichelt, bettelt und droht am Ende, bis er zustimmt, wenn auch widerwillig. Gemeinsam überlegen sie, wie sie den Fahrdienst die nächsten Tage organisieren.

Wie immer hat Thelma die rettende Idee. Sie verpflichtet Paul und ihren jüngsten Sohn Maximilian, der begeistert zustimmt. Während Sarah Paul eine Einweisung gibt, trägt Maximilian mit Feuereifer die Kisten zum Auto.

»Vielleicht bekomme ich Trinkgeld, dann kann ich mir ein neues Computerspiel kaufen.«

Thelma streicht ihm über das zerzauste Haar.

Max schneit herein und übernimmt die nächste Lieferung.

Die Tage zwischen den Jahren sind etwas ruhiger im Laden, dafür boomt der Lieferservice. Die Kunden machen es sich zu Hause gemütlich, die Hotels und Restaurants haben Hochsaison. Louisa biegt um die Ecke und präsentiert ihre

Glücksschweinchen aus Marzipan und Schokolade. Vincent hat sich heute frei genommen und arbeitet liegengebliebenen Schriftverkehr auf.

Charlie freut sich, dass jemand auf sie wartet, wenn sie nach Hause kommt. Sie hat immer gerne allein gelebt und nichts vermisst. Oft braucht sie die Ruhe und den Rückzug. Die Vorstellung, mit jemandem zusammen zu leben, löste bisher wenig Begeisterung in ihr aus. Dass dieses auch einfach sein könnte, kam ihr nicht in den Sinn. Ohne darüber sprechen zu müssen, hat sich zwischen ihr und Vincent eine unkomplizierte Routine entwickelt, die sich vertraut anfühlt und ihr Sicherheit gibt. Immer öfter ertappt sie sich bei dem Gedanken, dass sie eine Episode, die sich im Laden abspielte, am Abend unbedingt Vincent erzählen muss.

Ihre Besuche an Fannys Grab sind seltener geworden. Diese braucht sie nicht mehr so sehr, um sich ihre Sorgen und Ängste von der Seele zu reden oder um nach Rat zu fragen, wenn sie nicht weiterweiß. Jetzt vertraut sie sich Vincent an, der ihr zur Seite steht, sie ernst nimmt und manche überflüssigen Bedenken wie Spinnweben wegwischt. Charlotte ist erfüllt von Dankbarkeit und Liebe. Sie hat das Gefühl, in diesem Jahr um einiges gewachsen zu sein. Sie ist stolz, ihre Komfortzone verlassen zu haben, den Leben bedeutet nun mal auch Risiko.

»Egal was kommt, irgendwie schaffen wir das schon«, murmelt sie vor sich hin.

Sarah stutzt im Vorbeigehen. »Du und die Tartes du Citron?«

Charlie lacht auf. »Nein, wir vier.«

»Ohne Frage«, stimmt Sarah ihr zu und eilt weiter.

Nach einiger Zeit hebt Marion lauschend den Kopf. »Was ist denn das für ein Tumult da draußen?«, fragt sie.

Charlie zuckt die Schultern und schaut durch die Glasscheibe. Grinsend winkt sie Marion zu sich. Monique sitzt an einem der Tische und unterhält die Gäste mit Händen und Füßen. Immer wieder wirft sie ihr schwarzes Haar zurück, die Luft um sie herum scheint zu vibrieren. Die Steinhagener hängen an ihren Lippen, der Dorfpolizist Gustav hat ein glückseliges Lächeln auf den Lippen. Mit einer Geste drapiert er sein spärliches Haar über die kahlen Stellen. Alessandros Blicke gleiten bewundernd über ihren Körper, was ihm einen unsanften Rippenstoß seiner Frau einbringt. Schnell wandern seine Augen wieder nach oben, sein abwesender Blick lässt erkennen, dass er in Gedanken weit weg ist. Amüsiert beobachtet Charlie die Szenerie, bis sie von Max beiseitegeschoben wird. Dieser hat Monique erspäht, auch auf seinem Gesicht erscheint ein dümmliches Grinsen.

»Männer!«, schnaubt Marion und wendet sich wieder der Arbeit zu.

Max befühlt seine leicht lädierte Nase und stößt die Tür auf. Selbstbewusst steuert er auf Monique zu und legt ihr die Hand in den Nacken. Monique blickt auf, lächelt ihn an, steht auf und begrüßt ihn mit zwei Wangenküsschen. Als Max sie in seine Arme zieht und leidenschaftlich küsst, herrscht Stille im Café, bevor Applaus ertönt. Charlie fragt sich, ob es länger als eine Stunde dauern wird, bis die Neuigkeit auch die letzten Dorfbewohner erreicht hat.

»Donnerwetter!«, staunt Sarah, die neben Charlie getreten ist.

Monique wendet sich ihrem Publikum zu, neigt leicht den Kopf und nimmt wieder Platz, als wäre nichts geschehen.

»Das erzähle ich Vincent besser nicht«, sagt Charlie und macht sich auf den Weg, Monique zu begrüßen.

Sarah lässt keine Gelegenheit aus, Max aufzuziehen. Seit Monique angeboten hat, ihn beim Fahrdienst zu unterstützen, brennt er für diese Aufgabe. Ihre Seitenhiebe scheinen an ihm abzuprallen. Auch Maximilian himmelt Monique an. Stolz präsentiert er ihr sein neues Computerspiel. Er geht sogar so weit, ihr das Angebot zu unterbreiten, dieses auszuleihen oder mit ihm gemeinsam zu spielen. Vincent hat heute mit Aina die Küche übernommen, ihr Lachen erfüllt die Bäckerei. Thelma nimmt die zahlreichen Bestellungen für den Jahreswechsel entgegen. Ihr Auftauchen mit einer weiteren Bestellnotiz löst bei Louisa und Charlie kollektives Aufstöhnen aus. »Nur noch heute und morgen«, sagt Charlotte zu ihrer Partnerin und lehnt sich einen Moment an die Arbeitsplatte.

Bei dem Gedanken, was noch alles zu tun ist, schwirrt ihr der Kopf. Am liebsten würde sie nach Hause gehen und die Bettdecke bis über beide Ohren ziehen. Aufmunternd klopft ihr Marion auf die Schulter. Charlie zwingt sich zu einem Lächeln, rafft sich auf und geht die nächste Aufgabe an, froh, die tatkräftige Kollegin an ihrer Seite zu haben. Mechanisch bearbeitet sie den Brotteig und erstellt im Geiste eine Liste all der Speisen, die sie noch für das Silvestermenü vorbereiten muss. Wie jedes Jahr bringen Charlies Gäste auch einiges mit und sie beschließt, sich zurückzuhalten und einiges wieder von ihrer Liste zu streichen, da niemand hungern wird, wenn das Büffet weniger üppig ausfällt. Sie sieht der Frankreichreise mit Freude entgegen, auch wenn sie und ihre Partnerinnen etwas unvorbereitet hineinstolpern. Als Perfektionistin behagt ihr das nicht sonderlich, aber auch mal spontan zu sein, sieht Charlie als eine ihrer Lernaufgaben an.

Max und Monique schneien turtelnd durch die Hintertür, leere Kisten werden abgestellt. Sofort werden sie von Sarah angeherrscht: »Ruhe! Ich muss mich konzentrieren, sonst bringe ich die Bestellungen durcheinander.«

Schnell verschwinden die beiden in den Laden, im Vorbeigehen werfen sie Sarah einen irritierten Blick zu, die stirnrunzelnd das Früchtebrot sucht.

»Hier geht es zu wie im Taubenschlag. Bin ich froh, wenn sich morgen die Pforten hinter uns schließen. Wenn mir noch einer einen guten Rutsch wünscht, fange ich an zu schreien. Außerdem frage ich mich, was das heißen soll. Ich rutsche nicht ins neue Jahr, sondern stehe aufrecht auf zwei Beinen. Wobei, das kommt auf die Qualität meiner Bowle an«, meckert sie weiter. »Zu mehr als Nudelsalat und Frikadellen bin ich nicht in der Lage«, wendet sich Sarah Charlie übergangslos zu.

»Kein Problem, ich werde noch einiges bei Alessandro bestellen. Niemand von uns hat die Zeit und die Ruhe, morgen stundenlang in der Küche zu stehen. Ich muss auch noch meinen Koffer packen«, beruhigt Charlie die Freundin.

Vincent und Aina verwöhnen die Gäste heute mit Coq au vin, er stellt einen Teller neben Charlie und verabschiedet sich. Er möchte die Sonne genießen und mit Hans durch den Schnee wandern. Im Anschluss kehren sie noch auf dem Brattenhof ein und er informiert Charlie, dass es später werden könnte.

»Wie ein altes Ehepaar«, mokiert sich Sarah.

Charlie grinst nur, für ein Wortgefecht fehlt ihr heute die Energie, zumal der Feierabend noch in weiter Ferne ist.

Susanne, die Mieterin der Wohnung im ersten Stock, betritt die Backstube und verabschiedet sich. Sie möchte ihren Auszug bis zum Abend über die Bühne bringen und fragt Sandwiches und Kuchen für die Helfer an. Bevor Sarah sie anfahren kann, begleitet Charlie Susanne in den Laden und verweist sie an Frieda.

»Alles Gute wünsche ich dir«, sagt Charlie und umarmt Susanne.

»Danke, euch auch. Ich bin zum Glück nicht aus der Welt«, meint sie und übergibt Charlie den Schlüssel.

Jo wird mit seiner Truppe im neuen Jahr mit dem Umbau beginnen und deshalb nicht mit nach Frankreich fahren. Barbara kommt durch die Schwingtür, etwas Puderzucker im Haar.

»Charlie, nun ist auf den letzten Drücker unsere Neujahrpraline fertig geworden.« Sie streckt ihr ein Tellerchen entgegen. »Nun macht schon! Das Arsen heben wir uns für die Schröder-Zwillinge auf«, drängt die Kollegin.

Charlie greift zu der in Puderzucker und Kakao gewälzten Süßigkeit und lässt diese im Mund zergehen. Dunkle Schokolade, dann ein Kern aus Marzipan, Krokant und Walnüssen, sowie mit Rum getränkten Rosinen. Barbara wartet auf ihre Reaktion.

»Wunderbar. Die Gewürze sorgen für eine Überraschung«, lobt Charlie und fragt, ob sie noch etwas Nachschub haben könne, um die Qualität auch sicher testen zu können. Barbara grinst.

»Die Gewürzmischung ist Ainas Geheimnis, damit rückt sie nicht heraus. Du bekommst leider nur diese Eine, denn wie du dir vorstellen kannst, hat Sarah die Praline schon blumig angekündigt. Außerdem hat Monique eine größere Anzahl für ihren Hofladen geordert.«

»Charlotte, schaffst du es, bis morgen noch einhundert dieser französischen Neujahrtaler mit der Mandel darauf zu backen? Der Manager des Schlosshotels möchte seine Gäste damit erfreuen. Er entschuldigt sich vielmals für die Kurzfristigkeit«, werden sie von Thelma unterbrochen.

Entgeistert blickt Charlie sie an. Diese neigt den Kopf zur Seite. Charlie nickt, bevor sie die Luft einsaugt. »Ich habe die Galettes des Rois, den Kuchen, den wir an Neujahr immer anbieten, vergessen.«

»Darüber habe ich mich auch schon gewundert, aber bei all der Abwechslung machte ich mir keine Gedanken darüber. Das sind doch die Blätterteigkuchen mit den verschiedenen Füllungen, in die ein Ring eingebacken wird. Wer diesen findet, hat im neuen Jahr besonders viel Glück«, erwidert Thelma.

Charlie geht ihre Vorräte durch und findet auch noch eine Tüte Ringe.

Barbara stürmt die Ärmel und stupst sie an. »Wir legen eine Abendschicht ein, dann ist das doch kein Problem«, meint sie.

Auch Marion stimmt zu mit der Bemerkung, dass zu Hause sowieso niemand auf sie wartet. Sarah und Monique gesellen sich nach Ladenschluss dazu, und so wird der Abend für das Team lustig und unterhaltsam. Als sie das Licht löschen, sind alle müde und aufgedreht zugleich.

»Nach müde kommt blöd«, verabschiedet sich Sarah lachend.

Die eiskalte Luft wirkt erfrischend auf Charlie, sie schlendert durch die Straßen nach Hause. Der Schnee knirscht unter ihren Schuhen, sie legt den Kopf in den Nacken und betrachtet den Sternenhimmel. Durch die erleuchteten Fenster der Häuser sieht sie die geschmückten Tannenbäume, Lichterketten zieren die

Vorgärten und Balkone. Charlie bemerkt, dass auch in ihrem Häuschen Licht brennt. Sie klopft sich die Stiefel ab, ihre kalten Finger haben Mühe, den Schlüssel zu greifen. Ein prasselndes Feuer empfängt sie, sowie ein etwas unruhiger Vincent, der in einem Topf rührt.

»Nun habe ich mir angefangen, Sorgen zu machen. Warst du noch aus?«, fragt er. Charlie meint, eine Prise Eifersucht in seiner Stimme zu hören.

»Ja, wir waren kurzentschlossen noch auf einer Party, haben ausgelassen getanzt und geflirtet«, neckt sie ihn.

Die Fäuste in die Hüften gestemmt, ruht sein Blick auf ihr, bevor er sich betont gleichgültig wieder der Suppe auf dem Herd zuwendet.

Charlotte hängt ihre Jacke an die Garderobe und umarmt ihn von hinten. »Wir haben bis vor wenigen Minuten gearbeitet«, erklärt sie. »Außerdem hätte ich dich gebeten, mich auf diese Party zu begleiten. Oder ich hätte dir zumindest Bescheid gesagt. Schlechten Tag gehabt?«

Vincent dreht sich um und sieht sie an. »Nein, aber ich sagte doch, dass ich beunruhigt war. Ich wusste zwar, dass es bei dir später wird, aber später war vor Stunden. Es ist nach Mitternacht. Und an dein Telefon gehst du auch nicht.« Er umarmt sie und legt sein Kinn auf ihren Kopf. »Du lässt mich empfindlich werden«, meint er leise.

Charlie hebt den Kopf und küsst ihn. »Ich habe nicht daran gedacht, dich zu informieren. Das tut mir leid. Aber heute war nicht mein Tag. Die Bestellungen flatterten ins Haus und ich habe die Galettes des Rois vergessen«, seufzt Charlie.

»Oh, das wäre für jede französische Bäckerei der Untergang«, erwidert Vincent. »Möchtest du noch eine Schale Kartoffelsuppe?«

Charlie bejaht, nimmt die dampfende Suppe entgegen und setzt sich vor den Kamin. Vincent berichtet von seiner Wanderung und schwärmt von Schnee und Eiszapfen. Er füllt seine Schale erneut, berichtet von seinem Besuch bei den Müllers und stellt fest, dass Charlie, den Kopf an seine Schulter gebettet, tief und fest schläft.

In Charlottes Küche geht es hoch her. Vincent werkelt am Herd, Charlie bereitet Salat zu, Louisa zaubert Käsespieße, Max und Monique mixen Aperitifs. Immer wieder drängelt sich Jo durch, sucht Teller, Besteck und Servietten. Musik erfüllt das Erdgeschoss. Alessandro kommt durch die Hintertür, beladen mit Warmhalteboxen, einen Schwall italienischer Komplimente säuselnd, als er Monique erblickt. Charlie nimmt ihm die Schüsseln und Platten ab und fügt sie dem bisher übersichtlichen Büffet hinzu.

»Vorsicht!«, ertönt es von der Tür.

Sarah tritt ein und balanciert eine Bowleschale vor sich her, deren Inhalt bedenklich schwappt. Jo eilt ihr zu Hilfe. Max drängt Alessandro Richtung Haustür, um sicher zu stellen, dass er den Abend nicht mit ihnen verbringt. Doch dieser lässt sich nicht beirren, verteilt Küsschen und klopft den Männern auf die Schulter. Erst viele gute Wünsche später gelingt es Max, die Tür hinter ihm zu schließen. Skeptisch beäugt Louisa die Bowle. Freundschaftlich legt Sarah ihr den Arm um die Schulter.

»Keine Sorge, ich vergifte euch nicht. Früchte, Sekt, Weißwein, das ist auch schon fast alles. Die Eiswürfel wässern sowieso alles etwas durch.« Sarahs Grinsen überzeugt diese nicht vollständig.

Monique reicht die Aperitifs herum, Jo dreht die Musik etwas leiser.

»Auf einen schönen Abend«, sagt Monique und die Freunde prosten einander zu.

»Charlie, alle haben sich Mühe mit ihrem Aussehen gegeben, sogar Jo trägt ein Hemd. Nur du lümmelst hier in Leggings und Sweatshirt herum«, bemerkt Sarah.

Eine leichte Röte überzieht Charlottes Gesicht. »Ich bin hier zu Hause«, verteidigt sie sich.

Vincent springt ihr zur Seite. »Für ein aufwendiges Styling war keine Zeit. Charlie wurde etwas aufgehalten«, bemerkt er und zwinkert ihr zu.

Sarah stöhnt auf. »Das war mehr Information als ich eingefordert habe. Normalerweise bin ich an jedem schlüpfrigen Detail interessiert. Aber so werde ich an mein brachliegendes Liebesleben erinnert. Sofort bin ich unruhig und gereizt.« Sie fährt sich durch die blonden Haare und wirft einen mitleiderregenden Blick in die Runde. Den Spott lässt sie über sich ergehen und schenkt sich nochmals nach. »Ihr könnt euch nicht vorstellen, wie ätzend es ist, nur in verliebte Gesichter zu blicken«, setzt sie noch nach und nimmt einen großen Schluck.

»Nächstes Jahr bist du an der Reihe«, prophezeit Jo.

»Dein Wort in Gottes Ohr«, entgegnet Sarah.

Monique wechselt das Thema. »Ich genieße die Zeit mit euch in der Bäckerei. Ihr habt hier deutlich mehr Abwechslung als ich in meinem Hofladen. Außerdem sind die Steinhagener so charmant und zuvorkommend.«

»Das kommt dir nur so vor, da du kein Wort verstehst«, brummt Sarah.

Charlie und Louisa stimmen lachend zu.

»Aber einige sind schon drollig«, unterstützt Vincent seine Schwester.

»Dann unterscheidet sich deine Definition von drollig deutlich von meiner«, beharrt Sarah und parodiert dabei Frau Schuster vom Kulturverein.

Jo fällt ein und imitiert den Postboden Ahmed auf so urkomische Art, dass Louisa Tränen lacht.

»Bevor wir unsere gesamte Kundschaft durch den Kakao ziehen, von der wir wohlgemerkt ausgesprochen gut leben, eröffne ich das Büffet«, gebietet Charlie dem Treiben Einhalt.

»Spielverderberin«, murrt Sarah und füllt sich als Erste ihren Teller auf.

Beim Essen geht es lebhaft zu, immer wieder fallen sich die Freunde gegenseitig ins Wort. Nur Charlie ist etwas zurückhaltend geworden.

Vincent beugt sich zur ihr. »Alles in Ordnung mit dir?«

Sie nickt und lächelt ihn an. »Ich habe nur über das Jahr nachgedacht.«

»O nein, bitte nicht!«, ruft Sarah. »Wenn wir mit Fanny Silvester gefeiert haben, mussten wir immer das Jahr reflektieren und uns überlegen, was wir im nächsten erreichen wollen. Belanglose und vage Antworten ließ sie nicht gelten. Ich fühlte mich wie beim Psychologen auf der Couch. Sie stellte kluge Fragen. Was war gut, gab es Herausforderungen, was hättest du besser gelassen?«, führt sie aus.

Charlie nickt. »Ja, das war etwas anstrengend, aber doch hilfreich. Fanny war der Meinung, dass es kein Problem ist, einen Fehler zu machen. Aber beim zweiten Mal sollte man sich schon Gedanken machen und beim dritten Mal wäre es schlicht Dummheit«, lacht sie.

»Entweder das oder jemand lernt eben nur auf die harte Tour«, mildert Jo ab.

»Mir hat dieses Innehalten immer gut gefallen. Fanny gab mir dann das Gefühl, wichtig zu sein. Ihre Aufmerksamkeit war dann auf mich gerichtet und sie hörte uneingeschränkt zu«, erinnert sich Louisa.

»Du armes Häschen! Du wurdest zu Hause auch so vernachlässigt. Oft war ich kurz davor, die Nummer des Kinderschutzbundes zu wählen«, lästert Max.

»Bei dir kommt nur der Neid durch, weil du nicht das Nesthäkchen bist«, kontert Louisa.

»Und kein Mädchen«, ergänzt Sarah.

»Ich verrate auch nicht, dass du heimlich die Kleider und Schuhe unserer Mutter anprobiert hast. Ich erinnere mich, dass du nicht mal vor ihrem Lippenstift und dem Parfum Halt gemacht hast«, ergänzt Louisa.

Jo greift ein, bevor ein Streit unter den Geschwistern entbrennt. »So muss eben jeder lernen, seine Rolle zu gestalten und die Identität zu finden. Das funktioniert nur durch Ausprobieren. Du hast dich auf dem Schulhof ja auch mit den Jungs geprügelt Sarah.«

»Das stimmt. Dabei habe ich immer den Sieg davongetragen und durfte einige Stunden nachsitzen. Frau Vogel übertraf jedoch alles. Hundertmal musste ich den Satz ›Ich darf andere Kinder nicht schlagen‹ schreiben. Mir ist fast die rechte Hand abgefallen«, erinnert sie sich.

»Für mich war es ein besonderes Jahr«, beginnt Monique. »Ihr seid in mein Leben getreten, als ich das Gefühl hatte, auf der Stelle zu treten. Ich langweilte mich, meine Arbeit ist zur Routine geworden, die mich nicht mehr forderte und alles stagnierte. Meine Laune war auf dem Tiefpunkt angelangt und ich wusste nicht, wie ich aus diesem Tal kommen sollte. Dann erbtest du Manoir Remy, Charlie, was viele Unsicherheiten für uns aufwarf, und hast das Gut zum Glück behalten. Nun habe ich ein aufregendes Projekt, die Ideen sprudeln, ich bin pausenlos beschäftigt und fühle mich wie elektrisiert. Ich bin Partnerin eines Unternehmens und habe drei gleichgesinnte Freundinnen gefunden. Etwas Besseres hätte mir nicht passieren können«, konstatiert sie.

»Und ich bin dir kein Wort wert?«, fragt Max.

»Du bist das Sahnehäubchen, die Kirsche auf der Torte, die Krönung, was immer du hören möchtest. Aber dich kennenzulernen, ohne unser gemeinsames Vorhaben, wäre ohne Glanz und Glitter gewesen. So habe ich nun beides«, beruhigt sie ihn.

Max entspannt sich und nimmt einen Schluck Rotwein. Monique strahlt das Leuchten aus, das Menschen umgibt, die mit sich und der Welt im Einklang sind. Sarah spinnt den Faden weiter.

»Durch dich Monique habe ich viel gelernt. Der Online-Shop, die Präsenz in den sozialen Medien, unser Business-Lunch. Wir wachsen kontinuierlich und ich bin gespannt auf unseren Jahresabschuss. Ich freue mich auf den Sommer in Frankreich, besonders auf Luc, und das Wichtigste ist, ich konnte mich aus den Tentakeln meiner Mutter befreien. Ich werde dir dafür immer dankbar sein Jo. Welche Last ich getragen habe wurde mir erst bewusst, als diese Bürde von mir genommen wurde. Unser Verhältnis hat sich seit Mariella bei Svetlana einzog, deutlich verbessert und entspannt. Jetzt bin ich frei wie ein Vogel, der lange im Käfig eingesperrt war und nach und nach das Fliegen wieder lernt. Diese ständige Suche nach Anerkennung, die ich meinte, in meinen zahlreichen Männergeschichten zu finden, brauche ich nun nicht mehr. Das war wie ein Sog, dem ich mich nicht entziehen konnte und trotzdem hinterließ jede Affäre nicht mehr als einen schalen Geschmack. Ich bin auch jetzt keine Kostverächterin und nehme gerne die Chancen wahr, die sich mir bieten. Aber ich muss nicht mehr auf jeden Zug aufspringen. Jetzt lasse ich mir Zeit, vorher den Fahrplan genau zu studieren.«

Während diesem seltenen Moment, in dem Sarah hinter ihre Fassade blicken lässt, legen alle ihr Besteck zur Seite und hören ihr zu. Vincent wirft Charlie einen überraschten Blick zu. Bisher hat er ihr zu verstehen gegeben, dass er Sarah für leicht oberflächlich, aber unterhaltsam hält.. Charlottes nonverbale Antwort gibt ihm zu verstehen, wie sehr man sich täuschen kann. Eine gespannte Erwartungshaltung legt sich über den Raum. Jo räuspert sich, überlegt es sich anders und stibitzt eine Garnele von Louisas Teller.

»Ich habe meine künstlerische Ader entdeckt. Ein Talent, das Sarah und Charlie schon lange in mir sehen. Aber den Menschen, die wir lieben, schenken wir oft am wenigsten Glauben, weil wir sie für zu wenig objektiv halten. In meiner eng bemessenen Freizeit möchte ich Möbel designen. Zunächst jedoch möchte ich an einer Universität, die Fernkurse anbietet, die Grundlagen erlernen. Mit Jo will ich einen neuen Geschäftszweig gründen und sehen, was sich daraus entwickelt. Deine Unterstützung im Marketing können wir dann gut gebrauchen Monique. Keine Sorge, alles Schritt für Schritt. Ich fiebere der Hoteleröffnung entgegen und werde morgen als Erstes alle Räume in Augenschein nehmen. Meine Rolle dort im laufenden Betrieb wird sich entwickeln, das gilt glaube ich, für uns alle. Ich bin stolz auf uns, dass wir im Laufe des Jahres mutige Entscheidungen getroffen haben und bereit waren, Risiken einzugehen. Allein hätte ich mich das niemals getraut. Ich durfte aufs Neue erfahren, dass wir zusammen unschlagbar sind und viel erreichen können, wenn wir wollen. Ich bin auch etwas erschöpft, der Online-Shop und die Tiefkühlware bedeuten einiges an zusätzlicher Arbeit. Trotzdem habe ich so viel Spaß, dass ich das Rad auf keinen Fall zurückdrehen möchte. Etwas mehr Zeit zur Entspannung wäre manchmal schön, aber wenig Freizeit zu haben spart viel Geld«, endet Louisa lachend. »Außerdem haben wir ein wunderbares Team, das durch die Neuzugänge nochmals bereichert wird.«

»Du willst wirklich nochmals die Schulbank drücken und dass bei dem ganzen Wirbel?«, fragt Sarah ungläubig.

»Ja. Ich lerne mein Handwerk gern von Grund. Als Konditorin und Chocolatier weiß ich, dass es so viele Kniffe und Tricks gibt, die das Ergebnis positiv beeinflussen, auf die man selbst nicht kommen würde«, bestätigt Louisa.

»Hut ab!«, meint Vincent anerkennend. Er lächelt sie an.

»Da wohl jeder an die Reihe kommt, bringe ich es schnell hinter mich«, meint Max mit einem Grinsen. »Ich habe meinen Jobwechsel völlig unterschätzt. Ich spürte, dass ich alte Pfade verlassen musste, da mir der Nervenkitzel fehlte. Dass ich damit mein Wertesystem neu justiere, damit habe ich nicht gerechnet. Tatsächlich bin ich ernsthafter und kritischer geworden. Meine Eltern hatten vermutlich die Hoffnung bereits aufgegeben und dachten, ich werde der ewige Luftikus bleiben. Dieser Erwartung habe ich hervorragend entsprochen und die

Rolle mit Freude ausgelebt. Nun verspüre ich den Drang, die Welt ein kleines Stückchen besser zu machen. Aufzustehen gegen Ungerechtigkeit und Leid, im Kleinen ein Streichholz zu entzünden, wo tiefste Dunkelheit herrscht. Das hört sich pathetisch an. Ich bin kein Traumtänzer – mir ist bewusst, dass ich nicht die Welt retten kann. Aber nichts zu tun ist verdammt bequem. Die Menschen, die mit ihrem Hintern zu Hause auf dem Sofa Chips vor sich hin mümmeln und alles besser wissen, ohne jemals über die Landesgrenze hinaus gekommen zu sein, kann ich immer weniger ertragen. Und wenn es nur Wenige sind, die ich erreichen werde, ist das besser als nichts. Vielleicht ist das wie mit dem Flügelschlag eines Schmetterlings – kaum wahrnehmbar, aber mit einer Wirkung, die mächtig wird, wenn sie sich ausbreitet.« Er ballt die Hand zur Faust. Herausfordernd fixiert er fünf Augenpaare.

»Wer hätte das gedacht«, murmelt Louisa vor sich hin.

Sarah wirkt, als würde ihr einer ihrer spöttischen Sprüche auf der Zunge liegen. Aber sie hält sich zurück und nickt dem Freund zu.

»Auf mich kannst du zählen«, bekräftigt Vincent.

»Du hast mich auch nicht erwähnt«, mokiert sich Monique.

Max legt ihr den Arm um die Schultern und zieht sie an sich. »Vorhin war ich beleidigt, aber du hast Recht. Die Zeit mit dir ist fantastisch. Aber ich bin mit anderen Dingen beschäftigt, die mir wesentlicher erscheinen.«

Nun ist es an Monique, die Augenbrauen nach oben zu ziehen. »Immerhin gehört Fridolin zu meinem Fanclub«, bemerkt sie und schüttelt Max Arm ab.

Jo, der keine Disharmonie aufkommen lassen möchte, fährt fort.

»Manoir Remy stellte für mich einen Wendepunkt dar. Danke dir nochmals dafür Charlie. Meine Truppe ist über sich hinausgewachsen. Alle konnten erleben, was in ihnen steckt. Etwas zu erhalten und wieder in den ursprünglichen Zustand zu versetzen ist so viel befriedigender als Wände einzureißen oder einen Carport zu bauen. Ich möchte mich künftig auf die Renovierung und Restaurierung, sowie den Möbelbau konzentrieren. Um das umsetzen zu können, muss ich einige Aufträge ablehnen. Davor habe ich noch Respekt, vor allem wenn es um langjährige Kunden geht, die mir das übel nehmen könnten. Ich bin jedoch überzeugt davon, dass diese Spezialisierung erfolgreich sein wird. Außerdem habe ich ein interessantes Angebot bekommen, von dem ich euch noch nicht erzählt habe. Ihr kennt doch den alten Jakobshof, der seit Jahren leer steht und verfällt. Der Verkauf wurde durch Uneinigkeiten in der Erbengemeinschaft jahrelang verhindert. Nun erwarb diesen ein Künstler aus Irland, der sich hier niederlassen möchte und dem vor allem die abgeschiedene Lage gefällt. Wir sollen das Haus und die Scheune wieder in Schuss bringen und können uns dabei Zeit lassen. Der Kunde meint, ich soll einfach machen, was ich für richtig halte, Geld würde eine untergeordnete Rolle spielen. Das ist kein Scherz. Also ihr seht, alles ist in Bewegung. Vor allem fiebre ich der Zusammenarbeit mit Louisa entgegen. Ich glaube, wir werden ein gutes Team abgeben«. Lächelnd wendet er sich ihr zu.

»Wie bist du denn an diesen Auftrag gekommen?«, fragt Charlie nach.

»Durch den Makler. Wir haben im Herbst seine Terrasse gebaut. Aber der Auftrag ist noch nicht in trockenen Tüchern. Ich hatte mit dem neuen Besitzer ein Online-Meeting, nun werde ich das Gehöft in Augenschein nehmen und einen Kostenvoranschlag ausarbeiten.«

»Weißt du, welche Art von Kunst er produziert? Hoffentlich keine Töpferarbeiten, sonst fährt Melody die Krallen aus«, meint Sarah.

»Keine Ahnung. Darüber haben wir nicht gesprochen.«

»Warum zieht jemand von Irland hierher?«, wundert sie sich.

»Grüne Wiesen, Schafe und Kühe. So groß ist der Unterschied nicht«, schlägt Vincent vor.

»Ist er jung und attraktiv, oder ein gesetzter alter Herr mit Bierbauch und wirrem Haarschopf?«, möchte sie noch wissen.

Amüsiert betrachtet Jo Sarah. »Ich dachte, du bist nicht mehr auf der Jagd?«

Sie reckt das Kinn in die Höhe und antwortet. »Ich würde das eher als das Ausloten von Möglichkeiten bezeichnen.«

Heiteres Lachen erfüllt den Raum.

»Du drehst die Dinge auch gerade so, wie sie dir passen«, neckt Max sie.

»Das alte Fachwerkhaus hat mir auch schon immer gefallen. Vor allem die Lage auf dem Hügel, dahinter der Wald und der verwunschene Tümpel«, knüpft Charlie nochmals an.

»Versuchst du abzulenken?«, fragt Max sie.

»Ertappt. Aber ich füge mich der Mehrheit«, lacht Charlie und wird wieder ernst. »Für mich war das Jahr eine emotionale Achterbahnfahrt. Das unerwartete Erbe und Fannys wahre Geschichte haben mich aus meinem Alltag gerissen und ich hatte das Gefühl, meinen Rhythmus zu verlieren. Manchmal dachte ich, ein riesiger Felsbrocken kommt auf mich zugerollt und ich stehe bewegungslos am Fuße des Berges, unfähig mich zu bewegen und dieser Gefahr auszuweichen. Eine Entscheidung musste ich auf jeden Fall treffen. Aber welche? Behalten oder verkaufen? Verpflichtung und Verantwortung oder mein altes Leben in ruhigen Bahnen mit dem seligen Nichtwissen, indem ich die Vergangenheit ruhen lasse?

Dann übte das Gut vom ersten Moment an eine Faszination auf mich aus. Die Begegnung mit Marie legte den Grundstein für alle weiteren Pläne. Plötzlich war es für mich wichtig, das Landhaus zu neuem Leben zu erwecken. Dann ging es Schlag auf Schlag, das wisst ihr selbst. Aber ohne eure Unterstützung hätte ich dieses Vorhaben nicht in Angriff genommen. Da geht es mir wie dir Louisa. Wenn ich zurückschaue und sehe, was wir alles auf die Beine gestellt haben, dann muss ich mir manchmal die Augen reiben, um mich zu vergewissern, dass ich nicht träume. Zwischendurch trieb mich Sarah mit ihren fixen Ideen fast in den Wahnsinn, wobei ich ihr auch immer zustimmen musste. Ich habe viel gelernt. Das hört sich nun vielleicht etwas seltsam an. Vor allem wurde mir bewusst, dass die Grenzen, die wir meinen zu spüren und dafür unser Umfeld verantwortlich machen, in Wahrheit von uns selbst aufgebaut wurden. Aus Angst, Pflichtbewusstsein, Sorge vor Risiko oder Verlust – oder einfach aus Bequemlichkeit. Viele dieser Grenzen konnte ich niederreißen. Ich bin mutiger geworden, aber nicht größenwahnsinnig. Diese wirbelige Energie, die uns umgibt, weiß ich heute zu schätzen.«

Charlie nimmt Vincents Hand.

»Dabei warst du mir eine Stütze, hast mich ermutigt und in den meisten Situationen genau das Richtige getan. Ich habe an innerer Sicherheit gewonnen und keine Angst mehr, vor stürmischen Zeiten, die mich ordentlich durchpusten oder gar aus den Schuhen heben. Aufstehen, Krönchen richten, weitermachen.« Sie drückt Vincent einen Kuss auf die Wange und sieht von einem zum anderen.

Auf jedem Gesicht erkennt sie Freude, Wertschätzung und Zuneigung. Schnell nimmt sie einen Schluck Wein, um ihre Rührung zu verbergen. Ihre Freunde sind ihre Familie, ihr sicherer Hafen.

Nun sind alle Augen auf Vincent gerichtet. Aber er lässt sich Zeit. In aller Ruhe wickelt er Spaghetti auf seine Gabel und füllt die Salatschüssel auf.

Wie zu erwarten, hält Sarah die Stille nicht lange aus. »Nun mach es nicht so spannend!«, drängt sie ihn.

Vincent grinst und faltet sein Salatblatt akkurat. Louisa beginnt zu kichern. Er steht auf und legt Holz im Kamin nach. Als er seinen Stuhl wieder in die richtige Position gebracht hat, hält er inne.

»Ich hatte ein Jahr mit vielen Überraschungen.«

Alle warten auf eine Fortsetzung.

»Und weiter?«, hakt Sarah nach.

»Nichts weiter«, antwortet Vincent.

Louisa ist enttäuscht und holt Luft, bemerkt aber noch rechtzeitig Jos Kopfschütteln und lässt den Atem unverrichteter Dinge wieder entweichen.

»Ich schlage vor, wir trinken jetzt Bowle und legen Musik auf, um wieder etwas lockerer zu werden. So wie die Stimmung hier ist, stelle ich mir eine Party im Seniorenheim vor«, schlägt Sarah vor und steht auf.

Die Bowle sorgt für lockere Hüften und einen Kopf, der sich immer leichter und beschwingter anfühlt. Monique und Max bekommen sich in die Haare, da der jeweilige Musikgeschmack weit auseinander liegt. Dick eingepackt treten sie kurz vor Mitternacht auf die Terrasse. Jo lässt pünktlich zum Start des Feuerwerks den Sektkorken knallen. Gemeinsam betrachten sie die Farbexplosionen, tauschen Neujahrswünsche und Umarmungen aus.

Sarah drängt es wieder in die Wärme. »Dieses Ausharren in Eiseskälte, dabei Sekt schlürfen und in den Himmel starren, war noch nie meine Lieblingsbeschäftigung.«

Charlie und Vincent verweilen noch einige Minuten. Sie lehnt sich an ihn und schaut dem bunten Funkenregen zu.

»Was wünschst du dir?«, fragt er, den Blick ebenfalls nach oben gerichtet.

»Dass du nicht aus meinem Leben purzelst«, antwortet sie.

»Ich komme mir vor wie ein Busfahrer, der die dritte Klasse der Mädchenschule zum Ausflug in den Zoo fährt«, bemerkt Vincent und wirft einen Blick in den Rückspiegel.

Louisa, Sarah und Monique unterhalten sich, lachen und scherzen. Die frühe Morgenstunde beeinträchtigt deren Sprachzentrum nicht im Geringsten. Charlie ist noch mit ihrem Kaffee zugange und blendet ihre Umwelt aus. Auf den hinteren Plätzen werden Pläne für die Woche geschmiedet. Vorhänge und Bettwäsche einkaufen, Geschirr und Besteck aussuchen, sowie das erste Treffen mit dem Küchenchef.

»Charlie kannst du bitte eine deiner Listen schreiben?«, fragt Louisa.

Charlotte brummt nur vor sich hin und zeigt ansonsten keine Regung. Sie hebt den Deckel des Picknickkorbs an, der neben ihr steht und inspiziert dessen Inhalt. Gerade als sie sich ein Sandwich nehmen möchte, fährt eine Hand nach vorn und klopft ihr auf die Finger.

»Untersteh dich! Wir sind noch keine halbe Stunde unterwegs.« Sarahs Augen sprühen vor Entrüstung. Mit einiger Anstrengung hievt sie den Korb nach hinten und stellt ihn neben sich in den Fußraum. »Verpflegung, die für mehr als eine Person ausreichen soll, darf niemals Charlotte anvertraut werden. In dieser Angelegenheit kennt sie keine Verwandten. Na ja, die hat sie auch nicht«, belehrt sie die Freundinnen.

»Sieh mal in das Fach in der Seitentür«, sagt Vincent zu Charlie.

Sie folgt seiner Aufforderung und entdeckt eine Plastikbox mit belegten Broten, über die sie sich hermacht. »Du bist mein Held«, sagt sie mit vollem Mund.

»Ich dachte eher an mich als an dich«, entgegnet er. »Ein Auto voller gackernder Hühner, wovon eines schlechte Laune hat, nur weil der Magen knurrt, hält der stärkste Krieger nicht aus.«

»So schlimm ist es auch wieder nicht«, wehrt sich Charlie.

Sarah quetscht sich seitlich am Sitz vorbei, sieht das Sandwich und schüttelt den Kopf. Louisa arbeitet nun selbst an der Erstellung einer Liste, da Unterstützung seitens Charlie nicht zu erwarten ist.

»Keine Ahnung, wie wir das alles in eine Woche pressen wollen«, konstatiert sie mit einem Anflug von Panik in der Stimme.

»Indem wir alles etwas schneller erledigen«, antwortet Monique.

»Da habe ich einen guten Tipp für euch. Nutzt die Fahrt zur Entspannung und sammelt Kräfte. Setzt eure Kopfhörer auf und hört Musik, macht die Augen zu oder betrachtet die Landschaft. Egal was, Hauptsache es macht keine Geräusche«, mischt sich Vincent ein.

Nach anfänglichem Protest kehrt mit der Zeit Ruhe ein. Das gleichmäßige Brummen des Motors wirkt einschläfernd. Die kurze Nacht in den Knochen lässt auch die standhafte Sarah verstummen. Vincent konzentriert sich auf den Verkehr.

Stunden später streckt sich Charlie, gähnt und sieht aus dem Fenster. »Wo sind wir?«

»In wenigen Minuten zu Hause«, wird sie von Vincent informiert.

Sie betrachtet die Umgebung. Kahle Bäume, Laub, das der Wind über die Straße wirbelt, einige wenige Passanten in warme Jacken, Schals und Mützen gehüllt. Ohne die Blütenpracht an den Häuserfassaden und in den Vorgärten wirkt die Gegend trist, trotz des Sonnenscheins. Charlie ist enttäuscht, hatte sie doch auf warme Temperaturen und das Erwachen der Natur gehofft.

»Es sieht alles etwas trostlos und verlassen aus.«

»Was erwartest du? Auch hier ist Winter, wenn auch die Temperaturen deutlich milder sind als in Steinhagen«, meint Vincent. »Aber der Frühling lauert schon um die Ecke, dann explodiert die Natur und die Touristen fallen ein.«

»Bist du die ganze Strecke gefahren?«

»Ja, aber das passte mir gut. Die Ruhe der letzten Stunden war Balsam für meine Seele. Damit hat es jetzt ein Ende«, neckt er sie.

Auch auf der Rückbank erwacht das Leben. Sarah massiert ihren verspannten Nacken und fährt sich durch die Haare. Der Kleinbus windet sich durch die engen Straßen des Dorfes.

»Sollen wir noch in Pablos Bar einkehren?«, schlägt sie vor, nachdem sie sich orientiert hat.

Charlie greift die Idee auf mit dem Kommentar, dass sie dort auch noch zu Abend essen könnten, da in Vincents Kühlschrank sicherlich gähnende Leere herrscht.

»Dich habe ich nicht gefragt, Charlie, deine Zustimmung habe ich angenommen«, erwidert Sarah. Unsanft rüttelt sie an Moniques Schulter, die sich die Augen reibt. »Aufwachen Mädels, es geht zu Pablo.«

Sarahs Batterien sind wieder aufgeladen und sie ist bereit für neue Taten. Sie ordnet die Frisur und wirft einen prüfenden Blick in den Spiegel. Entschlossen springt sie aus dem Bus, kaum dass dieser zum Stehen kommt.

In der Bar herrscht Gedränge, da keiner der Gäste im Freien Platz nehmen möchte. Vincent boxt sich einen Weg frei und wird lautstark begrüßt. Monique setzt sich auf den Schoß eines Mannes und lässt sich hofieren. Auch Charlie, Louisa und Sarah kommen in den Genuss vieler Wangenküsschen. Es werden Stühle und Tische gerückt, Pablo umarmt die ankommenden Gäste. Charlie sieht viele bekannte Gesichter und hat das Gefühl, zu Hause anzukommen. Der etwas schmuddelige Gastraum ist in dichte Rauchschwaden gehüllt, die sich mit dem Geruch von Knoblauch, Thymian und feuchten Mänteln auf eine interessante Weise miteinander verbinden. Die Neuankömmlinge werden in Gespräche verwickelt, hören sich Geschichten über Krankheiten, Todesfälle und Ehestreitigkeiten an.

Vincent steht an der Theke, den Arm um die Schultern eines Mannes gelegt. Als dieser sich umdreht, erkennt Charlie Sebastian und winkt ihm zu. Die Gauloises, sein Markenzeichen, fest in der Zahnlücke verankert, bahnt er sich einen Weg zu ihr.

»Salut, meine Schöne. Du hast dich in letzter Zeit rar gemacht«, begrüßt er sie.

»Salut, Sebastian. Wie geht es dir?«

»Mein Bein hadert mit diesen kalten Temperaturen, aber ansonsten geht es mir gut. Der Winter ist ruhig, wir sind im Dorf unter uns und können viel Zeit in der Kneipe verbringen, wie du siehst«, berichtet er. »Aber nun ist der Chef wieder da, dann ticken die Uhren anders.« Er zwinkert ihr zu.

»Das habe ich gehört«, sagt Vincent und stellt einen Teller Muscheln und knuspriges Brot vor Charlie ab.

»Ich werde mich eine Woche nur von Fisch und Meeresfrüchten ernähren«, meint sie und genießt jeden Bissen.

Vincent und Sebastian, die sich über die Plantage unterhalten, hört sie nur mit halbem Ohr zu. Sie lässt den Blick durch den Raum schweifen und sieht Sarah und Louisa inmitten von älteren Damen und Herren sitzen. Galant küsst ein wettergegerbter Senior Sarahs Hand. Ihr perlendes Lachen dringt bis zu Charlie. Louisa hört Tiger-Lilly zu, die heute einen silberfarbenen Catsuit trägt, als würde sie im nächsten Augenblick die Manege eines Zirkus betreten. Die aufgeklebten künstlichen Wimpern der Dame zu ihrer Rechten sind etwas verrutscht, wovon der pinkfarbene Minirock und die Overknees-Stiefel ablenken.

Charlie schmunzelt und beobachtet zwei junge Männer, die hitzig die Ergebnisse eines Pferderennens diskutieren und mit ihren Wettscheinen abgleichen. Die Tür wird aufgestoßen und ein Schwall frischer Luft erleichtert für einen Moment das Atmen. Die Augen des ankommenden Gastes wandern durch die Bar. Ein Lächeln erhellt das Gesicht, als er das Gesuchte und vielleicht auch Erhoffte erspäht. Sarah blickt auf, reißt die Augen auf und winkt Luc zu, der sich wie von einer Schnur gezogen, einen Weg in ihre Richtung bahnt. Auch Vincent hat ihn bemerkt und ruft seinen Namen. Luc ist der Moment der Unentschlossenheit anzusehen, ob er der Autorität folgen soll oder seinem Herzen. Sarah gewinnt das Rennen und wirft Vincent einen triumphierenden Blick zu.

»Wir sollten aufbrechen«, raunt er Charlie zu, die ihren Teller mit dem letzten Stückchen Brot blankputzt.

»Du kannst es sowieso nicht verhindern«, meint sie.

»Mit einem Vorarbeiter, dem das Hirn in die Hose rutscht, kann ich wenig anfangen«, knurrt er.

»Vorsicht! Wer im Glashaus sitzt sollte nicht mit Steinen werfen«, wirft Sebastian ein und schaut Vincent an.

»Ich bin jederzeit in der Lage, einen kühlen Kopf zu bewahren«, erwidert Vincent.

Sebastian hebt die Brauen, verkneift sich aber jeden Kommentar. Über den Raum hinweg gibt Charlie Louisa ein Zeichen und steht auf. Der Abschied wird ebenso zelebriert wie das Ankommen und nimmt Zeit in Anspruch.

Monique nimmt ihren Koffer in Empfang, ihre Wohnung im Dorf ist nur einen Steinwurf entfernt. Auch Sarah lässt sich ihr Gepäck geben und entfernt sich. Luc wahrt einen großen Sicherheitsabstand, um einer Diskussion mit seinem Vorgesetzten aus dem Weg zu gehen.

»Wir treffen uns morgen früh um acht Uhr vor dem Landhaus«, ruft Sarah mit einem Blick über die Schulter und winkt.

Versiert steuert Vincent durch die Dunkelheit. Als sie das Tor von Manoir Remy passieren, versucht Charlie Einzelheiten zu erkennen, nimmt aber nur schemenhaft die Zypressenallee wahr. Am Gästehaus brennt eine Lampe und weist Louisa den Weg.

»Sollen wir dich noch hinein begleiten?«, bietet Charlie an.

»Nein, danke. Das ist nicht nötig. Mach dir keine Gedanken, ich bin zwischendurch gerne allein«, beruhigt Louisa die Freundin.

Aufatmend parkt Vincent vor dem Verwalterhaus. Charlie tritt mit klopfendem Herzen ein, fast so aufgeregt wie bei ihrem ersten Besuch, was sie sich selbst nicht erklären kann. Sie schiebt dieses Gefühl auf ihre lange Abwesenheit. Am Eingang des Wohnbereiches bleibt sie stehen und wird von Vincent angerempelt, der sich mit dem Gepäck abmüht.

»Soll ich dich über die Schwelle tragen?«, fragt er belustigt.

Als er keine Antwort erhält, trägt er die Koffer nach oben. Charlie durchquert den Raum und öffnet die Flügeltüren. Kahl umranden die Bäumchen die Terrasse, wie kleine Gerippe, die sich im Wind wiegen. Der Steinboden ist kalt, die Sitzmöbel mit einer Schutzfolie abgedeckt. Fröstelnd dreht sie sich um und geht hinein. Im offenen Kamin ist Holz aufgeschichtet. Sie nimmt die Streichhölzer von der Umrandung und entzündet das Feuer. In der Küche füllt sie ein Glas Wasser und setzt sich auf das Sofa.

Vincent hat seit ihrem letzten Besuch nichts verändert. Trotzdem kommt Charlie alles fremd und ungewohnt vor. Grübelnd lauscht sie auf das Knacken des Holzes und beobachtet, wie die Flammen größer werden und sich im Luftzug bewegen. Bis sie plötzlich den Kopf hebt. Es ist der typische Geruch nach trockener Erde, Lavendel, Nadelhölzern und wildem Thymian, den sie vermisst und der für sie eine untrennbare Einheit mit der Provence bildet. Es liegt weder an ihrer längeren Abwesenheit noch am Verwalterhaus. Ihre Erwartungen spielten ihr einen Streich. Für sie fehlt etwas Elementares, was nicht verloren ging, sondern momentan nur abwesend ist und wiederkehren wird.

Sie lässt sich in die Kissen sinken und fragt sich, was Vincent wohl so lange treibt. Kurz darauf hört sie ihn rufen.

»Ich brauche eine warme Dusche. Leistest du mir Gesellschaft?«

Charlie zögert nicht lange.

Am nächsten Morgen hüpft sie die Treppe hinunter. Schon das Wissen, dass kein Wecker in den frühen Morgenstunden klingelt, löst ein Glücksgefühl in ihr aus. Sie hält in der Bewegung inne, als sie Vincent, mit einer Tasse Kaffee an der Küchentheke lehnend, sieht. Sie lächelt ihn an. Eine Flut von Erinnerungen strömt auf sie ein. Wortlos streckt er ihr die morgendliche Dosis Koffein entgegen und mustert sie.

»Was ist aus Bugs Bunny und Pocahontas geworden?«, fragt er sie und deutet auf ihr Spitzennachthemd.

»Vielleicht bin ich erwachsen geworden.« Charlie lässt sich in seine Arme sinken und küsst.

»Mhm, das gefällt mir. Aber ab und zu darf gerne die kleine Göre zum Vorschein kommen.«

Sanft fährt er mit dem Finger den Spitzenbesatz nach. Charlie erschauert.

»Dafür bleibt leider keine Zeit, aber für ein gemeinsames Frühstück reicht es noch.«

Vincent deutet auf den gedeckten Tisch, den Charlie zielstrebig ansteuert. »Etwas mehr Bedauern über die entgangenen lustvollen Freuden wäre durchaus angemessen«, beschwert er sich.

Charlie lacht und beißt in ein Croissant. »Du weißt doch, Essen ist der Sex des Alters«, kontert sie.

Vincent stöhnt auf. »Das hat hoffentlich noch lange Zeit.«

»Wie sehen deine Pläne für heute aus?«, erkundigt sie sich.

»Ich werde Grandessa satteln und mir zunächst einen Überblick verschaffen. Später treffe ich mich mit Luc und Sebastian, dann steht Büroarbeit an. Sunny würde etwas Bewegung guttun. Hast du Lust auf einen Ausritt?«

Charlie verzieht das Gesicht. »Nein danke, allein der Gedanke lässt meine Oberschenkel schmerzen. Es ist schön, wieder hier zu sein«, fügt sie hinzu.

Vincent betrachtet sie und nickt lächelnd, bevor ihn ein schneller Blick auf die Uhr aufspringen lässt. »Du verleitest mich zu trödeln.« Mit einem Kuss verabschiedet er sich von Charlie.

Vor dem Landhaus warten bereits Sarah und Louisa, als Charlie heranbummelt, während sie sich auf der Plantage umschaut. Die Felder liegen brach, kein Lebenszeichen regt sich. Sarah lehnt an der Holztür und sieht zufrieden aus.

Louisa tigert auf und ab. »Wo bleibt nur Monique?«, fragt sie.

»Nun entspann dich, sie wird bestimmt gleich hier sein. Ich könnte euch mit einigen Details meiner aufregenden Nacht unterhalten, um die Wartezeit etwas zu verkürzen«, bietet Sarah an.

Louisa winkt ab. »Im Gegensatz zu dir respektieren wir deine Privatsphäre«, antwortet sie ungewohnt forsch.

»Hast du schlecht geschlafen?«, fragt Charlie.

»Nein, ich will endlich die Hotelzimmer sehen. Außerdem haben wir einen vollen Terminkalender. Zeit nicht zu nutzen, können wir uns nicht leisten«, erwidert sie, die Augen ärgerlich zusammengekniffen.

»Vorsicht, du bekommst Falten«, bemerkt Sarah.

Louisa Miene drückt Ärger und Belustigung aus.

Just in diesem Moment fährt ein Auto in hohem Tempo durch das Tor und prescht die Allee entlang, sodass der feine Kies in alle Richtungen geschleudert wird. Monique bremst scharf und wirft die Autotür zu.

»Entschuldigt bitte, die alte Dame wollte nicht anspringen.« Im Eiltempo erklimmt sie die Stufen und öffnet die Tür einen Spalt. Sie dreht sich zu ihren Partnerinnen um. »Ich übernehme die Führung, okay? Den ersten Rundgang sollten wir gemeinsam unternehmen«, schlägt sie vor.

»Gute Idee«, meint Charlie.

»Aber wir fangen oben an«, entscheidet Louisa, drängelt sich an Monique vorbei und stößt die Tür auf.

Monique wirft ihr einen überraschten Blick zu. »So habe ich dich noch nicht kennen gelernt, steht dir aber gut«, meint sie.

Louisa steht in der Eingangshalle und lässt ihren Blick schweifen. Auf allen Gesichtern spiegeln sich Überraschung und Freude. Monique betrachtet ihre Partnerinnen schmunzelnd. Charlie hält den Atem an und nimmt das glänzende dunkle Holz des geschwungenen Empfangtresens, das gemusterte Mosaik des Fliesenbodens und die breite Holztreppe mit dem roten Läufer wahr. Die Sonnenstrahlen reflektieren sich im goldenen Kronleuchter und lassen das Licht Funken sprühen. Louisa dreht sich um ihre eigene Achse, den Kopf in den Nacken gelegt.

»Das hat etwas Sakrales, wie in einer Kathedrale«, haucht Sarah.

»Die Fotos auf der Webseite werden der Realität nicht gerecht«, murmelt Charlie vor sich hin. Sie drückt Louisas Hand.

»Ich fühle mich wie Alice im Wunderland«, sagt Charlie und dreht sich im Kreis. Sie meint, Fannys Gesicht über sich schweben zu sehen, die sie anlächelt und ihr zuraunt: »Gut gemacht, Kleine.«

»Es ist traumhaft schön. Unseren Gästen wird es bereits beim Eintreten den Atem verschlagen.« Louisa lächelt, lässt Charlies Hand los und geht durch die Halle die Treppe hinauf. Auf halber Strecke bleibt sie stehen und wendet sich um. »Kommt, diese Perspektive ist mindestens so beeindruckend«, fordert sie ihre Freundinnen auf.

Dicht gedrängt stehen sie auf den Stufen.

»Ich suche noch nach Worten«, beginnt Sarah. »Es ist wunderschön«, meint sie und streicht über das Geländer.

Sie erklimmen die letzten Stufen und betreten die Empore. Die Zimmertüren stehen offen. Charlie verweilt noch einen Moment und betrachtet die Halle von oben. Ihr Herz jubiliert. Louisa schlüpft in eines der Zimmer und stößt einen Schrei aus. Behutsam fährt sie über die Schrankmalereien, die sie kreiert hat. Das Dali-Zimmer macht dem Künstler alle Ehre. Charlie stellt fest, dass die Möbel ein stimmiges Ensemble bilden und der Raum nicht überladen wirkt. Jedes Stück kann sich entfalten und ein individuelles Kunstwerk darstellen. Sie lässt sich in einen Sessel fallen und versucht, sich in die Rolle des Gastes hinein zu versetzten. Sie entdeckt Details und holt ihr Notizbuch hervor, um die fehlenden Accessoires niederzuschreiben. Im Bad erwartet sie Nostalgie und funktionale Schlichtheit. Die Klauenbadewanne harmoniert mit dem Steinwaschbecken, der verglasten Dusche und den goldenen Armaturen. Das Fliesenmosaik sorgt für einen Hauch von Orient.

Nun sind die Mädels nicht mehr zu halten und flitzen von Raum zu Raum. Immer wieder ertönen Rufe. Jede hat ihr eigenes Tempo, verweilt mal hier, mal dort etwas länger. Charlie fühlt sich vom Fotografen-Zimmer angezogen und lässt sich auf die Matratze fallen. Sie stützt sich auf die Arme, Sebastian zwinkert ihr von einem Foto gegenüber zu. Die großen Bilder in schwarz-weiß mit der hellen Wand im Hintergrund wirken auf sie hypnotisierend. Jede Falte auf Sebastians Gesicht ist erkennbar. Die Skulptur des Touristen mit seinen schrillen Klamotten bilden einen lustigen Kontrast zu den Fotografien, vor allem die weißen Socken in den Sandalen. Sarah kommt tänzelnd durch die Tür.

»Das ist mein Lieblingszimmer, hier werde ich meine Probenacht verbringen«, verkündet Charlie.

»Ich habe mir Kandinsky ausgesucht, Louisa hat sich für Andy Warhol entschieden«, verkündet Sarah und nimmt jedes Detail in Augenschein.

Monique freut sich an der Begeisterung von Charlie, Louisa und Sarah und kann es kaum erwarten, die ersten Gäste zu empfangen. Nachdem sich die erste Euphorie gelegt hat, versammeln sie sich auf einem der Betten, deuten auf einzelne Möbelstücke und tauschen ihre Eindrücke aus.

Louisa ist nicht zu bremsen. Sie untermalt ihre Worte mit ausholenden Gesten. Ihre Augen blitzen. Zwischendurch bindet sie ihr Haar zu einem Pferdeschwanz, um es sogleich wieder zu lösen. Sarah fällt ihr immer wieder ins Wort.

Charlie lässt sich zurückfallen. Sie kann es kaum glauben, in einem der Betten ihres Hotels zu liegen. Der Moment, als sie das Landhaus zum ersten Mal betreten hat, blitzt in ihr auf. Die morsche Treppe, die fehlenden und geborstenen Fliesen, die wurmstichigen Böden und die verwitterten Fenster. Eine Renovierung erschien ihr wie eine Mammutaufgabe. Nur der Gedanke an ihre Großmutter ließ sie den Mut aufbringen, sich dieser zu stellen. Das Zuhause von Fanny wieder aufzubauen war ihre Antriebsfeder.

Charlotte lässt die Bauarbeiten Revue passieren, spürt noch die brennenden Muskeln von der Schlepperei des Bauschutts und den Staub, der sich in jeder Hautfalte festsetzte. Aber sie hört auch das Lachen ihrer Freunde, die laute Musik und lächelt beim Gedanken an die fröhliche Stimmung. Sie denkt an die Werkstattabende bei Jo, den Pinsel in der Hand, vor Müdigkeit hin- und herschwankend. Und an den Moment, als die finanziellen Engpässe ihr fast die Luft raubten. Nun sind es noch einige wenige Schritte, bis sich die Tore für das Publikum öffnen werden. Im Geiste dankt sie den vielen helfenden Händen, die diesen Traum mit ihr realisiert haben. Charlie wird bewusst, wie reich das Leben sie, trotz schmervoller Verluste und einiger Niederlagen, beschenkt hat.

Sie setzt sich auf und nimmt wahr, dass sich das Gespräch um Vorhänge und Lampen dreht. Monique und Sarah sind unterschiedlicher Meinung, die Luft um sie herum wirkt energiegeladen und einige Grad wärmer. Charlie springt auf. »Lasst uns das Restaurant anschauen«, schlägt sie vor und geht voran.

Alle Räume sind miteinander verbunden. Auf Türen wurde verzichtet, sodass das Erdgeschoss weitläufig und hell wirkt. Auch hier glänzen die Kronleuchter und sorgen für ein warmes Licht. Die Tische hat Monique mit weißen Spitzenläufern und Kerzenständern dekoriert. In jedem Raum befindet sich ein offener Kamin, an dessen Seiten gemütliche Sessel stehen. Durch die unterschiedliche Größe der Räume entsteht der Eindruck von Séparées. Die Abstände zwischen den Tischen sorgen für genügend Privatsphäre und eignen sich für kleinere Familienfeiern.

»Elegant und heimelig«, lautet Sarahs Urteil.

Louisa betrachtet die farbenfrohen Bilder an der Wand, die Alltagsszenen der Plantage darstellen. Charlie tritt neben sie. Monique inmitten von Obst- und Gemüsekörben vor ihrem Hofladen, die Blumen der Fassaden stehen in üppiger Blüte. Vincent auf seinem Pferd, wie er über den Feldweg galoppiert und Staub aufwirbelt, sein Team bei der Lavendelernte. Simone, lachend auf der Leiter beim Pflücken der Kirschen und Sebastian, eingehüllt in eine Rauchwolke, wie er die Qualität einer Tomate prüft, sowie ein Anhänger voller grüner Oliven.

»Auf allen Bildern hat er dieses besondere Licht eingefangen«, sagt Charlie und deutet auf die Zypressenallee, in deren Hintergrund sich das Landhaus erhebt.

»Er ist ein Meister seines Fachs. Max sollte seine Fotos ausstellen. Die Bilder ziehen den Betrachter in ihren Bann«, bestätigt Louisa.

Sie schlendern weiter in den großen Salon. Charlie stutzt kurz und bricht in Lachen aus. In einer Ecke am Tisch sitzt Melodys Dame mit ihren abgetragenen Schuhen und dem etwas schäbigen braunen Kleid und löffelt ihr Eis. Die Einkaufstüten stehen zu ihren Füßen.

»Ich war eben auch überrascht und dachte, hier sitzt bereits der erste Gast«, amüsiert sich Sarah.

Monique hat die Tische zu einer langen Tafel gestellt, die sie mit Kerzenleuchtern, Zitronen, Orangen und getrockneten Lavendelsträußchen dekoriert hat. Servietten aus Damast, schweres Besteck und hohe Weingläser sorgen für ein festliches Ambiente. »Ich wollte euch demonstrieren, wie ich mir feierliche Anlässe vorstelle. Elegant, aber naturverbunden.« Sie deutet auf die Tische.

»Das gefällt mir gut. Ich glaube, was den Stil betrifft, sind wir uns einig. Nicht überkandidelt und abgehoben, sondern professionell freundlich gepaart mit Stil und einer Prise Lockerheit, was die Dame, die bereits sitzt, zum Ausdruck bringt. Mir ist es wichtig, dass wir immer wieder für positive Überraschungen sorgen, die nicht dem Mainstream entsprechen. So entwickeln wir unsere eigene Marke. Die Gäste werden uns lieben«, fügt Sarah hinzu.

»Ich bin begeistert. Schade, dass Jo nicht hier sein kann und seine Möbel vor Ort sieht«, meint Louisa mit einer Spur Bedauern in der Stimme.

»Das ist unser Hotel, unser Restaurant! Bei mir ist das noch nicht richtig angekommen.« Charlie schaut sich nochmals um und schüttelt den Kopf.

»Was Fanny wohl dazu sagen würde«, sinniert Sarah.

»In meiner Vorstellung sitzt sie mit Marie in einem der Sessel am Kamin, lächelt, nippt an ihrem Wein und tauscht mit ihrer besten Freundin Neuigkeiten aus. Zwischendurch kichert sie, sieht in unsere Richtung und nickt uns anerkennend zu«, antwortet Charlie.

»Wir haben ihr viel zu verdanken. Deshalb geben wir unser Bestes. Etwas anderes als Erfolg kommt nicht in Frage«, bekräftigt Monique. »Nun zeige ich euch noch die Küche und die sanitären Räume«, fährt sie fort.

Die Profiküche aus Edelstahl lässt das Herz eines jeden Gastronomen höherschlagen. Louisa inspiziert den großen Herd, Charlie die Backöfen. Sarah begutachtet die Ausstattung der Küchenschränke und das Lagersystem. Monique erklärt die moderne Spülmaschine, die den Wasserdampf absaugt und Energie spart. Sarah amüsiert sich.

»Ich wollte nicht als Tellerwäscherin anheuern.«

»Wenn Not am Mann ist, wirst du auch diese Aufgabe übernehmen«, meint Monique und verdeutlicht, wer hier das Sagen hat.

»Morgen Abend kommt Justin und weiht die Küche ein. Wir werden in den Genuss eines sensationellen Menüs kommen, anschließend legen wir gemeinsam die Speisekarte fest.«

Charlies Augen weiten sich erfreut.

»Er stellt seine eigene Mannschaft zusammen, ich werde ihm dabei freie Hand lassen. Justin ist etwas speziell, aber ein Künstler in der Küche. Seine Gehaltsvorstellungen bewegen sich im oberen Bereich, darauf sollten wir eingehen. Er hat sich einen Namen gemacht und zieht das Publikum an wie ein Magnet. Mit ihm an Bord müssen wir uns keine Sorgen machen«, erklärt Monique weiter.

»Ich stehe vollkommen hinter dir und überlasse dir gerne alle Entscheidungen, die sowohl das Hotel wie auch das Restaurant betreffen. Das ist dein Metier«, sagt Charlie an Monique gewandt.

Sarah und Louisa stimmen zu.

»Danke für euer Vertrauen. Das spart Zeit und Energie. Ihr wisst, dass ihr euch auf mich verlassen könnt. Außerdem fühle ich mich hier in meinem Element.« Monique deutet mit einer Geste auf ihre Umgebung.

»Das habe ich schon bemerkt. Du hast deine Lehrjahre wohl bei einem Feldwebel absolviert«, meint Sarah.

Louisa bricht in Gelächter aus, auch Charlie schmunzelt.

»Da sind wir im Vorteil liebe Sarah. Den Befehlston kennen wir, der prallt in der Zwischenzeit an uns ab«, erklärt Louisa den Grund für ihre Heiterkeit.

Sarah hebt konsterniert die Augenbrauen. »Ich bin sanft wie ein Lamm, wenn mir niemand in die Quere kommt.« Sie grinst und stemmt die Arme in die Seiten.

»Zeit für ein Gläschen Champagner zur Feier des Tages.« Monique öffnet den Kühlschrank und lässt den Korken knallen.

Der Champagner perlt in den Gläsern. Die vier prosten sich zu, der Stolz und die Freude auf alles, was noch kommen wird, ist ihnen anzusehen.

»Auf uns, das perfekte Team.« Monique erhebt ihr Glas.

»Auf uns!«, ertönt es dreistimmig.

»Für den restlichen Tag habe ich eine Einkaufstour geplant. Trinkt reichlich Champagner, leicht beschwipst einigen wir uns hoffentlich schneller und diskutieren nicht stundenlang über eine bestimmte Lampe oder den perfekten Zahnputzbecher«, informiert Monique.

»Da hast du die Rechnung ohne Louisa gemacht. Entscheidungsfreudigkeit gehört nicht zu ihren Stärken«, kommentiert Sarah und leert ihr Glas in einem Zug.

»Wir werden sehen«, antwortet Monique und taxiert Louisa, die unbekümmert an ihrem Champagner nippt, als würde es um das Wetter gehen.

Schnellen Schrittes lotst Monique die Freundinnen durch die verwinkelten Gassen der Stadt. Ein kalter Wind fegt durch die Häuserschluchten. Frierend schlägt Charlie den Kragen ihres Mantels hoch. Eilig schlüpft sie hinter Louisa durch die geöffnete Ladentür. Eine ältere Dame nimmt sie in Empfang und führt das Quartett die nächsten Stunden souverän durch Tisch- und Bettwäsche, Handtücher, Vorhänge und Stoffservietten. Sie dirigiert ihre Kundinnen mit sicherer Hand durch das Sortiment.

Monique sorgte im Vorfeld für alle notwendigen Informationen, sodass alle Entscheidungen rasch getroffen werden können. Louisas Versuche, immer wieder auszubüchsen, indem sie auf liebreizende Stickereien oder lustige Eierwärmer hinweist, werden ignoriert. Der Berg an Ware wächst, Charlie fragt sich, wo sie all die Einkäufe verstauen werden. Aber auch dafür ist gesorgt. Wäsche inklusive Rechnung werden am nächsten Morgen geliefert. Die Shoppingtour beginnt ihr Spaß zu machen. Sie legt noch eine zarte Spitzenbettwäsche auf den schwankenden Stapel.

Monique überschlägt die Ausgaben und erinnert an das Budget. Charlie zollt der Umsicht ihrer Partnerin Respekt und verkündet, sich keine bessere Hotelmanagerin vorstellen zu können. Diese errötet leicht und freut sich sichtlich über das Kompliment, welches von Sarah und Louisa bekräftig wird. Beim Abschied hinterlässt Monique noch einige Broschüren und nimmt der zufriedenen Dame das Versprechen ab, Manoir Remy zu empfehlen.

In diesem Stil entern die Freundinnen noch ein Geschäft für Haushaltswaren, Lampen und hochwertige Accessoires. Immer dann, wenn eine Partnerin in einen Kaufrausch zu verfallen droht, bietet Monique Einhalt. Teller werden arrangiert, die Auswahl der passenden Suppenschalen erörtert und verschiedenes Besteck wechselt von Hand zu Hand. Am frühen Abend ist auch die letzte Seifenschale gekauft und die Mädels stehen leicht derangiert in der Dämmerung.

»Wann habe ich zuletzt so hemmungslos eingekauft?«, fragt Sarah in die Runde. »Das war ein Spaß! Aber jetzt brauche ich dringend einen Drink.« Sie steuert die nächste Bar an und setzt sich an die Theke.

»Vielleicht hätten wir doch die rote Lampe für das Picasso-Zimmer nehmen sollen«, überlegt Louisa.

Monique Monique ihre Hand. »Wir können die Lampe umtauschen.«

»Außerdem frage ich mich, ob das Besteckt zu schwer ist.« Louisa seufzt.

»Genug jetzt!«, fordert Sarah.

»Sollte das so sein, finden wir auch dafür eine Lösung.« Moniques Stimme ist sanft, als wolle sie ein Kind von den gesunden Vorzügen des Verzehrs von Brokkoli überzeugen.

Sarahs Augen blitzen angriffslustig. Sie nimmt ihre Kampfpose ein, wird jedoch von Charlie ausgebremst.

»Ich nehme den Cheeseburger mit Fritten«, informiert sie, die in die Speisekarte vertieft war und das drohende Gewitter nicht nahen sah. Charlie greift zu ihrem Drink und erhebt ihr Glas. »Ich trinke auf unsere Einkäufe, die wir zielstrebig und ohne uns zu zerfleischen getätigt haben«, meint sie.

Sarah und Louisa prusten los.

»Das ging gerade nochmals gut«, murmelt Monique und nimmt einen tiefen Schluck. »Euch in Schach zu halten ist harte Arbeit«, fügt sie hinzu.

Die Angesprochenen protestieren, bis Charlie einlenkt.

»Deine Vorbereitungen waren sehr hilfreich, Monique. Ohne dich würden wir jetzt noch über das beste Design der Kissenbezüge beratschlagen und wären am Ende hochkant aus dem Laden geflogen, da Sarah anfing, handgreiflich zu werden.«

Freundschaftlich boxt Sarah ihr in die Seite, ohne zu widersprechen. Sie nutzt die Gunst der Stunde und stibitzt ein Pommes von Charlies Teller. Gut gelaunt diskutieren sie ihre Errungenschaften und phantasieren darüber, wie diese die Hotelzimmer vervollständigen werden.

»Kann eine von euch Lampen anschließen und Vorhangstangen anbringen?«, fragt Louisa.

»Wenn das nicht mit Hammer und Nagel funktioniert, bin ich raus«, stellt Sarah fest.

»Dafür habe ich meinen Vater organisiert. Er wird morgen mit Clotilde kommen und uns unterstützen«, teilt Monique mit. »Aber zunächst sind unsere Hausfrauenqualitäten gefragt. Teller und Besteck spülen, Vorhänge und Bettwäsche waschen und mangeln.«

Sarah lacht. »Solche Qualitäten habe ich nicht und wenn, dann sind diese tief verschüttet. Es würde eine ganze Woche dauern, danach zu suchen«, entgegnet sie.

Monique schüttelt den Kopf. »Keine Chance. Wir müssen in der Anfangszeit bereit sein, alles zu erledigen. Vom Gemüse schneiden über Böden wischen, Zimmer putzen und im Service einspringen. Nur so können wir die Aufgaben beurteilen und unsere Prozesse optimieren. Es ist wichtig, dass wir wissen, wie viel Zeit wir für die Wäsche benötigen, nur so können wir planen«, erklärt sie sachlich.

Charlie und Louisa nicken. Auch Sarah gibt klein bei.

»Ich bin nun mal wie ein Fisch, der sich windet und versucht zu entkommen, wenn mir etwas lästig ist.«

»Keine Sorge, ich bin die Tochter eines Fischers und kann mit Netzen umgehen«, kontert Monique und wirft die Haare zurück.

Grinsend legt Sarah den Kopf schief, hält sich aber für den Moment zurück. Charlies und Louisas Blicke begegnen sich, neugierig darauf, inwieweit sich die widerspenstige Sarah zähmen lassen wird.

Im Verwalterhaus sitzt Vincent, den Kopf über Büchern und Unterlagen gebeugt. Zerstreut blickt er auf, als Charlie durch die Tür wirbelt und sich auf seinen Schoß drängt. Sie schwärmt vom Hotel und beschreibt ihren Tag in bunten Farben, gestikuliert dabei und unterbricht sich nur kurz, um ihm in unregelmäßigen Abständen einen Kuss auf die Lippen zu drücken. Amüsiert hört er zu und fühlt sich an einen erfrischenden Bergbach erinnert, der munter den Berg hinabsprudelt. Würde er die Räume nicht kennen, hätte er am Ende ihres Berichtes eine klare Vorstellung davon.

»Ich hätte dich gern auf deinem Rundgang durch Manoir Remy begleitet, nur um dein überraschtes Gesicht zu sehen. Aber mir ging es ähnlich. Und Max' Fotos von der Plantage sind fantastisch«, meint er und streckt sich.

»Woran arbeitest du?«

»An der Planung. Ich bin etwas spät dran, aber für heute ist Schluss.«

»Popcorn und Orangenwein?«

»Perfekt. Und eine Partie Schach. Ich habe Lust zu gewinnen.«

Charlie lächelt ihn an. »Die Herausforderung nehme ich an. Außerdem ist deine Schwester eine hervorragende Managerin.«

Vincent hält im Aufbau des Schachspiels inne. »Monique? Das kann ich mir nur schwer vorstellen. Dazu ist sie viel zu impulsiv und unberechenbar.«

»Vielleicht solltest du etwas genauer hinschauen und dein Bild revidieren.«

Vincent zieht fragend eine Augenbraue nach oben und gibt ihr mit einer Handbewegung zu verstehen, das Spiel aufzubauen.

# 30

„Wenn du noch etwas Zeit hast, komm doch im Gewächshaus vorbei“, steht auf der Notiz neben der Kaffeemaschine.

Charlie überlegt einen Augenblick, schlüpft in ihre Joggingklamotten, lässt die Haustür zufallen und schlägt den Feldweg ein. Die Luft ist etwas milder, die Sonne hat an Kraft gewonnen. Grandessa und Sunny traben an den Zaun. Charlie hält an, streicht vorsichtig über die Nüstern und begrüßt die Pferde. Als Sunny anfängt, an ihren Fingern zu knabbern, setzt sie ihren Weg fort. Diese Vertraulichkeit geht ihr doch zu weit. Sie versucht ihre Atmung zu regulieren und läuft durch den Olivenhain. Da sie etwas aus der Übung ist, kürzt sie ihre geplante Runde ab und steuert direkt das große Gewächshaus an. Die Scheiben sind beschlagen und eine tropische, feuchte Wärme empfängt Charlie. Leise ertönen die Klänge klassischer Musik. Sie geht den Gang entlang, vorbei an Tomatenstauden und entdeckt Vincent an einem langen Arbeitstisch. Er hebt den Kopf, als er ihre Schritte hört.

»Guten Morgen! Bist du heute sportlich unterwegs?«

»Die Kleidung erweckt den Anschein, aber mehr als eine kleine Runde ist nicht drin. Ich bin etwas eingerostet. Womit beschäftigst du dich?«

»Ich säe Pflanzen zur Aufzucht aus. Ein Samen in jedes Töpfchen, fertig. Wenn die Setzlinge groß genug sind, geht es ab auf die Felder. Hier findest du Töpfe, dort in der Schale liegen die Samen. Nebenbei kannst du mich unterhalten.«

Charlie schaut ihm zu und macht sich dann ans Werk. Erde in den Topf, Samen hinein, mit Wasser besprühen. Die gleichmäßige Arbeit erfordert wenig Konzentration. Nebenbei lauscht sie der Musik. Charlie fühlt sich zu träge für ein Gespräch. Vielmehr hüllt sie das angenehme Schweigen ein, das zwischen ihnen herrscht. Sie gibt sich Tagträumereien hin und summt leise vor sich hin. Währenddessen wächst die Zahl der befüllten Töpfchen. »Diese Tätigkeit ähnelt dem Brotbacken«, sagt sie zu Vincent. »Auch sie erfordert Geduld, wobei das Ergebnis früher sichtbar ist.«

Er wirft ihr einen Blick von der Seite zu, um sicherzugehen, dass sie seine Anweisungen befolgt.

»Klassische Musik hätte ich nicht mit dir in Verbindung gebracht«, fährt sie fort.

»Ich bin ein Mann mit vielen Facetten. Heavy Metal gefällt mir tatsächlich besser, aber die Pflanzen reagieren unruhig auf diesen Beat.«

Ungläubig schaut ihn Charlie an und stößt ein Lachen aus.

»Das ist mein Ernst. Ich habe alle Musikrichtungen ausprobiert. Mozart und Vivaldi erzielen die größten Erfolge. Die Pflanzen gedeihen und werden robust. Dieser Zusammenhang wurde in wissenschaftlichen Studien festgestellt. Du siehst, ich arbeite mit allen Mitteln«, erklärt er und grinst sie an.

»Das probiere ich auch aus. Vielleicht fängt der Baguetteteig dann zu tanzen an«, erwidert sie amüsiert. »Aber nun muss ich los. Die Mädels warten bestimmt schon auf mich. Kommst du heute Abend zum Probedinner?«

»Auf jeden Fall! Ein Menü von Justin lasse ich mir nicht entgegen. Danke für deine tatkräftige Unterstützung, auch wenn der Unterhaltungswert anders war als erwartet.«

Charlies Lachen perlt durch das Gewächshaus. Vincent wischt ihr etwas Erde von der Wange. Ihre Neugier auf den vielgelobten Koch wächst.

»Ich musste Energie sparen, da ich mir sicher bin, alle Worte, die mir an einem Tag zur Verfügung stehen, heute noch zu benötigen.«

»Oje, das hört sich herausfordernd an. Bis später.«

Im Landhaus herrscht bereits reges Leben. Monique brütet über der Bedienungsanleitung der Spülmaschine und rauft sich die Haare. Die Waschmaschinen laufen auf Hochtouren und Louisa ist aus dem ersten Stockwerk zu hören.

»Hallo Monique, ich melde mich in voller Einsatzbereitschaft zum Dienst.« Charlie salutiert und wartet auf Anweisungen.

Monique wirft ihr einen genervten Blick zu. »Etwas spät, aber besser als nie. Ich bin davon ausgegangen, nur einen Knopf drücken zu müssen. Aber dieses Hightech-Teil will davon nichts wissen. Ich lese jetzt die niederländische Version, vielleicht verstehe ich diese besser. Hilfst du oben und schickst mir meinen Vater?«

Charlie springt die Treppe hinauf und folgt einer Frau mit Kopftuch und geblümter Schürze, die über den Gang huscht. Erstaunt fragt sie sich, um wen es sich hierbei handeln könnte. Neugierig betritt sie das Zimmer und bricht in Gelächter aus, als sie Sarah erkennt. Jaques steht auf einer Leiter, die Bohrmaschine im Anschlag.

»Hallo Jaques, schön dich zu sehen. Monique braucht dich in der Küche. Sarah, wo hast du denn diese Klamotten gefunden?«

»Clotilde stöberte sie in ihrem Bestand auf. Die Kittelschürze gehörte ihrer Mutter. Die Gummischuhe hat mir Monique ausgeliehen. Es war mir ein Bedürfnis, den Tag in angemessenem Stil zu bestreiten«, antwortet Sarah und fährt fort, die Möbel abzustauben, wobei sie theatralisch niest, und die Nase rümpft.

Charlie haucht Jaques Küsschen auf die Wangen und erkundigt sich nach seiner Frau.

»Die übernimmt heute den Markttag und stößt später zu uns«, teilt er mit. »Alle Vorhangstangen sind angebracht, gleich kümmere ich mich um die Lampen.«

Louisa kommt aus dem Badezimmer, winkt Charlie zu sich und weist auf ihre Dekorationskünste hin. Wie immer hat sie dabei auch an das letzte Detail gedacht. Die Seifen verbreiten den zarten Duft von Vanille und Sandelholz.

»Nun fehlen mir noch die Handtücher und die Spitzenvorhänge«, verkündet Louisa.

Charlie nickt anerkennend. Etwas ratlos blickt sie sich um.

»Was soll ich tun?«

»Mir beim Staub wischen helfen und die Wäsche zwischendurch in die Trockner werfen«, kommt Sarahs Antwort wie aus der Pistole geschossen.

Louisa wiegt bedauernd den Kopf. »An deiner Stelle hätte ich die Frage im Flüsterton gestellt.«

Charlie zuckt mit den Schultern und sucht sich die Putzutensilien zusammen. Ihr macht es Spaß für Ordnung zu sorgen und so tingelt sie durch die Räume, eilt in den Wäscheraum und wieder zurück. Dabei unterhält sie sich angeregt mit Jaques und Clothilde. Am frühen Abend ist alles vollbracht, sogar Sarah vergaß das Meckern. Zufrieden betrachten sie die Zimmer, die frisch geputzt nach Zitrone riechen. Charlie fotografiert diese, da sie am nächsten Tag Marie besuchen möchte.

Nach einer schnellen Dusche warten sie ungeduldig auf den Küchenchef. Monique entzündet ein Feuer im offenen Kamin. Immer wieder schaut sie auf die Uhr und seufzt.

»Pünktlichkeit ist leider nicht seine Stärke. Er bringt zwei seiner Köche mit, die meine Erfahrung mit ihm bestätigten. Justin kann sich bei der Auswahl von Zutaten in der Markthalle verlieren. Es dauert, bis er den perfekten Fisch und das aromatischste Gemüse gefunden hat. Oft treibt er die Verkäufer in den Wahnsinn. Ein Exzentriker eben.« Monique fühlt sich bemüßigt, eine Erklärung abzugeben.

»Ich bin gespannt, den Mann endlich kennenzulernen. Wir könnten die Wartezeit nutzen, unsere Wünsche für die Speisekarte zu sammeln, dann sind wir nicht so unvorbereitet«, schlägt Charlie vor.

»Typisch, dass dich das nervös macht«, meint Sarah.

Louisa schiebt die Sessel vor dem Kamin zusammen. Die Ideen fliegen ihnen nur so zu. Auch jetzt kommt ihnen Moniques Erfahrung zugute. Geschickt lenkt sie die Diskussion immer wieder in die richtigen Bahnen, wenn die Vorschläge zu fantasievoll werden. Vincent und seine Eltern gesellen sich zu ihnen und ergänzen die Liste.

»Nun brauchen wir Justin nicht mehr«, witzelt Charlie.

Kaum hat sie die Worte ausgesprochen, hören sie die Eingangstür ins Schloss fallen. Eilige Schritte nähern sich, begleitet von einem Poltern und saftigen Flüchen. Zwei große, kräftige Männer betreten den Raum, grüßen knapp und stellen ihre Kisten ab. Dahinter kommt der Dritte im Bunde zum Vorschein, der von seinen Kollegen um zwei Köpfe überragt wird. Ein Mittvierziger mit zahlreichen Tattoos und raspelkurzen dunklen Haaren geht zielstrebig auf Monique zu und entschuldigt sich für die Verspätung. Der junge Kollege, der aussieht, als würde er seine Freizeit im Fitnessstudio und beim Barbier verbringen, schließt sich ihm an. Etwas unentschlossen treten die Herren von einem Fuß auf den anderen und warten auf ihren Kollegen, der in den Kisten wühlt und vor sich hinmurmelt. Sein schütteres graues Haar steht ihm wirr vom Kopf, seine Umgebung beachtet er nicht.

Monique räuspert sich verhalten. Wie eine Sprungfeder schießt der dünne, drahtige Mann in die Höhe, blinzelt kurz, dann erscheint ein erstaunlich anziehendes Lächeln auf seinem Gesicht. Er rennt fast auf Monique zu und schließt sie in seine Arme. Der Anblick ist amüsant, da er ihr nur bis unter das Kinn reicht. Sie rückt etwas von ihm ab und übernimmt die Vorstellung.

»Das ist Sami, Justins Stellvertreter«, deutet sie auf den muskelgestählten jungen Mann. »Hier haben wir Felipe, unseren Spanier und Justin, den Herren über Töpfe und Pfannen«, fährt sie fort und deutet auf den Mann mit dem wirren Haarschopf.

Charlies Augen weiten sich für Überraschung. Diesem zerstreuten Professor soll sie die Restaurantküche anvertrauen? Dem ersten Eindruck nach passt er eher in ein Chemie- oder Methlabor. Sie wirft Vincent einen Blick zu.

Mit einer leichten Handbewegung beruhigt er sie und raunt ihr zu: »Alles nur Show. Hinter der Fassade versteckt sich ein wacher Geist, der alles im Griff hat. Er liebt es, die Menschen in die Irre zu führen.«

Skeptisch sucht sie Sarahs und Louisas Blick. Von Sarahs Seite ist keine Unterstützung zu erwarten, ihre Augen kleben an Sami, ein träges Lächeln auf ihrem Gesicht. Louisa erholt sich als Erste und begrüßt die neuen Mitarbeiter.

Justin deutet einen Diener an und haucht ihr einen Kuss auf die Hand. Charlie beeilt sich, ihre Gesichtszüge zu ordnen und schließt sich ihr an. Mit wiegenden Hüften geht Sarah auf die Männer zu und heißt sie mit einer Stimme willkommen, die jede Sexhotline zum Glühen gebracht hätte.

»Wir begeben uns in die Küche, in einer Stunde werden wir das Dinner auftragen. Vite, vite!«, informiert Justin und scheucht seine Mitarbeiter vor sich her.

Geräuschvoll zieht Charlie die Luft ein.

»Uff, das war eine Überraschung«, stößt Charlie hervor, die Skepsis steht ihr ins Gesicht geschrieben.

»Bereite dich auf eine weitere vor«, empfiehlt Jaques mit einem wissenden Lächeln.

»Mir ging es ähnlich, als ich Jo mit seinen Jungs und Mädels sah. Ich dachte, das kann ja nichts werden und wurde eines Besseren belehrt«, meint Monique.

»Also ich bin absolut zufrieden«, lässt Sarah wissen.

»Was haltet ihr davon, wenn wir heute hier übernachten? Dann hätten wir eine zusätzliche Meinung von Clotilde und Jaques und wir müssen später nur noch die Treppe hoch?«, schlägt Monique vor.

»Ich bin dabei«, antwortet Sarah, auch alle anderen stimmen zu.

»Es ist uns eine Ehre«, bedankt sich Jaques für das Angebot.

»Dann holen wir kurz etwas frische Kleidung und die Zahnbürste«, meint Charlie und springt auf.

»Gepäck für eine Nacht Sarah«, erinnert Monique und tänzelt aus dem Raum.

Charlie sortiert ihre Utensilien im Badezimmer und stellt fest, dass es genügend Ablageflächen gibt. Zu gerne hätte sie die Badewanne ausprobiert. Sie schnuppert an den bereitstehenden Flakons, die verschiedene Zusätze enthalten. Die Handtücher sind dick und flauschig. Schnell sind die wenigen Klamotten in den Schrank geräumt. Sie stellt sich vor, was sie für einen längeren Aufenthalt benötigen würde und prüft, ob dafür Platz vorhanden ist. Charlotte setzt sich in den Sessel und lässt den Raum auf sich wirken.

Vincent plumpst auf die Matratze und wippt einige Male, um deren Festigkeit zu prüfen. »Was fehlt, ist ein Haustelefon. Wie soll ich den Zimmerservice rufen?«

»Es gibt keinen«, entgegnet Charlie knapp. »Wer etwas möchte, kann nach unten kommen und fragen.«

»Aha. Es liegen keine Informationen über das Hotel und die Umgebung aus. Notfallnummern, Frühstückszeiten, Wäscheservice und so weiter.«

»Ja, ich weiß, was du meinst. Diese abgegriffenen, speckigen Mappen mit den eselohrigen Seiten darin. Auf diese verzichten wir bewusst. Die wichtigsten Informationen vermitteln wir beim Check-in, wer darüber hinaus etwas wissen möchte, kann uns ansprechen. Außerdem hat heute jeder Internet. Ich gehe nach unten, bevor ich zappelig werde.«

»Ich komme nach, vorher teste ich noch den Fernseher.«

Im Restaurant ist noch niemand zu sehen. Charlie betritt die Küche. In schweigender Konzentration stehen die Köche am Herd oder der Arbeitsplatte. Nur kurze Informationen werden weitergegeben. Die Bewegungen wirken aufeinander abgestimmt, wie in einem Ballettstück.

Justin hat sie bemerkt. »Da ist wohl jemand neugierig. Komm herein, wir lassen uns nicht stören. Pass nur auf, nicht im Weg zu stehen.«

Charlie tritt näher. Sie versucht das Menü zu ergründen, sieht jedoch so viele unterschiedliche Elemente, dass sie sich keinen Reim darauf machen kann.

»Charlie, hier steckst du. Es geht gleich los«, sagt Monique und ergreift im Vorbeigehen ein Tablett mit Aperitifs.

Als sich alle um den runden Tisch versammelt haben und an ihren Gläsern nippen, wendet sich Monique an sie.

»Zunächst serviert Justin verschiedene Vorspeisen, dann eine Auswahl an Suppen und kleinen warmen Gerichten, gefolgt von unterschiedlichen Hauptspeisen. Das Finale bildet ein Dessertbuffet. Ich kredenze den Wein, Wasserkaraffen und Brot werden immer wieder aufgefüllt.«

Erwartungsvoll breitet Charlie ihre Serviette auf dem Schoß aus und beäugt das aufgeschnittene Baguette. Sie greift nach einem Stück, testet die Kruste und die Konsistenz.

Monique beobachtet sie. »Findet das Brot deine Zustimmung?«, fragt sie schließlich.

»Ich kann daran nichts aussetzen. Es ist, wie es sein soll«, antwortet Charlie kauend.

»Alles andere würde mich auch wundern, da es aus deinem Sortiment stammt.«

»Wie frisch aus dem Ofen. Ich dachte noch, das könnte von mir sein«, lobt sie sich selbst.

Sarah hebt ihr leeres Glas in die Höhe. »Könnte ich von diesem Muster bitte eine Portion haben?« Dabei schaut sie Monique an, die nur kopfschüttelnd seufzt. Unauffällig schiebt Clotilde ihr Glas in Richtung Sarah.

Kleine Teller und Schüsseln werden auf dem Tisch verteilt, mit großer Geste präsentiert Justin seine Vorspeisen. Jede Platte ist kunstvoll dekoriert.

»Wildterrine, eingelegtes Gemüse, Blattsalat mit Feigen und Wassermelone, karamellisierter Käse, Meeresfrüchtesalat und geräucherter Fisch«, erklärt Justin und wünscht einen guten Appetit.

Monique schießt noch einige Fotos für die Website, dann beginnt das Schwelgen. Jaques und Vincent vertiefen sich in ein fachliches Gespräch. Charlie unterhält sich mit Clotilde und erkundigt sich nach deren Leben am Meer. Diese berichtet, dass ihr der Alltag ohne die gewohnte tägliche Routine doch noch etwas schwerfällt und sie gerne auf Manoir Remy gebraucht wird. Momentan kümmert sie sich viel um den Hofladen um Monique zu entlasten und belohnt sich selbst hin und wieder mit Louisas Pralinen. Augenzwinkernd merkt sie an, hoffentlich nicht so schnell in den Ruhestand geschickt zu werden. Jaques dagegen ist in seinem Element und fährt so oft es die Witterung zulässt, hinaus aufs Meer.

»Du und Ruhestand sind zwei Welten, die noch weit auseinanderliegen. Wir können noch viel von dir lernen und Justin bist du mit deinen Kochkünsten bestimmt jederzeit willkommen. Vincent wird auch froh sein, wenn du im Sommer die Tradition des gemeinsamen Abendessens weiterhin pflegst«, versichert ihr Charlie.

Justin tritt an den Tisch und prüft, ob alles in Ordnung ist. Mit Genugtuung sieht er die leergeräumten Platten und verschwindet wieder.

»Das war jetzt nichts Besonderes, aber doch besonders«, meint Sarah etwas kryptisch und schiebt den letzten Bissen in den Mund.

»Ich kann mir vorstellen, was du sagen möchtest. Das ist Justins Stil – bodenständig, aber mit einer besonderen Sauce oder ausgefallenen Gewürzen. Und alles auf den Punkt gegart oder gebraten«, erklärt Clotilde.

»Das entspricht genau unseren Vorstellungen«, bestätigt Charlie und stellt fest, dass kein Meeresfrüchtesalat mehr für sie übrig ist.

»Die Gestaltung der Speisekarte können wir Justin überlassen. Ich glaube, es ist nicht notwendig, dass wir uns einmischen und vielleicht auch nicht klug«, fügt Louisa an.

Charlie und Sarah nicken.

»Ich werde mich ein klein wenig einmischen, sonst wird Justin noch übermütig und die Sache endet in einer feindlichen Übernahme«, sagt Monique lachend und trägt die Teller ab.

Charlie springt ihr helfend zur Seite.

»Mesdames et Messieurs, darf ich nun um ihre Aufmerksamkeit bitten?«

Alle Augen sind gespannt auf Justin gerichtet.

»Miesmuscheln, verschiedene Tapas, Zwiebelsuppe, Bouillabaisse, Rotbarbe mit Zitrone und Jakobsmuscheln an Cognacsauce.«

Charlotte entfährt ein Seufzer und damit sorgt sie für heiteres Gelächter. Das Gespräch dreht sich vor allem um kulinarische Themen. Es wird nachgefragt, ob die köstliche Zwiebelsuppe oder der Fisch bereits probiert wurden. Charlie schwebt in höheren Sphären und wird von Vincent aufgezogen.

»Gäste, die in ihrem Essen stochern und alles nur von links nach rechts schieben, sind keine Freude. Da sind mir diejenigen lieber, die genießen können und eine schöne Mahlzeit schätzen«, wird sie von Clotilde verteidigt.

Auch dieser Gang findet Anklang, wie sich Justin versichern lässt. Sein Blick deutet darauf hin, dass er nichts anderes erwartet hat. Es folgen noch Lammrücken, Estragonkaninchen und Fischragout sowie gegrillter Fisch. Nach dem Dessert sind sich alle einig, selten so gut gegessen zu haben.

Vincent und seine Eltern stehen auf und möchten sich zurückziehen, um die anschließende Besprechung nicht zu stören. Justin nutzt noch die Gelegenheit, unverblümt mit Clotilde zu flirten, und lädt sie ein, Teil seines Teams zu werden.

»Er hatte schon immer eine Schwäche für meine Frau«, knurrt Jaques und wirft dem Koch finstere Blicke zu.

»Tja, das ist der Fluch, wenn man eine schöne Frau hat. Sie gehört einem nie allein«, kontert dieser.

Beruhigend legt Vincent die Hand auf den Arm des Vaters. Clotilde schäkert noch einen Moment und schließt sich den beiden an. Jaques legt den Arm um sie.

Sami, Felipe und Justin nehmen Platz.

»Wie lautet das Urteil der Damen?«, fragt der Chef und lehnt sich zurück. Die Siegesgewissheit dringt aus allen seinen Poren.

»Deine Arroganz zieht bei mir nicht. Das Essen war fantastisch, das weißt du, und darauf kannst du zu Recht stolz sein. Aber wir sind ein Team. Ich werde keine Alleingänge und Extravaganzen dulden. Wir brauchen verlässliche Köche und keine Diven. Bei der Gestaltung der Speisekarte lassen wir dir freie Hand, ebenso bei der Zusammenstellung deines Teams. Gemeinsam legen wir ein Budget fest, mit dem du klarkommen musst und das wir in gewissen Abständen nach oben oder unten korrigieren. Soweit alles klar?«

Monique ist entschlossen, ihre Miene unnachgiebig. Charlie ist gespannt, inwieweit sie auf ihren Standpunkt beharren wird, denn von Justin auf dem Spielfeld kann der entscheidende Elfmeter abhängen. Dieser lehnt sich nach vorn und lächelt.

»Verhandlungen mit dir zu führen ist mir immer eine besondere Freude, liebste Monique. Dann erwacht das lodernde Feuer der Leidenschaft in dir.« Sein Ton ist sanft, aber es steckt etwas Lauerndes darin. Wie ein Raubtier, das seine Beute in Sicherheit wiegt und dann erbarmungslos zuschlägt.

Monique bleibt unbeeindruckt und wartet ab. Ihre dunklen Augen fixieren Justin. Dieser gibt so schnell nicht auf.

»Aus welchem Grund sollte ich auf deine Forderungen eingehen? Mir steht die Welt offen.« Er breitet die Arme aus, als wolle er diese umarmen.

Felipe rutscht unruhig auf seinem Stuhl hin und her. Ihm ist das Gebaren seines Chefs sichtlich unangenehm. Sami betrachtet konzentriert seine manikürten Fingernägel. Louisa hält die Luft an. Selbst Sarah schweigt, auch wenn ihr anzusehen ist, dass sie Justin liebend gerne am Kragen packen würde.

Nun ist es an Monique, sich zurückzulehnen. Sie lässt den Wein in ihrem Glas kreisen und nimmt einen Schluck, bevor sie sich wieder aufrichtet. »Weil du heimatverbunden bist und die Provence trotz all deiner Möglichkeiten nicht verlassen möchtest. Außerdem suchst du eine neue Herausforderung mit viel Freiraum, den wir dir bieten. Du hast hohe Ansprüche an deine Küchenausstattung und dein Team, sodass es kaum jemand mit dir aushält. Du kannst hier qualitative Produkte aus der Region verwenden und musst dich nicht zu Tode arbeiten. Du kennst mich und weißt, dass ich mit deinen Sperenzchen umgehen kann und dir alle lästigen Verwaltungsarbeiten abnehmen werde. Vielleicht kannst du auch deinen Traum vom eigenen Kochbuch verwirklichen. Soll ich fortfahren?«

Kühl lächelnd hält sie seinem Blick stand. Er überlegt, verzieht unwillig den Mund und rauft sich die Haare.

»Immer noch dasselbe Teufelsweib«, brummt er. Sein zollt ihr Respekt. »Du hättest ein einfaches Spiel, wenn du mich endlich heiraten würdest«, versucht er die Strategie zu ändern.

Doch für Humor ist Monique nicht empfänglich. Aber noch ist die Schlacht nicht gewonnen.

»Kannst du dir mein Engagement überhaupt leisten?«, versucht er es auf einem neuen Weg.

»Da bin ich mir sicher. Ich kenne dein jetziges Gehalt, lege fünfzehn Prozent obenauf und wir vereinbaren einen Jahresbonus, wenn du deine Ziele erreichst, die wir vorab auf faire Art festlegen werden.«

Justin überschlägt sein Einkommen, wiegt den Kopf und fragt nach der Höhe der variablen Vergütung. Dann verhandelt er für Felipe und Sami. Am Ende haben beide Seiten den Eindruck, das Beste für sich errungen zu haben. Per Handschlag wird die Vereinbarung besiegelt und die Gläser erklingen. Monique klärt noch weitere Einzelheiten mit Justin, der spielend vom Charmeur zum knallharten Geschäftsmann mutieren kann. Aber er hat eine Kontrahentin, die dieses Spiel ebenso gut beherrscht. Zufrieden und in heiterer Stimmung verabschieden sie sich voneinander.

»Es ist mir eine Ehre, wieder mit dir zusammenzuarbeiten.« Justin umarmt Monique und sammelt seine Kisten ein.

Als die Tür ins Schloss fällt, weicht die Anspannung von Charlie. »Warst du dir sicher, ihn für uns zu gewinnen, oder bist du eine begnadete Schauspielerin?«, möchte sie wissen.

Moniques dunkles Lachen ertönt. Sie stützt den Kopf auf und sieht plötzlich müde aus. »Ich war alles andere als überzeugt. Justin hat recht, ihm stehen wirklich alle Türen offen. Wir können mit wenig punkten, bisher haben wir uns keinen Namen gemacht. Nur mit Geld lässt er sich nicht einfangen. Seine Werte liegen in anderen Bereichen. Ich habe hoch gepokert und den Vorteil ausgenutzt, dass wir uns schon lange kennen und er ein bisschen verliebt in mich ist. Die Rolle der unbeugsamen Geschäftsfrau durchzuhalten, hat mich ordentlich Kraft gekostet.«

»Für einen Moment hatte ich das Gefühl, das Ganze fährt gegen die Wand«, äußert sich Sarah und legt den Arm um Moniques Schultern.

»Großartige Leistung, Monique. Das sollten wir feiern, aber ich glaube, heute ist die Luft raus«, sagt Louisa und unterdrückt ein Gähnen.

Charlie umarmt Monique und bedankt sich. Diese winkt ab.

»Eine für alle, alle für Eine.«

Sie löschen die Lichter und beschließen, das Aufräumen auf den nächsten Tag zu verschieben. An den Zimmertüren wünschen sie sich eine gute Nacht. Der Erfolg des Abends muss bei den Partnerinnen erst noch ankommen.

Charlie lässt sich neben Vincent auf das Bett fallen. Seine Eltern haben es sich in den Sesseln gemütlich gemacht.

»Ich bin mir sicher, euer Hotel ist das einfallsreichste in der Region. Das wird hier schnell die Runde machen. Die Zeitschriftenreporter werden sich die Klinke in die Hand geben«, prophezeit Clotilde und schenkt Charlie ein warmes Lächeln.

»Wie ist der Abend gelaufen? Spann uns bitte nicht auf die Folter«, wird sie von Jaques gedrängt.

Charlie zeigt ihren erhobenen Daumen und grinst. Clotilde stößt einen Jubelschrei aus, Vincent und Jaques klatschen sich ab.

»Justin ist ein harter Knochen. Er sieht aus, als würde er nicht bis drei zählen können, aber hinter seinem unscheinbaren Äußeren verbirgt sich Intelligenz und Sturheit. Er ist ein gefürchteter Chef. Mit seinem Können zieht er trotzdem die jungen Köche an, die von ihm lernen möchten. Von ihm in Grund und Boden gebrüllt zu werden, nehmen sie in Kauf. Er hat einen bissigen Humor und duelliert sich gerne auf intellektueller Ebene. Mit ihm kommt auf jeden Fall keine Langeweile auf. Und seine Küche ist exzellent«, lässt Jaques sie wissen.

»Monique gebührt die Ehre, die wie ein Fels unverrückbar in der Brandung stand. Sie meint, Justin hätte einen Narren an ihr gefressen, was sie weidlich ausnutzte.«

Clotilde kichert. »Justin und die Liebe, das ist auch ein besonderes Thema. Er ist leicht entflammbar, aber so schnell und hell die Flammen auflodern, erlöschen sie wieder. Er war drei oder vier Mal verheiratet und müsste wenigstens fünf Kinder haben. Aber da verliert man leicht den Überblick«, erklärt sie.

»Als Womanizer hätte ich ihn nun nicht gesehen. Da kommt eher Sami in Frage«, wundert sich Charlie.

»Von Sami geht keine Gefahr aus, zumindest nicht für die Damenwelt«, wirft Vincent ein.

Charlie braucht einen Moment, bis sie die Bedeutung dieser Bemerkung erfasst. Missbilligend schüttelt sie den Kopf. »Hier weiß auch jeder über den anderen Bescheid. Ihr seid ja nicht besser als die Steinhagener«, bemerkt sie.

»Klatsch ist der Kitt unserer Gesellschaft«, sagt Jaques leichthin und erhebt sich.

Seine Frau folgt seinem Beispiel. Mit einem kurzen Gruß verlassen sie den Raum.

Charlie kuschelt sich an Vincent, setzt sich aber sofort wieder auf. Sie spielt an der Fernbedienung des Fernsehers, schaltet alle Lichter ein, dreht den Thermostat der Heizung höher und lässt im Badezimmer das Wasser laufen. Sie öffnet jede Schublade und schließt die Klappläden. In den Sesseln probiert sie unterschiedliche Sitzpositionen aus, prüft sie die Stabilität des Beistelltisches. Sie testet den Schreibtischstuhl und fragt sich, ob Laptop, Bücher und weitere Unterlagen darauf Platz finden. Vincent beobachtet sie geduldig.

»Du hättest auch mich fragen können. Ich habe dieselbe Tour gemacht und finde nichts, was quietscht, locker ist oder klemmt. Fernseher, Heizung und warmes Wasser, die neuralgischen Punkte aller Gäste, funktionieren störungsfrei.« Auffordernd klopft Vincent mit der Hand auf die Stelle neben sich.

»Perfekt. Ich wollte mich selbst überzeugen. Moment noch, ich bin gleich da«, entgegnet Charlie und verschwindet im Bad.

»Auch das Bett quietscht nicht«, bemerkt er einige Minuten später.

Empört sieht Charlie ihn an. »Du bist doch hoffentlich nicht auf der Matratze Trampolin gesprungen!«

»Nein, ich ließ mich einige Male aufs Bett fallen.«

Charlie geht in die Knie und prüft, ob der Lattenrost gebrochen ist. »Alles in Ordnung«, stellt sie erleichtert fest, als ihr Schopf wieder oberhalb der Matratze auftaucht.

»Ich dachte an die Gäste, zu deren Gewicht die Körpergröße fehlt. Monique bat uns, das Zimmer allen Tests zu unterziehen, die uns einfallen. Eine Prüfung steht noch aus.« Vincent wackelt mit den Augenbrauen und wirkt vergnügt.

»Es ist mir schleierhaft, von welcher Prüfung du sprichst«, gibt sich Charlie ahnungslos.

»Ich helfe dir auf die Sprünge.« Er zieht sie sanft zu sich hinunter.

Der Duft von gebratenem Speck und Eiern empfängt Charlie am nächsten Morgen. Clotilde steht in der Küche. Sie sieht ausgeschlafen und frisch aus.

»Guten Morgen, Charlie!«, ruft sie.

»Salut, Clotilde. Gut geschlafen?«

»Wunderbar. Der Kaffee ist fertig, bitte bediene dich«, fordert sie auf und trägt frische Croissants an den Tisch.

Monique ist bereits im Arbeitsmodus und brütet über ihrem Laptop. Louisa kommt die Treppe herunter, Sarah im Schlepptau. Beide lachen über eine von Sarahs Bemerkungen.

»Ich habe mir besonders viel Zeit im Badezimmer gelassen und alles ausprobiert. Aus meiner Sicht ist alles da, was die anspruchsvolle Dame benötigt«, verkündet sie gut gelaunt und lässt sich auf einen Stuhl plumpsen.

Jaques und Vincent kommen nach einem morgendlichen Ausritt herein und bringen den Geruch von Pferd, Stall und frischer Luft mit. Monique taucht aus den Tiefen ihrer Arbeit auf und häuft sich Rührei auf ihren Teller.

»Wie fällt eure Bewertung aus?«, will sie wissen.

»Fünf Sterne!«

Darin sind sich alle einige. Aber so leicht macht es ihnen Monique nicht. Sie fragt nach, will Begründungen und erkundigt sich, was besonders gut ankam. Erst dann wenden sie sich anderen Themen zu.

»Im Grunde brauchen wir keine Gäste. Wir reichen aus, um das Hotel zu füllen. Ich könnte jeden Morgen so in den Tag starten, wohlwissend, mein Zimmer später wie von Zauberhand aufgeräumt und geputzt vorzufinden«, witzelt Sarah.

»Dann wären wir in spätestens sechs Monaten pleite«, bemerkt Monique.

Sarah runzelt die Stirn. »Du warst auch schon lustiger.«

»Das bin ich immer noch, wenn ich Zeit dafür habe«, kommt postwendend die Antwort. »Heute klappern wir die regionalen Produzenten ab, verkosten und schließen Verträge ab«, informiert Monique in etwas versöhnlicherem Ton.

»Ich würde mich heute gerne ausklinken, wenn es in Ordnung ist, und Marie besuchen«, sagt Charlotte.

»Richte ihr bitte liebe Grüße aus. Ich war selbst schon eine Weile nicht mehr dort. Du musst dann eben mit unseren Entscheidungen leben«, entgegnet Monique.

»Wenn ich eure Küche noch nutzen darf, übernehme ich den Abwasch. Es ist eine Wohltat, für den Hofladen nicht mehr Vincents beengte Küche nutzen zu müssen«, bietet Clotilde an.

Sie streben in unterschiedliche Richtungen davon.

# 31

Langsam öffnet Charlie die Eingangstür und ruft Maries Namen.

»Hier bin ich«, antwortet eine Stimme aus dem Hintergrund.

Charlie geht durch die Küche und bleibt an der Schwelle des abgedunkelten Raumes stehen. Ihre Augen müssen sich erst an das schummrige Licht gewöhnen, das eine kleine Lampe spendet. Die schweren Vorhänge sind zugezogen. Nur schemenhaft erkennt sie die in Decken gehüllte Gestalt auf dem hohen Lehnstuhl. Die Luft ist stickig, abgestanden und viel zu warm. Charlies Herz klopft unheilvoll. Sie hat erwartet, Marie in der Küche vorzufinden oder über ein Buch gebeugt, aber nicht im Dunkeln sitzend.

»Willst du am Türrahmen festwachsen?«, fragt die schwache Stimme mit einem Hauch von Ironie.

Erst dieser Ton lässt Charlie gewiss sein, dass es sich bei der Dame um Marie handelt. Mit wenigen Schritten ist sie bei ihr, kniet nieder und nimmt Maries eiskalte Hand. »Hallo Marie«, sagt sie und wartet ab.

Sie weiß nicht, was sie sagen soll, und betrachtet aufmerksam das von Falten überzogene Gesicht, soweit die Lichtverhältnisse das erlauben

. Nur Maries Augen, die sie müde anschauen, sind klar zu erkennen. Marie legt eine Hand an Charlies Wange, sie legt ihre darüber.

»Hallo Charlie. Wie schön, dass du mich besuchst.« Marie hat Mühe, die Worte auszusprechen. Sie hört sich atemlos an, als würde sie mit einer großen Last einen Berg erklimmen.

»Ist dir kalt? Soll ich Tee kochen?«

»Ja, bitte. Gib einen ordentlichen Löffel Honig in den Tee. Und öffne die Vorhänge, vielleicht vertreibt das meine trüben Gedanken.«

Charlie lässt Licht und Luft in das Zimmer und atmet tief durch, bevor sie sich umwendet. Sie steckt die Decke um Marie fest, wobei sie feststellt, wie dünn die alte Dame geworden ist. Erst dann blickt sie in das eingefallene, blasse Gesicht. Sie erschrickt zutiefst. Ihr Herz zieht sich schmerzvoll zusammen. Jegliche Lebenslust und Energie scheinen Marie verlassen zu haben. Zart streichelt Charlotte ihre Wange, Marie schließt die Augen.

»Ich bin gleich wieder da«, flüstert Charlie.

Sie ist froh, in die Küche flüchten zu können, um sich etwas zu sammeln. Maries Anblick ist ein Schock für sie, hatte sie doch die rüstige, scharfsinnige Seniorin erwartet. Sie sucht Tassen, Honig und Löffel zusammen und wartet, bis das Wasser kocht. In einer Dose findet sie noch einige Kekse. Sie arrangiert alles auf einem Tablett und hoff, ihre Mimik unter Kontrolle zu haben. Ihr Entsetzen möchte sie Marie nicht zeigen. Schwerfällig richtet sich diese in ihrem Sessel auf. Charlie schließt das Fenster, süßt den Tee und reicht ihr eine Tasse. Maries Hände sind blau angelaufen und eiskalt. Wärmesuchend schließen sich ihre Finger um den Becher.

»Nun ist der Winter angebrochen«, sagt Marie bedauernd. Ihre Stimme erinnert Charlie an alte, brüchige Buchseiten. Sie ist verdutzt.

»Aber schon bald steht der Frühling vor der Tür. Die Sonne hat schon eine warme Kraft.«

»Ich spreche von meinem Lebenswinter, auf den kein Frühling folgen wird.«

Charlie kämpft mit den Tränen und nimmt einen Schluck Tee.

»Sei nicht traurig, Kleine. Ich hatte ein langes, gesundes Leben. Mein Herz hat keine Kraft mehr. Ihm geht langsam die Puste aus und somit auch mir.« Jeder Satz kostet Marie Kraft. »Erzähl mir von deiner Bäckerei, Manoir Remy und deinem Liebesleben.«

Charlie lacht verhalten, für einen Augenblick blitzt die alte Marie durch. Sie rückt näher an sie heran und berichtet so locker, wie es ihr möglich ist. Dabei streut sie lustige Geschichten ein. Jedes einzelne Zimmer wird lebendig, über Justin lacht Marie herzlich. Immer wieder schließt sie die Augen, doch Charlie erkennt an ihrer Mimik, dass sie zuhört. Da die Unterhaltung etwas Farbe in das gelebte Gesicht zaubert, lässt sie kein Detail aus, bis ihr nichts mehr einfällt. Hand in Hand sitzen sie schweigend da.

»Deine Großmutter konnte auch wunderbar erzählen. In ihrer Fantasie erschuf sie Traumwelten und baute Imperien auf. Wenn ich die Augen schloss, konnte ich alles deutlich vor mir sehen, so wie ich eben Manoir Remy und Steinhagen gesehen habe. Aber eines hast du ausgelassen – die Liebe. War das Absicht?«

Charlie schmunzelt. »Nein, die habe ich vergessen. Es gibt nicht viel zu erzählen.«

»Du bist eine miserable Lügnerin.«

»Ich gebe mich geschlagen.«

Zögernd berichtet sie von Vincents erstem Besuch im Herbst, seinem Einsatz in der Bäckerei, ihrem ersten Streit, dem überraschenden Weihnachtsgeschenk und Vincents Leidenschaft für die Landschaft und den Schnee.

»Du siehst, alles ist in bester Ordnung«, endet Charlie.

Marie öffnet die Augen und sieht sie prüfend an. Unter diesem Röntgenblick schrumpf Charlie ein wenig und gießt Tee nach, um diesem auszuweichen.

»Ich weiß nicht, ob ich die Eröffnung noch miterleben werde, Charlotte. In mir steckt eine tiefe Müdigkeit, die sich nicht abschütteln lässt. Immer öfter lebe ich mehr in der Vergangenheit als im Hier und Jetzt. Ich höre Stimmen, die mich rufen. Meine Eltern und Geschwister, Jules, Fanny und sogar Frederic. Es sind fröhliche Stimmen, sie lachen und scherzen. Jules streckt mir seine Hand entgegen und ich möchte nichts lieber, als sie zu ergreifen, dem Licht und der Wärme entgegengehen, in Gesellschaft sein und die Kälte und Einsamkeit hinter mir lassen.«

Marie macht eine Pause. Charlie kann die Tränen nicht mehr zurückhalten, die nun über ihre Wangen strömen. Marie drückt ihre Hand.

»Ich hoffe so sehr, dass du bei der Eröffnung dabei sein kannst. Du musst doch Fanny davon berichten«, versucht Charlie mit dem Schicksal zu verhandeln.

»Das liegt nicht in meiner Macht. Ich werde mein Bestes geben und am Leben bleiben. Aber ich verspreche nichts, das wäre in meinem Alter und in Anbetracht meines Gesundheitszustandes unseriös.«

»Hast du Angst vor dem, was vor dir liegt?«, fragt Charlie.

Marie überlegt und hält den Kopf leicht schief. »Nein. Der Tod ist so natürlich wie die Geburt. Auf beides haben wir keinen Einfluss. Ich glaube auch nicht daran, dass sich unsere Seelen einen neuen Körper suchen oder wir auf Erden noch eine Runde drehen müssen, weil wir unsere Lebensprüfungen noch nicht bestanden haben. Wer setzt den Maßstab für ein gelingendes Leben und wer richtet am Ende darüber? Das Leben ist kein Wettstreit. Wir sind alle dazu aufgefordert, die Karten, die wir auf die Hand bekommen haben, nach unseren Fähigkeiten auszuspielen. Da gibt es kein Richtig oder Falsch. Niemand von uns wählte, geboren zu werden. Das kam eben so, ob wir wollten oder nicht. Das Land und die Verhältnisse boten uns gute bis miserable Startmöglichkeiten.

Meine Zeit als junge Frau wurde durch den Krieg geprägt. Ich habe meine Familie und meine Heimat verloren. In Jules bin ich meiner großen Liebe begegnet, die alle Wirren, Herausforderungen und Schicksalsschläge überdauerte. Das Ende meiner Tage darf ich in meiner alten Heimat verbringen. Das Leben hat mich reich beschenkt. Ich bin hoffnungsfroh, meinen Lieben in einer anderen Welt wieder zu begegnen, weil ich das als ausgleichende Gerechtigkeit empfinde. Wozu soll das sonst alles gut gewesen sein? Die Menschen, die wir liebten, sind doch das Entscheidende im Leben.«

Marie ist erschöpft und ringt um Atem. Besorgt fühlt Charlie den schwachen Puls. Sie sucht eine weitere Decke und beobachtet Marie beunruhigt. Mehrfach überlegt sie, einen Arzt zu rufen, verwirft den Gedanken wieder als hysterisch und überwacht stattdessen Maries Schlaf. Sie denkt über deren Worte nach. Wie die meisten jungen Menschen schiebt sie das Thema Tod weit von sich und sieht diesen in endloser Ferne als abstraktes Ereignis. Charlie betrachtet Marie und fleht Gott in Gedanken an, ihr noch etwas Zeit mit ihr zu geben. Die Freude über das Hotel ist verflogen. »*Als wären Erfolg und Besitz das Wichtigste. Das muss eine unserer größten Lebenslügen sein*«, denkt sie.

Marie regt sich und öffnet blinzelnd die Augen. Überrascht sieht sie Charlie an. »Du bist ja noch da.«

»Ich kann doch nicht einfach so gehen«, antwortet diese traurig.

»Dann mach dich nützlich und begleite mich den Gang entlang. Du kannst die Suppe auf dem Herd erwärmen.«

Charlie stützt Marie und fühlt dabei jeden ihrer Knochen. Geduldig flößt sie ihr die heiße Suppe ein.

»Kümmert sich jemand um dich?«

Marie nickt. »Heloise ist den ganzen Tag bei mir, meine Nachbarin. Vermutlich hat sie dein Kommen bemerkt und wartet, bis du wieder gehst.«

Charlie ist beruhigt. Nach wenigen Löffeln ist Marie satt. Sie macht einen kräftigeren Anschein, wobei Charlie sich nicht sicher ist, ob das reines Wunschdenken ist.

»Ich habe eine Bitte an dich«, fängt Marie an. »Du liebst Vincent und ich gehe davon aus, dass du diese entscheidenden Worte bisher nicht ausgesprochen hast. Zögere nicht, dafür ist das Leben zu kurz. Entweder erreicht ihr gemeinsam die nächsthöhere Stufe, oder er erwidert deine Liebe nicht. Dann kannst du entscheiden, so weiterzumachen wie bisher, oder deinen Weg ohne ihn zu gehen. Vielleicht findest du überraschend und unerwartet den Mann an der nächsten Kreuzung, der dir das geben kann, was du dir erträumst. Gib dich nicht mit weniger zufrieden und halte an deinen Idealen fest, weil du es dir wert bist. Geh voraus, wer mitkommt ist gut, wer nicht, lässt es bleiben.«

Maries Worte haben etwas Eindringliches. Charlie ringt um eine Antwort. »Ich bin ein Feigling und habe Angst vor seiner Reaktion«, gibt sie zu.

»Angst ist ein schlechter Ratgeber. Diese zu überwinden bedeutet Mut. Was kann im schlimmsten Fall passieren?«

»Das Gut, das Hotel, ein gebrochenes Herz, meine Freundschaft zu Monique. Reicht das?«

Marie lacht leise. »Das ist zugegebenermaßen eine Menge, aber alles zu lösen. Moniques Loyalität darfst du nicht unterschätzen. Ein gebrochenes Herz ist eine andere Sache. Stell dir vor, du bist am Ende deiner Lebensreise angekommen und es war für dich nicht vorgesehen, einen Menschen intensiv zu lieben. Du würdest nichts vermissen, da du dieses Gefühl nicht kennst. Ein anderer hat die Erfahrung einer leidenschaftlichen, tiefen Liebe gemacht und es ging nicht gut aus. Leider gab es keine zweite Chance. Aber er erinnert sich gerne an diese Zeit, dann umspielt ein Lächeln seine Lippen und dieser Mensch ist dankbar, einmal im Leben geliebt zu haben. Was wäre dir lieber?«

Charlie erinnert sich an Vincents Worte in der Bucht, als sie von Fanny und Frederic erfuhr. Das klang sehr ähnlich. »Du kennst meine Antwort. Vielleicht brauche ich noch etwas Zeit.«

Sie legt den Kopf auf Maries Beine und lässt sich über das Haar streichen. Draußen geht die Sonne unter. Erst viel später gibt sich Charlie einen Ruck. Sie richtet sich auf und nimmt Maries Gesicht in beide Hände.

»Das ist kein Abschied für immer. Ich besuche dich wieder, rufe an und schreibe dir«, fleht sie Marie an.

Diese lächelt liebevoll und küsst Charlie die Stirn. »Wir haben einander gefunden und halten uns so lange wie möglich an den Händen. Ich habe dich lieb, meine Kleine.«

»Ich dich auch. Bis bald, Marie.«

Ihre Blicke verhaken sich ineinander, bis Marie zum Abschied die Hand hebt. Schweren Herzens wendet sich Charlie ab. Sie schließt die Haustür und lehnt sich mit geschlossenen Augen dagegen. Am liebsten würde sie umkehren und bei Marie bleiben, die im Frieden mit sich ist und Charlotte nicht braucht. Zögernd geht sie los.

Vincent sitzt am Tisch und telefoniert. Als er Charlie bemerkt, beeilt er sich, das Gespräch zu beenden.

»Warst du den ganzen Tag bei Marie?«

Charlie nickt und versucht die Fassung zu wahren. »Du hättest mich vorbereiten können«, sagt sie vorwurfsvoll.

»Worauf?« Sein Gesicht drückt Verwirrung aus.

»Dass es ihr so schlecht geht und ...« Sie bricht ab und breitet die Arme aus.

»Setz dich, Charlie«, fordert er sie ruhig auf. »Ich habe Marie schon länger nicht mehr gesehen. Sie hat Herzprobleme, das wusste ich. Aber dass sich ihr Zustand verschlechtert hat, das war mir nicht bekannt. Clotilde hat davon auch nichts berichtet. Wir waren wohl alle mit unserem eigenen Leben beschäftigt.« Das schlechte Gewissen ist ihm anzusehen.

Stockend erzählt Charlie von ihrem Besuch. Vincent ist betroffen und nimmt sich vor, bald bei Marie vorbeizuschauen.

»Versprichst du mir, mich rechtzeitig zu informieren, wenn es mit ihr zu Ende geht?«, bittet Charlie.

»Das werde ich«, versichert Vincent. Er steht auf und kramt in den Küchenschränken. »Du wirst im Gästehaus erwartet. Ich nehme an, du hast heute Abend keine Lust auf Gesellschaft. Bist du mit tröstenden Nudeln und Tomatensauce einverstanden?«

Charlie gelingt ein kleines Lächeln. Dankbar nickt sie.

»Ich sage Monique Bescheid.«

Sie hört ihn mit seiner Schwester telefonieren. Auf der Couch setzt sie sich in eine Ecke und schaut ins Feuer. Beim Gedanken an Maries kalte Hände läuft ihr ein Schauer über den Rücken. Vincent drückt ihr ein Glas Rotwein in die Hand. Beim Essen bittet sie ihn, von seinem Tag und seinen Plänen zu erzählen. Sie hofft, so auf andere Gedanken zu kommen. Vincent schlägt bewusst einen lockeren Ton an.

»Das passt gut, dann kann ich den Jahresbericht auf angenehme und einfache Weise loswerden und spare mir stundenlanges Gehämmer am Computer.«

Schon nach kurzer Zeit hört sie konzentriert zu. Ihr fliegen Fachbegriffe und Zahlen um die Ohren, wovon sie nur einen Teil versteht. Geduldig lässt er sich unterbrechen, seine Ausführungen ähneln bald einer Vorlesung in Agrarwissenschaft. Sie ist aufs Neue von der Komplexität seiner Arbeit fasziniert. Seine Vorhaben und Investitionen klingen wohldurchdacht und plausibel. Charlie gelingt es, eigene Überlegungen einzubringen und ist stolz, dass Vincent diese aufgreift und mit ihr diskutiert.

»Habe ich dein Einverständnis?«, beendet er das Gespräch.

»Das ist, als würdest du ein Huhn fragen, welches Kleid es heute tragen möchte«, kichert sie. »Ich habe keine Ahnung. Du bist überzeugt von deinen Ideen und die Zahlen sprechen für dich. Alles weitere lege ich vertrauensvoll in deine Hände.«

Dankend neigt er den Kopf. »Zu Beginn hatte ich Sorge, du würdest dich zu sehr in die Geschäfte einmischen und am Ende noch eine Stechuhr einführen«, gibt Vincent zu.

»Dass ich nicht sehnlichst erwartet wurde, hast du mich deutlich spüren lassen. Der Empfang war sehr frostig«, erinnert sie ihn.

»Aber du hast dich nicht unterkriegen lassen, sondern den Kampf angenommen und die kecke Nase in die Höhe gereckt. Auch wenn du beim Anblick der Pferde am liebsten auf dem Absatz kehrt gemacht hättest«, lacht er und legt den Arm um sie.

Charlie verzieht das Gesicht. »Da musste ich all meinen Mut zusammennehmen. Der Trotz hat mich in den Sattel gehoben«, grinst sie.

»Ich habe mich köstlich amüsiert.«

»Auf meine Kosten. Besten Dank auch«, schmollt sie.

»Weißt du, woran ich noch gerne denke?«

Charlie wirft ihm einen finsteren Blick zu und verschränkt die Arme vor der Brust. »Ob ich das wissen will, muss ich mir erst überlegen.«

Vincent ignoriert ihren Einwand. »An die Lavendelernte. Ich habe darauf gelauert, dass du aufgibst, um es dir dann unter die Nase zu reiben. Mein Vorurteil der verwöhnten Göre hätte sich bestätigt. Aber nein, verbissen kämpft sie bis zum Schluss, ohne Schwäche zu zeigen.«

»Wenn ich allein gewesen wäre, hätte ich die Schere ins Gebüsch gepfeffert und mich an die Straße gestellt, bis mich jemand mit zurücknimmt. Aber mir die Blöße vor Publikum zu geben, hätte ich als persönliche Niederlage empfunden. Plötzlich war ich die neue Eigentümerin, die von nichts eine Ahnung hat und bei der ersten Herausforderung davonläuft. Ich stand gehörig unter Druck.«

»Das kann ich mir vorstellen. Ich bin nicht gerade sanft mit dir umgesprungen. Vor allem wollte ich keinen Klotz am Bein«, räumt Vincent ein.

»Aber an dem Tag hast du dir den Respekt des Teams erarbeitet.«

»Durch Blasen an den Händen«, meint Charlie schmunzelnd.

»Und durch deine fröhliche, unkomplizierte Art. Du packst überall dort an, wo es nötig ist, und bist dir für nichts zu schade. Das bleibt nicht unbemerkt. Außerdem liebe ich dein Lachen, das viel besser ist als die meisten deiner Witze.«

Charlie lässt eben dieses Lachen erklingen und geht spielerisch mit den Fäusten auf ihn los. Er duckt sich geschickt weg, umfasst sie und lässt sich mit ihr auf das Sofa fallen.

»Wenn ich einen Wunsch frei hätte, würde ich die nächsten Wochen hier so mit dir liegen wollen, deine Nähe spüren und die Welt aussperren«, sagt sie leise, die dunkle Wolke der Trauer taucht wieder am Horizont auf.

Vincent spielt mit ihren Locken, sein Arm ruht auf ihrer Hüfte. »Gerade jetzt wird dir dein Wunsch erfüllt. Wir entscheiden, wer und was Platz in diesem Raum hat.« Er drückt ihr einen Kuss auf die Stirn.

Charlie hebt den Kopf und sucht seinen Blick. »Ich liebe dich«, sagt sie voller Überzeugung, klar und deutlich.

Erschrocken reißt sie die Augen auf. Die Worte sind ihr entwischt und ihr wird in dem Moment bewusst, als sie diese ausgesprochen hat, dass dies ein Fehler war. Vincent erstarrt. Er rappelt sich auf, wendet sich ab und stützt den Kopf in die Hände. Charlie bleibt noch kurz liegen und starrt an die Decke. Sie kämpft sich an ihm vorbei in eine sitzende Position und legt ihm die Hand auf den Rücken.

»Das wollte ich nicht laut sagen, sondern nur denken. Ich weiß nicht, wie das passieren konnte«, sagt sie leise und hört ihre Stimme wie aus weiter Ferne. Charlie fühlt sich seltsam entrückt, wie eine Zuschauerin, die von oben auf die Szene blickt. Die Situation entgleitet ihr. »Wie konnte ich nur so dumm sein?«, fragt sie in den Raum.

Sie weiß nicht, was sie sagen soll. Jeder Satz, der sich in ihrem Kopf formt, erscheint ihr falsch. Sie wartet ab, die Zeit zieht sich wie Kaugummi. Charlie wagt fast nicht zu atmen und hofft auf eine Regung von Vincent. Mit Wut könnte sie besser umgehen als mit diesem plötzlich entstandenen Vakuum. »*Will ich überhaupt hören, was er zu sagen hat*?«, überlegt sie mit klopfendem Herzen. »*Nein, nicht bei dieser langen Reaktionszeit*«, beschließt sie. »*Ich werde hier nicht sitzen wie das Kaninchen vor der Schlange. Die Worte, die ich hören möchte und mir so sehr wünsche, werden nicht fallen«*, denkt sie.

Charlotte erhebt sich und verlässt den Raum gemessenen Schrittes, bedacht auf eine aufrechte Haltung. Niemand soll sehen, wie verletzt sie ist, weder heute noch morgen. Wie ferngesteuert geht sie ihrer abendlichen Routine nach und kriecht ins Bett, die Zähne fest zusammengebissen. Unruhig dreht sie sich von einer zur anderen Seite. Kurz überlegt sie, wieder aufzustehen und ein klärendes Gespräch zu suchen. »Auch ich habe meinen Stolz«, belehrt sie ihr Kopfkissen.

Anstatt in Tränen und Selbstmitleid zu baden, regt sich ihr Kampfgeist. Ärger wallt in ihr auf. »Feiger Idiot. Es könnte so einfach sein«, schimpft sie vor sich hin.

Da an Schlaf nicht zu denken ist, betrachtet sie am Fenster stehend den Sternenhimmel. Der volle Mond erhellt die Nacht. Charlie lehnt ihre Stirn an die kalte Scheibe. Traurigkeit durchströmt sie, wie eine heftige Welle. Insgeheim hofft sie, Vincents Schritte auf der Treppe zu hören. Mit angehaltenem Atem lauscht sie, aber im Haus herrscht Stille. Im Gästehaus brennt noch Licht, gerne würde sie in die fröhliche Atmosphäre eintauchen, die dort herrscht. Sich umhüllen lassen von Verständnis und Solidarität. Über Sarahs bissige Kommentare lachen und einen Moment des Ausblendens genießen. Doch die Realität wird sie mit Sicherheit einholen.

»*Das war eine gelungene Aktion. Deine Ratschläge sind auch nicht immer die besten, Marie*«, denkt sie zynisch.

»In diesem Fall ist keine Antwort eine klare Antwort. Nun hast du Gewissheit, wo du stehst, und kannst wählen. Bleibst du im Tal der Tränen und des Jammerns oder gehst du unbeirrt weiter. Es liegt an dir«, hört sie Marie sagen.

Charlie lässt sich auf den Sessel fallen und zieht die Beine an. Ihr Kinn ruht auf ihren Knien. Ein Funken Erleichterung macht sich in ihr bemerkbar. Es stimmt, nun hat sie Klarheit. Ihre Gefühle werden nicht auf die Weise erwidert, wie sie sich das erhofft hat. Auf der anderen Seite hat Vincent sie nie belogen oder ihr etwas vorgetäuscht, was nicht da ist. Charlie bemüht sich um Fairness. Ihre Erwartungen waren zu hoch, dafür kann sie niemanden als sich selbst verantwortlich machen. Charlie dachte, mit der Zeit würde er erkennen, dass es mehr als eine gute Freundschaft ist, die sie verbindet. Aber da war sie wohl auf dem Holzweg und wurde vom Prinzip Hoffnung geleitet. Diese Selbsterkenntnis schmerzt. Trotzdem wallt Wut in ihr auf, denn sie ist der Meinung, dass er sich selbst gegenüber nicht ehrlich ist und mit den eigenen Dämonen kämpft. Eine Schlacht, die nur er selbst führen kann.

»Feiger Idiot«, wiederholt sie zur Bekräftigung.

Das hat etwas Befreiendes. Seine Zurückweisung trifft sie hart. Jemandem das Herz zu öffnen, birgt immer das Risiko in sich, verletzt zu werden. Trotz allem ist sie froh, Mut bewiesen zu haben, auch wenn sie auf den Schmerz gerne verzichtet hätte. In ihr regt sich der Wunsch, so bald als möglich abzureisen. Allerdings fehlt ihr noch eine Idee, wie sie Sarah und Louisa davon überzeugen kann, ohne zu viel preiszugeben.

»*Vielleicht kommt Vincent doch noch auf mich zu. Und wenn ich dann nicht mehr hier bin?*«, überlegt sie.

»Er kennt deine Adresse«, meldet sich Marie aus dem Off.

»Wir werden sehen«, sagt sie zu sich selbst, steht entschlossen auf und schlüpft ins Bett.

Sie zwingt ihren Kopf, an die nächste Woche zu denken, wenn drei neue Mitarbeiterinnen eingelernt werden müssen. Im Geiste verteilt sie die Aufgaben neu und variiert ihr Sortiment. Darüber schläft sie ein.

Beim Aufwachen blinzelt sie, streckt sich und stellt wie zu erwarten fest, dass sie die Nacht allein verbracht hat. Charlie seufzt und geht nach unten. Vielleicht findet sie eine Notiz in der Küche. Sie sucht den Tresen ab, schaut an die Kühlschranktür und schiebt die Papiere auf dem Tisch zur Seite – nichts. Das Haus ist still und verlassen. Sie unterdrückt den Impuls, in den Pferdestall und das Gewächshaus zu eilen.

Ihr Smartphone zeigt den Eingang einer Nachricht an.

*Frühstück in einer Stunde im Gästehaus*, schreibt Louisa.

»Perfekt!«, antwortet Charlie und ist froh, aus dem Haus zu kommen.

Sie ist früh dran und hilft Louisa bei den Vorbereitungen. Diese erzählt von den Gesprächen mit den Lieferanten und der Weinverkostung. Dass Charlie ungewöhnlich still ist, fällt ihr nicht auf. Als Sarah die Treppe herunter poltert, erzählt diese nochmals von vorn. Charlie nickt, stößt den ein und anderen erstaunten Ausruf aus und hält den Schein aufrecht, dass alles in bester Ordnung ist.

Monique legt die Brötchentüte ab. Sie informiert Charlie, die leise aufstöhnt, aufs Neue. »Somit sind alle Verträge vorbereitet und unterschriftsreif, wenn auch du einverstanden bist«, endet sie.

»Das bin ich. Wenn ich euch richtig verstehe, haben wir alles erledigt, was wir uns für diese Woche vorgenommen haben«, nutzt Charlie die sich ihr bietende Gelegenheit.

»Ja, wir waren schneller als erwartet«, stimmt Monique zu.

»Dann können wir uns jetzt noch zwei Tage vergnügen«, freut sich Sarah und beginnt Pläne zu schmieden.

»Wie war dein Besuch bei Marie?«, erkundigt sich Louisa.

Charlie hat das Bild der entkräfteten, um Atem ringenden Dame vor sich und erzählt mit leiser Stimme. Die Freundinnen reagieren erschrocken, besonders Monique.

»Ich war so eingespannt die letzten Wochen, dass ich mir für Marie keine Zeit genommen habe. Vincent hat gestern nichts Näheres erzählt. Er meinte nur, du wärst müde. Ich werde ihr so bald wie möglich einen Besuch abstatten«, meint sie.

»Nun ist mir klar, warum du heute so seltsam bist«, sagt Louisa, auf deren feine Antennen Verlass ist.

»Ja, meine Stimmung ist nicht die Beste«, sagt Charlie.

Louisa nickt verständnisvoll.

»Ich schlage einen ausgedehnten Bummel durch die Geschäfte von Marseille vor, anschließend gehen wir essen und auf dem Rückweg in Pablos Bar.« Sarahs Versuch, die Stimmung aufzuhellen, misslingt.

»Nach Unternehmungen ist es mir momentan nicht. Was haltet ihr davon, wenn wir heute zurückfahren? Ich kann die Zeit in der Bäckerei gut nutzen«, schlägt Charlie vor.

Sarah sieht enttäuscht aus, Louisa überlegt.

»Aus meiner Sicht spricht nichts dagegen. Wir sollten noch die Gästeliste für die Eröffnungsfeier durchgehen. Dann weiß ich, wie viele Gäste ich im Ort unterbringen muss und kann die Zimmer buchen«, mischt sich Monique ein.

»Dein Vorschlag klingt vernünftig«, stimmt Louisa zu.

Charlie atmet auf. Nun gilt es nur noch, Sarah zu überzeugen, die alles andere als begeistert wirkt. Sie verzieht den Mund, eine steile Falte bildet sich auf ihrer Stirn.

»Vielleicht können wir einen Kompromiss schließen«, fängt sie an. »Wir kümmern uns um diese Liste und besprechen alles Nötige. Dann amüsieren wir uns und ich verbringe die Nacht bei Luc. Morgen früh können wir starten.«

Ihre Augen richten sich bittend auf Louisa und Charlie. Als Sarah beginnt, übertrieben mit den Wimpern zu klimpern, müssen beide lachen.

»Okay«, lenkt Charlie ein. »Aber ich komme nicht mit in die Stadt. Morgen Punkt sieben stehe ich hier und hole euch ab.«

Zurück im Verwalterhaus informiert Charlie Thelma und Jo über die Planänderungen. Sie kontaktiert Lieferanten und korrigiert Bestellungen. Mit dem Kopf ist sie bereits zu Hause. Ihr Koffer ist schnell gepackt und sie weiß nicht, was sie mit sich anfangen soll. Sie durchstöbert Vincents Bibliothek und findet einige Kochbücher, die sie auf ihr Gepäck legt.

Das Wetter ist herrlich und sie beschließt, einen letzten Rundgang über die Plantage zu machen. Sie saugt die klare Luft ein und reckt ihr Gesicht der Sonne entgegen. Die Hände in den Taschen vergraben, schreitet sie weit aus. Immer wieder ertappt sie sich dabei, wie ihr Blick über Felder und Obsthaine schweift, Ausschau haltend nach Vincent. Aber weit und breit ist keine Menschenseele zu erkennen. Wie von selbst schlagen ihre Füße den Weg zur Anhöhe des Lavendelfeldes ein. Oben angekommen wendet sie sich um und staunt über die Aussicht. Sie entdeckt Pflanzenreihen, abgedeckt unter schützender Folie. In der Ferne tuckert ein Traktor. Aus den vereinzelten Häusern ringsum steigen feine Rauchsäulen aus den Kaminen in den Himmel empor. Kein Lüftchen regt sich, Greifvögel ziehen weit oben ihre Kreise.

»Es ist wunderschön hier«, sagt sie wehmütig und verharrt im gleißenden Licht der Sonne. Die ordentlichen Reihen von Lavendelbüschen wecken Erinnerungen in ihr. Langsam kullert eine Träne ihre Wange hinab.

»Ich dachte, wir hätten eine echte Chance«, meint sie leise und wischt ungehalten die Tränen ab, die nun Rinnsalen gleich, strömen. Bilder blitzen in ihrem Kopf auf, wie in einem Kaleidoskop. Vincent, konzentriert über ein Buch gebeugt, mit fliegenden Haaren in wildem Galopp auf Grandessa, laut lachend über einen Witz von Jo. Sein liebevoller Blick, seine starken Arme und sein Geruch. Sie vermisst seine Nähe, den unkomplizierten Umgang, den sie miteinander pflegen, seine Intelligenz und seine Zuneigung. Wie unglaublich dumm, das alles wegzuwerfen. Langsam umrundet sie das Feld und geht auf die Obstbäume zu. Aus eigener Erfahrung weiß sie, dass Zeit Wunden leichter erträglich macht. Darauf baut sie auch jetzt. »Ein Tag nach dem anderen«, erinnert sie sich.

Tief versunken wandert sie weiter und erschrickt, als sie einen Gruß vernimmt.

»Salut, Charlie«, ruft Sebastian, der auf einer Leiter steht und die Obstbäume zurückschneidet.

»Hallo Sebastian! Ich habe dich in der luftigen Höhe nicht gesehen«, bemüht sie sich um einen beschwingten Ton.

»Du kommst genau richtig. Kannst du die abgeschnittenen Äste in den Trichter des Häckslers werfen?«, fragt er mit einem Grinsen. »Ich teile auch meine Brotzeit mit dir.«

Charlie stößt ein schnaubendes Lachen aus und fängt an, die herumliegenden Äste einzusammeln. Sie hat sowieso nichts Besseres vor. Schon bald wird ihr warm und sie zieht die Jacke aus. Auch Sebastian hat keine Lust auf ein Gespräch, was Charlie sehr entgegenkommt. Keine Fragen – keine mühsamen Erklärungsversuche. So arbeiten sie in schweigender Übereinkunft, bis Sebastian ruft: »Pause!«

Er klettert die Leiter hinab und holt Decke und Korb aus dem Auto. Charlie setzt sich und lehnt den Rücken an einen Baumstamm. Sebastian schenkt Kaffee aus seiner Thermoskanne in Becher und drückt Charlie ein Stück belegtes Baguette in die Hand. Hungrig beißt sie hinein. Sebastians Blick streift sie. Die Stille zwischen ihnen breitet sich aus. Nur hin und wieder kreischt ein Vogel.

»Danke für deine Hilfe«, sagt Sebastian schließlich.

»Bitte.«

Kaum begonnen, versiegt das Gespräch wieder. Sebastian zaubert zwei Gläser und eine Flasche Calvados aus seinem Korb. »Langsam genießen, nicht hinunterstürzen«, warnt er sie und reicht ihr ein Glas.

In kleinen Schlucken nippt Charlie daran, eine feurige Wärme erhitzt ihr Inneres. »Das war genau das Richtige«, meint sie.

Fragend hält Sebastian ihr die Flasche hin und füllt nach Charlies Nicken ihr Glas erneut. Sein Blick ist in die Ferne gerichtet. »Wir Provenzalen sind stolz und stur. Aber wir haben das Herz am rechten Fleck. Wir lassen uns nichts sagen und stehen uns oft selbst im Weg. Dann brauchen wir etwas Abstand, um die Dinge im richtigen Licht zu betrachten. Wenn wir mit unserer Meinung falsch lagen oder einen Fehler gemacht haben, fällt es uns nicht leicht, dies zuzugeben. Aber letztendlich kommen wir aufrechten Hauptes zurück und reichen die Hand.«

Charlie spielt mit den Troddeln der Decke und fragt sich, warum er sie gerade jetzt über die Wesenszüge seiner Landsleute aufklärt. »Dann hoffe ich für euch, dass ihr die Weisheit habt, angemessenen und falsch verstandenen Stolz voneinander zu unterscheiden. Danke für deine Gastfreundschaft.« Sie legt das Glas zurück in den Korb, drückt ihm einen Kuss auf die Wange, erhebt sich und setzt ihren Weg fort. Nach einigen Metern wendet sie sich um und hebt zum Abschied die Hand.

Orientalische Musik schallt aus den Lautsprechern. Irem wiegt die drallen Hüften und singt mit.

»Wenn ihr nicht endlich dieses Gejaule abstellt, setze ich euch die nächste Sahnetorte auf«, droht Louisa in ungewöhnlich harschem Ton. Die Fäuste in die Seiten gestemmt, steht sie in der Schwingtür. Ihre grünen Augen sprühen Feuer.

Irem hastet erschrocken zur Stereoanlage und schaltet sie ab. »Ich dachte, euch gefällt die Musik«, sagt sie kleinlaut.

»Aber nicht über einen Zeitraum von acht Stunden«, antwortet Louisa dreht sich um.

Grinsend nimmt Marion die Oropax heraus. »Ich habe vorgesorgt«, meint sie.

»Wir können auch deutsche Schlager hören.«

»Um Gottes willen!«, entfährt es Charlie.

»Habe ich euch schon die Geschichte von meinem Cousin dritten Grades erzählt?«, fährt Irem fort.

»Nein, aber wir werden diese sofort erfahren. Ich bin sicher, deine weit verzweigte Verwandtschaft birgt einen unendlichen Fundus an Geschichten«, wirft Aina ein.

Irem plappert weiter. Für Zynismus und Sarkasmus hat sie keine Sensoren. Charlie seufzt leise und versucht, ihre Umgebung auszublenden, bis sie Irems Stimme nur noch wie ein weit entferntes Plätschern wahrnimmt. Die junge, lebensfrohe Frau ist ihr sehr sympathisch. Ihr Mitteilungsbedürfnis kann allerdings etwas anstrengend werden. Ihre sorglose Art das Leben zu betrachten, die mitunter an Naivität grenzt, hat etwas Erfrischendes. Sie ist immer guter Laune und lässt ihre Kolleginnen an allen persönlichen Belangen teilhaben. Liebevollen Spott nimmt sie mit Gelassenheit hin. Ihr tiefes Lachen überrascht im ersten Moment, da dieses nicht zu ihrer kleinen, pummeligen Statur passt. Allen Herausforderungen begegnet sie mit Kulinarischem. Ist jemand traurig oder hat schlechte Laune, so zaubert Irem eine Süßigkeit oder eine Tupperbox mit Selbstgekochtem aus ihrer Tasche. Diese Seelentröster verteilt sie großzügig und mit einem Lächeln, so dass es niemand übers Herz bringt, diese Geste abzulehnen.

Charlie reflektiert die letzten Wochen, während derer sie sich in die Arbeit stürzte. Die Ankunft der neuen Mitarbeiter wirbelte den gewohnten Alltag durcheinander. Zu Beginn kostete Irem, die das Arbeiten nicht erfunden hat, sie den letzten Nerv. Ihr Hang zur Behäbigkeit reizte Charlie bis aufs Blut. Mehr als einmal beschwerte sie sich bei Louisa, dass man Irem beim Gehen die Schuhe besohlen könne. Zum Glück hat Marion ohne viele Worte die Kollegin unter ihre Fittiche genommen. Kurz angebunden steckt diese die Grenzen ab und fängt Irem ein, sollte sie versuchen, auszubrechen. In Charlie regt sich ein Hauch von schlechtem Gewissen, wenn sie an ihre anfänglichen Bedenken die ältere Kollegin betreffend, denkt. Marion sieht sie heute als Glücksfall an.

Luigis Ankommen in der Bäckerei gestaltete sich unkompliziert. Mit seinem Charme bezirzt er die Damenwelt, er ist flink und verfügt über eine schnelle Auffassungsgabe. Sarah, die ihm ihre Erwartungen unmissverständlich darlegte, ist zufrieden. Janina, die Feuer und Flamme für den neuen Kollegen ist, befindet sich meist in seiner unmittelbaren Nähe. Er begegnet ihr freundlich und kameradschaftlich, spürt er doch noch Sarahs strengen Blick, der ihm signalisierte, keine amourösen Abenteuer am Arbeitsplatz. Da seine Chefin durchaus furchteinflößend sein kann, hält er sich an diese Regel, auch wenn er sonst nichts anbrennen lässt.

Wenn von Emma, die Louisas Bereich unterstützt, die Rede ist, gerät ihre Vorgesetzte regelrecht ins Schwärmen. Die gestandene Vierzigjährige, eine enge Freundin von Thelma, steht mitten im Leben. Mühelos hat sie sich in das Team eingefunden. Sie ist ehrgeizig und behält auch in stressigen Situationen den Überblick. Ihr Humor bringt das ganze Team zum Lachen, ihre Schlagfertigkeit beeindruckt sogar Sarah.

In den ersten Tagen war Charlie die Betriebsamkeit in der Bäckerei zu viel. Dauernd stand jemand im Weg und sie hatte permanent das Gefühl, über jemandes Füße zu stolpern. In manchen Augenblicken hätte sie gerne alles hingeworfen und sich verkrochen. Die neue Küche im ersten Stock sorgte für Entlastung und entspannte die Situation. Charlie kann wieder frei atmen, der Durchgangsverkehr hat deutlich nachgelassen. Wenn es für sie mal wieder unerträglich wurde, raunzte sie jeden an.

»Ich komme mir vor wie an der Autobahn-Mautstelle. Wie soll der Teig ordentlich gehen, wenn hier ständig Zugluft herrscht?«

Sarah und Louisa warfen ihr immer wieder verwunderte Blicke zu. Sie waren es nicht gewohnt, dass Charlie so aus der Haut fährt und vermuteten, Marie und der Stress ließen die Freundin dünnhäutig werden. Sie behandelten sie wie ein rohes Ei mit Sprung. Es kam ihnen auch seltsam vor, dass Charlie jeden Vorschlag ablehnte, der auch nur einen Funken Geselligkeit beinhaltete. Sie arbeitete lange und musste bedrängt werden, nach Hause zu gehen. Dort verbrachte sie die Zeit in ihrem Gewächshaus oder probierte neue Rezepte aus. Selbst für einen Mädelsabend war sie nicht zu gewinnen und erfand immer neue Ausreden.

Nach ihrer Rückkehr aus Frankreich ließ sie ihr Smartphone keine Sekunde aus den Augen, so sehr hoffte sie auf eine Nachricht von Vincent, die bisher ausblieb. Auch dieses seltsame Verhalten erklärten sich Sarah und Louisa mit Maries Gesundheitszustand. Mittlerweile liegt das Handy unbeachtet in Charlies Jackentasche. Mit Marie telefoniert sie jeden Abend, alles weitere interessiert sie nicht. Dass ihre Gefühlsschwankungen und harschen Worte für ihr Umfeld ungewohnt und anstrengend sind, ist Charlie bewusst. Sie gibt ihr Bestes, auch wenn sie an manchen Tagen einer schlecht abgeschossenen Billardkugel gleicht, die von Bande zu Bande kullert – von Wut, zu Enttäuschung über Trauer bis hin zu dem Wunsch, sich nicht unterkriegen zu lassen. Fast ist sie dankbar für den täglichen Wahnsinn und der Betriebsamkeit, die dafür sorgen, dass sie nicht in Lethargie verfällt. Sogar die laute türkische Musik ist ihr willkommen, verunmöglicht diese doch jegliche Konversation, zu der sich Charlie aufraffen müsste. Dafür reicht ihr Energiereservoir einfach nicht aus.

Zu allem Überfluss hat in der Region die verrückte fünfte Jahreszeit begonnen und wie immer wollen die Steinhagener weit vorne mit dabei sein. In schrillen Kostümen torkeln die Dorfbewohner von einer Karnevalsveranstaltung zur nächsten. Auch Sarah hat sich eine große, schiefe Warzennase und einen Hexenhut aufgesetzt. Rosa glitzernd steht Janina hinter der Theke, ein Krönchen ziert ihr Haupt. Charlie drängt sich zur Kaffeemaschine durch und verdreht die

Augen. In diesem Moment betritt ein Pirat mit seiner Haremsdame den Laden. Dieser von Alkohol beseelten Zeit, in der die Hüllen fallen und alle Regeln des Anstandes außer Kraft gesetzt werden, kann Charlie nichts abgewinnen. Mit Grauen denkt sie an ihren ersten Karnevalsball, verkleidet als Meerjungfrau, der in wildem Geknutsche mit einem Mitschüler endete, den sie im wirklichen Leben nicht ausstehen konnte. »Man muss hier geboren sein, um dieses schlummernde Gen aktivieren zu können«, sagt sie kopfschüttelnd und beobachtet, wie draußen eine Horde hüpfender Clowns die Straße entlangzieht.

Am Sonntag findet der große Karnevalsumzug im Ort statt. Es werden viele Teilnehmer erwartet, auch die Bäckerei öffnet ihre Tore.

»Hast du ein Kostüm für Sonntag?«, wird Charlie von Sarah aus ihren Gedanken gerissen.

»Ich werde schon etwas finden«, antwortet sie.

»Langsam geht mir deine Übellaunigkeit auf die Nerven. Auch Vincent scheint von diesem Virus infiziert zu sein. Wegen jeder Kleinigkeit rastet er aus und brüllt jeden an, der ihm in die Quere kommt. Monique berichtete, dass er sich gestern übel mit Sebastian gestritten hat und wutschnaubend den Hof verließ«, erwähnt Sarah.

Charlie zuckt desinteressiert mit den Schultern, nimmt ihren Kaffee und verschwindet. Ratlos blickt Sarah ihr nach, wird aber sofort vom nächsten Karnevalisten in Königsrobe in Beschlag genommen. Dass Charlotte ihre Partnerinnen nicht mehr lange hinhalten kann, ist ihr klar. Sie fühlt sich auch nicht wohl dabei. Noch möchte sie etwas Zeit gewinnen und lästigen Fragen aus dem Weg gehen.

»Kommst du noch mit zu Alessandro?«, fragt Louisa am frühen Abend.

»Nein, ich möchte noch etwas ausprobieren, da kommt mir die Ruhe gerade recht.«

Sarah hat ihre Antwort mitbekommen und holt tief Luft. Ihre Augen blitzen unheilvoll. Louisa gibt ihr ein unauffälliges Zeichen und sie hält ihre Schimpftirade zurück. Erbost rauscht sie durch die Tür, die mit einem lauten Krachen ins Schloss fällt.

»Mach nicht mehr so lange«, ermahnt Louisa sie und streicht ihr im Vorbeigehen über den Rücken.

»Viel Spaß, bis morgen«, wünscht Charlie, ohne aufzublicken. Sie legt klassische Musik auf, sanfte Geigenklänge erfüllen den Raum. Sofort sieht sie sich beim Eintopfen der Samen. Ärgerlich ändert sie die Musikrichtung. »Ich muss leicht masochistisch veranlagt sein«, murmelt sie.

»Ist das alles?«, fragt Sarah entgeistert, als sie Charlies Kostümierung sieht.

Eine rote Lockenperücke kombiniert mit einer Pappnase, zerrissenen Jeans und ein von Farbkleksen übersätes Shirt waren das einzige Zugeständnis an Karneval, das Charlie sich abringen konnte. Dass etwas mehr Mühe angebracht gewesen wäre, fällt ihr auf, als sie ihre Kolleginnen sieht. Louisa als schillernde Waldfee, Thelma als elegantes Cowgirl, sogar Marion trägt ein Hexenkostüm. Das eisblaue Etwas mit langen Beinschlitz und dem seltsam gezackten Hut, das Sarah gewählt hat, erschließt sich ihr nicht.

»Was stellst du dar?«, möchte Charlie von ihr wissen.

»Einen Eiszapfen.«

»Das passt«, bemerkt sie trocken.

»Wenn wir Charlie noch etwas anmalen, geht sie als Clown durch«, greift Louisa ein.

»Damit die Farbe dann über der heißen Fritteuse auf die Faschingskrapfen tropft.«

Gegen dieses Argument kommt niemand an.

»Du musst immer das letzte Wort haben«, mokiert sich Sarah.

Wider Erwarten gestaltet sich der Tag lustig und abwechslungsreich, nachdem Charlie ihren Widerstand aufgibt. Der angebotene heiße Caiphirina lockert die Zunge und beeinträchtigt die Denkfähigkeit, was ihr heute sehr entgegenkommt.

»Geht doch«, raunt Sarah ihr zu, als sie Charlie tänzelnd zur Musik antrifft.

Louisas Vater, als Greis verkleidet, betritt den Laden und meint schmunzelnd: »Nun habt ihr eine Vorstellung, wie ich in zwanzig Jahren aussehen werde.«

Charlie herzt den kleinen Oskar im Kürbisoutfit, welches seinen dicken Windelpo betont. Aufgeregt ergreift er ihre Hand, zieht sie vor die Tür und deutet mit seinen Patschhändchen auf die Umzugswagen. Sie sammelt herabfliegende Bonbons auf und steckt sie ihm heimlich zu. Als ein lebensgroßes Bonbon in Zellophan auf sie zukommt, lacht Charlie. Sie erkennt die schwangere Elke, die ihren Zustand durch das Kostüm geschickt kaschiert. Inmitten von Freunden und Bekannten fühlt sie sich unbeschwert, wie schon lange nicht mehr. Immer öfter ist ihr Lachen zu hören.

Louisa stupst Sarah an und deutet mit dem Kinn auf sie. »Wie ich dieses heitere Lachen vermisst habe«, sagt sie leise.

»Ich auch. Vielleicht ist die Krise vorbei«, stimmt Sarah hoffnungsvoll zu.

Aber bereits am nächsten Tag ist Charlies gute Laune verflogen. Sie begegnet jedem freundlich, aber zurückhaltend. Sie hat wieder in ihr Schneckenhaus zurückgezogen und die Tür hinter sich geschlossen. Sie investiert alle Kraft in ihre Arbeit, kümmert sich um ihr Team und verhält sich äußerst professionell. Für jeden hat sie ein offenes Ohr und hört sich geduldig Irems verwandtschaftliche Verwicklungen an. Aber es fehlt ihr Esprit, die Energie, die sie sonst umgibt, ihre lockeren Sprüche und vor allem ihr Lachen. Charlie hat eine undurchdringliche Mauer um sich aufgebaut. Bei jeder persönlichen Frage macht sie sofort die Schotten dicht. Den Mitarbeiterinnen kann sie vorspielen, dass alles in bester Ordnung ist. Thelma ist zu beschäftigt, um Charlies Veränderung zu bemerken. Aber Sarah und Louisa lassen sich nicht hinters Licht führen.

»Am liebsten würde ich sie schütteln, bis ihr die Worte aus dem Mund purzeln«, echauffiert sich Sarah. Sie stemmt sich auf die Arbeitsplatte und sieht Louisa mit schwingenden Beinen zu, die Pralinen in geschmolzene Schokolade taucht. Nachdenklich kaut sie auf ihrer Unterlippe. »Ich glaube, da steckt mehr dahinter. Seit Wochen höre ich kein Wort über Vincent. Nichts, nada, als hätte er sich in Luft aufgelöst. Moniques kurzen Berichten entnehme ich, dass er ähnlich von der Rolle ist – launisch, leicht aufbrausend und reizbar. Irgendetwas ist vorgefallen und beide hüllen sich in Schweigen.«

Louisa hält kurz inne und wirft ihr einen skeptischen Blick zu. »Meinst du nicht, du interpretierst da zu viel hinein? Aber ich gebe dir Recht. Seltsam ist das schon. Trotzdem geht es nicht darum, unsere Neugier zu befriedigen. Charlie entscheidet, ob sie sich uns anvertrauen möchte oder nicht.«

»Um meine Neugier geht es nicht. Aber um Vertrauen. Wenn es einer von uns schlecht ging, haben wir uns sofort zusammengetrommelt und erfuhren als erste davon – die ganze miese Geschichte. Wir waren immer füreinander da. Jetzt plötzlich schließt Charlie uns aus. Warum? Reicht das Vertrauen nicht? Haben wir sie im Stich gelassen oder enttäuscht? Was ist los mit ihr?«

»Du hörst dich verletzt an.«

Sarah weicht ihrem Blick aus und senkt den Kopf. »Ja, das bin ich tatsächlich«, erwidert sie. »Du nicht?«

Louisa lässt sich Zeit. »Nein, das bin ich nicht. Ich glaube, Charlies Verhalten hat nichts mit uns zu tun. Sie versucht mit dem, was war oder ist umzugehen, ohne ihr Gesicht zu verlieren. Wir sehen ihren Schutzpanzer, den sie braucht, um jeden Tag funktionieren zu können. Wir warten ab, bis dieser Risse bekommt und sind dann für sie da.«

»Das kann noch ewig dauern. Charlie ist ein harter Knochen«, gibt Sarah zu bedenken. »Wenn sie sich bis dahin nicht halb zu Tode geschuftet hat. Es vergeht kein Abend, den sie nicht hier verbringt«, fügt sie noch hinzu.

»Jeder hat seine eigenen Strategien. Wir haben deinen Dating-Marathon auch geduldig ertragen.«

»Das ist etwas völlig anderes!«, braust Sarah auf.

»Echt?«, Louisa grinst und zieht eine Augenbraue nach oben.

»Vielleicht sollte ich ihr das vorschlagen. Besser, als die ganze Zeit zu backen.«

Louisa sieht sie warnend an. »Wir warten ab.«

Sarah verzieht das Gesicht. »Ich habe das Gefühl, Charlie im Stich zu lassen. Tatenlos zuzusehen, wie sie verkümmert.«

»Sarah die Dramaqueen«, witzelt Louisa.

»Gut, ich gebe mich geschlagen. Noch eine Woche, dann stelle ich sie zur Rede.«

Sarah springt von der Arbeitsfläche und baut sich vor Louisa auf. Diese lächelt auf ihre sanfte Art.

»Du bist eine wundervolle Freundin.«

Mit diesen Worten nimmt sie Sarah den Wind aus den Segeln, die die aufsteigenden Tränen wegblinzelt.

Charlie lässt Wasser in die Wanne laufen, stellt ein Glas Rotwein bereit und holt den neuen Krimi. Mit einem Bein steht sie im warmen Wasser, als es an der Tür klingelt. Der ungewohnte Klang erschreckt sie. In Steinhagen nimmt jeder die Hintertür und ruft laut. Ärgerlich schlüpft sie in Jeans und Pullover und fragt sich, wer sie um diese Zeit belästigt. Unwirsch öffnet sie die Tür.

»Wenn der Hund nicht zum Knochen kommt, drehen wir den Spieß eben um.«

Sarah rauscht an ihr vorbei. Händeringend taucht Louisa hinter ihr auf.

»Ich wollte ihr die Aktion ausreden. Aber du kennst ja Sarah. Besser ich begleite sie, um den Schaden zu begrenzen.«

Charlie hat sich noch nicht erholt und steht barfuß, mit offenem Mund in der Tür.

»Es zieht«, ruft Sarah aus der Küche.

Charlie hadert mit sich. Soll sie nach oben gehen und sich in die Wanne legen? Sarah und Louisa würden ihr bestimmt nicht ins Badezimmer folgen. Aber sicher ist sie sich nicht. Ohne Schuhe zu fliehen ist auch keine Option. Sie holt tief Luft und trottet in den Wohnbereich. Sarah sitzt am Tisch, die dampfende Pizza und ein Glas Wein vor sich. Louisa steht unschlüssig im Raum. Die seltsame Szenerie bringt Charlie zum Lachen, da sie die Persönlichkeiten ihrer Freundinnen so treffend widerspiegelt. Sarah, die Dampfwalze und Louisa, die Feinfühlige, manchmal etwas Zögerliche. Der verwirrte Ausdruck auf ihren Gesichtern erheitert sie noch mehr.

Charlie japst nach Luft und lässt sich auf einen Stuhl fallen. »Habe ich einen Termin vergessen?«, fragt sie und beäugt die Pizza.

Sarah übergeht ihre Frage und beginnt zu essen. »Louisa, es gibt Stühle«, sagt sie ungeduldig.

Schweigend werden Blicke getauscht, bis Charlie aufgibt und sich ein Stück Pizza auf den Teller knallt. »Warum seid ihr hier?«, fragt sie mit einem aggressiven Unterton.

»Deinetwegen«, antwortet Sarah.

Charlie verdreht die Augen. »Ach nee, darauf wäre ich nie gekommen. Es ist außer mir auch niemand da.«

Louisa seufzt. »Wir machen uns Sorgen. Seit Wochen lässt du niemanden an dich heran. Wenn wir dich etwas fragen, antwortest du kurz und knapp. Du lachst selten, erzählst nichts Privates und keiner deiner üblichen Sprüche kommt über deine Lippen.«

»Ja, du bist komisch. Ich bewege mich nicht von der Stelle, bis ich den Grund dafür kenne«, droht Sarah und wirft Charlie einen herausfordernden Blick zu. Ein Stück Pizza verschwindet in ihrem Mund.

»Bitte schließ uns nicht aus.«

Louisas flehender Ton und ihre Hand, die Charlies Finger umschließt, lassen diese weich werden. Sie starrt auf ihren Teller. »Vincent hat mir den Laufpass gegeben.«

Als sie wieder aufschaut, sind zwei fassungslose Augenpaare auf sie gerichtet. Louisa fällt vor Schreck das Messer aus der Hand.

»Was? Wie? Warum?«, kommen stammelnd die Fragen.

Charlie weint stumme Tränen. Die Stühle rücken, sowohl Sarah wie auch Louisa legen den Arm um sie.

»Deswegen möchte ich nicht darüber sprechen. Er ist keine einzige Träne wert«, stößt sie wütend hervor und trocknet ihre Wangen.

Louisa sucht Taschentücher, Sarah den Schnaps.

»Den habe ich jetzt nötig!« Sie schenkt die Gläser voll und kippt den Inhalt.

Charlie beruhigt sich wieder und atmet tief durch.

»Jetzt bin ich bereit für die komplette Geschichte«, wird sie von Sarah nach deren zweiten Schnaps aufgefordert.

»Marie ermunterte mich, mein Herz auf der Zunge zu tragen. Sie meinte, es wäre gut, wenn ich wüsste, wo Vincent und ich stehen. Ich hatte bereits im Vorfeld meine Zweifel und dachte, dass der Ratschlag gut gemeint, aber nicht gut ist. Dann kam eines zum anderen. Der emotionale Tag, Vincents Fürsorge und seine liebevolle Art. Er hat alles richtig gemacht. Und ich dumme Nuss ruiniere mit einem Satz alles. Ich habe nicht nachgedacht. Die Worte flutschten wie glibberige Seife aus meinem Mund, vorbei an meinem Kopf.«

»Welchen Satz meinst du?«, wird sie von Sarah unterbrochen.

Louisa kichert. »Du bist manchmal erstaunlich schwer von Begriff.«

Sarahs Unverständnis steht ihr ins Gesicht geschrieben, sogar Charlie bringt ein Lächeln zustande. Langsam dämmert es ihr. »Ah, jetzt geht mir ein Licht auf. Romantik, Kitsch, Liebe, Romeo und Julia.«

Sie fängt Louisas ärgerlichen Blick auf.

»Weiter«, ist Sarahs einzige Reaktion darauf.

Charlie sieht die Szene nochmals vor sich und nimmt den Faden wieder auf. »Ich war erschrocken. Ihr hättet Vincent sehen sollen. Er riss die Augen auf, als würde es gleich Pech und Schwefel auf ihn herabregnen. Abrupt richtete er sich auf, schubste mich zur Seite und starrte auf den Boden. So blieb er sitzen. Ich sagte noch, dass ich dieses Liebesgeständnis nur denken wollte, aber es kam keine Reaktion. Da ich nicht wusste, was ich tun soll, stand ich auf und ging nach oben. Seither habe ich ihn weder gesehen noch etwas von ihm gehört.«

Charlie verschränkt die Arme vor der Brust. Ihr trauriger Blick trifft Louisa, der anzusehen ist, dass sie mit der Freundin leidet. Sarah ist noch dabei, das Gehörte zu verdauen.

»Daher dein Wunsch, früher abzureisen. Darüber hatte ich mich gewundert. Und weiter?«, fragt sie nach dem dritten Schnaps.

»Keine Ahnung – nichts weiter.«

Sarah schüttelt den Kopf. »Das ist kindisch. Ihr habt weder gestritten, noch gab es fundamentale Gräben, die überwunden werden müssen. Keine Schläge, keine Angriffe und bösen Worte. In jedem Romantikstreifen käme als nächstes das Happy End, Tränen der Freude, innige Küsse, Hochzeit, fünf Kinder. Und sie lebten glücklich bis an ihr Lebensende. Wo ist das Problem?«

Wider Willen muss Charlie lachen.

Louisa reagiert fassungslos auf Sarahs unsensible Offenheit. »Du und deine Vorschlaghammer-Methode. So zurückgewiesen zu werden ist verletzend. Ich bin mir sicher, Vincent braucht etwas Zeit und sucht dann das Gespräch mit dir.«

Sarah lacht. »Und morgen kommt der Weihnachtsmann und bringt den Osterhasen mit. Louisa, wovon träumst du nachts? Vincent ist wie alle Männer – solange wir bequem sind und keine Ansprüche stellen, läuft alles bestens. Wehe es wird ernst, dann ziehen sie schnell den Schwanz ein und sind wie der Wind über alle Berge.«

»Nein, das trifft auf ihn nicht zu. Die Sache mit Emilia hat tiefe Wunden hinterlassen, die wieder aufgebrochen sind. Es liegt an ihm, ob er das Risiko einer neuen Liebe eingeht und die Vergangenheit hinter sich lässt. Ich kann nur abwarten und mir überlegen, wie ich reagieren werde, je nachdem, was von ihm kommt.«

»Du verteidigst ihn auch noch! Das soll einer verstehen«, bemerkt Sarah verständnislos.

»Um diesen Standpunkt einnehmen zu können, brauchte ich die Zeit für mich. Ich mache Vincent keine Vorwürfe. Es gehören immer zwei dazu, aber wer plant schon, sich zu verlieben. Das passiert unerwartet.« Charlie hört sich aufgeräumt an.

»Ich bin schon sauer, dass du uns im Dunkeln hast tappen lassen. Was ist los mit deinem Vertrauen uns gegenüber?«

Sarahs verletzter Gesichtsausdruck macht Charlie nachdenklich. Unablässig dreht sie den Stiel ihres Glases zwischen den Fingern. »Ich vertraue niemandem so sehr wie euch. Es tut mir leid, wenn ich euch ausgeschlossen habe. Das war nicht meine Absicht. Ich musste einen Weg finden, mit der Situation umzugehen, ohne in Selbstmitleid zu baden. Mit rot verheulten Augen in der Bäckerei zu stehen, wollte ich mir nicht antun. Ich musste mir immer wieder klar machen, dass ich die Macht habe zu entscheiden, wie ich agiere. Welche Gedanken ich festhalte und welche ich weiterziehen lasse. Ich habe mir vorgenommen, Stärke zu zeigen, auch wenn es nicht einfach ist. Und ich möchte Vincent gegenüber fair bleiben und die kleine fiese Stimme, die mir manchmal das Gegenteil einflüstert, zum Schweigen bringen. Ich bin froh Sarah, dass du nicht lockerlässt. Du hast den richtigen Zeitpunkt erwischt. Jetzt habe ich alles gesagt und das ist gut so.«

Charlie lächelt die beiden an. Louisa, die nah am Wasser gebaut ist, wischt sich verstohlen eine Träne aus dem Augenwinkel.

»Ich muss zugeben, ich hätte es nicht anders gemacht, wenn der unwahrscheinliche Fall eintreffen würde, dass ich mich verliebe«, räumt Sarah ein. »Willst du nun abwarten und nichts tun?«, hakt sie nach.

»Abwarten und weitermachen«, korrigiert Charlie.

»Gute Entscheidung. Du wirst sehen, am Ende wird alles gut«, bekräftigt Louisa.

»Du bist eine hoffnungslose Romantikerin«, spottet Sarah. »Soll ich mit Jo reden? Immerhin ist er eng mit Vincent befreundet.«

»Auf keinen Fall. Sonst gerate ich unverzüglich in eine therapeutische Familienaufstellung«, wehrt Charlie Louisas Vorschlag ab.

»Ich habe eine viel bessere Idee. Wir nutzen die Zeit, ziehen um die Häuser und gönnen uns den ein oder anderen Leckerbissen.« Sarah hebt die Augenbrauen und grinst voller Vorfreude.

»Das würde dir gefallen, aber nicht mir – ein Köder, der dem Angler besser schmeckt als dem Fisch«, lacht Charlie.

»Nein, das macht keinen Sinn. Schon der Gedanke daran lässt mich müde werden. In jedem Mann, dem ich begegne, würde ich Vincent suchen und ihn doch nicht finden. Was zurück bleibt ist ein seltsames Gefühl auf beiden Seiten. Außerdem hätte ich den Eindruck, untreu zu sein.«

»Liebe scheint eine vernebelnde Wirkung zu haben und Menschen weichzuspülen. Gut, dass ich darauf nicht aus bin«, meint Sarah.

»Es wird mir eine Freude sein, dich an diese Worte zu erinnern, sollte dir doch ein Mann über den Weg laufen, der dich ertragen kann und bei dem du dahinschmilzt«, frohlockt Louisa.

»Darauf kannst du lange warten«, entgegnet Sarah überzeugt.

»Charlie, ich will kein Salz in die Wunde streuen, aber wir stehen kurz vor der Hoteleröffnung. Wir sind alle miteinander befreundet, Manoir Remy und das Hotel sind eng verflochten. Vincent ist unser wichtigster Lieferant. Wenn ich dann noch hinzunehme, dass du strenggenommen seine Vorgesetzte bist, wird es noch komplizierter. Ihr werdet zwangsläufig Geschäftliches besprechen müssen«, gibt Louisa zu bedenken.

»Darüber habe ich mir auch Gedanken gemacht. Den Alltag im Hotel gestaltet Monique, da wird es nicht viele Berührungspunkte geben. Ich werde versuchen, professionell damit umzugehen. Hoffentlich gelingt mir das. Ich nehme an, Vincent sieht das genauso. Unser Freundeskreis soll weiterhin Bestand haben. Allerdings treibt mir schon die Vorstellung einer geselligen Runde die Schweißperlen auf die Stirn.« Charlie sieht alles andere als zuversichtlich aus.

»Da wir nicht alle drei den Sommer in Frankreich verbringen können, schlage ich vor, Louisa und ich übernehmen den größten Part und du kümmerst dich um die Bäckerei«, wirft Sarah ein.

»Ich bin der Meinung, es reicht aus, wenn nach der Eröffnung eine von uns vor Ort ist. Dafür bist du am besten geeignet Sarah. Wir Backstubenmäuse sind im Umgang mit Kunden weit weniger versiert und die Backwaren können wir von Michelle und Pierre, der Patisserie im Ort, beziehen«, schlägt Louisa vor.

»Das sehe ich auch so. Ich habe mich zwar sehr auf einen ganzen Sommer in der Provence gefreut, aber das ist die beste Lösung«, stimmt Charlie wehmütig zu.

»Wir können das so vereinbaren und den Plan jederzeit wieder ändern«, meint Sarah.

»In erster Linie müssen unsere Unternehmen erfolgreich sein. Darauf ist mein Fokus gerichtet, alles Weitere muss sich unterordnen.«

»Zum Glück ist noch ein Stück der alten Charlie zurückgeblieben«, freut sich Sarah.

Als ein Handy zu klingeln beginnt, kramen Sarah und Louisa in den Tiefen ihrer Taschen. Charlie blickt sich suchend um und springt auf. In der Schlüsselschale neben der Garderobe wird sie fündig. Einen Augenblick stockt ihr der Atem, als sie den Namen des Anrufers sieht. Sie dreht das Display so, dass auch Sarah und Louisa diesen erkennen können.

»Wenn man vom Teufel spricht ...«, murmelt Sarah.

»Hallo Vincent.« Charlie bemüht sich um einen neutralen Ton.

»Hallo Charlie. Du musst dich beeilen, wenn du Marie nochmals sehen möchtest. Es geht zu Ende. Gib mir deine Ankunftszeit durch«, teilt Vincent knapp mit und beendet die Verbindung.

Wie erstarrt steht Charlie da und lässt das Telefon sinken. Dann geht sie einige Schritte durch den Raum und kehrt wieder um.

Louisa nimmt die Zügel in die Hand. »Gibt mir deine Kreditkarte. Ich buche einen Flug.«

»Und ich packe deine Tasche«, ergänzt Sarah.

Charlie findet die Geldbörse nicht, stolpert über ihre Schuhe und stößt sich den Fuß an der Tür an.

»Setz dich, wir kümmern uns um alles. Ich bleibe heute Nacht hier und fahre dich morgen zum Flughafen«, sagt Louisa bestimmt.

Dankbar lässt sich Charlie in einen Sessel fallen und starrt vor sich hin. »*Bitte lieber Gott, lass mich noch rechtzeitig ankommen*«, ist der einzige Gedanke, der in ihrem Kopf kreist. Nur am Rande hört sie Sarah und Louisa.

»Alles erledigt. Dein Flug geht morgen früh um halb sieben. Vincent habe ich informiert, dein Gepäck steht im Flur«, sagt Louisa.

Sarah umarmt sie und verlässt das Haus. Louisa werkelt in der Küche. Sanft berührt sie Charlies Schulter.

»Ich nehme an, es macht keinen Sinn, ins Bett zu gehen. Was hältst du von einer Runde therapeutischen Backens?«

Charlie nickt benommen. Sie folgt Louisas Anweisungen und sie verbringen die Nacht abwiegend, rührend und knetend, ohne viele Worte zu verlieren.

Müde und zerzaust durchquert Charlie die Ankunftshalle. Sie schlängelt sich durch Geschäftsreisende mit Aktenkoffern und stößt die Drehtür an, sodass sie beinahe zwei Runden dreht. Draußen wird sie von strahlendem Sonnenschein empfangen. Sie kneift die Augen zusammen und sucht die Reihe der Autos nach einem ramponierten Jeep ab. Ihr Name schallt über den Parkplatz und sie entdeckt Vincent. Charlie sprintet auf ihn zu, ein Taxi mit quietschenden Reifen kommt neben ihr zum Stehen. Eine Schimpftirade ertönt aus dem offenen Fenster. Mit einer eindeutigen Geste zeigt der Taxifahrer, was er von ihr hält. Sie ignoriert ihn, hebt dankend die Hand und eilt weiter.
Ihre Tasche wirft sie auf den Rücksitz, Vincent lässt den Motor an und fährt los, bevor sie die Tür schließen kann. Seinen gemurmelten Gruß erwidert sie kühl. Ihren Blick geradeaus gerichtet, knetet sie ihre Hände im Schoß. Verstohlen betrachtet sie ihn von der Seite und zieht die Luft ein. Sein strähniges Haar ist zu einem unordentlichen Dutt zusammengefasst, der Bart wächst struppig in alle Richtungen und seine olivfarbene Haut wirkt grau. Die löchrige Jeans in undefinierbarer Farbe und das abgewetzte Shirt, dass vor vielen Jahren schwarz gewesen sein muss, lassen ihn leicht verwahrlost und ungepflegt aussehen. Auch er sieht sie einen Moment an und ihr fallen seine dunklen Augenringe auf. Charlie liest Müdigkeit und Trauer in seinen Augen, sofort wird sie weich. Ihre Hand, die sich wie von selbst auf seinen Oberschenkel legen möchte, kann sie gerade noch zurückhalten. Vincents Kiefermuskeln arbeiten angestrengt, schweigend konzentriert er sich auf den Verkehr. Charlie ist betroffen und mustert sich kritisch im Außenspiegel. »*Mein Anblick ist wahrlich nicht besser*«, denkt sie und betrachtet das wirre Nest auf ihrem Kopf, sowie die geröteten Augen. Auch sie ist blass, ihre Kleidung willkürlich zusammengestellt.
Krampfhaft überlegt sie den möglichen Beginn eines Gespräches. Als ihr nichts Sinnvolles einfällt, betrachtet sie die vorbeifliegende Landschaft. Die Natur ist erwacht. Die ersten zarten Blütenknospen öffnen sich. Die intensiven Farben des satten Grüns der Wiesen, der hellblaue Himmel und die grelle Sonne blenden Charlie. Auf den Feldern ziehen Traktoren ihre Bahnen, umschwärmt von Vögeln auf der Jagd nach Beute. Sie öffnet das Fenster einen Spalt breit und lächelt, als ihr der Duft der Provence in die Nase steigt, den sie so lange vermisst hat. Ihre Gedanken wandern zu Marie, zu Veränderung und Beständigkeit. Innerlich versucht sie sich auf die Begegnung vorzubereiten, Abschied zu nehmen. Ein beklemmendes Gefühl überkommt sie. Welche Worte sind in dieser Ausnahmesituation angemessen? »Tschüss und alles Gute«, kommt nicht in Frage. Aber was dann? Insgeheim wünscht sie sich, dass Vincent an ihrer Seite bleiben würde.

»Maries Familie ist da, sowie Freunde und Nachbarn. Das Haus ist voller Menschen. Aber sie hat nach dir gefragt, ihre Töchter erwarten deine Ankunft«, informiert Vincent sie mit gepresster Stimme.

Charlie nickt. Eine Welle der Übelkeit trifft sie unerwartet. Sie schließt die Augen und atmet tief ein und aus.

Vincent betrachtet sie. »Schaffst du das?«

Charlie antwortet nicht, da sie selbst ihre Zweifel hat. Fanny ist im Schlaf gestorben, als Charlie für wenige Stunden von ihrer Seite wich. Die Zeit davor hatten sie intensiv gemeinsam verbracht, sodass es nichts Unausgesprochenes zwischen ihnen gab. Das dachte Charlie zumindest, bis sie eines Besseren belehrt wurde.

Viel zu schnell erreicht der Jeep das Dorf und windet sich in hohem Tempo die Straße empor. Am liebsten würde sie Vincent bitten, bis Paris und wieder zurückzufahren, aber die Zeit drängt. Unschlüssig bleibt sie sitzen. Im Garten stehen Menschen in kleinen Gruppen zusammen. Charlie reißt sich zusammen, öffnet die Tür und angelt nach ihrer Tasche. In Vincents Richtung murmelt sie ein Dankeschön und schiebt das Gartentor auf. Langsam geht sie den gekiesten Weg entlang, ohne dass jemand von ihr Notiz nimmt. Die wenigen Stufen führen sie in die Küche, in der dichtes Gedränge herrscht. Die leisen Gespräche werden unterbrochen.

Eine zierliche Mittsechzigerin, die einer jüngeren Ausgabe von Marie gleicht, erhebt sich und kommt auf sie zu. »Du musst Charlotte sein«, wird sie begrüßt. »Ich bin Solange, die ältere Tochter von Marie«, stellt sie sich vor, ohne eine Antwort abzuwarten. »Dort drüben ist Francine, meine jüngere Schwester.«

Die kräftige Frau mit dem langen Haarzopf winkt ihr kurz zu. Sie hält ein weinendes Mädchen im Arm und redet beruhigend auf dieses ein. Charlies Blick wandert zwischen den Schwestern hin und her. Äußerlich ist keine Ähnlichkeit festzustellen, Francine scheint die Gene ihres Vaters geerbt zu haben.

»Willst du dich etwas frisch machen?«, erkundigt sich Solange und nimmt ihr die Reisetasche ab. Eine Frage, die Charlie überfordert.

Solange dirigiert sie Richtung Badezimmer. Dort steht sie und starrt in den Spiegel, bevor sie sich besinnt und kaltes Wasser in ihr Gesicht spritzt. Etwas Puder und Wimperntusche, langsam erkennt sie sich wieder. Sie versucht das Vogelnest auf ihrem Kopf zu bändigen, gibt jedoch wieder auf.

Solange wartet vor der Tür. Sie begleitet Charlie in das abgedunkelte Schlafzimmer. »Licht verträgt sie nicht mehr.« Mit dieser Erklärung überlässt sie Charlie sich selbst.

Als sich ihre Augen an das Dunkel gewöhnt haben, nimmt sie Jaques, Clotilde und Monique wahr, die aufstehen und ihr Platz machen. Clotilde schluchzt leise, Moniques Gesicht gleicht einer starren Maske, nur Jaques wirkt gefasst.

»Sie hat nur noch wenige wache Momente«, flüstert Clotilde.

Marie liegt unter einem dicken Federbett, ihr Gesicht ist eingefallen. Jemand hat sich die Mühe gemacht, ihr Haar zu frisieren. Zögernd nähert sich Charlie, setzt sich auf die Bettkante und betrachtet Fannys Freundin. Sie schläft, ihr Gesicht strahlt Ruhe und Frieden aus. Ihrer Kehle entweicht in regelmäßigen Abständen ein leises Röcheln. Charlie spürt, wie sich Maries Ruhe auf sie überträgt. Die Angst weicht, an ihre Stelle tritt Dankbarkeit, diesen Moment erleben zu dürfen. Maries Schönheit, die sich in der besonderen Aura zeigt, die sie umgibt, berührt sie auch jetzt. Vorsichtig nimmt Charlie ihre Hand und hört auf Maries Atemzüge. Charlies Herzschlag nimmt wieder einen normalen Rhythmus auf und galoppiert nicht mehr nervös in ihrer Brust. Die Minuten, die sie mit Marie in der Stille verbringt, möchte sie in ihrer Erinnerung verankern. Liebevoll streicht sie Marie über die eingefallene Wange.

Nach einiger Zeit räuspert sich Charlie. »Nun bin ich bereit, dich loszulassen. Grüße Fanny von mir«, sagt sie mit belegter Stimme. Eine Träne löst sich aus ihren Augenwinkeln.

Marie bewegt sich leicht und öffnet die Augen. Ihr klarer Blick erstaunt Charlie. In ihr keimt Hoffnung auf.

»Charlie«, wispert sie matt und heftet ihren Blick auf etwas hinter ihr. »Und Vincent.«

Charlie fährt herum und bemerkt ihn erst jetzt. Entweder hat sie sich in einem Tunnel befunden, sodass sie ihre Umgebung ausblendete oder Vincent verharrte die ganze Zeit regungslos hinter ihr. Nun setzt er sich neben sie und ergreift ebenfalls Maries Hand, deren aufgesprungene Lippen ein kleines Lächeln erahnen lassen. Charlie spürt seine Wärme und lehnt sich an, in dem Vertrauen, dass nicht der richtige Zeitpunkt gegeben ist, um von ihr abzurücken.

»Ich bin so froh, dass ihr euch gefunden habt. Es war Fannys Hoffnung, dass ihr Manoir Remy gemeinsam weiterführt.«

Erschöpft schließt Marie ihre Augen entgleitet wieder in ihre eigene Welt. Sie lässt Charlie betroffen und etwas beschämt zurück.

Ein leises Klopfen an der Tür reißt die beiden aus ihren Gedanken. Charlie dreht sich um und sieht Solange, die den Kopf zur Seite legt, abwartend, bis den Besuchern bewusst wird, dass die Zeit des Abschieds gekommen ist und weitere Trauergäste warten. Charlie beugt sich vor und küsst Maries Wangen. Zögernd lässt sie ihre Hand los und legt diese vorsichtig ab. Ein letzter Blick und ein leises Au revoir, dann verlassen sie den Raum.

Francine bietet ihnen Speisen und Getränke an, doch Charlie lehnt dankend ab. Sie entdeckt einige bekannte Gesichter und fühlt sich trotzdem verloren inmitten all der Menschen. Am liebsten möchte sie unauffällig verschwinden. Sie sucht ihre Tasche, schultert diese und bahnt sich Entschuldigungen murmelnd einen Weg zur Tür. Sie hat ihr Ziel fast erreicht, als Solange sie aufhält.

»Wir haben hier in Frankreich eine Trauerfreier vorbereitet. Es würde uns viel bedeuten, wenn du daran teilnehmen würdest. Entsprechend der Regeln unseres Glaubens muss der Leichnam innerhalb vierundzwanzig Stunden bestattet werden. Da wir Marie nach Amerika überführen lassen und sie neben Jules zur letzten Ruhe betten werden, können wir diese Frist nicht einhalten. Daher wird zumindest die Trauerfeier in dieser Zeit stattfinden«, teilt Solange ihr mit.

In Charlie kämpfen widerstreitende Kräfte. Der eine Teil möchte das nächste Flugzeug besteigen, der andere Marie die letzte Ehre erweisen. Solange runzelt in Anbetracht ihres Zögerns die Stirn. Sie gibt sich einen Ruck. »Danke für die Einladung. Ich nehme gerne teil«, hört sie sich sagen.

Solange nickt und begrüßt neu eintreffende Gäste. Charlie entwischt durch die Küchentür und entfernt sich.

An der nächsten Kreuzung bleibt sie stehen. Sie schaut in unterschiedliche Richtungen und überlegt, in welche sie sich wenden soll. Ihr fällt ein, dass sie ein Hotelzimmer buchen muss. Manoir Remy oder ein Quartier bei Monique kommen nicht in Betracht. Die Lächerlichkeit der Situation lässt sie den Kopf schütteln, während sie im Internet nach verfügbaren Zimmern sucht. Mit dem Telefon am Ohr dreht sie sich nochmals um.

Vincent lehnt an seinem Auto und beobachtet sie. Er schlendert auf sie zu. Charlie lässt das Telefon sinken und lässt ihn nicht aus den Augen. Die Stimme am anderen Ende wiederholt dieselbe Frage einige Male, bevor deren Geduld an Grenzen stößt und verstummt. Er kommt auf sie zu und nimmt er ihr die Tasche ab. Ihre Finger verhaken sich wie von selbst ineinander.

Auf der kurzen Fahrt nach Manoir Remy kann sie kaum die Augen offenhalten. Jetzt, am späten Nachmittag, holt sie die schlaflose Nacht mit aller Wucht ein. Sie gähnt und legt den Kopf an die Scheibe. Im Hof herrscht reger Betrieb. Charlie will den Weg zum Gästehaus einschlagen, doch Vincent hat andere Pläne und lotst sie ins Verwalterhaus. Sie folgt ihm die Treppe nach oben, er biegt rechts ins Schlafzimmer ab, sie nach links Richtung Gästezimmer. Vincent lässt ihre Reisetasche auf das Bett fallen und folgt ihr. Charlie öffnet die Schränke auf der Suche nach Bettwäsche.

»Charlie, sei nicht albern!« Er verdreht die Augen und entlockt ihr ein Lächeln.

Sie folgt ihm, stößt die Tasche vom Bett und sinkt auf das Kissen. »Ich ruhe mich nur kurz aus.«

Sie umschlingt das Kopfkissen, saugt den vertrauten Geruch ein und schläft auf der Stelle ein.

Es ist noch dunkel, als Charlie erwacht. Ihr ist heiß und sie hat Durst. Als sich der Nebel in ihrem Kopf lichtet, fallen ihr die Ereignisse des gestrigen Tages schlagartig wieder ein. Sie hebt den Kopf, sieht Vincent neben sich tief schlummern und spürt gleichzeitig seinen Arm auf ihrer Hüfte. Behutsam angelt sie nach dem Wasserglas auf dem Nachtisch. Überrascht stellt sie fest, dass sie voll bekleidet unter der Decke liegt. Sie streift Jeans und Shirt ab und dreht sich nochmals um. Sie kann dem Drang nicht widerstehen, Vincents Haut zu berühren. Er gibt einen unverständlichen Laut von sich und verändert im Schlaf die Position. Charlie legt den Kopf in ihre Kuhle an seiner Schulter, ihr Bein gleitet über seinen Oberschenkel, ihr Arm ruht auf seinem Bauch. So schläft sie weiter. Stunden später kitzeln die kräftigen Sonnenstrahlen ihre Nase. Charlie räkelt sich. Sie überlegt, etwas von ihm abzurücken. Sein Griff verstärkt sich.

»Noch zwei Minuten«, murmelt er schläfrig.

Charlie gibt nach und denkt: *»Auch gerne für mein restliches Leben.«*

Er räuspert sich. »Marie ist gestern Abend friedlich eingeschlafen. Die Trauerfreier findet am späten Nachmittag statt.«

Der Zauber verflüchtigt sich. Charlie hebt den Kopf, sein ernster Blick lässt keine Zweifel aufkommen. Mit einem Ruck wirft sie die Decke zur Seite und schwingt die Beine aus dem Bett. Minutenlang lässt sie heißes Wasser über ihren Körper fließen.

Sie denkt an ihre erste Begegnung mit Marie, wie beeindruckt sie von der würdevollen Dame war, aus deren Augen der Schalk blitzte. Wäre sie früher von Pablos Bar aufgebrochen, hätte sie Marie vielleicht nie kennengelernt. Die Zeitzeugin, die ihr die Großmutter näherbrachte und ein lang gehütetes Geheimnis lüftete. Marie wird ihr immer ein Vorbild bleiben. Gerne würde Charlie auf dieselbe Weise altern - aufrecht und mit allen geistigen Kräften gesegnet. Trotz ihrer Trauer empfindet sie Dankbarkeit über die kurze, aber intensive Freundschaft, die sie verband. Ihre Teilnahme an der Trauerfeier stellt sie nicht mehr in Frage.

Sie überlegt, wie sie die verbleibenden Stunden sinnvoll verbringen kann. Außerdem ist ein Gespräch mit Vincent unausweichlich. Die Nähe der letzten Nacht ändert nichts an ihrer grundsätzlichen Haltung, auch wenn sie gerne an früheren Zeiten angeknüpft hätte und den kurzen Bruch übergangen wäre. Aber so einfach möchte sie es ihm nicht machen. Entschlossen hüpft sie die Treppe hinab, informiert Louisa und bucht einen Flug für den späten Abend. Vorsichtshalber prüft sie, ob dieser kurzfristig storniert werden kann. Louisa ermuntert sie, einige Tage zu bleiben, und Charlie will sich diese Option offenhalten.

Vincent telefoniert, mit Gesten fragt sie ihn, ob sie das Frühstück zubereiten soll. Er nickt abwesend. Charlie öffnet den Kühlschrank, in dem gähnende Leere herrscht. Im Hofladen bedient sie sich und entschließt sich mangels Alternativen für Omeletts. Schweigend sitzen sie einander gegenüber.

»Wir müssen reden«, beginnt Vincent, der heute frischer aussieht. Die Haare sind gewaschen, der Bart ordentlich getrimmt. Auch die Augenringe sind etwas blasser geworden. Sie weicht seinem Blick aus.

»Ja, das sollten wir, auch wenn ich Angst vor diesem Gespräch habe und nervös bin«, gibt sie zu und zerpflückt ihr Omelett.

Als sie den Mut hat, seinem Blick zu begegnen, lächelt er leicht. Sein abweisender Blick ist sanft geworden. Charlie bemüht sich, nicht dahinzuschmelzen

wie Eis in der Sonne.

»Du wirst sehen, alles wird wieder gut«, flüstert ihr Louisas Stimme zu.

»Keine faulen Kompromisse«, meldet sich Sarahs Gegenpart.

»Wir unternehmen einen kleinen Ausritt in gemächlichem Tempo. Das lenkt deine Nervosität in andere Bahnen«, schlägt Vincent vor.

Charlie stimmt zu. So kann sie sich auf Sunny konzentrieren und hat Vincents Gesicht nicht direkt gegenüber. Das könnte ein Gespräch einfacher gestalten. Außerdem sorgen die Pferde für einen gewissen Abstand.

»Wir treffen uns gleich im Hof.«

Mit dem Abwasch lässt sie sich Zeit und poliert alle Flächen, bis diese glänzen. Sie reinigt den Kühlschrank und wirft den Staubsauer an. Der Wunsch, das Unausweichliche noch etwas hinauszuzögern ist so stark, dass ihr sogar das Putzen der Fenster attraktiv erscheint. Stattdessen strafft sie jedoch die Schultern und verlässt das Haus. Grandessa und Sunny warten gesattelt, angebunden am Holzzaun der Koppel.

Vincent taucht aus dem Stall auf und hilft ihr auf das Pferd. »Ich habe schon befürchtet, du hättest es dir anders überlegt. Sunny wäre enttäuscht gewesen.«

Trotz der angespannten Atmosphäre genießt Charlie den Ausritt. An dem frischen Grün auf der Plantage und den ersten blühenden Bäumen kann sie sich kaum sattsehen. Überall zwitschern die Vögel, die emsig mit dem Nestbau beschäftigt sind. Die Sonne taucht die Landschaft in ein warmes Licht, die Insekten summen und brummen.

»In Steinhagen ist die Natur erst im Mai so weit«, bemerkt sie eher zu sich selbst.

Vincent unternimmt einen hilflosen Versuch, ein belangloses Gespräch zu beginnen. Doch Charlie antwortet nur einsilbig. Smalltalk ist nicht das Gebot der Stunde. Schweigend reiten sie nebeneinanderher, nur das gleichmäßige

Getrappel der Pferdehufe ist zu hören. Sie verlassen die Plantage und schlagen einen weichen Sandbodenpfad ein. Charlie beschleicht das mulmige Gefühl, dass Vincent ihre Badebucht ansteuert. »*Zu viele Erinnerungen*«, denkt sie beklommen. Pablos laute, volle Bar wäre ihr im Moment lieber gewesen.

Nach weiteren sich ausdehnenden Minuten der Stille zügelt Vincent Grandessa und steigt ab. Er fängt Charlie auf und lässt die Pferde grasen. Ihre Befürchtung bestätigt sich. Der träge dahinfließende Bach führt nun im Frühling viel Wasser, das machtvoll über Steine und umgestürzte Bäume rauscht. Die Wiesen am Saum des Baches sind übersät mit Frühblühern. Charlie betrachtet die Idylle, die sich von ihren Sorgen und Nöten völlig unbeeindruckt in ihrer Pracht zeigt. Sie fühlt sich fehl am Platz, setzt sich aber trotzdem an den Bachlauf, nimmt eine Handvoll Steine und wirft diese nacheinander in die Wasserstrudel. Vincent setzt sich hinter sie und zieht sie an sich.

Charlie lässt sich zurücksinken, legt den Kopf in den Nacken und schließt die Augen. Die ersten warmen Sonnenstrahlen nach dem langen Winter sind für sie jedes Jahr eine besondere Freude. Mutig will sie den ersten Schritt machen, besinnt sich jedoch eines Besseren. Ihrer Meinung nach liegt der Ball in Vincents Feld, außerdem will sie die Nähe zu ihm nicht stören.

»Ich habe dich vermisst«, bricht es dann doch aus ihr heraus. »Marie dachte, dass wir …«, die weiteren Worte bleiben ihr im Halse stecken.

Vincent stützt sein Kinn auf Charlies Kopf. »Die letzten Wochen waren ein einziges Chaos, sowohl in mir wie auch um mich herum. Ich war ein richtiger Stinkstiefel und explodierte bei jeder Kleinigkeit. Meine Mitarbeiter machten einen großen Bogen um mich. Nur Sebastian konnte mich mit Mühe ertragen. Monique bedrängte mich mit Fragen, bis sie endlich kapierte, dass ich meine Ruhe haben möchte. Auch du hast mir gefehlt, jede einzelne Sekunde. So weit wollte ich es niemals kommen lassen. Bis ich bemerkt habe, dass ich mich bereits rettungslos in deinem Spinnennetz verfangen habe und mich nicht mehr einfach befreien kann, war es zu spät. Du umgabst mich wie ein Kokon, ohne mich einzuengen. Im Gegenteil, ich empfand diesen als schützend und wärmend. Du warst einfach da, dabei spielte es keine besondere Rolle, ob hier oder in Steinhagen.

Du hast einen Platz in meinem Leben eingenommen, den ich dir nicht anbieten wollte. Das soll kein Vorwurf sein. Du hast dich ausgebreitet wie unsichtbares, geruchloses Gas, langsam und stetig. Was an diesem letzten Abend geschah, kam nicht unerwartet. Ich hätte darauf vorbereitet sein sollen, da du immer alles aussprechen musst, was dir durch den Kopf geht. Und trotzdem hat es mich kalt erwischt und ich wusste nicht, wie ich damit umgehen soll, außer in Schockstarre zu verfallen und die Situation zu verlassen. Das alte Muster eben. Mich plagte das schlechte Gewissen, weil ich mich genauso verhielt, wie Emilia vor Jahren mir gegenüber. Ich bin kein Haar besser. Je länger mein Rückzug andauerte, umso weniger wusste ich, wie ich diesen beenden soll. Da habe ich mich selbst hineingeritten. Allerdings hast auch du nichts unternommen, vermutlich weil du es mir so schwer als möglich machen wolltest. Das kann ich verstehen. Ich bin froh, dass du gekommen bist, und ich wünsche mir nichts sehnlicher, als den Abend zu überspringen und dort weiterzumachen, wo wir vorher standen. Wie ein Cutter beim Film, der eine Szene herausschneidet.«

Vincents Stimme spiegelt seine Emotionen wider. Charlie hört Trauer, Unverständnis, Aufrichtigkeit und ein leichtes Flehen, aber auch einen unterschwelligen Vorwurf.

»Ich kann dir unzählige Gründe nennen, warum du mir so viel bedeutest«, fügt er noch an, als sie nicht sofort reagiert.

»Bitte lass mich das kurz verarbeiten.«

Sie lässt seine Worte Revue passieren. Sie dreht sich zu ihm um und blickt ihm fest in die Augen.

»Wenn ich dich richtig verstanden habe, dann habe ich listig ein Netz gewoben, in dem ich dich zappeln ließ wie eine hilflose Fliege, bis du endlich begriffen hast, dass dein Leben mit mir nicht übel ist. Dir war schon länger klar, dass ich dich liebe, aber du wolltest es nicht hören. Nun liefen die letzten Wochen nicht so gut für dich und du hast dir überlegt, den lästigen Part einfach zu überspringen. In deiner Vorstellung stimme ich freudig zu, wir drücken die Reset-Taste und alles ist in Butter und geht seinen gewohnten Gang«, resümiert Charlie und muss sich beherrschen, sich nicht in Rage zu reden. Sie blitzt ihn wütend an.

Vincent windet sich. »So habe ich das nicht gesagt, aber es trifft die wesentlichen Punkte, wenn auch etwas gefühlskalt.«

Nun ist Charlie nicht mehr aufzuhalten. Eindringlich fährt sie fort: »Ich weiß, wie tief du verletzt wurdest und wie lange es dauerte, bis deine Wunden heilten. Aber Erfahrungen wiederholen sich nicht zwangsläufig. Es ist eine Frage der Haltung, hinter jedem Busch den Teufel sitzen zu sehen oder an das Gute im Leben zu glauben. Niemals würde ich ohne ein Wort verschwinden! Du kannst dir sicher sein, dass ich dir meine Entscheidungen immer mitteilen werde. Alles andere wäre unfair und feige. Ich glaube an unsere Liebe und behaupte, dass du diese ebenso empfindest wie ich. Du hast nur höllische Angst, die Dinge beim Namen zu nennen. Warum? Was ändert sich für dich? Auch ich kann dir vieles nennen, was ich an dir schätze. Aber ich brauche keinen Grund, dich zu lieben. Ich tue es einfach. Und das ist der wesentliche Unterschied. Sollte nämlich ein Grund wegfallen, weil wir uns nun mal alle im Laufe des Lebens verändern, dann ist meine Liebe immer noch da, so beständig wie das Meer und die Sonne. Ich möchte den Rest meines Lebens mit dir verbringen und eine Familie gründen. Auf der Basis von Liebe, Respekt und Wertschätzung ohne Angst, dass du dich an die Gründe, aus denen ich dir wichtig bin, nicht mehr erinnerst. Ich möchte sicher gehen, dass du meinen Rollstuhl schieben wirst, sollte das nötig sein. Außerdem sehne ich mich nach Verlässlichkeit und einem Mann, der nicht bei den ersten Anzeichen von Schwierigkeiten davonrennt. Alles was ich fordere, gebe ich dir mit Freuden. Bevor du jetzt etwas sagst, möchte ich nochmals betonen, dass ich nichts Unmögliches erwarte. Und weder die Plantage noch das Hotel dabei eine Rolle spielen.«

Sie hält seinem Blick stand. Er nickt langsam, seine Hand rückt den Grashalmen zu Leibe, die er nachdenklich ausrupft. Er senkt den Blick und Charlie weiß, dass sie verloren hat. Sie setzte alles auf eine Karte, aber für ein Leben mit angezogener Handbremse ist sie nicht zu haben. Heute erst erkennt sie, dass Maries Ratschlag goldrichtig war. Auch wenn sie durch ein Tal der Tränen wandern muss, so ist sie sich selbst treu geblieben und innerlich gewachsen. Sie begegnet Vincents bedauerndem Blick.

»Ich werde dir das, was du dir wünschst, nicht geben können. Dazu bin ich nicht in der Lage.«

Sie blinzelt die aufsteigenden Tränen zurück und dreht den Kopf zur Seite. »Doch, das bist du. Tief in dir weißt du das auch. Nur leider unternimmst du nicht den Versuch, das Wagnis einzugehen.«

»Charlie, ich bin kein Schlappschwanz, aber vielleicht realistischer als du. Wenn du mir eine Anleitung an die Hand geben würdest, dann könnte ich die Punkte einzeln abarbeiten.«

Sie lacht freudlos auf. »Ja, das wäre praktisch, möglichst in drei Sprachen. Du brauchst keine Anleitung, Vertrauen in dich, dass du durchaus in der Lage bist zu lieben reicht völlig aus.« Sie nimmt sein Gesicht in beide Hände. »Ich habe Verständnis für dich und möchte dich nicht loslassen. Nimm dir die Zeit, die du brauchst, um zu wissen, worauf du dich einlassen kannst. So lange werde ich warten, das verspreche ich dir.«

»Hörst du mir nicht zu? Das macht keinen Sinn!«

Er springt auf und fängt die Pferde ein. Charlie wäre nicht verwundert, wenn er sich auf Grandessa schwingen und in einer Staubwolke verschwinden würde. Aber er kehrt zurück, streckt ihr die Hand entgegen und zieht sie hoch. Sie prallt gegen seine Brust.

»Okay, aber erwarte nicht zu viel«, sagt er und schiebt sie in den Sattel.

Auch den Rückweg legen sie schweigend zurück. Charlie fühlt sich aufgeräumt. Die Klarheit zwischen ihnen fällt ihr leichter als die bisherige Ungewissheit. Sie hat ihren Standpunkt vertreten, ohne verletzend zu sein und Vincent eine Hand gereicht. Damit ist sie zufrieden. Sie passt sich den schaukelnden Bewegungen des Pferdes an und vertieft sich in die Betrachtung ihrer Umgebung.

Vor der Synagoge drückt Clotilde ihr einen schwarzen Spitzenschleier in die Hand. »Für dein Haar«, sagt sie leise.

Charlie legt sich die Kopfbedeckung über. Die Gaspards nehmen sie in ihre Mitte, wofür sie dankbar ist. Der Platz wird immer voller, aus allen Richtungen strömen Menschen herbei.

»Das ganze Dorf ist auf den Beinen«, bemerkt Jaques und grüßt einige Freunde. Auch Clotilde, Vincent und Monique werden in kurze Gespräche verwickelt.

Charlie wird angerempelt und lässt sich mit dem Strom in das Innere der Synagoge treiben. Monique reicht ihr eine weiße Rose. Sie nehmen ihre Plätze hinter der Familie ein. Es dauert lange, bis sich die Trauergemeinde sortiert hat und das Scharren der Stühle verstummt. Maries Sarg schmückt ein üppiges Blumengesteck aus weißen Rosen. Davor ist ein großes Porträt aufgestellt, das sie mit schelmischem Lächeln zeigt. Der Raum wird nur von Kerzenlicht erleuchtet, der schwere Duft der Blumen liegt in der Luft. Die Feier beginnt und Charlie lässt sich durch die Zeremonie leiten. Die jüdischen Riten sind ihr unbekannt. Sie achtet auf ihr Umfeld, um nicht aus der Reihe zu tanzen. Francine und Solange halten eine bewegende Laudatio auf ihre Mutter, bei der kein Auge trocken bleibt. Eines der Enkelkinder tritt mit der Geige nach vorne und stimmt ein melancholisches Lied an. Es folgen Psalmen und Gesänge. Die festliche, getragene Stimmung berührt Charlie. Sie tastet nach Vincents Hand, der diese auch während der langen Wartezeit festhält, bis sie vor Maries Sarg stehen. Charlie legt ihre Rose ab und betrachtet das Porträt. Konnte sie bis zu diesem Zeitpunkt ihre Tränen zurückhalten, öffnen sich nun die Schleusen. Sie kondoliert der Familie, die sehr gefasst wirkt.

Solange nimmt Charlie in die Arme und spendet ihr Trost. Mit gesenktem Kopf geht sie den Gang entlang, dreht sich ein letztes Mal um und hebt die Hand zum Gruß. Kurz meint sie, Marie würde ihr zublinzeln. Sie strebt ins Freie, wo Monique und ihre Eltern warten.

»Ich fahre dich zum Flughafen«, lässt Monique sie wissen.

Charlie verabschiedet sich von Jaques und Clotilde, Vincent tritt etwas zur Seite und wendet ihnen den Rücken zu. Als sie sich mit Wangenküsschen von ihm verabschieden möchte, überrumpelt er sie und küsst sie leidenschaftlich. Sie gibt sich dem Kuss hin, bis sie einen leisen Pfiff hinter sich vernimmt und sich umdreht. Sebastian steht hinter ihr und grinst von einem Ohr zum anderen.

»Du machst alles unnötig kompliziert«, sagt Vincent leise, sodass nur sie ihn hören kann.

Charlie schenkt ihm ein wissendes Lächeln. »Einfach kann jeder.«

Auf dem Weg zum Flughafen wundert sich Charlie über Moniques Fähigkeit, auf Knopfdruck umschalten zu können. Eben noch in Trauerstimmung berichtet sie nun von den Ereignissen der letzten Wochen. Dabei rückt sie anderen Autofahrern auf die Pelle, betätigt die Lichthupe oder beschreibt deren angeblich fehlende Kompetenzen einen Wagen zu fahren, mit bissigen Kommentaren. Charlie klammert sich am Haltegriff fest.

»Unsere Mannschaft ist nun komplett. Gestern wurde der letzte Arbeitsvertrag unterzeichnet. Ich hatte Kontakt zu einer sozialen Organisation aufgenommen, um drei Menschen eine Chance zu geben – in der Reinigung, im Service und in der Küche. Justin tobte zunächst, aber als er den jungen Mann aus Syrien kennenlernte und seine Geschichte hörte, stimmte er zu.«

»Ich glaube nicht, dass Justin ein glückliches Händchen hat, wenn es um den einfühlsamen Umgang mit Mitarbeitern geht«, gibt Charlie zu bedenken.

Monique winkt ab. »Enis hat so viel Schreckliches erlebt, dagegen ist Justin ein Klacks. Ich habe ihm außerdem angedroht, ihm die Finger mit dem Nudelholz zu brechen, wenn er sich nicht zusammenreißt.«

»Dieser Satz könnte von Sarah stammen«, meint Charlie belustigt.

»Für die Eröffnungsfeier könnten wir die doppelte Anzahl an Plätzen belegen. Ich habe viele Gäste vertröstet und auf weitere geplante Events hingewiesen. An den Wochenenden bis Mitte Juni sind alle Plätze reserviert. Die Hochzeitsanfragen mit vielen Sonderwünschen trudeln ein und rauben mir den letzten Nerv. Jedes Detail muss vorab genauestens besprochen werden. Gestern fragte ein Paar an, ob eine lange Tafel während der Obstblüte auf der Plantage möglich wäre. Sind die noch ganz dicht?« Sie untermalt ihre Entrüstung mit einem kräftigen Schlag auf das Lenkrad.

»Das würde mir auch gefallen«, traut sich Charlie einzuwenden.

Monique blickt sie fassungslos an. »Hast du eine Ahnung, welcher Aufwand dafür nötig ist?«, echauffiert sie sich und setzt an, weiter auszuholen. Charlie unterbricht sie.

»Nein, habe ich nicht. Mir gefällt nur die Idee. Auch eine lange Tafel auf einem abgeernteten Stoppelfeld mit Strohballen an der Seite sieht bestimmt großartig aus. Außerdem wäre es ein Alleinstellungsmerkmal.«

Monique kaut nachdenklich auf ihrer Unterlippe. »Hm, damit hast du recht«, gibt sie widerstrebend zu.

Übergangslos nimmt sie den Faden wieder auf.

»Auf alle Fälle bin ich froh, wenn ihr mich unterstützen werdet, sonst geht mir noch die Puste aus.«

»Hört sich nicht so an«, erwidert Charlie lakonisch.

Monique grinst. »Wir sollten nächste Woche ein Meeting planen. Die Musik muss noch abgestimmt werden und ich möchte euch die frisch gedruckte Speisekarte präsentieren, die übersichtlich ist, aber durch variierende Spezialitäten des Tages ergänzt wird. Wir sollten uns auf einen wirbeligen Sommer einstellen. Sarah erzählte mir von euer Schnapsidee, dass immer nur Eine von euch hier vor Ort sein wird. Aber Charlie, das könnt ihr vergessen. Auch darüber müssen wir sprechen.«

Schwungvoll biegt sie um die letzte Kurve und hält auf dem Taxistreifen. »Sarah und Louisa holen dich ab.«

»Oje, dann habe ich die Inquisition nur einmal vor mir, auch gut.«

Monique sieht sie verwundert an, Küsschen links und rechts. »Ich hoffe, mein Bruder hat nun wieder bessere Laune.«

»Für Vincents Laune bin ich nicht verantwortlich.« Charlie wirft die Tür zu und eilt in die Abflughalle.

»Charlie, ich brauche dich heute im Verkauf. Fiona und Luigi sind für die Küche verantwortlich, Frieda und Victoria stehen auf dem Markt und Janina hat die Grippe ereilt. Ich weiß nicht, wo mir der Kopf steht.« Gehetzt überfliegt Sarah die Bestellungen, wie immer mit dem Fuß wippend, wenn sie unter Strom steht.

»Was ist mit Louisa?«

»Sie ist mit einem größeren Auftrag beschäftigt. Und bevor du fragst, Thelma übernimmt das Packen der Kisten. Also du siehst, du bist nicht meine erste Wahl, aber meine letzte Rettung.«

Bevor Charlie weitere Vorschläge ins Feld führen kann, dreht sich Sarah um und rauscht von dannen. Marion gibt ihr ein Zeichen, die Fertigstellung der Brioches zu übernehmen. Im Laden stellt Charlie fest, dass Sarah nicht übertrieben hat. Im Café sind bereits viele Tische belegt, die Gäste warten ungeduldig auf ihren Kaffee. Die Schlange der Kunden reicht bis auf den Bürgersteig. Eine Gruppe Bauarbeiter lechzt nach dem zweiten Frühstück und betrachtet enttäuscht das übersichtliche Angebot der Sandwichtheke. Mit einem Blick gibt Sarah ihr zu verstehen, dass sie sich um die Handwerker kümmern wird, denen sie ihr strahlendstes Lächeln schenkt, um diese zu besänftigen. Charlie steckt noch mitten in der Entscheidungsfindung, in welche Richtung sie sich wenden soll, als sich Frau Schuster, die Vorsitzende des Kulturvereins, Entschuldigungen murmelnd, an den Wartenden vorbeidrängt und den ersten Platz vor der Theke ergattert.

»Guten Morgen, Frau Schuster. Haben Sie das Ende der Schlange nicht gefunden?«, wird sie von Charlie freundlich begrüßt.

Diese verzieht indigniert den schmallippigen Mund. »Junges Fräulein, nun werde nicht komisch. Wir treffen uns in fünf Minuten zur Kultursitzung und erarbeiten eine Schlösserroute für unsere Reise in die Provence. Da wir deine Gäste sein werden, solltest du etwas Interesse an unserer Arbeit zeigen. Ich bin also in Eile und es tagt sich schlecht mit knurrendem Magen«, rechtfertigt diese sich.

Statt eines Kommentars packt Charlie Butterbrezeln und Törtchen ein.

»Über das Thema Kundenorientierung unterhalten wir uns nochmal«, zischt Sarah ihr im Vorbeigehen zu.

Doch Charlie hat heute gute Laune, die ihr auch Frau Schuster nicht verderben kann. Für die Kunden hat sie lockere Sprüche auf Lager, wer es verdient, bekommt einen leichten Seitenhieb. Eine Touristin hält begeistert ihren Reiseführer in die Höhe und zeigt auf das Foto der Bäckerei. Sie vertieft sich in die Auslage und probiert sich in aller Ruhe durch das Pralinensortiment. Charlie ermahnt sich zur Gelassenheit und reicht Alessandro seine Baguettes, der ungeduldig mit den Hufen scharrt und nebenbei die Information fallen lässt, wie viele Kalorien in so einer kleinen Praline stecken.

Empört wendet sich die Touristin, die den Wink mit dem Zaunpfahl sehr wohl verstanden hat, ihm zu. »Gott hat mich mit der Gabe beschenkt, genießen zu können.«

»Vor allem, wenn es nichts kostet«, erwidert Alessandro und zwinkert Charlie zu, die nur mühsam ein Lachen unterdrücken kann.

»Hallo Charlie, ich dachte du wärst noch in Frankreich. Bei euch ist heute ein Andrang.« Erika rattert ihre Bestellung herunter und deutet auf die Pflanztröge vor dem Schaufenster. »Die bepflanze ich heute neu, passend zum Frühling.«

»Danke Erika. Ich bin schon seit einer Woche wieder hier. Wenn ich es einrichten kann, schaue ich später bei dir vorbei.«

Als der erste Schwung den Laden verlässt, kümmert sie sich um die Cafégäste, die ungeduldig in ihre Richtung schauen.

»Da hängt noch die gestrige Tageszeitung. Der Service lässt heute sehr zu wünschen übrig«, knurrt Oberstudienrat Friedrichsen.

Mit einem Lächeln tritt Charlie auf ihn zu. »Kommt sofort, zusammen mit ihrem Frühstück. Das Übliche für Sie?«

Herr Friedrichsens buschige Augenbrauen ziehen sich zusammen wie dicke Raupen. Er nickt knapp.

»Du wirst auch immer kauziger, Edgar«, ruft Irma durch den Raum und gibt Charlie mit einer Geste zu verstehen, dass gut Ding Weile hat.

Die örtliche Eltern-Kind-Gruppe drängt durch die Tür. Es werden Tische und Stühle gerückt, bis auch der letzte Kinderwagen seinen Platz findet. Der erste Purzel hängt an Charlies Bein, der Zweite hält triumphierend ein Marmeladenglas in die Höhe, welches sie gerade noch auffangen kann, bevor es auf dem Boden zerschellt. Die Aufnahme der Bestellung wird von unzähligen Fragen begleitet.

»Ist der Kuchen denn auch vegan? Könnte ich den Milchkaffe bitte mit Hafermilch bekommen? Oder nein, doch lieber mit Mandelmilch? Welches Gebäck eignet sich bei Laktoseunverträglichkeit? Sind die Nüsse auch bio? Möchte Klein-Erik lieber Kakao oder Apfelsaft? Sollen wir dem Papa ein Stück Lachsquiche mitbringen oder doch besser etwas von der Nougattorte? Was denkst du, was der Papa gerne mag?«

Charlie erwartet die Antwort der Einjährigen mit Spannung und zählt innerlich bis zehn. Auf der Glasvitrine zeichnen sich die Abdrücke von Kinderhänden ab, die vorher einen klebrigen Keks umklammerten.

Sarah grinst. »Das ist der alltägliche Wahnsinn, nichts Besonderes«, wird sie von ihr informiert.

»Hallo Charlie, bist du im Ausnahmezustand?«

Jo erscheint ihr wie ein Sonnenstrahl an einem trüben Tag. Sie umarmt ihn und flüstert ihm ins Ohr: »Bitte entführe mich!«

»Oje, so schlimm?«

»Eine Lösegeldforderung kannst du vergessen. Wir zahlen keinen Cent«, wirft Sarah ein.

»Du hast Ohren wie ein Elefant«, beschwert sich Charlie. Seufzend stellt sie alle Sonderwünsche zusammen.

»Ich muss leider wieder los, sonst hätte ich dir unter die Arme gegriffen. Bleib stark, Süße, auch der schlimmste Tag hat ein Ende.« Jo verabschiedet sich und beißt in sein Sandwich.

Charlie hetzt zwischen Café und Theke hin und her. Nebenbei verpackt sie Geschenke, berät Kunden und bedient die Kaffeemaschine. Als sie sieht, dass die Schröder-Zwillinge im Anmarsch sind, unterdrückt sie ein Stöhnen. »Das ist mehr als ich ertragen kann«, murmelt sie und bemüht sich um ein professionelles Lächeln.

»Charlie, wie schön, dich haben wir schon lange nicht mehr gesehen«, flötet Hedi, die bereits die Frühjahrskollektion ausgegraben hat.

Ihr Kaftan ähnliches lindgrünes Leinenkleid mit großformatigen lila Orchideen weist eine ähnliche Anzahl Falten auf wie ihr Gesicht. Die Hawaiikette aus exotischen Kunstblumen lenkt den Blick davon etwas ab. Auf ihren rosafarbenen Pumps schwankt sie wie ein in Seenot geratener Kutter. Ihr Kopf ziert ein Pillboxhütchen mit Schleier, durch den sie versucht, ihr Ziel in den Fokus zu nehmen. Ihre Schwester Heidi hingegen gibt nicht viel auf Äußerlichkeiten. Ihre Füße stecken in Gartenclogs, die ausgebeulte Jogginghose ist an mehreren Stellen mit unterschiedlich farbigem Garn geflickt. Der Pullover ist so weit und zerschlissen, dass ihr die Ärmel immer wieder über die Hände rutschen.

Thelma stellt ein kleines blondes Mädchen vor ihr ab. »Die junge Dame wollte eben durch die Hintertür verschwinden«, sagt sie und klopft Charlie aufmunternd auf die Schulter.

Bevor sie reagieren kann, klirrt es bei den Müttern, die entweder einander zugewandt ins Gespräch vertieft sind oder ihr Smartphone nicht aus den Augen lassen. Die Kinderschar ist im Glück angesichts der Freiheit, die sich ihnen bietet und kapert die Räumlichkeiten.

»Mäuschen, du musst nicht weinen. Passt auf, dass sich keines der Kinder an den Scherben verletzt! Die liebe Tante vom Café macht das sofort wieder sauber.« Wenn Blicke töten könnten, würde die junge Mutter auf der Stelle ihr Leben aushauchen.

»Dann holt die liebe Tante Besen und Schaufel«, erwidert Charlie in honigsüßem Ton.

Irma spricht ein Machtwort, erinnert an Aufsichtspflichten und zieht den Ärger auf sich.

»Setz dich einen Moment zu uns«, fordert Hedi sie auf und zieht einen Stuhl heran.

»Ja, du hast dich rar gemacht«, bekräftigt Heidi und zieht ein vertrocknetes Blatt aus ihrer grauen Dauerwelle.

»Dafür habe ich leider keine Zeit«, bedauert Charlie und fegt die Scherben auf.

»Hör dir wenigstens die wichtigsten Neuigkeiten an«, fährt Hedi ungerührt fort. »Die Frauengruppe hat einen Kleinbus mit Fahrer gemietet, der uns zur Eröffnungsfeier bringt. Wir waren eben bei Doktor Wagner und erkundigten uns, welche Impfungen für Südfrankreich vorgeschrieben sind. Er meinte, die Gefahr von Malaria und Dengue-Fieber wäre gering und wenn Heidis Herztabletten zur Neige gehen, gibt es diese auch in Frankreich. Du musst wissen, wir waren noch nie im Ausland. Sorgen macht uns auch die hohe Kriminalität. In Marseille scheint Anarchie zu herrschen. Unseren Schmuck werden wir zu Hause lassen. Bietest du auch Führungen auf der Plantage an? Wir würden gerne bei der täglichen Arbeit helfen. Du weißt, gärtnern ist meine Leidenschaft. Viele Güter haben das für Touristen in ihrem Programm.«

Charlies Augen weiten sich bei jedem Satz. »Nein, eher nicht«, antwortet sie und stellt sich vor, wie die Steinhagener über die Felder strömen und Vincent in den Wahnsinn treiben. Das entlockt ihr ein Lächeln. »Aber ich frage gerne für euch nach.«

Sie nutzt die Gelegenheit zur Flucht. Als Luigi und Fiona den Business-Lunch auftragen, versucht sie unbemerkt in ihre Backstube zu entwischen. Doch Sarah hat andere Pläne und hält sie an der Gürtelschlaufe zurück.

»Moment, jetzt geht es erst richtig los.«

Charlie fügt sich ihrem Schicksal.

»Nun bin ich mir sicher, es handelt sich um kein Gerücht. Du hast tatsächlich Augen am Hinterkopf. Außerdem bin ich bestechlich. Für einen Teller dieser Lasagne springe ich über jedes Stöckchen, das du mir hinhältst.«

»Das müsste möglich sein«, gesteht Sarah ihr zu und schiebt sie Richtung Sandwichtheke.

»Bist du von allen guten Geistern verlassen?« Entgeistert stolpert Monique und stößt gegen ein Regal. Klirrend purzeln die Olivenölflaschen durcheinander, eine landet auf dem Boden. Sie lässt sich auf eine umgestülpte Holzkiste fallen und schaut zu, wie sich das Öl langsam auf den Fliesen seinen Weg bahnt. Erst dann hebt sie den Kopf und betrachtet ihren Bruder.

Distanziert lehnt Vincent am Türrahmen, die Finger am Gürtel eingehakt und betrachtet konzentriert die Beschaffenheit der Wand gegenüber.

»Weiß Charlie davon?«

Er schüttelt den Kopf. Monique stürzt sich auf ihn zu und schüttelt ihn unsanft. »Nun sprich endlich mit mir, verdammt nochmal!«

Nach diesem emotionalen Ausbruch sinkt sie wieder auf die Kiste und stützt den Kopf in die Hände. Ihr langes Haar bildet einen schwarzen Vorhang. »Warum?«, fragt sie und sucht seinen Blick.

Schweigend starrt er vor sich hin. »Die Durands verkaufen ihr Gut. Jean-Paul setzt sich zur Ruhe und die Kinder haben kein Interesse dieses weiterzuführen,« sagt er nach einer langen Pause.

»Aber das Gut ist gerade mal halb so groß!«

»Deshalb kann ich es mir leisten. Ich fange klein an und dann sehen wir weiter. Es ist eine gute Gelegenheit«, antwortet Vincent sachlich.

»Und wie lange weißt du das schon?«

»Jean-Paul hat mich letzte Woche angerufen. Ich habe mit der Bank gesprochen und gestern zugesagt.«

»Auf die Idee, mich einzubeziehen, bist du nicht gekommen?« Moniques dunkle Augen sprühen Feuer.

Vincent seufzt, nun setzt auch er sich. »Monique, diese Entscheidung muss ich treffen.«

»Monique, Monique … Ich bin im Vollbesitz meiner geistigen Kräfte und kann mich an meinen Namen erinnern. Ich würde gerne verstehen warum. Seit Wochen bist du durch den Wind, verschwindest von heute auf morgen, kehrst ohne ein Wort der Erklärung zurück und fährst jeden an. Deine Laune ist so mies wie noch nie und du siehst aus wie ein untoter Landstreicher, der von Flüssignahrung lebt. Und jetzt kaufst du im Vorbeigehen Jean-Pauls Gut und kündigst den Verwaltervertrag. Hast du dir überlegt, was das für mich bedeutet? Manoir Remy ist auch meine berufliche Heimat, wir starten hier ein großes Projekt und du wirfst alles hin und lässt mich im Stich. Ich dachte, wir führen gemeinsam eine Tradition weiter, bewahren das Gut und stehen zu unserer Verantwortung. Außerdem habe ich genug davon, dir jedes Wort aus der Nase ziehen zu müssen«, erwidert Monique. Drohend hat sie sich vor ihrem Bruder aufgebaut.

»Dass gerade dir Traditionen wichtig sind, ist mir neu.«

»Du hast keinen Grund, beleidigend zu werden.«

Wieder seufzt Vincent und fährt sich über das Gesicht. Er sieht müde und abgespannt aus. »Bitte setz dich und entschuldige. Es ist nicht mehr als eine gute Gelegenheit, die sich jetzt unverhofft bietet und auf die ich schon lange warte. Du weißt selbst, dass es fast unmöglich ist, Ländereien in der Region zu erwerben. Diese gehen immer unter der Hand weg.«

Moniques Blick gibt ihm zu verstehen, dass er mit seinem Erklärungsversuch kläglich scheiterte. Die Arme vor der Brust verschränkt fixiert sie ihn. »Ja, aber deshalb musst du deinen Vertrag nicht kündigen. Du könntest beides miteinander vereinbaren. Dass du Land in der direkten Nachbarschaft kaufst, ist nicht mein Kritikpunkt. Beide Güter können mit Leichtigkeit zusammengelegt werden und Synergieeffekte bilden. Das ist ein kluger Schachzug, zu dem ich dir gratuliere, wenn ich nicht mehr so wütend bin. Ich möchte verstehen, warum du hier das Handtuch wirfst, nachdem du so viel investiert hast. Und halte mich bitte nicht für dumm und schwafle etwas von günstigen Gelegenheiten«, warnt sie ihn.

Vincent tigert nun auf und ab. Ihm ist anzusehen, dass er am liebsten verschwinden möchte.

Monique warnt ihn mit leiser Stimme. »Du bleibst hier und schenkst mir reinen Wein ein.«

»Ich brauche meine Energie und Konzentration für den Durand-Hof. Die Umstellung der Plantage auf biologisch-dynamischen Anbau ist zeitintensiv. Es muss ein Gewächshaus gebaut werden und ich plane einige Veränderungen. Das geht nicht so nebenbei. Das Wohnhaus muss zudem saniert und umgebaut werden«, sagt Vincent.

»Netter Versuch«, kommentiert sie.

»Herrgott, du bist wie ein Terrier, der sich am Hosenbein festbeißt und nicht mehr loslässt!« Nun wird auch Vincent wütend. »Alles Weitere geht dich nichts an.«

»Ah, nun kommen wir einen Schritt vorwärts. Es gibt also noch Weiteres«, Monique lehnt sich abwartend zurück.

Entnervt wirft Vincent die Arme in die Luft.

»Ich nehme an, deine Entscheidung hat etwas mit Charlie zu tun«, hilft sie ihm auf die Sprünge.

Monique ergreift seine Hand und zwingt ihn, seine rastlose Wanderung zu unterbrechen. Vincent setzt sich wieder, sein Blick geht an ihr vorbei. Langsam nickt er.

»Es passt einfach nicht. Wir haben grundverschiedene Ansichten. Sie fordert, dass ich mein Gefühlschaos sortiere und klar Position beziehe. Charlie malt sich die Zukunft in leuchtenden Farben aus und hat beschlossen, dass ich dabei eine zentrale Rolle spiele. Sicherheit, Perspektiven, Familie, Liebe, das volle Programm. Unmissverständlich hat sie mir deutlich gemacht, dass sie so unverbindlich nicht weitermachen möchte. Ich soll mich entscheiden, ob ich ein Leben mit ihr möchte oder nicht. Dabei kann ich mir die Zeit lassen, die ich benötige. Um ehrlich zu sein, hat sie es etwas milder ausgedrückt. Aber das Ergebnis ist dasselbe. Ich habe in den letzten Wochen viel nachgedacht und bin zu keinem Entschluss gekommen. Die Frau ist wie ein Stein in meinem Schuh, der sich nicht entfernen lässt. Da war Jean-Paul meine Rettung. Nun kann ich mich auf etwas anderes konzentrieren und eine klare Grenze ziehen.«

Monique runzelt die Stirn. »Jetzt verstehe ich überhaupt nichts mehr. Kannst du dir ein Leben mit Charlie nicht vorstellen? Dass ihr so gegensätzlicher Auffassungen seid, ist mir nie aufgefallen und das kann ich auch nicht nachvollziehen. Im Gegenteil – ich hatte immer den Eindruck, ihr seid das perfekte Paar und habt eine solide Basis, die Grundsatzdiskussionen unnötig macht.«

»Natürlich kann ich mir ein Leben mit Charlie vorstellen, aber zu meinen Bedingungen«, erwidert er.

Monique schnaubt. Die Worte Macho und Mittelalter fallen. »Und nun ist diese Göre so unverschämt, Forderungen zu stellen. Da liegt die Lösung, ein Gut zu kaufen, natürlich nahe.« Ihre Stimme trieft vor Sarkasmus. Sie richtet sich auf. »Bringt dich die Vorstellung, einen Ring am Finger zu tragen und Charlie Sicherheit zu geben, so aus dem Gleichgewicht, dass du feige davonläufst? Wovor hast du solche Panik?«

Vincent stützt seinen Kopf auf. Mit brüchiger Stimme antwortet er: »Dass sie sich von einem auf den anderen Tag neu entscheidet und plötzlich nicht mehr da ist. Und ich stehe wieder vor den Trümmern meines Lebens.«

Monique zieht seine Hände vom Kopf und hält diese fest. Ihr ist bewusst, welche Überwindung es ihn gekostet hat, diese Worte auszusprechen. »Vielleicht solltest du die Vergleiche, die du anstellt und die daraus resultierenden Konsequenzen, überprüfen. Mit Emilia verband dich eine stürmische und intensive Liebe heranwachsender, junger Menschen, die ihren Weg suchten und noch vieles ausprobieren mussten, um die richtigen Entscheidungen treffen zu können. Charlie und du, ihr steht mitten im Leben, habt schon einiges hinter euch und die Euphorie der Jugend wich einer guten Portion Pragmatismus und Realitätssinn. Ihr habt das Glück, einem Menschen begegnet zu sein, der sich nach zu Hause, nach Ankommen anfühlt, eine reife und gefestigte Liebe. Darum beneide ich euch. Aus meiner Sicht lohnt es sich, dafür das ein oder andere Prinzip kritisch zu überdenken, um herauszufinden, ob dieses noch Gültigkeit besitzt.«

»So einfach ist das nicht«, wendet Vincent ein.

»Doch, ist es. Du stehst dir selbst im Weg. Dafür brauchst du im Moment wahrlich niemand anderen. Aber du wirst der Lösung keinen Schritt näherkommen, indem du den Vertrag kündigst.«

Vincent ist anzusehen, wie wenig willkommen ihm die Meinung seiner Schwester ist. »Meine Entscheidung steht.« Er dreht sich um und verlässt den Hofladen.

Wütend donnert Monique eine Orange gegen die Wand, der sie beim Zurückprallen in letzter Sekunde ausweichen kann.

Charlie schlüpft in ihre Gummistiefel und überquert mit langen Schritten den Rasen. Der Frühling hielt in den letzten Tagen Einzug mit Pauken und Trompeten. Die Natur explodiert förmlich.

Bevor sie mit der Aussaat von Karotten, Radieschen und Erbsen beginnt, dreht sie ihre übliche Runde. Die Farbenvielfalt der Frühblüher ist in diesem Jahr besonders intensiv. Die lila Primeln stehen in voller Blüte, die Narzissen neigen ihre gelben Köpfe der Sonne entgegen und auch die ersten Tulpen öffnen sich. Die Sträucher blühen, die Steinhagener pflanzen, harken und säen um die Wette. Auch Charlie hat sich bei Erika eingedeckt, die bei diesem regen Ansturm auf ihr Angebot ähnlich erblüht wie die Natur. Die Nase in die Luft haltend, wie ein Hund, der Witterung aufnimmt, saugt Charlie die milde, würzige Frühlingsbrise ein. Sie versinkt in der Erde und in Gedanken. Sorgfältig zieht sie Reihen, gibt Samen und Zwiebelknöllchen hinein und glättet die Erde. Sie möchte die Zeit nutzen, bald steht Ostern vor der Tür und die Gartenarbeit rutscht auf ihrer Prioritätenliste wieder nach unten. Und dann steht die Hoteleröffnung bevor.

Sie wässert Vincents Pflanzen und ist stolz, dass diese kräftig und gesund aussehen. Etwas Wehmut schleicht sich in ihr Herz. Wie oft hat sie eine Nachricht an ihn begonnen und diese dann doch wieder gelöscht. Oder seine Nummer aufgerufen, um den Anruf nicht zu tätigen. Wenn sie ehrlich zu sich selbst ist, befindet sie sich in einer Warteposition und ist dankbar für jede Minute des Tages, die sie mit Aktivität füllen kann, um sich abzulenken. So sehr sie sich vornimmt, nicht zu warten und zu hoffen, sondern selbst eine Entscheidung zu treffen, wie lange sie diesen Schwebezustand noch akzeptieren möchte, so schnell verwirft sie diesen Gedanken wieder. Ruft sich in Erinnerung, dass sie ihr Versprechen gab, ihm Zeit zu lassen, ohne Einschränkung. Dass es momentan keinen Grund gibt für eine Entscheidung und sie doch gut mit der Situation klarkommt. Aber an besonders grauen Tagen gewinnen die Hilflosigkeit und das Gefühl der Abhängigkeit Oberhand. Es drängt sie, die Zügel in die Hand zu nehmen, zum Telefon zu greifen und Vincent deutlich mitzuteilen, dass er dort bleiben kann, wo der Pfeffer wächst. Etwas in ihr lässt sie immer wieder zögern, diesen Schritt zu gehen und die Verbindung selbst zu trennen.

»Ich verzweifle noch an mir selbst«, erzählt sie frustriert den Kartoffeln, die sie eben in die Erde drückt. »Ansonsten bin ich durchaus in der Lage, Entscheidungen zu treffen. Agieren liegt mir mehr als zu reagieren, da ich meinen Spielraum bestimme und nicht andere. Warum gelingt mir das dieses Mal nicht?«

Doch die Porree-Pflanzen zeigen sich unbeeindruckt von ihrem inneren Zwiespalt und verweigern die Antwort.

»Zum Glück kann ich meine innere Unruhe in produktive Bahnen lenken«, lobt sie sich selbst und gießt die Aussaat an. Sie muss sich sputen, um noch rechtzeitig zum Kleeblatt-Treffen bei Louisa zu erscheinen.

Mit etwas Verspätung lässt sie sich neben Sarah auf einen Stuhl fallen. Der Laptop steht einsatzbereit inmitten von Salat, Obst und Canapés. Louisas gemütliche Dachwohnung ist geschmackvoll dekoriert und wirkt auf Charlie wie aus einer Einrichtungszeitschrift. Frische Blumen setzen farbliche Akzente, Kissen und Accessoires sind aufeinander abgestimmt. Leider fehlt ihr selbst diese Begabung und sie begibt sich bei jedem ihrer Besuche auf Entdeckungsreise, um die ständigen Veränderungen zu bewundern. Da Monique auf sich warten lässt, besprechen die Partnerinnen ihre Planungen für Ostern. Dann erscheint Moniques etwas Gesicht auf dem Bildschirm.

»Entschuldigt bitte, aber ich habe ein Brautpaar beraten, das sich nicht auf ein Menü einigen konnte und fürchterlich in Streit geraten ist. Die Braut hat sich so in Rage geredet und all seine Verfehlungen der letzten Jahre aufgezählt. Das dauerte. Aber seine Liste war ebenso lange. Ich nehme an, soeben ist wieder ein reservierter Termin frei geworden, denn das Paar befindet sich in einer Patt-Situation. Die zweite Runde ist für nächste Woche geplant. Ich werde vorsichtshalber alles, was sich zum Werfen eignet, wegpacken«, berichtet Monique.

Das übliche Geplänkel, das den Meetings bisher voranging, überspringt Monique heute. Sarah missfällt das, sie stellt Fragen und berichtet aus ihrem Alltag. Doch Monique hat sich abgewandt und blättert in ihren Unterlagen. Charlie und Louisa lachen soeben über Sarahs Parodie eines Kunden, als sie brüsk unterbrochen werden.

»Können wir starten?«, fragt Monique ungeduldig.

Sarah zieht die Augenbrauen in die Höhe. »Hast du heute schlechte Laune?«

Monique übergeht die Frage und beginnt mit der Übersicht der Buchungen und Veranstaltungen. Sie konzentriert sich auf die vor ihr liegenden Notizen und blickt kaum auf. »Für die Feier habe ich eine Band gebucht. Ein Quintett, das klassische Musik spielt, aber auch moderne Stücke im Repertoire hat. Dafür bauen wir im Garten eine Bühne auf und installieren Lautsprecher in alle Räume des Restaurants. Charlie, du solltest außerdem eine Rede zu Beginn halten. Etwas Persönliches über deine Verbindung zum Haus wäre gut.«

Der Angesprochenen rutscht das Herz in die Hose. »Uff, muss das sein? Vor Menschen zu sprechen, ist nicht meine Stärke.«

»Überleg es dir, noch ist etwas Zeit«, meint Monique und blickt angestrengt an Charlie vorbei. Wieder raschelt sie mit den Papieren und räuspert sich. »Die Speisekarte habe ich euch zugeschickt. Ich zeige euch diese nochmals im Original. Habt ihr Änderungswünsche?«, fragt sie.

»Nein. Wir sind begeistert, auch der Druck gefällt uns gut«, antwortet Louisa und möchte ausholen, um ihr Gefallen weiter zu beschreiben. Doch Monique fällt ihr ins Wort.

»Dann habe ich für heute nur noch einen Punkt. Dieser betrifft eure Personalplanung. Ich frage mich, wie ihr auf die Idee kommt, dass die Anwesenheit einer von euch über den Sommer ausreicht. Bereits jetzt habe ich keine ruhige Minute, bin am Telefon, empfange Interessenten, organisiere und hetze von einem Termin zum nächsten. Und das ohne laufenden Betrieb. Wir planten ein Gemeinschaftsprojekt, aber ich habe den Eindruck, die Last allein auf meinen Schultern zu tragen. So geht das nicht«, fährt Monique fort, den Blick immer noch starr auf ihre Unterlagen gerichtet.

Die Steinhagenerinnen sehen sich verwundert an. Bisher gab es keine Anzeichen von Differenzen. Moniques Vorwurf trifft sie unerwartet.

Louisa beugt sich vor. »Monique, es tut mir leid, wenn du dich allein gelassen fühlst. Das war nicht unsere Absicht. Wir können nicht einschätzen, was konkret auf uns zukommt. Bisher haben wir nur eine vage Vorstellung, welcher Einsatz erforderlich sein wird. Selbstverständlich unterstützen wir dich und ändern unsere Planung.«

Charlie und Sarah stimmen zu.

»Dann schlage ich vor, dass Louisa und Sarah den Anfang machen.«

Nun ist es an Charlie, die Stirn zu runzeln, aber ihr kommt Moniques Vorschlag entgegen.

»Ich habe keine Ahnung, welche Laus dir heute über die Leber gelaufen ist. Von Anfang an war klar, dass es anspruchsvoll werden wird, zwei Unternehmen unter einen Hut zu bringen. Wir müssen nun die ersten Erfahrungen sammeln und unsere Entscheidungen immer wieder justieren. Aber wir können hier auch nicht alles stehen und liegen lassen. Wenn dir alles zu viel wird, dann melde dich rechtzeitig und wir finden eine Lösung. Es gibt keinen Grund, uns so anzufahren«, entgegnet Sarah.

Charlie hält sich zurück und fragt sich, warum die länderübergreifende Stimmung so spannungsgeladen ist. Moniques Verhalten kann sie nicht einordnen.

»Entschuldigt, ich hatte einen anstrengenden Tag und das keifende Paar hat mir den Rest gegeben«, erwidert Monique eine Spur versöhnlicher.

»Vielleicht ist es gut, dass es zwischen uns knirscht, dann können wir einen wichtigen Aspekt unserer Zusammenarbeit klären. Wir haben uns im Laufe der Jahre angewöhnt, Störungen zwischen uns sofort anzusprechen, bevor aus einer Mücke ein Elefant wird. Das hat nicht von Anfang an funktioniert, aber nun haben wir Übung und fahren gut damit. Monique, wenn du spürst, dass etwas nicht passt, bitte melde dich und warte nicht bis du überkochst. Wir sind zu weit entfernt um mitzubekommen, wann du im Stress bist und Hilfe benötigst. Ich weiß, wie viel du in den letzten Monaten geleistet hast und bin dir dafür dankbar. Bisher hatte ich den Eindruck, du hast dabei viel Spaß. Da habe ich mich wohl getäuscht. Eine von uns kann auch bereits nächste Woche kommen. Wir brauchen allerdings etwas Vorlauf, da wir mitten im Ostergeschäft stecken, Louisa mit ihren Schokohasen mehr als ich.« Charlies Ton ist sachlich und um Ausgleich bemüht.

Drei Augenpaare warten auf Moniques Reaktion, der plötzlich die Tränen in die Augen schießen. Sie versucht diese wegzublinzeln.

»Was ist denn passiert, Monique?«, fragt Sarah betroffen.

Auch Carlie und Louisa sind erschrocken. Die weiche Seite ihrer Freundin hat sich ihnen bisher nur wenig gezeigt.

»Okay, ich komme so schnell ich kann«, entscheidet Charlie.

Monique wischt sich eine verirrte Träne von der Wange. »Nein, ich habe nur einen schlechten Tag und reagiere über. Ich wollte euch nicht angreifen. Vermutlich spielen die Hormone verrückt.«

»Bist du schwanger?«, fragt Sarah entsetzt und bringt Monique zum Lachen.

»Das wäre dann durch Windbestäubung passiert.«

Erleichtert atmet Sarah aus. »Das hätte gerade noch gefehlt. Hast du Ärger mit Justin oder sonst jemandem?«, bohrt sie weiter.

Monique schüttelt den Kopf, doch Sarah scheint noch nicht überzeugt zu sein.

»Gibt es ein Problem mit einem Lieferanten, hast du einen eingewachsenen Nagel oder hat Max sich danebenbenommen?«

Erneutes Kopfschütteln, den Blick wieder auf die Papiere vor ihr geheftet.

»Lass gut sein, Sarah«, beschwichtigt Louisa und erntet ein Schnauben. Die blauen Augen blitzen angriffslustig.

»Haben wir alles besprochen? Wir wollten gemeinsam eine Woche vor der Eröffnung anreisen. Bleibt es nun dabei oder sollen wir diesen Plan ändern?«, möchte Charlie wissen.

»Wir halten daran fest. Sollte ich vorher eure Hilfe benötigen, dann melde ich mich«, meint Monique und beendet die Verbindung.

Ihre Partnerinnen lässt sie ratlos zurück.

»Hoffentlich machen wir uns nichts vor und stolpern über unsere zu ambitionierten Ziele. Die Vorstellung, dass wir hier jederzeit wegkönnen, ist völlig unrealistisch«, gibt Charlie zu bedenken.

Jede ist in ihre Gedanken versunken. Sarah leert ihr Weinglas in einem Zug, Louisa zerbröselt ihr Brot zwischen den Fingern.

»Das wird sich alles finden. Wir sind gut aufgestellt, unser Team wächst jeden Tag fester zusammen. Im Notfall ist unser Sortiment etwas kleiner, das fällt niemandem auf. Ich frage mich viel mehr, was mit Monique los ist. Irgendetwas verschweigt sie und ich komme nicht darauf, worum es sich handeln könnte. Wir telefonieren fast täglich und ich bin auch über ihr Privatleben gut informiert. Bis gestern war alles in bester Ordnung, kein Wölkchen am Himmel. Im Gegenteil, Monique war wie immer voller Energie, enthusiastisch und nahm Herausforderungen mit Humor. Sie kann mir nicht erzählen, dass ein streitendes Paar sie so aus dem Gleichgewicht bringt«, sagt Sarah nachdenklich.

»Manchmal reicht eine Kleinigkeit, die wir ansonsten gelassen wegstecken, aus, um das Fass zum Überlaufen zu bringen. Ich hätte den Müttern auch gerne den Besen übergezogen und die Tageszeitung Herrn Friedrichsen in Schnipseln auf den Tisch geworfen«, räumt Charlie ein.

Louisa schmunzelt.

»So geht es mir jeden Tag. Aber wir lachen dann gemeinsam darüber und dann ist die Sache schnell vergessen«, konstatiert Sarah.

»Ich glaube, genau das ist der Punkt. Wir kennen die Schwächen der anderen und wissen auch, dass wir uns aufeinander verlassen können. Brauchen wir jemanden, den wir anraunzen können, so haben wir Auswahl und keine nimmt es der anderen krumm. Monique ist auf sich allein gestellt. Ihr Vorwurf ist nicht unberechtigt.« Louisa sieht Charlie und Sarah ernst an.

»Was schlägst du vor?«, fragt Charlie.

»Wir treten hier etwas kürzer und konzentrieren uns in diesem Jahr auf Manoir Remy«, bietet Sarah eine Lösung an.

Charlie dreht eine Haarsträhne auf und ab.

»Was beschäftigt dich?«, möchte Louisa wissen.

»Ich versuche abzuwägen. Den Anspruch, den wir an die Bäckerei stellen, möchte ich nicht aufgeben. Außerdem sollten wir unsere Kunden nicht unterschätzen.«

Schweigen breitet sich aus.

»Wir geben wie immer unser Bestes. Und sollte das an manchen Tagen nicht ausreichen, so geht die Welt davon nicht unter«, beschließt Sarah nach einer Weile pragmatisch und beendet das Thema.

Charlie und Louisa stimmen zurückhaltend zu. Eine unbeschwerte Stimmung möchte sich an diesem Abend aber nicht mehr einstellen.

Charlie wirft die Post auf den Tisch, schlüpft in ihre Joggingklamotten und verlässt das Haus. Leichten Schrittes läuft sie durch Wiesen und Felder. Sie möchte am frühen Abend nochmals in die Bäckerei und nutzt die Pause für die lange vernachlässigte sportliche Bewegung. Schon nach kurzer Zeit brennen ihre Muskeln und sie gerät außer Atem. Angestrengt schleppt sie sich den Hügel hinauf und wird von einem älteren Herrn überholt, dessen Puste sogar für einen Gruß ausreicht. Um nicht sofort aufzugeben, geht sie flotten Schrittes und kann nebenbei den Blick schweifen lassen. Wie immer im Frühling fällt ihr der landschaftliche Reiz ihrer Heimat besonders auf.

Oben angekommen lässt sie sich auf einer Bank nieder und schaut ins Tal und auf die umliegenden Berge. Die Bäume öffnen ihre Knospen, der Bärlauch riecht scharf und würzig. Als Charlie merkt, dass die Sonnenstrahlen sie schläfrig machen, rafft sich auf und joggt in gemächlichem Tempo nach Hause.

In der Bäckerei angekommen wundert sie sich, dass noch Licht brennt. Irem und Aina stecken die Köpfe über einem Buch zusammen und fahren erschrocken auf, als sie Charlie sehen.

»Was macht ihr denn noch hier?«, fragt sie überrascht.

Irems Wangen überzieht eine feine Röte. Aina ergreift die Initiative.

»Irem hat uns ein türkisches Backbuch von ihrer Mutter mitgebracht. Nun wollen wir einige Rezepte ausprobieren. Louisa ist auch noch da und hat uns grünes Licht gegeben.«

»Ich freue mich über eure Gesellschaft, dann wird der Abend nicht so langweilig«, beruhigt Charlie die beiden und wundert sich, dass dies der Wahrheit entspricht.

Irem hat sich gefangen und hält ihr das Buch unter die Nase. »Wir bereiten Börek und Pide mit Schafskäse und Spinat vor für Sarahs heiße Theke. Und Kurabiye, kleine Teignester mit Pistazien, die passen gut zu Ostern.

»Dann kann ich auch etwas lernen. Wir werden noch richtig international«, freut sich Charlie.

»Seit es hier Fladenbrot und Sesamkringel gibt, kauft auch meine Verwandtschaft regelmäßig ein«, weiß Irem zu berichten und instruiert Aina.

Louisa gesellt sich dazu, steuert weitere Ideen bei und die Zeit vergeht lachend und schwatzend wie im Flug. Irem schöpft aus ihrem reichhaltigen Fundus an Familiengeschichten. Doch dieses Mal hört Charlie interessiert zu.

»Meine Eltern kamen sehr jung nach Deutschland. In der Türkei zogen immer mehr Menschen aus den Dörfern nach Istanbul, bauten sich fast über Nacht eine einfache Hütte und versuchten dort ihr Glück. Die Verwandtschaft war zum Teil schon da und ebnete den Weg. Von dort ging es auch im Sog einzelner Familienmitglieder weiter hierher, wo das Geld angeblich leicht zu verdienen war. Die Realität sah anders aus. Mein Vater arbeitete sich im Straßenbau den Rücken krumm, meine Mutter putzte früh morgens und am Abend Büros und Praxen. Uns Kindern trichterten sie stets ein, dass wir fleißig für die Schule lernen sollten, um es später einmal besser zu haben. Bei unseren Hausaufgaben konnten uns die Eltern nicht helfen, aber wir boxten uns durch und wurden in beiden Welten heimisch, hier, wie auch in unserer türkischen Blase. Lustig ist, dass ich hier als

Türkin bezeichnet werde, obwohl ich ja hier geboren bin und einen deutschen Pass habe. Wenn wir im Sommer in die Türkei fahren, heißt es, die Deutschen kommen. Ich gehöre nirgends richtig dazu, außer zu euch.« Vertrauensvoll strahlt Irem Charlie an, die die junge Frau immer mehr ins Herz schließt.

»Hier spielt es keine Rolle, woher du kommst, sondern was du kannst«, bestätigt Aina.

»Janina erzählte, dein Mann ist Franzose. Ich bin gespannt darauf, ihn endlich kennen zu lernen.«

Nun gerät Charlie etwas aus dem Konzept und entscheidet sich für ein Lächeln. Zum Glück geht Irem zum nächsten Thema über, ohne nähere Informationen zu erwarten.

Als Charlie den letzten Ofen ausschaltet, verkündet Irem: »Der Abend war schön mit euch, das müssen wir wiederholen.« Fröhlich winkt sie zum Abschied.

Die kollegialen abendlichen Events erfreuen vor allem Sarah, die bei Irem fleißig nachordert. Charlie bittet um eine Auszeit.

»Ich brauche dringend einen freien Abend. Heute Morgen habe ich das letzte Paar frischer Socken aus der Schublade gezogen und in den Ecken sammeln sich die Staubflocken.«

Charlie wirbelt durchs Haus. Sie sammelt die Klamotten ein, die überall verteilt auf dem Schlafzimmerboden liegen und steckt diese in die Waschmaschine. Sie spült das benutzte Geschirr der letzten Tage, staubt ab und reinigt den Fußboden. Durch die geöffneten Fenster strömt frische Luft herein. Einen Moment lang überlegt sie, das Putzen des Badezimmers auf morgen zu verschieben. Doch sie diszipliniert sich und nimmt auch diese Aufgabe in Angriff. Zu guter Letzt schneidet sie im Garten Tulpen und arrangiert sie zu einem bunten Strauß. Zufrieden mit sich selbst bereitet sie sich eine Tasse Tee zu und setzt sich mit der Post in einen Sessel. Sie überfliegt die Absender, stapelt Werbung und Unwichtiges rechts, Rechnungen und amtlich aussehende Schreiben links. Sie stutzt, als sie einen Umschlag mit dem eingeprägten Wappen von Manoir Remy in den Händen hält.

»Vielleicht eine Rechnung von Monique«, mutmaßt sie und legt den Brief auf den linken Stapel.

Zunächst wendet sie sich der leichteren Kost zu. Werbung für Haushaltsgeräte, die Aufforderung, ein Glückslos mit besten Gewinnaussichten zu erwerben, ein Katalog mit Gartenbedarf. Der zweite Stapel fühlt sich nach Arbeit an. Eine Aufforderung des Finanzamts, ihre Steuern vom letzten Jahr zu bezahlen, die geforderte Summe sorgt für ärgerliches Stirnrunzeln. Wahlunterlagen für die Europawahl, die Charlie zur Seite legt, eine Rechnung der Autowerkstatt und die Mitteilung über die Erhöhung der Strompreise. In Erwartung der nächsten Rechnung schlitzt sie den Umschlag von Monique auf. Sie überfliegt das Schreiben, hält inne, schüttelt den Kopf und beginnt nochmals von vorn.

*Liebe Charlie,*

*hiermit möchte ich dir mitteilen, dass ich den bestehenden Verwaltervertrag fristgerecht zum 31.12. dieses Jahres kündige. Ich konnte ein Gut erwerben und mir einen langersehnten Traum erfüllen. Als Nachfolger schlage ich Sebastian und*

*Martin vor, die in alle Belange der Plantage eingeweiht sind und die Geschäfte in deinem Sinne weiterführen werden. Ich würde es sehr begrüßen, wenn wir uns in gegenseitigem Einvernehmen auf eine Beendigung meiner Tätigkeit bereits ab Ende Mai oder Juni einigen könnten, sodass ich mich schnellstmöglich meiner neuen Aufgabe widmen kann. Selbstverständlich räume ich zeitgleich das Verwalterhaus.*

*Ich hoffe auf dein Verständnis und bitte höflichst um eine schriftliche Bestätigung meiner Kündigung. Für das entgegengebrachte Vertrauen bedanke ich mich.*

*Viele Grüße*
*Vincent Gaspard*

Wie vom Donner gerührt, lässt Charlie das Blatt sinken und starrt vor sich hin. Das Gelesene hat sie noch nicht vollständig erreicht. Sie dreht und wendet das Papier und prüft, ob ihr jemand einen üblen Streich spielt. Aber nichts deutet darauf hin. Das Briefpapier mit dem Wappen ist echt. Sie erkennt auch Vincents Unterschrift.

Benommen sinkt sie auf die Couch zurück und greift nach ihrer Teetasse. Sie nimmt einen Schluck und verzieht das Gesicht. Ihr steht der Sinn nach etwas Stärkerem als kaltem Kräutertee. In der Küche findet sie eine angebrochene Flasche Rotwein, gießt sich das Glas voll und nimmt einen großen Schluck. Nachdenklich schaut sie aus dem Küchenfenster, ohne etwas wahrzunehmen. In ihrem Kopf herrscht ein heilloses Durcheinander. Rationale Gedanken und aufgewühlte Emotionen wechseln in schneller Abfolge, wie ein aufgepeitschtes Meer bei starkem Wind aus unterschiedlichen Richtungen.

Sie kehrt zurück, nimmt den Brief nochmals zur Hand und liest diesen langsam Wort für Wort. Ihre Wut, die mit jeder Zeile zunimmt, wird entfacht. Als sie an der Stelle ankommt, in der sie um Verständnis gebeten wird, meint sie, Schaum hätte sich um ihren Mund gebildet, so außer sich ist sie. Charlie knüllt den Brief zusammen und zielt auf den Korb mit Feuerholz vor dem Ofen. Knapp verfehlt dieser sein Ziel und rollt noch einige Zentimeter weiter. Sie setzt ihr Glas an die Lippen und stellt fest, dass sie den Wein ausgetrunken hat. Sie ist schon dabei, es aufzufüllen, als sich eine innere Stimme meldet: »Alkohol ist auch keine Lösung!«

Charlie hält inne und überlegt, was sie jetzt tun soll. Kurzerhand schlüpft sie in ein Paar Schuhe, wirft die Jacke über und schnappt sich den Hausschlüssel. Die Tür fällt ins Schloss. Sie braucht dringend Bewegung. Ziellos streift sie durch die Straßen und Gassen des Dorfes. Die wenigen Menschen, die ihr begegnen, nimmt sie nur verschwommen wahr. Freundliches Grüßen ignoriert sie. Die Dämmerung setzt ein und es wird kühl. Charlie erhöht das Tempo. Ihr wird warm und der pulsierende Herzschlag dröhnt in ihren Ohren. Die ersten Straßenlaternen gehen an und der Abendstern zeigt sich am Himmel. Das Dorf hat sie längstens hinter sich gelassen. Sie befindet sich auf einem Wirtschaftsweg und erreicht den Waldrand. Die Vernunft lässt sie umkehren. Steinhagen liegt im Dunkeln, nur die Laternen bieten ihr Orientierung. Nichts zieht sie nach Hause. Behände klettert sie über das abgeschlossene Tor des Friedhofs und setzt sich an Fannys Grab. Erst jetzt lässt sie ihre Hilflosigkeit zu. Charlie würde viel darum geben, heiße Schokolade mit Sahne in der warmen Küche ihrer Großmutter zu trinken. Ihren

Kopf an ihre Schulter vergraben und die tröstenden Worte zu hören, dass alles wieder gut wird. Sich fallen lassen, der schmerzenden Verletzung nachgeben mit dem Wissen, liebevoll und beschützt aufgefangen zu werden.

»Wo kann ich meinen Erwachsenenstatus abgeben und wieder Kind sein?«, fragt sie Fanny mit einem kurzen Anflug von Humor.

Sie gibt dem inneren Drang nach, sich in der Stille des Friedhofs ihrer Großmutter mitzuteilen. Vielleicht kann sie auf diese Weise etwas Ordnung in ihrem Kopf schaffen.

»Weißt du, Fanny, die Kündigung kann ich verkraften. Das ist nur ein weiterer Stein in meinem Rucksack. Mich macht die Vorgehensweise so wütend – ein förmlicher Brief mit der Bitte um Bestätigung! Pff! Wir haben wochenlang zusammengelebt, unsere Gedanken ausgetauscht, Sex gehabt, gelacht und diskutiert. Kann ich nicht mehr erwarten? Ein persönliches Gespräch oder wenigstens einen Anruf? In meiner Welt nennt man so etwas schlechten Stil. Warum stellt er sich mir nicht? Ich verstehe das nicht. Verdammt noch mal, Fanny, lass mich jetzt nicht auch noch hängen und sprich lauter!«

Ruhelos zupft sie das zarte Gras in ihrer Reichweite aus.

»Das ist der denkbar ungünstigste Zeitpunkt. In vier Wochen eröffnen wir das Hotel. Ich habe keine Zeit, mich auch noch um die Plantage zu kümmern. Davon verstehe ich nichts. Jeden Tag bin ich bemüht, die Bälle in der Luft zu halten. Schon kleine Hindernisse lassen mich an mir zweifeln und ich bin in Sorge, dass mir alles entgleitet und ich meiner Verantwortung nicht gewachsen bin. Was, wenn die Bäckerei unter Manoir Remy leidet und nicht mehr so gut läuft wie jetzt? Ich will nicht diejenige sein, die Kündigungen aussprechen muss. Wie soll ich Aina die Hoffnung nehmen, eine neue Heimat zu finden und endlich anzukommen?«

In Erwartung himmlischer Ratschläge heftet sich ihr Blick auf den Grabstein. Um sie herum herrscht Stille. Nur ab und an ist entfernt ein Motorengeräusch zu hören oder ein Rascheln unter den Bäumen und Büschen.

»Wie kann er wie ein Geist aus meinem Leben verschwinden, ohne ein erklärendes Wort? Und ich naives Ding habe angenommen, die Zeit wird ihn zu mir zurückbringen. Ich habe mich einer Illusion hingegeben. Und ich liebe diesen Mann auch noch. Wie dumm kann ein Mensch nur sein? Ich würde gerne den Knopf finden, um zurückzuspulen. Dann könnte ich viele Fehler vermeiden. Beruf und Privatleben trennen, rationale Entscheidungen treffen und einen kühlen Kopf bewahren.«

Wie aus weiter Ferne dringt ein leises Kichern an ihr Ohr. Eine zweite Stimme fällt lachend ein. Charlie stöhnt auf. »Fanny und Marie? Im Doppelpack seid ihr mir eindeutig zu viel!«, schimpft sie. »Traut ihr mir nicht zu, standhaft bleiben zu können? Glaubt ihr, ich bekomme beim Anblick eines attraktiven Mannes sofort weiche Knie und benehme mich wie eine Pubertierende? Das könnt ihr vergessen!«

Zur Bestätigung schlägt sie mit der flachen Hand auf die Erde. Das Kichern hallt nach und verstummt schließlich. Ihre erste Wut löst sich wie Kondensstreifen am Himmel auf.

»Was für ein jämmerliches Ende.«

Traurig stützt sie den Kopf in die Hände. Mit Grausen malt sie sich ihren kurz bevorstehenden Aufenthalt auf Manoir Remy aus, wenn es nur schwer möglich sein wird, sich gegenseitig aus dem Weg zu gehen. Aber will sie das? Charlie beschließt, den Brief unbeantwortet zu lassen – Empfänger verzogen, unzustellbar zurück an den Absender. Sie möchte Antworten, die losen Enden verbinden, akzeptieren und irgendwann ihren Frieden wiederfinden. Es wird herausfordernd werden, sich nicht anmerken zu lassen, wie verletzt sie ist. Seine Vorgehensweise hat sie tief getroffen. Nun heißt es, weiterzugehen und das Beste daraus zu machen.

»Mich zwingt kein Mann in die Knie«, murmelt sie entschlossen vor sich hin, steht auf und klopft sich die feuchte Erde von der Hose.

Sie dreht sich um und verlässt den Friedhof.

Über dem Tor hängend hört sie Schritte. Erschrocken sieht sie sich um, ein Hund fängt an zu bellen. Schnell möchte Charlie ihr Bein über das Tor schwingen, doch sie steckt mit einem Schuh fest. »Mist«, flucht sie und versucht hektisch ihren Fuß zu befreien.

Pastor Waldenbuch, der seinen letzten Kontrollgang absolviert, blickt sie an. »Charlie! Du hättest auch die Klinke drücken können. Das Tor ist offen. Aber vielleicht macht es so mehr Spaß.« Ungerührt setzt er seinen Weg fort.

Charlie wird flammend rot. Endlich löst sich der Schuh, ihre Landung fällt wenig elegant aus. Als sie die Tür zur Backstube öffnet, stellt sie erleichtert fest, dass ihr Arbeitsbereich leer und verlassen ist. Laute Musik, allein sein und den Geruch von Mehl, Hefe und Sauerteig, sind nun genau das Richtige. Sie nimmt sich vor, gleich morgen Sarah und Louisa zu informieren.

Am frühen Morgen ist sie froh, als die ersten Kolleginnen eintrudeln und für Ablenkung sorgen.

»Ist deine Wäsche nicht trocken geworden?« Sarah mustert Charlie, die den Blick an sich herabgleiten lässt. Dasselbe verwaschene graue Shirt und die ausgebeulte Jeans, die sie bereits gestern getragen hat.

Sie zuckt die Schultern und nimmt Sarahs Garderobe wahr. Die silbern schillernde Hemdbluse, um die sie einen schwarzen Ledergürtel drapiert hat, die schmalgeschnittene weiße Hose und die hohen schwarzen Stiefel. Sie setzt zu einer Erklärung an, doch Thelma kommt ihr zuvor und stellt Sarah eine Frage. Bevor eine weitere Bemerkung über ihr Aussehen folgen kann, verschwindet Charlie zu Louisa. An der Tür bleibt sie stehen und beobachtet ihre Freundin, die mit ruhiger Hand Petit Fours verziert. Auch Louisas Outfit unterscheidet sich deutlich von ihrem. Eine ordentliche, figurbetonte schwarze Jeans und eine moosgrüne Bluse mit Stehkragen. An den Ohren baumeln lilafarbene Blütenblätter.

»*Ich muss mir etwa mehr Mühe geben*«, gesteht sich Charlie ein und geht auf Louisa zu.

Der Raum ist erfüllt von schweigsamer Konzentration. Emma fügt die Schichten einer Torte zusammen, Aina schiebt ein Blech Cookies in den Ofen und Barbara formt Pralinen, die sie anschließend in geschmolzene Schokolade taucht.

»Hast du heute schon einen Blick in den Computer geworfen?«, fragt Louisa, ohne aufzuschauen und fährt fort, ein Schokoladenmuster aus verschnörkelten Ornamenten auf die Törtchen zu zaubern.

»Nein, warum?«

»Es herrscht Notstand bei den Tiefkühlprodukten. Sarah braucht dringend Nachschub. Alle Artikel, die rot aufploppen, sind ausverkauft. Es kann sich nur noch um Minuten handeln, bis Sarah das auffällt. Wir sollten wenigstens so tun, als würden wir uns darum kümmern.«

»Oje, dann fahre ich besser den Computer hoch. Mist, ich wollte für heute Abend einen spontanen Mädelsabend vorschlagen. Ich muss dringend mit euch sprechen.«

Charlies ernster Ton lässt Louisa nun doch aufblicken. Sollte sie sich über das müde Gesicht und die widerspenstigen Locken der Freundin wundern, behält sie ihre Gedanken für sich. »Wir können den Abend gemeinsam hier verbringen«, schlägt sie vor.

Charlie nickt und sucht Sarah.

»Heute Abend? Ich habe aber später noch eine Verabredung«, entgegnet diese und eilt weiter.

»Lasst uns eine kurze Pause im Café machen. Vielleicht spendiert Sarah die übrig gebliebenen Sandwiches«, meint Louisa am frühen Abend.

»Hast du heute noch ein Date, Sarah?«, fragt Charlie nach, um das Unausweichliche noch etwas hinauszuzögern.

»Das wäre schön. Nein, ich muss noch bei meiner Mutter vorbei. Sie liegt mir in den Ohren und beschwert sich, ich würde sie vernachlässigen. Außerdem möchte sie mich in ihre aufregenden Zukunftspläne einweihen. Mir schwant Böses. Am Telefon hörte sie sich euphorisch an, was immer ein schlechtes Zeichen ist.« Sarah füllt einen Teller mit Sandwiches und setzt sich. Eine Sorgenfalte hat sich auf ihrer Stirn gebildet.

»Vielleicht ist alles nur Schall und Rauch«, beschwichtigt Louisa.

»Oder sie erzählt mir etwas von religiöser Erweckung und einem minimalistischen Lebensstil, dem sie sich von nun an verpflichtet. Das könnte auch notgedrungen sein, sollte sie ihr komplettes Barvermögen an einen windigen Guru überwiesen haben. Und ich darf dann wochenlang hinter ihr aufräumen. Alles schon da gewesen.« Sie beißt in ein Pide und verdreht genüsslich die Augen.

»Wir sind dabei, die Tiefkühlware aufzufüllen«, informiert Louisa, während Sarah den Mund voll hat, um einer Tirade aus dem Weg zu gehen. Sie wendet sich Charlie zu. »Worüber wolltest du mit uns sprechen?«

Charlie sortiert umständlich den Rucola auf ihrem Bagel. Dann gibt sie sich einen Ruck. »Vincent hat seinen Verwaltervertrag gekündigt. Er möchte spätestens zum Jahresende aufhören, je früher, desto besser.«

Sarah verschluckt sich, hustet und keucht nach Luft. Louisa hält mitten in der Bewegung inne.

»Warum?«, fragt Sarah mit rasselnder Stimme und klopft sich auf den Brustkorb.

»Er hat ein Gut erworben und sich einen Lebenstraum erfüllt«, antwortet Charlie sachlich.

»Was bedeutet das für uns?«, möchte Louisa wissen.

»Jetzt wird mir Moniques seltsames Verhalten klar. Sie wusste davon«, fällt Sarah ein. »Dann können wir das Verwalterhaus an Gäste vermieten«, fährt sie fort.

»Du bist ein unsensibles Miststück!«, entfährt es Louisa. Sofort hält sie sich erschrocken die Hand vor den Mund.

Sarah lacht auf. Auch Charlie grinst.

»Wenn Sebastian und Martin das Ruder übernehmen, läuft alles wie gewohnt weiter. Das Hotel hat den Lieferantenvertrag mit Manoir Remy geschlossen und nicht mit Vincent persönlich«, erwidert Charlie.

»Wie kam es zu der Kündigung? Liegt das Gut in der Nähe? Wie soll es mit euch weitergehen? Hast du mit Vincent gesprochen?«

Aus Louisa sprudeln die Fragen. Charlie berichtet in Kürze, dass es nicht viel zu erzählen gibt.

»Ein förmliches Schreiben?« Nun ist auch Sarah entgeistert und schüttelt den Kopf. Die Sandwiches werden zur Seite geschoben, der Appetit ist ihnen vergangen.

»Na ja, er muss schriftlich kündigen, immerhin liegt ein Vertrag vor«, gibt Louisa zu bedenken.

»Ich dachte, das Recht auf schlechten Stil habe ich gepachtet. Aber Vincent bin ich deutlich unterlegen«, echauffiert sich Sarah. Sie springt auf und ordnet die Zuckerdosen auf den Tischen, um vor Ärger nicht zu platzen. Anschließend wienert sie die Theke mit Glasreiniger.

»Ich verstehe das Ganze noch nicht. Handelt es sich um eine berufliche Veränderung oder das Ende eurer Beziehung?«, hakt Louisa nach.

»Da gibt es doch keine Fragen! Wenn du jemanden liebst, schickst du doch keinen Brief und stellst den anderen vor vollendete Tatsachen. Vorher spricht man doch miteinander, wägt ab und trifft eine gemeinsame Entscheidung. Das Schreiben ist dann vielleicht der Form halber nötig. So viel Beziehungskompetenz habe sogar ich als Greenhorn«, wirft Sarah ein. »Am liebsten würde ich ihm mit dem Brotschieber eine überbraten!« Sie stemmt die Fäuste in die Seiten und sprüht Funken.

»Wenn ich jemanden brauchen sollte, der für mich in den Kampf zieht, wähle ich dich Sarah«, meint Charlie gerührt. »Ich sehe das auch so. Aus die Maus.« Ihr Versuch lustig zu sein, scheitert. Sie kämpft mit den Tränen.

»Am Samstag gehen wir aus und tanzen bis zum frühen Morgen. Wir brauchen dringend Abwechslung«, beschließt Sarah und rückt den Flecken auf der Glasscheibe zu Leibe.

»Wir rufen jetzt Monique an«, entscheidet Louisa und holt den Laptop.

Charlie bleibt sitzen und schaut Sarah zu. Sie hat keine große Lust, das Thema nun auch noch mit Monique zu besprechen. Dabei erinnert sie sich, dass sie es war, die erst kürzlich ein Plädoyer auf Offenheit und einen ehrlichen Umgang miteinander hielt.

»Der werde ich gleich einige Takte geigen«, droht Sarah und setzt sich wieder. Nun poliert sie die Oberfläche des Tisches.

Während der Laptop die Verbindung aufbaut, tätschelt Louisa Sarahs Hand. »Sachlich und besonnen. Monique sitzt bestimmt zwischen Baum und Borke«, ermahnt sie.

Sarah schnaubt. »Mir ist völlig egal, wo sie festsitzt.«

Charlie nimmt ihr den Glasreiniger aus der Hand, bevor Sarah den kompletten Inhalt versprüht.

»Ihr habt hoffentlich einen guten Grund für die Störung.« Moniques Gesicht erscheint auf dem Bildschirm, die Wimperntusche verschmiert, das verstrubbelte

Haar zu einem schnellen Knoten zusammengebunden. Sie schlüpft in ein kariertes Hemd.

Sarah beugt sich nach vorn. »Ist das Max, der da in deinem Bett liegt?«, fragt sie argwöhnisch.

Ein zweites Gesicht erscheint grinsend, ohne eine Spur von Verlegenheit, das Haar auf einer Seite plattgedrückt. »Guten Abend die Damen. Typisch, dass ich auch in neunhundert Kilometern Entfernung keine Ruhe vor euch habe«, grüßt er. Er sieht keine Notwendigkeit, seinen nackten Oberkörper zu bedecken.

»Was machst du in Frankreich?«

»Hallo Schwesterherz. Monique hat einige meiner Fotos verkauft und ich sorge für Nachschub. Sonst habt ihr kahle Wände zur Eröffnung.« Er lächelt in die Kamera und sieht rundum glücklich aus.

»Gibt es in Berlin keine Postfilialen?«, fragt Sarah spitz.

»Doch, aber du kennst doch die Unzuverlässigkeit der Paketdienste. Außerdem gebe ich meine an Bedeutsamkeit gewinnenden Werke nicht gerne aus der Hand.« Er richtet sich auf und legt seinen Kopf auf Moniques Schulter.

»Wir wollten mit Monique sprechen«, entgegnet Sarah.

»Nur zu.«

Seine Lippen gleiten über Moniques Wirbelsäule. Diese schließt die Augen.

»Ohne bei euren Sexspielchen in der ersten Reihe zu sitzen«, kommentiert Sarah die Szene.

»Bist du eifersüchtig?«, fragt Max belustigt und schwingt sich aus dem Bett.

Seine nackte Kehrseite erscheint kurz im Bild, Sarah hält sich die Hand vor die Augen und blinzelt durch die Finger. Monique räuspert sich.

»Wenn er so durch die Kamera läuft!«, verteidigt sich Sarah.

»Ich habe Post bekommen«, wechselt Charlie das Thema.

Monique sieht sie fragend an, bis der Groschen fällt. »O Charlie, ich weiß nicht, was ich sagen soll. Ich möchte mich nicht in eure Angelegenheiten einmischen«, sagt sie kleinlaut.

»Aber du wusstest davon. Warum lässt du Charlie so ins offene Messer laufen?« Sarah geht zum Angriff über.

Nun wird auch Monique ärgerlich. »Weil es mich nichts angeht. Und weil ich keine große Sache daraus machen möchte. Die Nachfolge ist geregelt, die Mitarbeiter wissen Bescheid und Vincent wird für einen reibungslosen Übergang sorgen. Er haut nicht von jetzt auf gleich in den Sack. Ihm hat sich unverhofft eine Chance geboten, die er genutzt hat. Was spricht dagegen?«, verteidigt sie ihren Bruder.

»Nichts, Monique«, beschwichtigt Charlie. »Wir haben dich nur angerufen, um dich wissen zu lassen, dass wir nun alle auf demselben Informationsstand sind. Ich teile deine Ansicht, dass unser Projekt davon nicht betroffen sein wird.«

Monique wirkt erleichtert. Sie wendet sich an Charlie. »Ich habe ein schlechtes Gewissen, mich dir nicht anvertraut zu haben. Beim letzten Meeting war ich kurz davor, die Katze aus dem Sack zu lassen. Aber das steht mir nicht zu.«

»Das verstehe ich.«

»Dein Bruder hat eine seltsame Art, Beziehungen zu beenden. Ich wundere mich, dass er Charlie nicht per WhatsApp abserviert hat.« Sarah lässt nicht locker.

Nun ist es an Monique, irritiert zu sein. »Was meinst du? Warum abserviert?«

Monique braucht einen Moment, bis sie Sarahs Worte versteht.

»Ich glaube, da hast du etwas in den falschen Hals bekommen. Es geht lediglich um eine geschäftliche Angelegenheit. Verträge werden eben schriftlich gekündigt. Vincent hat absichtlich die Förmlichkeit gewählt, um alles Private außen vor zu lassen. Das hat nichts mit Charlie zu tun«, entgegnet sie, weicht dabei jedoch ihrem Blick aus.

»Das kann ich nun glauben oder auch nicht.« Sarah ist nicht überzeugt.

»Auch auf die Gefahr hin, dass ich mich wiederhole. Ich habe dabei keine Karten im Spiel. Das ist eine Sache zwischen Vincent und Charlie. Es ehrt dich Sarah, dass du die Welt retten möchtest, aber dazu reicht nicht mal deine Energie aus.«

Sarah zeigt sich unbeeindruckt.

»Wir sollten uns auf das Naheliegende konzentrieren. Ich wollte nur für Klarheit sorgen«, beendet Charlie die Diskussion.

»Ich bin froh, dass du es nun weißt, dann kann ich wieder unbefangen mit euch arbeiten. Charlie, lass den Kopf nicht hängen. Das Gut ist direkt nebenan. Irgendwann erreicht sein Herz den Verstand. Gib nicht auf und verliere nicht die Geduld«, bittet Monique sie.

Charlie hüllt sich in Schweigen.

»So viel zum Thema, du mischst dich nicht ein«, kontert Sarah.

Monique zwinkert ihr zu. »Wenn ihr sonst nichts Wichtiges habt, würde ich mich gerne überraschen lassen, was der Abend noch für mich bereithält«, drängt Monique auf ein Ende des Gesprächs.

Sarah rollt mit den Augen. »Bitte setz mir keine Bilder in den Kopf.«

Sie verabschieden sich.

Sarah erhebt sich. »Leider muss ich los. Meine Mutter wartet.«

»Bestell ihr liebe Grüße von uns«, gibt Louisa ihr mit auf den Weg.

»Wünsch mir lieber gute Nerven.«

Charlie und Louisa bleiben sitzen.

»Vielleicht hast du wirklich zu viel hineininterpretiert?«, wagt Louisa einen Vorstoß.

Charlie kaut auf ihrer Lippe und kratzt die Sesamkörner vom Bagel. »Das kann sein, glaube ich aber nicht. Es nützt auch nichts, dass wir uns darüber Gedanken machen. Spätestens in zwei Wochen werde ich Klarheit haben. Wollen wir starten, bevor uns morgen das Kampfhuhn im Nacken sitzt?«

Louisa stimmt lachend zu. »Zu mir oder zu dir?«, fragt sie.

»Zu mir. Dort habe ich alles, was ich brauche.«

Charlie und Louisa verbringen noch einige Stunden in der Backstube, unterhalten sich und freuen sich über die seltenen Momente, die sie ungestört miteinander verbringen können. Arm in Arm verlassen sie die Bäckerei und treten in die sternenklare Nacht.

»Lass uns am Samstag ausgehen. Wir verlernen ansonsten das Leben außerhalb dieser vier Wände. Und etwas Abwechslung tut uns bestimmt gut«, meint Louisa.

»Ja, du hast Recht. Sarah wird begeistert sein.«

Louisas Angebot, sie nach Hause zu fahren, lehnt Charlie dankend ab.

Der verregnete Sonntag kommt Charlie entgegen. Mit einem Krimi und frisch aufgebrühtem Kaffee legt sie sich auf die Couch und kuschelt sich in eine Wolldecke. Den Tag ohne Pläne auf sich zukommen zu lassen, ist für sie eine besondere Freude. Außerdem benötigen ihre Füße eine Auszeit, da sie sich am gestrigen Abend Blasen getanzt hat. Die spannende Geschichte des Krimis fesselt sie, trotzdem wird sie nach einiger Zeit schläfrig. Sie lässt das Buch sinken und möchte nur kurz die Augen schließen.
Ein durchdringendes Geräusch, welches sie zunächst für einen Bestandteil ihres Traumes hält, weckt sie. Der penetrante Ton reißt nicht ab. Sie fährt hoch und hört, dass jemand an der Haustür Sturm klingelt, unterbrochen von einem Hämmern gegen die Tür. Panisch wirft sie die Decke von sich und malt sich einen Brand in der Bäckerei aus, eingeschlagene Schaufenster oder einen schweren Verkehrsunfall, in den Sarah oder Louisa involviert sind. Sie verheddert sich mit den Füßen in der Decke und schlägt der Länge nach auf den Parkettboden. Stöhnend rappelt sie sich wieder auf. Auf das Schlimmste gefasst, reißt sie die Tür auf. Beim Anblick des Besuchers bleibt ihr vor Schreck der Mund offen stehen. Charlie ist zu keiner Bewegung fähig, außer immer wieder die Augen zuzukneifen, als wolle sie mögliche Trugbilder loswerden.

»Ist die Post schon da?«, fragt Vincent hektisch und schaut an ihr vorbei auf die Kommode.

»Es ist Sonntag«, ist alles, was ihr einfällt.

Vincent drängt sich an ihr vorbei und wühlt in den Papieren auf dem Tisch. Immer noch an der Tür stehend beobachtet sie ihn und fragt sich, wonach er so fieberhaft sucht, und vor allem, warum er so plötzlich bei ihr einfällt.

»Wo ist dein Büro?«, fragt er und schaut sich um.

Charlies Verwirrung wird immer größer. Sie verabschiedet sich vom ruhigen, friedlichen Sonntag. »Ich habe keines, das solltest du doch wissen. Kann ich dir behilflich sein?«

Er knurrt eine Antwort, die sie nicht versteht, und setzt seine Suche in der Küche fort. Unentschlossen lehnt Charlie am Türrahmen, schwankend zwischen Ärger und Erstaunen. Auch heute sieht Vincent aus, als hätte er eine harte Zeit hinter sich. Strähnige Haare, blasse Haut und dunkle Augenringe. Seine schlanke, athletische Statur wirkt hager. Das gesamte Erscheinungsbild ist mit dem eines stolzen Gutsbesitzers nicht in Einklang zu bringen. Charlie beschließt, ihn zu ignorieren und kehrt zu ihrem Buch zurück. Sie befühlt ihr pochendes Knie, das bereits angeschwollen ist. Plötzlich ertönt ein Triumphschrei. Vincent glättet ein zerknittertes Papier, das er aus dem Korb für Feuerholz gefischt hat.

»Dann hast du wohl endlich das Rezept für die Walnusstarte gefunden«, meint Charlie sarkastisch.

Er durchquert den Raum mit großen Schritten, baut sich vor ihr auf und zerreißt das Papier, das er in Händen hält, langsam und demonstrativ in kleine Fetzen, die langsam zu Boden gleiten. Dabei schaut er sie auffordernd an. Charlie kann das Schriftstück nicht erkennen, hofft aber, es würde sich um ihren Steuerbescheid handeln. Sie hält seinem Blick stand. »Etwas weniger Theatralik hätte es auch getan«, sagt sie.

»Du hast das völlig falsch verstanden.« Vincents raue Stimme hört sich an wie Schmirgelpapier, das über rostiges Eisen schrappt.

Charlie zieht die Brauen zusammen und seufzt. »Möchtest du erst unter die Dusche und dann einen starken Kaffee trinken?«, schlägt sie vor. »Dann kannst du mir deinen überraschenden Auftritt in Ruhe erklären. So lange hole ich deine Wechselklamotten.« Charlie streckt ihm die Hand hin, in Erwartung des Autoschlüssels.

»Ich habe nichts mit. Am späten Abend bin ich in den Wagen gesprungen und losgefahren. Auf einem Rastplatz habe ich einige Stunden geschlafen.« Müde fährt er sich mit der Hand über das Gesicht. »Du könntest etwas erfreuter über meinen Besuch reagieren«, meint er.

Charlie seufzt wiederholt. »Du weißt, wie ich zu Überraschungen stehe, außer es handelt sich um einen Geldgewinn. Außerdem habe ich bisher nicht die leiseste Ahnung, ob Grund zur Freude besteht«, entgegnet sie kühl.

Er breitet die Arme aus und wendet sich ab. Seine stampfenden Schritte auf der Treppe lassen vermuten, dass sein Empfang anders verlief als in seiner Vorstellung.

»Leg deine Klamotten vor die Tür, sodass ich sie kurz durchwaschen kann. Am Haken hängt ein Bademantel«, ruft sie ihm nach.

Während oben die Dusche rauscht, inspiziert sie den Kühlschrank. Im Geiste dankt sie Sarah für den reichhaltigen Business Lunch, dessen Reste ordentlich verpackt in einem Fach lagern und nur aufgewärmt werden müssen.

Als sie das deftige Gulasch mit Knödeln auf den Tisch stellt, betritt Vincent den Raum. Sein Anblick lässt Charlie schmunzeln. Ihr Bademantel reicht ihm bis knapp über das Knie und hört an den Ellbogen auf. Vincent zupft und zieht daran, ohne sichtbares Ergebnis. Sie reicht ihm eine große Tasse Espresso und füllt seinen Teller. In beeindruckender Geschwindigkeit leert er diesen und bedient sich ein weiteres Mal. Schweigend betrachtet ihn Charlie, wie er langsam wieder seiner früheren Version zu gleichen beginnt und zum Leben erwacht. Innerlich versucht sie sich darauf vorzubereiten, was auch immer auf sie zukommen möchte. Sie gratuliert sich selbst zu ihrer Contenance, der Versuchung widerstanden zu haben, die Papierschnitzel zusammen zu setzen.

Er schiebt den Teller von sich. »Danke, jetzt geht es mir deutlich besser.«

»Ich gebe deine Wäsche noch eben in den Trockner.«

In der Zwischenzeit macht es sich Vincent auf der Couch bequem und füllt Rotwein in zwei Gläser.

»Ist es nicht etwas früh für Alkohol?« Charlie setzt sich in den Sessel gegenüber.

»Für einen Franzosen ist es nie zu früh für Wein. Außerdem ist es immer irgendwo dunkel.«

Charlie nimmt ihr Glas entgegen und denkt, eine leichte geistige Umnachtung könnte jetzt von Vorteil sein.

»Max ist in Frankreich.«

»Ich weiß.« Charlie ist etwas konsterniert über diesen Gesprächseinstieg.

»Am Anfang war er mir richtig unsympathisch. Aber in der Zwischenzeit mag ich ihn gerne.«

Überrascht zieht Charlie die Augenbrauen in die Höhe und nippt an ihrem Wein, der ihr angenehm zu Kopfe steigt.

»Er hat euer Telefonat mit angehört und mich gestern abgepasst. Ich wäre froh, er hätte mich schon früher informiert. Erst dann ist mir klar geworden, dass du meine Kündigung falsch verstanden hast.« Vincent sieht sie eindringlich an. Erst als keine Reaktion von ihr kommt, wird sein Blick weich. »Ich würde dich im Rollstuhl bis ans Ende der Welt schieben«, sagt er.

Charlie saugt die Luft ein, die Augen unverwandt auf ihn gerichtet. Ein Lächeln umspielt ihre Lippen. »Deinen Gedankensprüngen kann ich heute nicht folgen. Fängst du bitte von vorn an?«

Er runzelt die Stirn. »Aber das wolltest du doch!«, entfährt es ihm.

»Ja, aber diesen plötzlichen Wandel würde ich gerne nachvollziehen können. Vor allem möchte ich sichergehen, dass dieser Bestand hat und länger als zwei Wochen gilt. Für ein Pingpong-Spiel fehlt mir die Kraft.« Sie unterschlägt die Beine und beobachtet sein Mienenspiel. Frustration, Hoffnung und Entschlossenheit sind deutlich erkennbar.

»Du hast immer noch nicht vor, es mir leicht zu machen.«

»Nein. Dafür ist es zu wichtig.« Charlie unterstreicht ihre Worte mit einer allumfassenden Geste.

Vincent überlegt und zieht die Wolldecke über sich. Eine Aussprache in einem zu kurzen Bademantel scheint ihm Unbehagen zu bereiten. Charlie wartet ab. Er sucht nach Worten.

»Ich wollte es nicht wahrhaben, aber du hattest recht. Die Dämonen der Vergangenheit hatten mich fest im Griff. Jede Erfahrung mit dir unterzog ich einem Vergleich und prüfte diese auf Ähnlichkeiten und Unterschiede. Meistens nahm ich die Vogelperspektive ein und war mehr mit sezieren und analysieren beschäftigt, als im Hier und Jetzt zu leben. Mir war das nicht bewusst, aber dann musstest du mich unbedingt konfrontieren, dabei war doch alles so schön und leicht. Ich wusste nicht, was du von mir willst. Kannst du dir denken, wie oft ich über die Felder galoppierte, um dich aus meinem Kopf zu vertreiben? Oder mich körperlich bis an meine Belastungsgrenze trieb, nur um einschlafen zu können?

Als ich immer öfter die Gesellschaft von Herrn Jack Daniels suchte, wurde mir klar, dass es so nicht weitergehen kann. Du saßt wie eine Laus in meinem Pelz. Da erschien mir Jean-Pauls Anruf wie der rettende Anker. Auf zu neuen Ufern und alles Alte hinter mir lassen. An meiner Zukunft basteln, Sicherheit in mir und meinen Plänen suchen. Die vielen Formalitäten beschäftigten mich und sorgten für Ablenkung. Aber jede Minute, die ich auf Gut Durand verbrachte, warst du mit von der Partie. Du hast mir Ideen in den Kopf gesetzt oder mir eine Warnung zugeflüstert. Ich ertappte mich dabei, wie ich mit dir sprach, dich durch das Haus führte und dir erzählte, wie ich mir die Renovierung vorstelle. Egal wo ich hinging, du warst schon da.

Bei dem Gedanken, das Verwalterhaus so bald wie möglich zu verlassen, fühlte ich mich zunächst befreit. Dort schwirrte überall dein Geist herum. Ich sah dich in deinen kindischen Schlafanzügen, mit nackten Füßen auf der Terrasse oder mit Sebastian im Hof scherzen. Ständig hatte ich dein Bild vor Augen. Ich wollte nur noch weg, meine Ruhe haben und meine Wunden lecken. Meine Wut auf dich wurde immer größer. Du hast dich konsequent zurückgezogen und mich mir selbst überlassen. Kein Wort, kein Anruf, keine Nachricht. Ich zeichnete Pläne für das Gutshaus. Die Substanz ist gut, die Ideen flogen mir nur so zu. Bei der Gestaltung prüfte ich jeden Raum, ob dir dies oder jenes besser gefallen würde. Auch beim Umbau der Plantage war mir deine Meinung wichtig und ich stellte dir die Frage, ob wir den Versuch, Dattelpalmen oder Cashewbäume zu pflanzen, wagen sollen. Gleichzeitig ärgerte es mich, dass ich dich überall mit einbezog oder du dich ungefragt einmischst.

Nach und nach verrauchte meine Wut und an deren Stelle trat eine wachsende, mir bisher unbekannte Sehnsucht – nach deinem Lachen, deinem Optimismus, deinem Witz und deiner Nähe. So langsam fing ich an zu begreifen, dass ich dich nicht loswerde und das auch nicht möchte. Ich wollte dich mit meiner Erkenntnis in Frankreich überraschen, dir meine Gedanken mitteilen, dich umarmen und festhalten. Danke sagen für deine Geduld mit mir und den Raum, den du mir gelassen hast, um meine Schatten zu beleuchten. Mich für meine Kündigung entschuldigen, die ein hilfloser Versuch war, aber auch eine Trotzreaktion, wie ich offen eingestehen muss. Ich habe immer noch Angst, dass wir kläglich scheitern oder du plötzlich aus meinem Leben purzelst, wie du das ausgedrückt hast. Aber diese wird jeden Tag weniger, da ich überzeugt bin, weder du noch ich würden etwas so Wertvolles, wie wir es haben, gefährden wollen. Wir werden lernen, uns auseinander zu setzen, Probleme zu benennen und eine Lösung zu finden. Du hast mir vorgeworfen, dass ich dir nicht vertraue. Ich habe noch nie jemandem so vertraut wie dir, aber mir selbst habe ich nicht über den Weg getraut. Das alles war mir bereits klar, bevor Max mir berichtete, du hättest die Kündigung als Schlussstrich unter unsere Beziehung verstanden. Ich geriet in Panik und nun bin ich hier und hoffe, deine Tür steht noch einen Spalt offen.«

Er lässt Charlie während seines langen Monologes nicht aus den Augen. Sein Blick ist aufrichtig und bittend, die Stimme ruhig und besonnen. Sie wischt sich eine Träne von der Wange. Jedes Wort hat ihr Herz berührt und trotzdem zögert sie.

»Also habe ich doch alles richtig verstanden.«

Er beugt sich vor und ergreift ihre Hand. Das Schuldbewusstsein steht ihm ins Gesicht geschrieben. »Ja und nein. Es war ein blöder Fehler, den ich gerne wieder gutmachen möchte. Charlie, ich liebe dich mit allem, was ich habe. Es tut mir unendlich leid, dich verletzt zu haben. Mir ist bewusst, die letzten Wochen waren auch nicht einfach für dich. Du wolltest Sicherheit, die kann ich dir geben, denn die brauche auch ich. Nur habe ich nichts vermisst, da du mit deiner Liebe so großzügig umgegangen bist. Ich musste erst begreifen, worum es dir geht. Unsere Wünsche und Visionen liegen nah beieinander. Ich brauchte einen Schlag auf den Hinterkopf, um mein Glück zu erkennen.«

Charlie betrachtet ihre ineinander verschlungenen Finger. »Du kannst dir nicht vorstellen, wie sehr ich auf diese Worte gehofft habe. Wie viel Mühe ich mir gab, mich davon zu überzeugen, dass mein Weg auch ohne dich ein guter sein wird. Ich bin froh, dass du gekommen bist, auch wenn ich das momentan nicht zeigen kann. Ich fühle mich seltsam leer. Mein größter Wunsch wurde geliefert und ich stehe staunend da und traue mich nicht, die Schleife des Geschenks zu lösen, weil sich darin vielleicht doch etwas anderes befindet. Ich sehne mich danach, es auszupacken, gleichzeitig habe ich Angst davor. Das hört sich wirr an, ich begreife es selbst nicht.« Sie spricht mehr zu sich als zu Vincent.

»Das verstehe ich gut. Du fragst dich, ob das Geschenk beim ersten Spiel kaputt geht, sich eine Absicht dahinter verbirgt oder es doch nicht deinen Erwartungen entspricht. In deinen Vorstellungen war es besser, bunter und größer. Ich kann dir versichern, dass ich keine Mogelpackung bin. Dass du Zeit brauchst, ist kein Wunder. Wir müssen uns wieder annähern, sozusagen gemeinsam das nächste Level erreichen. Wenn wir beide das wollen, werden wir das meistern.«

Unverwandt schaut Charlie ihn an und versucht, den Wahrheitsgehalt zu ergründen. Langsam nickt sie und wischt die nächste Träne von ihrer Wange.

»Vielleicht könnten wir die Distanz etwas verringern«, meint er lächelnd und zieht sie an ihrer Hand in seine Richtung.

Während sie noch überlegt, haben ihre Beine längst eine Entscheidung getroffen und setzen sich in Bewegung. Am entgegengesetzten Ende der Couch nimmt sie Platz.

Vincent schmunzelt. »Okay, das ist ein erster Schritt. Der nächste liegt wohl an mir.« Er zieht sie in seine Arme.

Der vertraute Geruch lässt Charlies Dämme brechen. »Ich muss erst eine Runde heulen«, schluchzt sie und lässt sich gegen ihn fallen.

Vincent zieht sie mit sich, bettet ihren Kopf auf seine Brust und streicht ihr über das Haar. »Es tut mir leid«, murmelt er in ihren Schopf.

Charlie lässt die Tränen fließen, warm eingehüllt in seine Umarmung.

Stunden später erwacht sie und sieht sich um. Der Regen hat aufgehört, gegen die Scheiben zu prasseln. Fröstelnd zieht sie die Decke über sich und hebt ihren Kopf. Der graue Tag geht in einen ebenso grauen Abend über. Vincent schläft tief und fest. Sie betrachtet seine entspannten Gesichtszüge und lässt den Kopf wieder sinken.

»*Was ist nur los mit mir? Diesen Augenblick habe ich mir immer ausgemalt. Wie ich freudestrahlend auf ihn zugehe, ihm um den Hals falle und die Welt wieder in Ordnung ist. Aber wo ist dieses Gefühl der Freude und des überströmenden Glücks?*«, fragt sie sich verwundert. Stattdessen sind da Vorsicht und Zurückhaltung mit einer Prise Skepsis. Sie hat sich in den letzten Wochen selbst bewiesen, dass sie ihren Weg auch erfolgreich allein gehen kann. Hat sich aufgerappelt und auf das Wesentliche konzentriert. Die räumliche Trennung und der Abbruch ihrer regen Telefonate hat zu einer emotionalen Distanz geführt, die sie nicht mit einem großen Schritt innerhalb weniger Minuten überwinden kann. Eine leise Stimme der Angst meldet sich aus dem hintersten Winkel ihres Kopfes.

»*Und wenn wir in wenigen Wochen wieder an demselben Punkt angekommen sind? Will ich nochmals durch ein tiefes Tal wandern? Jetzt habe ich Abstand gewonnen und fühle mich gefestigt. Will ich diese komfortable Stabilität gefährden?*« Charlie wäre froh, die Antworten auf diese Fragen wären sofort mitgeliefert worden. Vincent regt sich und schlägt die Augen auf. Sein Blick wird klarer und sucht ihren. Als er sie liebevoll und verschlafen zugleich anlächelt, fangen ihre Mauern an zu bröckeln.

»Gib auf, du hast sowieso keine Chance«, höhnt ein fieser Kobold ihr ins Ohr. »Ruhe jetzt!«, wehrt sich Charlie und bewegt sich langsam auf Vincents sinnliche Lippen zu, denen sie nicht widerstehen kann.

Vorsichtig streift sie mit ihren Lippen seinen Mund, wird mutiger und küsst ihn flüchtig. Er wartet ab und überlässt ihr das Kommando. Sie knabbert an seiner Oberlippe und sieht, wie seine Augen eine Spur dunkler werden. Charlie haucht sanfte Küsse auf seine Wangen und fährt mit der Zungenspitze die Kontur seiner Lippen nach. Ein kehliger Laut entfährt ihm. Er umschließt ihren Kopf mit den Händen und küsst sie leidenschaftlich. Wie von selbst vergraben sich ihre Hände in seinem Haar. Charlies Nerven fangen lustvoll an zu vibrieren, die Hände suchen die warme Haut des anderen. In seinen Augen liest sie Lust, Liebe und Erleichterung. Charlies Gehirn ist eben dabei, das Denken einzustellen, als er sich widerwillig von ihr löst.

»Wir sollten es langsam angehen lassen.«

Charlie lächelt. »Das scheint nicht unsere Stärke zu sein. Mein Körper signalisiert anderes, aber heute lassen wir die Vernunft siegen.«

Vincent lässt sie jedoch nicht los und sie schweigen eng aneinandergeschmiegt, jeder in seinen Gedanken versunken, bis Charlies Magen laut vernehmlich knurrt. Beide lachen. Sie richtet sich auf, Vincent ordnet den Bademantel, dessen Gürtel sich gelöst hat. Plötzlich steht Verlegenheit zwischen ihnen.

»Ich hole meine Klamotten aus dem Trockner«, beeilt er sich, die Situation aufzulösen.

»Dann kümmere ich mich um das leibliche Wohl. Könntest du solange ein Feuer im Ofen entfachen?«

Ordentlich gekleidet tritt er an den Tisch, die Flammen lodern hell im Kamin. »Sieht aus wie zu Hause.« Er deutet auf das Baguette und die Platte mit Oliven, Käse und geröstetem Paprika.

»Wie lange bleibst du?«, möchte Charlie wissen.

»Ich muss morgen leider sehr früh starten. Am späten Nachmittag ist Notartermin«, erwidert er bedauernd.

»Schade, aber vielleicht auch gut so. Das verschafft uns eine kleine Atempause, auf dem Weg, von einem Pol zum entgegengesetzten katapultiert zu werden.«

»Wir könnten unsere abendlichen Telefonate wieder aufnehmen«, schlägt er vor.

»Ja. Wie geht es denn nun weiter mit Manoir Remy?«

»Ich traue mir zu, beide Plantagen gemeinsam zu bewirtschaften. In die trennende Mauer schlage ich eine Lücke und bringe ein Tor an. Das habe ich zunächst abgelehnt, aber je länger ich darüber nachdenke, umso mehr Sinn ergibt das. Schon allein auf Grund der Infrastruktur. Anstatt Jean-Pauls Felder sofort zu bewirtschaften, werde ich die Böden auf eine biologische Anbauweise vorbereiten. Das dauert seine Zeit, so lange konzentriere ich mich auf den Obstanbau.«

Vincent hat nun Fahrt aufgenommen und beschreibt ihr das Anwesen lebhaft und detailliert, sodass Charlie den Eindruck gewinnt, bereits vor Ort gewesen zu sein. Seine Begeisterung wirkt ansteckend. Er bittet um Stift und Papier und zeichnet die Plantage und die geplanten Umbauten für das Gutshaus auf. Charlie ist beeindruckt.

»Mit einer Regenwasser-Aufbereitungsanlage, Fotovoltaik und Solar sind wir autark«, schließt er seinen Bericht und sieht Charlie erwartungsvoll an.

»Du hast die richtige Entscheidung getroffen. So enthusiastisch habe ich dich noch nie erlebt.« Sie lächelt ihn an und freut sich für ihn.

Vincent greift nach ihrer Hand. »Ich brenne für dieses Projekt und habe bei jedem meiner Schritte überlegt, was dir gefallen würde. Es soll unser gemeinsames Zuhause werden, bis zum Hotel ist es nur ein Katzensprung. Stelle ich mir vor, dort allein zu leben, verflüchtigt sich der Reiz sofort.«

Sein Blick ruht auf ihr. Sie löst sich von ihm, steht auf und legt Holz im Ofen nach, um etwas Zeit zu gewinnen.

»Vincent, heute Morgen lag für mich noch alles im Nebel und jetzt soll ich mit dir in dein neues Gutshaus ziehen. Das ist ziemlich viel auf einmal. So schnell kann ich nicht umschalten. Mir gefallen deine Pläne und ich freue mich darauf, mir alles anzusehen. Vielleicht ist der Vergleich seltsam: Aber momentan sind wir dabei, ein zerrissenes Seil an den losen Enden wieder zusammen zu knoten, in der Hoffnung, dass es hält. Wir können den Knoten noch so sehr festziehen, er wird bleiben und spürbar sein. Mir gelingt es nicht, so zu tun, als würde es diesen Knoten nicht geben.«

Vincent lehnt sich zurück und überlegt. »Ich habe damit gerechnet, dass du dich überrollt fühlst. Aber entscheiden wir nicht selbst, was wir mit in die Zukunft tragen und welche Erfahrungen wir zurücklassen? Ich habe Emilia bis vor kurzem viel Macht über mein Leben eingeräumt, indem mich die Erfahrungen immer wieder eingeholt und jede Beziehung beeinflusst haben. Ich lebe aber heute und nicht in einer Zeitschleife. Ich bitte dich, nicht denselben Fehler zu machen wie ich. Ein Ereignis so übermächtig werden zu lassen, dass es alles andere überschattet. Prüfe, ob es wirklich so bedeutend ist, diesem so viel Raum zu lassen. Ein Knoten im Seil ist spürbar, das stimmt. Aber wenn das Seil nicht brüchig ist, leidet die Stabilität nicht darunter. Wir können den Knoten von Zeit zu Zeit berühren, mit unseren Fingern tastend darüberstreichen und ihn als Warnsignal verstehen, indem wir wissen, worauf wir achten wollen. Und wir können stolz darauf sein, so einen hervorragenden Knoten geknüpft zu haben. Als Sohn eines Fischers kenne ich mich damit aus.«

Seine Zuversicht und seine Überzeugung lassen ihre innere Mauer noch ein Stück weiter einstürzen. Die Gewissheit, ihm vertrauen zu können, kehrt langsam zurück.

»Ich glaube an uns, weil ich es möchte«, sagt Charlie mit Nachdruck.

»Ich auch«, bekräftigt er. »Wenn du möchtest, kann ich hier unten übernachten.«

Doch Charlie schüttelt den Kopf. »Nein, das kommt nicht in Frage. Es wäre dumm, die Gelegenheit, mich verwöhnen zu lassen, nicht beim Schopfe zu packen«, erwidert sie neckisch.

Vincent lacht befreit auf. »Das wars dann wohl mit der Vernunft.«

Charlie zuckt mit den Schultern.

»Wie läuft es denn bei euch?«

Charlie liefert ihm einen Überblickt der letzten Wochen und belustigt ihn mit ihren Anekdoten. Vor allem der Cafébesuch der Eltern-Kind-Gruppe bringt ihn zum Lachen. Der Abend ist erfüllt von Leichtigkeit, die einen leidenschaftlichen Abschluss findet mit einer emotionalen Tiefe, die Charlie so noch nie erlebt hat.

Die Tage vor ihrer Abreise vergehen wie im Flug. Die Nervosität hat die Partnerinnen ergriffen. Der deutsch-französische Draht läuft heiß, bei all den kurzfristig anberaumten Meetings. Es gilt noch viele offene Fragen zu klären. Stundenlang grübelt das Quartett über der Zimmerbelegung. Welche Gäste sollen in den Genuss kommen, auf Manoir Remy untergebracht zu werden, welche müssen auf die umliegenden Hotels ausweichen. Auch die Personalplanung bereitet einiges an Kopfzerbrechen. Die Argumente verdeutlichen den Interessenkonflikt. Monique tritt für das Hotel ein und fordert vehement ausreichende Präsenz und volles Engagement der Steinhagenerinnen ein. Diese haben das Wohlergehen der Bäckerei ebenso im Blick und versuchen ihrerseits alles, um verbindliche Aussagen zu vermeiden.

Ein erbitterter Streit kann in letzter Minute durch Charlies Einlenken abgewehrt werden, die sich immer wieder mitten im Kreuzfeuer der rivalisierenden Parteien wiederfindet. Zermürbt durch den tagelang währenden Machtkampf schlägt sie vor, dass entweder sie selbst, Sarah oder Louisa im vierwöchigen Wechsel in Frankreich sein werden. Wer den Anfang macht, entscheidet ein Los, dessen Wahl auf Charlie fällt. Das Team der Bäckerei wird nicht müde zu versichern, dass sie den täglichen Anforderungen auch ohne ihre Chefinnen bestens gewachsen seien, doch diese lassen sich darauf nicht ein. Ihre bevorstehende Abwesenheit planen sie akribisch.

Kurz vor knapp fällt Monique auf, dass es bisher keinen Namen für das Hotel gibt, da Manoir Remy sich schließlich auf das gesamte Anwesen bezieht. Die Gäste sollen nicht den Eindruck gewinnen, auf dem Kartoffelacker nächtigen zu müssen. Zum Glück hat Sarah eine pragmatische Lösung parat und tauft das Hotel auf den Namen Maison Remy. Das Argument, es würde sich dann nur um wenige Buchstaben handeln, die geändert werden müssen, überzeugt alle.

Bei Charlie nistet sich ein hartnäckiger Kopfschmerz ein, der sich weder durch Entspannungsübungen noch durch ayurvedischen Tee vertreiben lässt. Stundenlang brütet sie über ihrer Rede, die sie im Rahmen der Eröffnungsfeier halten soll. Ihr will sich kein Einstieg bieten, mit dem Hauptteil und dem Schluss geht es ihr ähnlich. Sie weiß nicht, was sie sagen soll, um die Rede für außenstehende Zuhörer interessant und verständlich zu gestalten. Es widerstrebt ihr, Fannys Leben öffentlich auszubreiten. Jeder Versuch endet als Papierknäuel auf dem Fußboden. Sie sucht Rat bei Louisas Vater. Doktor Hans Wagner setzt ihren fruchtlosen Überlegungen ein jähes Ende.

»Weißt du, nach zwei Gläsern guten Rotweins erinnert sich niemand mehr daran, ob du eine Rede gehalten hast oder nicht. Zum Glück ist die Zeit heute so kurzlebig, dass unsere Sinne die vielen Einflüsse nicht mehr verarbeiten können. Ich sehe keinen Grund, warum du dir dein hübsches Köpfchen weiter darüber zermartern solltest.«

Charlie fällt es leicht, den ärztlichen Rat umgehend zu befolgen. Monique davon zu überzeugen, dauert wesentlich länger. Auch die Kunden, deren Frankreichreise bevorsteht, packt die Vorfreude. Es vergeht kein Tag, an dem die individuellen Vorbereitungen nicht ausführlich in Café und Laden besprochen werden. Alle anderen Steinhagener erinnern daran, alles genauestens zu dokumentieren. An ihrer Erwartung eines detaillierten Reiseberichts lässt niemand Zweifel aufkommen. Sarah sucht immer wieder Zuflucht in der Backstube und bittet Thelma um Ablösung. Dabei führt sie ins Feld, dass niemandem gedient sei, würde sie die nächsten fünfzehn Jahre wegen Mordes auf Staatskosten logieren.

Thelmas Einwurf, dass Totschlag im Affekt eine kürzere Mietdauer zur Folge hat, entlockt ihr lediglich einen genervten Blick.

Charlie und Vincent nehmen unterdessen ihre abendlichen Telefonate wieder auf, die für sie eine angenehme Auszeit vom turbulenten Alltag bedeuten. Permanent kreisen ihre Gedanken um all die Dinge, die noch erledigt werden müssen. Ständig unterbricht sie das Gespräch und bittet Vincent kurz zu warten, da ihr gerade etwas Wichtiges eingefallen ist, das sie sich notieren muss. Geduldig schweigt er und erlebt, wie sich ihre Drehzahl Tag für Tag erhöht. Seine Ermahnung, sie solle nicht durchdrehen ist bestimmt fürsorglich gemeint, kommt jedoch völlig anders an. Trotz Charlies Anspannung tut ihnen dieser Fixpunkt am Abend gut. Die Vertrautheit stellt sich rasch und nahezu unbemerkt wieder ein und vor allem Charlie ist froh, sich die Ereignisse des Tages von der Seele reden zu können.

Besonders erleichtert reagiert Vincent auf ihre Entscheidung, die Rede sausen zu lassen. Hatte sich dieses Thema als so abendfüllend erwiesen, dass er kurz davor war, die Beherrschung zu verlieren. Jedem anderen hätte er längstens mitgeteilt, er könne sich seine Rede sonst wohin stecken. Neben all den Belangen des Hotels und der Bäckerei gilt es auch, die eigenen Vorbereitungen zu treffen. Tage vor ihrer Abreise bewegt Sarah und Louisa die Wahl ihrer Garderobe so sehr, dass es darüber hinaus kein weiteres Thema gibt. Charlie reagiert verständnislos, denn darüber hat sie sich bisher keine Gedanken gemacht. Ihre Bemerkung, sie würde schon rechtzeitig etwas zusammenraffen und in ihren Koffer zwängen, löst ein mittleres Erdbeben aus. Alle drei Partnerinnen erinnern sie daraufhin im Stundentakt, an eine ausreichende Auswahl repräsentativer Outfits zu denken. Bevor Charlie explodiert, lenkt Louisa ein und verweist auf den umfangreichen Inhalt ihres Kleiderschankes, an dem sich Charlie gerne bedienen könne. Sarahs spitzen Kommentar, dass die Idee gut sei, aber an Charlies breiten Hüften scheitern würde, quittiert diese mit dem Wurf einer Laugenstange, die ihr Ziel zumindest an der Schulter trifft. Hätte Charlie mehr Zeit gehabt und die Wahl ihres Geschosses besser getroffen, würde eine rohe Quiche Sarahs Antlitz zieren.

Am Nachmittag vor ihrer Abreise gehen sie nochmals alle Punkte mit Thelma durch.

»Mädels, nun bin ich froh, euch gleich von hinten zu sehen. Man könnte meinen, ihr lasst eine Horde Kleinkinder unbeaufsichtigt zurück. Entspannt euch, geht nach Hause und vor allem, anderen auf die Nerven. Ach, bevor ich es vergesse ... ich wünsche euch viel Glück.« Sie zeigt den erhobenen Daumen und verschwindet sichtlich erleichtert in ihrem Büro.

Sarah zieht eine Grimasse. »Die letzten Tage waren wir die reinste Pest. Ich bin so aufgeregt, dass ich keinen Bissen essen kann. Habe ich euch erzählt, dass ich keine Ahnung vom Betrieb eines Hotels habe? Am liebsten würde ich als Erste hinter den Baum. Vielleicht kann ich morgen nicht mitfahren wegen plötzlich einsetzender Darmbeschwerden.«

»Untersteh dich. Ich bin mindestens genauso nervös. Mein Kopf fühlt sich an, als würde er jeden Moment platzen«, warnt Charlie die Freundin.

»Monique wird uns in dem für sie typischen Tempo einlernen. Zur Not gibt es im Restaurant genügend Möglichkeiten uns kurzzeitig zu verstecken, sollte unsere Auffassungsgabe langsamer sein, als Monique das erwartet.«

Louisas Bild, wie sie in Schränken und unter Tischen verschwindet, bringt die drei zum Lachen und löst die Anspannung ein wenig.

»Ständig habe ich das unangenehme Gefühl, etwas Wichtiges vergessen zu haben«, nimmt Charlie den Faden nochmals auf.

»Und wenn schon. Dann lächeln wir das Problem weg und sehen wenigstens gut dabei aus.« Sarahs Selbstbewusstsein ist zurückgekehrt, der Appetit wohl auch, denn sie greift sich ein Brötchen aus dem Korb, den Frieda an ihr vorbeiträgt.

»Außerdem sind wir umgeben von Freunden und Familie. Was soll da groß schiefgehen? Zumal wir zu viert unschlagbar sind«, schwört Louisa ihre Partnerinnen auf Sieg ein, wie ein Trainer seine Spieler. »Dann machen wir uns los. Koffer packen, Schlüssel übergeben und den Kühlschrank räumen. Ich stehe morgen pünktlich vor eurer Tür und erwarte, dass ihr abreisebereit seid«, treibt Louisa sie an und wirft Sarah bei ihren letzten Worten einen vielsagenden Blick zu.

Es nimmt noch einige Zeit in Anspruch, bis das Team sie verabschiedet und die besten Wünsche mit auf den Weg gibt, begleitet von sehnsuchtsvollem Seufzen, wie sehr sie doch zu beneiden sind. Charlie dreht zudem noch eine Runde durch das Café und wird schließlich von Thelma vor die Tür geschoben. Sie hetzt noch zu Erika, um die Pflege ihres Gartens zu besprechen, versichert sich, dass Fannys Grab in gutem Zustand ist und bemüht sich beim Packen ihres Koffers, so ordentlich als möglich vorzugehen. Am Abend beschwert sie sich bei Vincent, dass ihre Mitarbeiterinnen mittlerweile so renitent wären, sie mir nichts, dir nichts vor die Tür zu setzen. Sein Verständnis hält sich in Grenzen. Er verkneift sich jeden Kommentar, wie sehr er Thelmas Reaktion nachvollziehen kann. Seinen Ermahnungen, vorsichtig zu fahren, hängt er murmelnd noch an, dass es dann auf dem Gut mit der Ruhe vorbei wäre. Charlie hört nur mit halbem Ohr zu und verabschiedet sich mit dem Hinweis, in Haus und Garten wäre noch einiges zu tun.

# 37

»Das ist jedes Mal ein besonderer Moment«, sagt Louisa als sie die Einfahrt von Manoir Remy passieren.

Die hochgewachsenen Zypressen zu beiden Seiten des Weges, das Landhaus in der Ferne, eingerahmt von blühenden Obsthainen und fruchtbaren Feldern, die bereits bestellt wurden. Die untergehende Sonne zaubert ein Abendrot in Orange- und Violetttönen an den Himmel. Charlie hält mitten auf dem Weg an, zückt ihr Smartphone und hält den Augenblick fest. Sie schnuppert und lächelt vor Freude über den wohlbekannten Duft der Provence. Sie startet den Motor und möchte nun die letzten Meter zurücklegen und ankommen.

»Schaut, Monique hat einen Parkplatz anlegen lassen!«, ruft Sarah und deutet nach rechts auf eine frisch gekieste Fläche mit dem Schild „Invités“.

Langsam fahren sie weiter und erspähen die schwarzen, schwungvollen Lettern „Maison Remy“ an der Hauswand. Charlie würgt versehentlich das Auto ab. »Nun wird es ernst«, bemerkt sie. Es scheint, als würden ihre Worte die angebrachten Strahler über den Namenszug zum Leben erwecken.

Louisa rutscht auf ihrem Sitz aufgeregt von rechts nach links. »Wollen wir nur von außen schauen?«, fragt sie und drängt Charlie, weiterzufahren.

Im Hof ist niemand zu sehen. Etwas ratlos stehen die Steinhagenerinnen herum, recken ihre verspannten Glieder und überlegen, ob sie sich selbst Einlass gewähren sollen.

»Die Tür ist offen«, stellt Charlie fest und winkt Sarah und Louisa zu sich.

Auch im Verwalterhaus ist alles verwaist. Die Mädels beschließen, ihr Gepäck hereinzutragen und sich etwas frisch zu machen. Charlie ist enttäuscht, dass sie ihre Wiedersehensfreude noch im Zaum halten muss. Sie möchte sich auf die Suche nach Vincent machen. Doch Louisa drängt es, dem Hotel einen Besuch abzustatten und sie zieht Charlie mit sich über den Hof. Diese macht sich los, läuft in die Lagerhalle und den Reitstall, doch auch dort keine Spur von Vincent. Die Pferde heben die Köpfe, wiehern leise, schlagen mit dem Schweif und wenden sich wieder ihrer Haferration zu. Sie beeilt sich, den Freundinnen nachzukommen und prallt hinter der Tür direkt auf Louisa, die im letzten Moment das Gleichgewicht wiederfindet.

»Warum stehst du wie angewurzelt hinter der Tür?«

Louisa entschuldigt sich mit einer Geste und rührt sich nicht von der Stelle. Charlie blickt sich um. Sarah verweilt vor einem Bild an der Wand. In der Halle stehen große Kerzenständer. Das flackernde Licht des Kerzenscheins wird von den Wänden zurückgeworfen. Die Schatten wirken geheimnisvoll. Die Atmosphäre erinnert an die in einer Kirche. Kleine Teelichter erleuchten die Stufen zu beiden Seiten und setzen sich entlang der Empore fort.

»Wer immer hierfür verantwortlich ist, versteht es, überwältigende Effekte zu schaffen«, raunt Charlie.

Zwei Personen lösen sich aus dem Dunkel eines Türbogens, die Charlie zunächst nicht wahrnimmt. Louisa hat sich keinen Millimeter bewegt. Als sich ein Arm um Charlies Schultern legt, zuckt sie zusammen.

»Hallo«, sagt Vincent leise.

Sie lächelt ihn an und wendet sich wieder dem Kerzenlicht zu, ihr Arm beschreibt eine Geste, die den Raum umfasst.

»Monique möchte an euch die Inszenierung, die sie sich für die Feier vorstellt, testen«, erklärt Vincent ihr mit gedämpfter Stimme, um die Stille nicht zu zerstören.

Louisa erwacht und nimmt Monique wahr, die grinsend neben sie getreten ist. Sarah gesellt sich schweigend zu ihnen.

»Du musst dir die Fotos anschauen Charlie«, meint sie mit gepresster Stimme.

Charlie löst sich aus der Gruppe und hält die Luft an. Im Kerzenlicht sind die dargestellten Szenen auf altem Fotopapier erst auf den zweiten Blick zu erkennen. Sie geht langsam an der Bildergalerie entlang – Marie und Fanny mit langen Zöpfen und gestürmten Ärmeln beim Backen, die Familie Remy vor den Stufen des Landhauses, Marie, Fanny, Frederic und Jules lachend bei einer Feier, Fanny als kleines Mädchen, wie sie über die Wiese rennt und zwischen ihren Eltern im Sonntagsstaat. Charlie kämpft mit den Tränen. Immer wieder schreitet sie an den Fotos entlang, unfähig ein Wort zu sagen.

»Unglaublich. Ein Detail, das noch gefehlt hat«, bringt Louisa hervor.

Auch sie ist sichtlich bewegt.

Vincent legt seine Arme um Charlies Taille. »Meine Überraschung ist wohl gelungen.«

Mehr als ein Kopfnicken bringt sie nicht zustande. Sie betrachtet das Treiben auf dem Hof während Fannys Kindheit. Erst dann dreht sie sich langsam zu ihm um.

»Ich bin sprachlos. Das sind die Bilder aus Maries Album. Du hättest mir keine größere Freude machen können.« Ihre Augen glänzen feucht im Kerzenlicht, ein Leuchten erhellt ihr Gesicht.

Vincents tiefes Lachen erklingt durch die Halle und bricht den Zauber. Er nimmt sie hoch und wirbelt mit ihr im Kreis, begleitet vom Kichern ihrer Partnerinnen. Sie küsst ihn überschwänglich.

»Mit eurer Reaktion bin ich sehr zufrieden. Wenn unsere Gäste ebenso überrascht und fasziniert sein werden, kann Justin das Essen versalzen, jeder würde es ihm nachsehen und unter einem Anfall von Nervosität verbuchen«, freut sich Monique und umarmt ihre Partnerinnen.

»Die Wirkung ist sensationell«, bekräftigt Sarah.

»Und die Fotos zeigen einen Teil der Geschichte des Hauses«, ergänzt Louisa.

»Das verdanken wir Charlies Weigerung, eine Rede zu halten. Ich war erst sauer und bat Vincent um Hilfe, sie zu beknien. Aber er erinnerte sich an das Album, den Rest erledigte Max«, führt Monique aus. »Kommt weiter«, drängt sie.

Der Gang und alle Räume liegen im Kerzenlicht, in den offenen Kaminen ist ein Feuer entzündet. Auch auf den Tischen stehen Kerzenständer auf weißen Spitzenstores. Die großen Bodenvasen sind noch leer und warten darauf, mit Blumen gefüllt zu werden. Edle goldfarbene Speisekarten mit geprägtem Wappen liegen bereit. Charlie, Louisa und Sarah schauen sich in alle Richtungen um. Selbst Sarah hat es die Sprache verschlagen. Amüsiert folgen ihnen Monique und Vincent in einigem Abstand. Charlie nimmt eine Speisekarte zur Hand. Die verschnörkelte Schrift auf geschöpftem Papier wirkt elegant und die wenigen, aber ausgewählten Menüs entlocken ihr einen genussvollen Ton.

»Gewonnen!«, ruft Vincent triumphierend.

»Mist«, entgegnet Monique, zückt ihr Portemonnaie und zählt einige Scheine ab.

Ihr Bruder feixt und streckt ihr die offene Hand entgegen. »Wir haben gewettet, wer von euch als Erste die Speisekarte liest. Monique hat auf Sarah getippt, doch ich wusste es besser«, erklärt er und bringt die Steinhagenerinnen zum Lachen.

»Ja, in dieser Beziehung ist Charlie kalkulierbar«, kommentiert Sarah.

»Damit habe ich kein Problem. Vielmehr würde es mir schwerfallen, mich nur für ein Menü zu entscheiden. Den Wetteinsatz können wir gerne hier verjubeln, Vincent«, meint Charlie unbekümmert.

»Wenn du dich mit Justin gut stellst, fällt vielleicht hin und wieder etwas für dich ab. Plätze für das Personal zu reservieren, kommt nicht in Frage«, wehrt Monique ab und strebt der Terrasse zu, die vom Kerzenschein, das aus den bodentiefen Fenstern nach außen dringt, in warmes Licht getaucht ist.

Eine lange Tafel erstreckt sich über die gesamte Fläche. An den Rändern stehen große tönerne Gefäße, die üppig bepflanzt sind. Dazwischen stecken Fackeln in der Erde.

»Zauberhaft!« Begeistert umrundet Louisa die Tafel.

»Ja, aber zum Essen ist es doch etwas schummrig. Nicht, dass die Gäste auf dumme Gedanken kommen und ihre Hände nicht bei sich lassen«, gibt Sarah zu Bedenken.

Vincent betätigt einen Schalter an der Hauswand. Viele kleine Lampen, die an einem Gitter über der Tafel angebracht sind, erhellen die Terrasse.

»Das Beleuchtungssystem ist flexibel einsetzbar. Ihr seht hinter den Stühlen diese Ständer. Daran sind an diesem Bogen die einzelnen Elemente angebracht, die man zusammenschieben kann oder für die einzelnen Tische nutzen kann. Das Gitter bestücken wir mit frischen Schnittblumen. Weinranken und Trauben sehen im Herbst bestimmt auch hübsch aus«, erläutert Monique.

»Das übernehme ich«, meldet sich Louisa.

»Ich bin begeistert. Das Licht ist perfekt – unaufdringlich und nicht grell. Auf all diese Ideen wäre ich niemals gekommen.« Charlie wirkt etwas geplättet.

»Vor einem Jahr hatten wir eine Vision. Nun stehen wir hier und können die Pracht nicht fassen.« Sarah hört sich erstaunt an und umarmt Monique.

»Ja, wir haben uns die Sterne gemeinsam vom Himmel geholt«, sagt Monique stolz.

»Am besten gefällt mir, dass jede und jeder von uns dazu beigetragen hat. Wir, Max, Jo, Vincent und viele Freunde. Nur dadurch ist dieses kleine Paradies entstanden. Nicht zuletzt unsere Kunden, die kräftig bei uns einkaufen. Und bevor ihr lacht, für mich ist das Ergebnis paradiesisch. Außerdem glaube ich, wir haben Vincent zu den Fackeln inspiriert«, meint Louisa.

»Ertappt. Die Schlittenfahrt war ein unvergessliches Erlebnis«, gibt er lachend zu.

Sie streifen noch eine Weile durchs Haus, inspizieren die Zimmer und machen sich gegenseitig auf die vielen Details aufmerksam. Monique beginnt die Kerzen zu löschen.

»Zeit für Champagner« beschließt sie.

Während sie bei Vincent anstoßen, lassen sie das Jahr mit den zahlreichen Aktivitäten Revue passieren. Eine Anekdote jagt die nächste, die Stimmung wird immer ausgelassener.

»So Mädels, nun ruht euch aus, morgen fängt euer Crashkurs in Hotel- und Restaurantmanagement an. Ich werde euch nicht schonen. Denkt bitte an ausreichend Taschentücher, um Schweiß und Tränen zu trocknen«, beendet Monique die Runde und erntet kollektives Aufstöhnen.

»Das habe ich befürchtet. Gib mir schnell den restlichen Champagner, bevor das Vergnügen ein Ende hat«, bittet Sarah Vincent.

Die nächsten Tage fordern das Trio heraus. Monique kennt keine Gnade. Sie lässt ihre Partnerinnen die Zimmer auf Hochglanz putzen und gibt sich erst zufrieden, wenn auch jeder Bettbezug glatt und faltenfrei aufgezogen ist. Sarahs Gemecker, dass sie dafür Personal hätten, unterbindet sie mit dem Einwand, wie wichtig es sei, den Betrieb von der Pike auf zu lernen. Wie sollten sie ansonsten in der Lage sein, den tadellosen Zustand der Zimmer zu kontrollieren, wenn sie nicht wüssten, worauf sie zu achten hätten. Doch so schnell lässt sich auch Sarah nicht unterkriegen und fährt Monique immer wieder in die Parade. Als Monique sie zum wiederholten Mal auf eine staubige Stelle aufmerksam macht, platzt ihr der Kragen. Eine wüste Schimpftirade ergießt sich über Monique, die sich umdreht, den Raum verlässt und die Tür fest schließt.

»Da wäre ein Magen-Darm-Virus attraktiver gewesen«, beschwert sich Sarah bei Louisa und Charlie.

»Triff dich doch heute Abend mit Luc«, schlägt Charlie vor.

Mit diesem Lichtblick vor Augen beruhigt sich Sarah wieder und murrt nur noch gelegentlich vor sich hin. Charlie und Louisa hingegen gehen engagiert zu Werke und begrüßen die neuen Erfahrungen. Moniques Lerninhalte gestalten sich mitunter auch lustig. Den Eincheckprozess lässt sie anhand von Rollenspielen üben. Die Freundinnen schonen einander nicht. Sarah tritt als Freifrau auf und diktiert ihre Wünsche und Erwartungen an Service und Frühstück. Charlie, in der Rolle als Hotelmanagerin, fühlt sich wie das leibeigene Dienstmädchen. Sie ist völlig perplex, als die Dame ihren Vortrag beendet und sie hoheitsvoll anschaut.

»Und morgen, kurz bevor Sie abreisen werden, spanne ich die Pferde vor die Kutsche«, platzt es aus Charlie heraus, die Monique daraufhin erschrocken anblickt.

Louisa prustet los und reißt alle anderen mit, die in haltloses Gelächter ausbrechen. Die Freifrau versucht sich an einer beleidigten Mimik, gibt jedoch schnell auf.

Monique japst nach Lust. »Das sollte dir nur passieren, wenn wir ausgebucht sind«, meint sie und fängt wieder an zu lachen.

Beim nächsten Mal erwischt es Sarah. Charlie wird aufgefordert, in die nächste Rolle zu schlüpfen. Sie stammt aus dem Ort und möchte Zimmer für ihre Verwandtschaft buchen, die jedoch sehr anspruchsvoll ist. Vorab möchte sie prüfen, ob die Zimmer diesem Standard entsprechen.

Als Charlie sich nur zögerlich überzeugen lässt und fortwährend ihre Bedenken äußert, ist es mit Sarahs Contenance vorbei. Sie streckt den Rücken durch und entgegnet scharf: »Wissen Sie, gute Frau, wenn wir nur Gäste akzeptieren würden, die unseren Ansprüchen genügen, müssten wir die Hälfte wieder nach Hause schicken.«

Da Sarahs Worte von einem freundlichen Lächeln begleitet werden, dauert es einen Moment, bis bei Charlie die Botschaft ankommt. Dann bricht sie in schallendes Gelächter aus. Wieder dauert es einige Minuten, bis sich das Quartett beruhigt hat. Monique ermahnt zur Disziplin, doch auch Louisa lässt es sich nicht nehmen, ihr Schauspieltalent zu demonstrieren.

Im Service angekommen, stellt sich wieder der Frust ein. Charlie serviert grundsätzlich von der falschen Seite, Louisa kann die Balance der Teller nicht halten und Sarah lässt ein Tablett voller Weingläser fallen. Monique rollt frustriert die Augen und übt mit ihnen nochmals die richtigen Handgriffe. Sie korrigiert die Haltung, erinnert an das freundliche Lächeln und lässt die Abläufe so lange üben, bis sie zufrieden ist.

»Ich brauche eine Pause. Mein Kopf raucht und ich spüre meine Arme und Beine nicht mehr«, jammert Sarah und lässt sich in einen Sessel fallen.

»Ich bin auch völlig erledigt«, meint Louisa und nimmt ebenfalls Platz. »Was ist mit dir Charlie? Schwächelst du auch?«

»Ja. Vielleicht kannst du etwas Theorie einflechten. Irgendetwas ohne Bewegung und bitte ohne Richtungsangaben. Ob ich nun den Teller von rechts oder von links auf den Tisch stelle, ist doch völlig egal.«

»In Ordnung. Dann machen wir Schluss für heute. Ihr habt euch tapfer geschlagen. Charlie und Louisa, denkt ihr bitte daran, eure Bestellung an mich durchzugeben, wenn ihr euren Wochenplan für das Kuchenangebot fertig habt. Morgen zeige ich euch das Buchungssystem und alle Verwaltungsabläufe. Am Nachmittag kommt ein Brautpaar zu Beratung.« Monique nimmt einen Anruf entgegen und eilt davon.

»Ich dachte, das wäre alles einfacher ...«, beginnt Sarah.

»... aber einfach kann jeder«, beenden Charlie und Louisa den Satz.

Sie nehmen sich Zeit, über ihre Stärken und Schwächen zu diskutieren und die Rollen zu verteilen. Der Service entwickelt sich für Louisa zum Schreckgespenst, dafür ist sie im Umgang mit Kunden und Gästen sehr eloquent. Sarah hat im Restaurant ihre Kompetenzen und Charlie fängt an, Gefallen daran zu finden, wenn sie erst kapiert hat, von welcher Seite sie sich dem Gast nähern soll. Alles, was mit Organisation und Verwaltung zu tun hat, würden sie gerne Monique überlassen. Sarah verabschiedet sich mit dem Hinweis darauf, dass sie die Nacht außer Haus verbringen wird. Charlie und Louisa nutzen die Zeit, um ihr Caféangebot zu erarbeiten.

Mit Engelszungen erklärt Monique ihren Partnerinnen das Buchungssystem, die Erstellung von Rechnungen und unterbreitet ihnen eine Checkliste für die Beratung bei der Planung der Veranstaltung von Feiern. Abwechselnd nehmen sie eingehende Anrufe entgegen und setzten die neugewonnenen Kenntnisse in die Praxis um. Während Sarah sich leicht einfindet, stöhnen Charlie und Louisa, auf deren Stirn sich nachdenkliche Falten gebildet haben. In der Bäckerei kümmert sich Thelma um einen reibungslosen organisatorischen Ablauf und die beiden beginnen, sich nach ihrem vertrauten Terrain zu sehnen. Louisa überlegt laut, ob sie nicht heute schon mit den ersten Törtchen beginnen sollte. Doch Monique kennt kein Pardon. Als sich dann auch noch das Brautpaar als sehr kompliziert generiert und die Braut auf eine durchgehend pinkfarbene Dekoration besteht, kann Charlie ihre Gesichtszüge nur mit Mühe unter Kontrolle halten. Ihr kommen Zweifel, ob sie für den Hotelbetrieb geeignet ist. Lieber würde sie mit Simone Tomaten pflanzen. Louisa, die sich besser im Griff hat, gelingt es zumindest, freundlich und interessiert zu bleiben, während Charlie sehnsuchtsvoll aus dem Fenster schaut.

Wider Erwarten erweist sich Sarahs Humor und ihr Pragmatismus als erfolgversprechend. Mit flotten Sprüchen redet sie der Braut die Flausen aus, die sie auch offen so benennt und unterbreitet Gegenvorschläge. Mit Monique im Team, die Sarah in allem bekräftigt, lässt sich die junge Frau überzeugen. Als es Monique noch gelingt, ihr zu ihrem hervorragenden Geschmack zu gratulieren, strahlt die Braut. Auch ihr Zukünftiger, der sie in ihren Wünschen halbherzig bestärkt hat, da er keinen Ärger an der vorehelichen Front riskieren wollte, sieht nun etwas glücklicher aus. Der Hochzeitstermin wird in den Kalender eingetragen. Monique versichert, für alle Fragen jederzeit zur Verfügung zu stehen. Die angehende Braut verspricht, von diesem Angebot gerne Gebrauch zu machen.

»Der letzte Satz war ein Fehler«, bemerkt Charlie sarkastisch, als die Tür hinter dem Paar ins Schloss fällt.

»Es gibt auch unkomplizierte Paare«, wiegelt Monique ab.

»Zu dieser Kategorie gehörten diese beiden leider nicht.« Die Gereiztheit steht Charlie ins Gesicht geschrieben. Sie nutzt die Gelegenheit, Monique in ihre Überlegungen einzuweihen, was die künftige Arbeitsverteilung anbelangt. Spätestens jetzt ist ihr klar geworden, dass sie für die Beratung keinen Nerv hat.

Nachdem alle Wünsche und Bedenken erörtert sind, willigt Monique ein. Sie fordert jedoch von Sarah Unterstützung im Bereich Organisation und Beratung ein und drückt Louisa und Charlie den Hofladen aufs Auge, die erfreut zustimmen. Am Ende hat jede das Gefühl, das Beste für sich erreicht zu haben.

Charlotte und Vincent konnten sich die letzten Tage nur kleine Fluchten gönnen. Am frühen Abend eröffnet er ihr unerwartet: »Heute zeige ich dir das Gut Durand. Morgen reist Louisas Familie an und die ersten Freunde, dann bietet sich so schnell keine Gelegenheit mehr.«

»Darauf warte ich schon die ganze Woche.«

Gespannt folgt sie ihm zum Jeep. Auf der kurzen Fahrt betrachtet sie die blühende Natur und die Betriebsamkeit auf den Feldern. Überall wird gepflanzt, die Bewässerungsanlagen befeuchten die jungen Setzlinge. Der Wind zerzaust ihr das Haar. Sie überholen eine Gruppe Rennradfahrer und biegen durch ein geöffnetes schmiedeeisernes Tor. Vincent hält an, sodass Charlie sich einen ersten Überblick verschaffen kann. Das Gutshaus liegt in einer Senke, rechts davon die Wirtschaftsgebäude. Ein baumbestandener Bach schlängelt sich hinter dem Haus durch das Anwesen. Die hohen Bäume am Bachlauf wiegen sich im lauen Lüftchen. Bis zu den Mauern, die das Grundstück begrenzen, steigen die Felder und Obsthaine sanft an. Auf dem höchstgelegenen Feld sieht Charlie einige Reihen Lavendelbüsche. Auch hier herrscht emsige Betriebsamkeit. Ein Traktor müht sich die Anhöhe hinauf, auf den Feldern sind Gruppen von Arbeitern zugange.

»Wie eine grüne Oase«, sagt Charlie, in den Anblick vertieft.

Langsam fährt Vincent den Weg entlang und blickt prüfend nach links und rechts. Schweigend nimmt Charlie die Eindrücke in sich auf. Das Gutshaus, vor dem sie zu stehen kommen, hat nicht die beeindruckende Erscheinung von Manoir Remy und ist deutlich kleiner. Der quadratische Steinbau aus hellem Sandstein ist nach funktionalen Gesichtspunkten erbaut und eher schlicht. Die hellblauen Schlagläden und die bunt bepflanzten Blumenrabatten verleihen dieser einfachen Bauweise Farbe und Fröhlichkeit. Neben der großen Eingangstür aus Holz steht eine Bank, auf der sich eine Katze in der Sonne räkelt. Alle Tore stehen offen, es ist niemand zu sehen. Charlie erhascht einen kurzen Blick in die Lagerhalle, in der sich leere Holzkisten und landwirtschaftliche Geräte befinden. Ihr Blick wandert zurück zum Haus.

»Es sieht gemütlich aus und macht auf mich keinen renovierungsbedürftigen Eindruck«, bemerkt Charlie.

»Von außen nicht. Aber du wirst gleich sehen, dass die Räume im Inneren klein und dunkel sind«, erwidert Vincent und öffnet die Haustür.

Charlie zögert. »Können wir einfach so eintreten? Sollen wir nicht besser auf Jean-Paul und seine Frau warten?«

»Das Haus steht leer.«

Sie folgt ihm und betritt einen dunklen, schmalen Flur. Ihre Augen müssen sich erst an das Dämmerlicht gewöhnen. Rechts geht es in einen kleinen Ankleideraum, es folgt eine große Küche mit massiven Holzbänken und einem naturbelassenen Tisch, dem die Jahre des Gebrauchs anzusehen sind. Der Raum ist hell, auch hier sind die gemauerten Wände unverputzt. Der bunte Fliesenbogen gefällt Charlie auf den ersten Blick.

»Aber die Küche ist hell und großzügig. Auch die alten Schränke gefallen mir gut.«

Sie dreht sich um. Vincent ist schon weitergegangen. Vom Flur geht ein Esszimmer ab, das vermutlich nur an hohen Festtagen genutzt wurde, gegenüber liegt ein kleines Büro. Als sie das Wohnzimmer betritt, stockt ihr Atem. Das liegt weniger am Raum selbst, sondern an der Aussicht, die dieser auf den Garten bietet. Sie öffnet die Terrassentür. Die leicht abfallende Wiese endet am Bachlauf. Eine Schaukel ist so an einem Ast angebracht, dass man direkt ins Wasser springen kann. Ein Sitzplatz am Ufer mit Korbsesseln und Feuerschale ziehen sie magisch an. Überall sind kleine Blumenrabatten angelegt, im rechten Teil des Gartens entdeckt sie einige Hochbeete. Sie setzt sich ans Ufer und taucht die Hand in das kalte Wasser, das über die Steine sprudelt. Um sie herum nur Natur, das Summen der Insekten, das Gurgeln des Wassers und das Zirpen der Grillen. Charlie hat das Gefühl, allein auf weiter Flur zu sein. Vincent setzt sich neben sie. Mit einem Lächeln wartet er auf ihre Reaktion.

»Ich bin direkt im Paradies gelandet. Das Haus könnte auch eine Bruchbude sein, es würde keine Rolle spielen«, sagt sie im Brustton der Überzeugung.

»Dieses lauschige Plätzchen hat mich bewogen, sofort einzuwilligen, ohne über den Preis zu verhandeln. Diese Idylle ist unbezahlbar. Im Sommer können wir die Abende hier am Wasser verbringen, keiner kommt des Weges und stört«, stimmt er ihr zu und legt den Arm um sie.

»Jetzt kann ich dich verstehen. Mich würden auch keine zehn Pferde hier wieder wegbekommen.«

»Komm, ich zeige dir noch das obere Stockwerk, dann unternehmen wir einen Rundgang über die Plantage. Keine Sorge, Pferde sind hier nicht notwendig.«

Auf dem Rückweg erläutert er ihr nochmals seine Pläne. Neue Fenster, neue Elektrik, die Verbindung der Räume zu einem großen, offenen Wohnraum und der Bau eines Wintergartens. Die fünf oberen Zimmer sind klein, auch hier möchte Vincent Wände einreißen, das Dach erneuern und die Giebelseite verglasen. Das Badezimmer muss erneuert werden, ebenso die Holztreppe. Charlie kann seinen Ausführungen mühelos folgen und sieht das fertige Schmuckstück vor sich. Ein Ort zum Wohlfühlen. Sie sieht sich mit einem Buch am Bach sitzend, am großen Tisch in der Küche, wie sie Brotteig knetet, im Garten die Hochbeete bepflanzt und mit Vincent im Winter am Kamin sitzt. Ihre Gedanken wandern zu Grillfesten mit ihren Freunden und Kindern mit Gummistiefeln, die im Bach planschen.

»Mit den Renovierungsarbeiten möchte ich Jo beauftragen«, schließt Vincent seinen Bericht ab, den Charlie nicht bis zum Ende verfolgt hat.

»Richtest du die Räume ein oder wo bist du mit deinen Gedanken?«, fragt er sie.

»Ich habe mir das Leben an diesem Ort vorgestellt.«

»Und?«

»Wie Nudeln mit Tomatensauce, karamellisierte Nüsse auf Schokoladeneis, kuschelige Hausschuhe und ein Regenbogen.«

Vincent lacht. Er kennt ihre Vorlieben. »Also rundum gelungen?«, versichert er sich.

»Absolut. Hier möchte ich nicht mehr weg. Ich werde mich wohl für alle Dienste im Hotel freiwillig melden, mögen die Gäste auch noch so sehr an meinen Nerven zerren. Für all das ist der Preis gering. Besonders die Vorstellung, im Bett zu liegen und den Sternenhimmel betrachten zu können, ist einzigartig.«

Vincent nickt und freut sich über ihre Begeisterung. »Mal sehen, ob Jo im Herbst fertig sein kann.«

Hand in Hand schlendern sie die Wirtschaftswege entlang. Vincent erklärt ihr, was wo wächst und welche Veränderungen er vornehmen möchte.

»Da vorn ist doch Sebastian mit Martin, Luc und Simone«, ruft sie plötzlich und deutet auf eine kleine Gruppe.

»Ja, die sind hauptsächlich hier beschäftigt.«

»Ich habe mich schon gewundert, dass ich sie bisher nicht zu Gesicht bekommen habe.«

Freudig geht sie auf die Freunde zu und begrüßt diese. Die Arbeit wird unterbrochen, um Neuigkeiten auszutauschen. Sebastian reißt seine üblichen, hintergründigen Witze, Martin berichtet stolz von seiner Familie. Luc fläzt sich ins Gras und handelt sich einen missbilligenden Blick von Vincent ein. Sie beschließen, die Arbeit für heute zu beenden, Simone breitet eine Decke aus, Luc öffnet eine Flasche Wein und füllt Pappbecher. Zuvor sieht er seinen Chef fragend an, der seine Zustimmung signalisiert. Das Gespräch dreht sich um das Gut und die Hoteleröffnung. Als es zu dämmern beginnt, packen sie die Gerätschaften auf die Ladefläche des Pick-ups und verabschieden sich in den Feierabend. Vincent und Charlie setzen ihren Weg fort. Im Hof angekommen, wendet sie sich ernst an ihn.

»Wenn ich mich hätte entscheiden müssen zwischen einem Verwalterjob auf Manoir Remy und diesem Gut, wäre auch für mich die Antwort auf der Hand gelegen. Klein, aber fein und dazu noch mein.«

Er lässt seinen Blick über die Plantage gleiten, auf eine Art, die jede Frau eifersüchtig machen müsste. Charlie ist im Begriff, in den Wagen zu steigen. Vincent hält sie zurück.

»Wir haben noch etwas vor.«

»Aber es ist doch gleich dunkel.«

Er führt sie um das Haus herum in den Garten. Kleine Lämpchen erleuchten die Veranda am Bach, ein Feuer brennt in der Schale. Auf dem gedeckten Tisch erstrahlen Kerzen, deren Schein sich in den hohen Weingläsern widerspiegelt. Eine Platte steht bereit, mit einer goldenen Haube abgedeckt. Charlie bleibt stehen und stößt einen überraschten Laut aus.

»Lust auf ein romantisches Dinner am Wasser?«, fragt Vincent und deutet einen Diener an.

Charlies Lachen hallt über den

Garten. »Es wird mir eine Ehre sein«, erwidert sie leichthin, als würde ihr Alltag nur aus derartigen Annehmlichkeiten bestehen.

Sie legt ihre Hand auf seinen Unterarm und lässt sich von ihm an den Tisch führen. Er rückt ihr den Stuhl zurecht. Mit großer Geste kredenzt er den Wein und öffnet die Haube. Darunter verbergen sich Meeresfrüchte, Fisch und verschiedene Salate.

»Formidable« seufzt Charlie. »Wie hast du das alles herbeigezaubert?«, erkundigt sie sich und erhebt ihr Glas.

»Da müssen wohl die sieben Zwerge am Werk gewesen sein«, antwortet er geheimnisvoll.

Mehr Informationen sind ihm trotz ihres Nachbohrens nicht zu entlocken. Letztendlich ist es ihr auch egal. Schweigend genießen sie die Auszeit fernab ihres Alltags. Als Vincent die Stille unterbricht und nachfragt, wie ihr die Aussicht auf den Hotelbetrieb gefällt, muss sie erst wieder auf dem Boden der Tatsachen ankommen. Sie erzählt ihm von den letzten Tagen und der Mühe, die ihr die Beantwortung der vielen Mails und die endlosen Telefonate machen. Schließlich wäre sie aus gutem Grund Bäckerin geworden und hätte auf ein BWL-Studium verzichtet, fügt sie hinzu.

»Mir fehlt die Geduld mit Menschen. Außerdem bin ich es nicht gewohnt, den ganzen Tag zu sprechen. Das strengt mich unglaublich an. Nur gut, dass wir zu viert sind und jede von uns andere Qualitäten hat. Wir haben die Aufgaben verteilt und alle sind zufrieden damit. Jetzt muss sich unser Plan nur noch in der Praxis bewähren. Trotzdem bin ich froh, den morgigen Tag mit Louisa in der Küche verbringen zu können. Dann lernen wir auch das restliche Team kennen.«

»Wie angespannt sind deine Nerven?«

Auf seine Frage antwortet sie mit einem nervösen Lachen. »Kurz vorm Zerreißen. Heute teilte Monique mit, dass zwei Restaurantkritiker erwartet werden und der Journalist eines Reisemagazins, der zu allem Überfluss auch noch ein Zimmer gebucht hat. Bitte drücke mir die Daumen, dass mein Frühstück nicht in die Hose geht vor Aufregung. Der Bürgermeister und irgendein Lokalpolitiker sind auch angekündigt. Mir ist jetzt schon flau im Magen. Ich sehe bereits vor mir, wie ich eine teure Flasche Wein fallen lassen oder Sauce über das edle Jackett eines Gastes kippe. Sarah verfolgt die Strategie, Probleme und Missgeschicke weg zu lächeln. Leider wurde mir diese Gabe nicht in die Wiege gelegt. In peinlichen

Situationen werde ich rot wie eine überreife Tomate. Erinnerst du dich noch daran, wie wenig erfreut ich war zu erfahren, dass die Steinhagener zahlreich bei der Eröffnung zugegen sein werden? Die Ironie ist, dass ich darüber jetzt froh bin. Die kennen mich und wissen um meine gelegentliche Tollpatschigkeit. Sollte ich Rudi den Wein überleeren, so würde er abwinken und mir erklären, dass er dieses Jackett sowieso noch nie ausstehen konnte.«

Es tut Charlie gut, sich den angestauten Druck von der Seele zu reden. Sie holt tief Luft.

»Am liebsten würde ich die Zeit vorspulen. Was, wenn die Kritiker uns in der Luft zerreißen? Oder der Bürgermeister bei der nächsten Ratsversammlung von einem Besuch bei uns dringend abrät, weil ihm danach drei Tage übel war? Oder der Journalist die Einrichtung kitschig und viel zu spleenig findet?«

Charlie ringt die Hände und zählt noch weitere Katastrophen auf, die alle eintreten könnten.

»... und am Ende durchbrechen die Pferde den Zaun der Koppel, stürmen die Veranda und fressen den Gästen den Salat von den Tellern«, beendet er ihre Schilderungen allen möglichen Unglücks.

Sie hält inne und sieht ihn entsetzt an. »Daran habe ich noch nicht gedacht.«

Vincent nimmt ihre Hand. »Halt einen Moment die Luft an. Vielleicht wird nicht alles reibungslos verlaufen. Im schlimmsten Fall musst du ein teures Kleidungsstück ersetzen, die Kosten trägt die Versicherung. Aber dass es in einem Desaster endet, wie du es heraufbeschwörst, ist ausgeschlossen. Mach einen Schritt nach dem anderen und konzentriere dich. Lass die Nervosität nicht die Überhand gewinnen, sonst zieht der Abend an dir vorüber wie ein Film, der zu schnell abgespult wird. Du wirst sehen, über kleine Missgeschicke werdet ihr anschließend lachen.«

Charlie ist noch nicht überzeugt. Vincent wechselt das Thema.

»Vielleicht ist der Zeitpunkt schlecht gewählt. Wann immer ich dich die letzten Tage erwischt habe, warst du auf dem Sprung oder beschäftigt. Ich musste mir ein Szenario überlegen, dem du nicht so leicht entwischen kannst. Aufschieben ist auch keine Option.«

Sie sieht ihn fragend an. Charlie hat Vincent ähnlich beschäftigt erlebt. Sie hofft, dass keine weiteren Herausforderungen auf sie warten, denn momentan fühlt sie sich reichlich bedient. Er kramt in seiner Hosentasche und legt etwas zwischen ihnen auf den Tisch. Charlie beugt sich vor und betrachtet den Ring aus Holz. »Für einen Serviettenring ist er zu klein«, sagt sie. Vorsichtig nimmt sie ihn in die Hand und befühlt die glatte Oberfläche, die sich angenehm kühl anfühlt.

»Diesen Ring habe ich aus Olivenholz geschnitzt. Das Holz dieses Baumes ist besonders widerstandsfähig und hart. Dadurch nutzt es sich kaum ab. Es ist doppelt so hart wie Eichenholz, geruchs- und fleckenabweisend. Der Ring ist nahezu unzerstörbar.«

»Okay. Das Holz fühlt sich schön an – eben und leicht.«

»Ja, das auch. Produkte aus Olivenholz sind für die Ewigkeit gemacht.«

Seine Augen glänzen wie schwarze Steine und suchen ihren Blick. Er nimmt den Ring aus ihrer Hand und streift ihr diesen über den Finger. Sie betrachtet ihre Hand.

»Du hast den Ring für mich gemacht?«, fragt sie und stellt fest, dass dieser wie angegossen passt.

»Ja. Und einen für mich. Zwei widerstandfähige, unzerstörbare Ringe, denen nichts etwas anhaben kann. Das ist doch eine gute Basis für unsere Ehe, oder?«

Charlies Augen werden immer größer. Ungläubig wandert ihr Blick zwischen dem Ring und ihm hin und her. Sie stößt einen kehligen Laut aus. »Du meinst …?«, stammelt sie.

»Ja, das meine ich. Wenn du derselben Meinung bist.«

Lächelnd beobachtet er, wie sich ein Leuchten auf ihrem Gesicht ausbreitet. Sie nickt langsam, dann immer heftiger, steht auf und setzt sich auf seinen Schoß. Bevor sie ihn zärtlich und voller Hingabe küsst, schaut sie in den Himmel. Es hätte sie nicht gewundert, wenn Sternschnuppen auf sie herabregnen würden.

Wie auf Wolken schwebt Charlie durch die Küche. Sie wird nicht müde, ihren Ring zu präsentieren und den vergangenen Abend im Detail wiederzugeben. Ihre Partnerinnen freuen sich mit ihr und saugen jedes Wort begierig auf. Das romantische Dinner, die Nacht im Schlafsack auf der Wiese und das eiskalte morgendliche Bad im Bach. Charlie fühlt sich lebendig bis in die Fingerspitzen und strahlt mit der Sonne um die Wette. Erst später fällt ihr auf, dass die Überraschung hauptsächlich auf ihrer Seite lag. Besonders Sarahs verschmitztes Lächeln am Morgen, erscheint ihr nun in neuem Licht. Auf Nachfragen gibt Sarah zu, dass Vincent sie vorab eingeweiht hat.

»Erzähl noch mal«, fordert Louisa Charlie auf.

»Einen Antrag auf Knien habe ich mindestens erwartet. Und einen Ring mit einem dicken Diamanten«, mischt sich Sarah ein.

»Vincent und einen Kniefall? Nie im Leben«, empört sich Monique.

»Das hätte auch nicht zu ihm gepasst. Ich glaube, ich hätte an seiner Ernsthaftigkeit gezweifelt und den Antrag für einen schlechten Witz gehalten. Es war authentisch und genau richtig. Vor allem der Ring«, entgegnet Charlie.

Trotz der vielen Aufgaben, die den Tag bis an den Rand füllen, versammelt sich das Kleeblatt um die Arbeitsplatte, als hätten sie alle Zeit der Welt. Mit großem Hallo betreten Justin und sein Team die Küche. Justin begrüßt die Damen galant und weist darauf hin, dass in seiner Küche kein Platz für dummes Herumstehen wäre. Die Mädels fühlen sich nicht angesprochen, Monique plaudert die Neuigkeit sofort aus. Justin ergeht sich in einer Laudatio auf die junge, romantische Liebe und lässt Monique wissen, dass sie immer einen besonderen Platz in seinem Herzen haben wird. Charlie wünscht er, sie möge nicht alsbald aus ihrem Dornröschenschlaf erwachen und der Tatsache, dass ihr Zukünftiger in Wahrheit ein Schuft sei, ins Auge blicken müssen. Sami und Felipe grinsen nur über ihren exaltierten Chef und beginnen mit den Vorbereitungen. Justin überprüft die gelieferten Waren. Die Tomaten sind ihm zu blass, die Zucchini zu weich und auch die Rinderbrust entspricht nicht seinen Erwartungen. Monique setzt zu einer verärgerten Erwiderung an, doch Sami gibt ihr mit einer Handbewegung zu verstehen, dass es keinen Grund gibt, sich aufzuregen.

»Er wird erst aufhören zu meckern, wenn er tot ist«, raunt er ihr zu.

»Auch dann würde ich das zur Sicherheit überprüfen«, fügt Felipe trocken hinzu.

Um nicht in Streit zu geraten, empfehlen sich Sarah und Monique und überlassen Charlie und Louisa der Küchencrew, die nun Gas gibt. Für den Abend ist ein Hoffest geplant, da das Restaurant erst am morgigen Tag eröffnen wird und die bereits heute ankommenden Gäste verpflegt werden müssen. Der Vorschlag kam von Vincent. Die Anreise des Reisejournalisten versetzt Charlie in Panik. Sie ist froh, sich in der Küche ablenken zu können.

»Wir sorgen für ein nettes Gelage mit urbanem Touch, in dem wir ihm das harte Landleben der einfachen Bauern präsentieren, deren einziges Vergnügen ein rustikales Mahl mit billigem Wein im Kreise ihrer Mitarbeiter ist.«

»Ihr solltet eure Kleidung entsprechend wählen«, empfiehlt er den Mädels.

»Vielleicht hat Clotilde noch einiges in ihrem Fundus«, meint Sarah frohlockend und erinnert sich an Schürze und Kopftuch, die sie sich ausgeliehen hatte.

Die Vorstellung, in die Rolle der Landfrauen zu schlüpfen, erheitert das Quartett. Jaques und Clotilde treffen ein und umarmen Charlie. Clotilde wäscht sich die Hände und unterstützt Charlie und Louisa. Von ihrer routinierten Erfahrung können die beiden viel lernen. Als Monique das Team der Küchenhelferinnen hereinführt und vorstellt, rollt Justin die Augen und beschwert sich über den Massenauflauf. Ein strenger Blick von Clotilde lässt ihn verstummen. Den Neulingen gelingt es gerade so, ihren Namen auszusprechen, schon werden sie im Befehlston zur Arbeit angetrieben. Justin ist überall gleichzeitig, seinen Argusaugen entgeht nichts. Jede kleine Verfehlung zieht eine bellende Zurechtweisung nach sich. Unwillkürlich ziehen Charlie und Louisa die Köpfe ein. Sie werfen einander verstohlene Blicke zu und fragen sich, wer als Erstes das Handtuch werfen wird. Sami und Felipe widmen sich stoisch ihren Aufgaben. Justins Angriffe scheinen ihnen nichts auszumachen. Es werden nur Worte gewechselt, wenn es unvermeidbar ist. Die Konzentration, die sich über die Küche gelegt hat, ist mit Händen greifbar. Nur Clotilde plaudert weiter. Louisa sieht sich erst prüfend um, bevor sie sich wieder am Gespräch beteiligt.

»Keine Sorge, er wird dich nicht mit der Bratpfanne erschlagen, wenn du den Mund aufmachst«, lacht Clotilde.

Ein wunderbarer Duft steigt auf. Charlie kann ihre Neugier nicht zügeln. Vorsichtig nähert sie sich den Töpfen und lugt hinein. Als Justin neben sie tritt, will sie umgehend den Rückzug antreten. Doch dieser erklärt ihr bereitwillig seine Vorgehensweise. Clotilde mischt sich ein und Charlie erhält eine kurze Einführung in die Finessen der Gastronomie.

»Wenn du möchtest, bringe ich dir einiges bei«, bietet Justin ihr an.

»Ich würde dir gerne bei Gelegenheit über die Schulter blicken«, nimmt sie das Angebot gerne an.

Unterdessen geht es zu wie im Taubenschlag. Vincent platzt herein, strahlt seine Mutter an, drückt Charlie im Vorbeigehen einen Kuss auf und verschwindet mit einem stibitzten Törtchen in der Hand wieder. Monique fordert ihre Anwesenheit im Garten, es gilt die Frage zu beantworten, wo die Bühne für die Musiker aufgebaut werden soll. Sarah informiert Louisa, dass die Blumen des Floristen eingetroffen sind und sie doch bitte, so flott als möglich, die Sträuße für die Zimmer zusammenstellen möge. Monique telefoniert pausenlos und hetzt durch die Räume. Charlie fühlt sich in der Küche am wohlsten und übernimmt gerne einen Teil von Louisas Aufgaben. Clotildes Gesellschaft ist erfrischend, ihre flinken Hände beeindruckend. Justins Miene wird immer grimmiger, während er seinem Team genau auf die Finger schaut. Ein Milligramm seines Sinnes für Humor blitzt hervor.

»Langweilig wird es mit euch bestimmt nicht«, bemerkt er in Charlies Richtung mit einem schiefen Lächeln.

»Wir üben noch«, erwidert sie entschuldigend.

Am frühen Nachmittag gibt es für sie keinen Grund mehr, noch länger in der Küche zu verweilen. Vorsichtig streckt sie den Kopf aus der Tür. Ihr Ziel ist Vincents Terrasse. Die Aussicht auf eine Tasse Kaffee und zehn Minuten Stille locken sie wie die ersten Sonnenstrahlen nach einem langen Winter. Monique steht auf der Veranda und weist die Servicekräfte ein. Von rechts kommt Sarah den Gang entlang. Charlie beschließt, durch die Küchentür zu flüchten und um das

Hotel herum zu gehen. Ungesehen über den Hofplatz zu gelangen, stellt die nächste Herausforderung dar. Sie nimmt den Umweg hinter dem Stall und den Wirtschaftsgebäuden in Kauf und kichert über ihr eigenes Verhalten, während sie mit einem großen Satz über das Blumenbeet springt.

Mit einem starken Espresso und einem Hauch von schlechtem Gewissen lässt sich Charlie in die Lounge sinken und schließt die Augen. Ihr Gesicht hält sie der Sonne entgegen. Die kurze Nacht fordert ihren Tribut, sie. Doch um nichts in der Welt möchte sie diese missen.

»Ich werde heiraten!«, jubiliert sie, ihre Energie kehrt zurück.

Hätte ihr vor zwei Tagen jemand dieses Ereignis prophezeit, wäre sie vor Lachen nicht in den Schlaf gekommen, zumal sie nur bis zu einer Zielmarke denken konnte – die Hoteleröffnung. Für Unvorhergesehenes gab es kein Zeitfenster. Sie nimmt sich vor, Vincent zu fragen, aus welchem Grund er plötzlich diese Eile an den Tag legte. Ein paar Wochen hin oder her hätten keinen Unterschied gemacht. Bei genauerem Überlegen fällt ihr auf, dass die Frage nicht wichtig ist. Beiden ist daran gelegen, keine große Sache aus ihrem Privatleben zu machen. So kommt es ihnen zupass, dass die Tage ausgefüllt sind und die Aufmerksamkeit nicht auf ihnen liegt. Sie lauscht in sich hinein, ob sie heute eine signifikante Veränderung spürt. Glück ist es, was sie findet. Aber glücklich war sie auch letzte Woche.

»So, die Dame hält fernab vom Geschehen ein Schönheitsschläfchen.«

Charlie schreckt hoch, kalter Espresso ergießt sich über ihre Hose. Die Fäuste in die Hüften gestremmt, steht Sarah breitbeinig vor ihr und schaut sie an.

»Oh, entschuldige«, stammelt Charlotte und rappelt sich hoch.

Sarah streckt ihr das Smartphone entgegen. »Klug, es in der Küche liegen zu lassen. Aber so sehr ich mich auch bemühe, kann ich heute nicht sauer auf dich sein.«

»Danach sah es eben nicht aus. Ich fand dich sehr überzeugend«, erwidert Charlie.

»Céline und ihr Mann sind soeben angereist. Ich nehme an, du möchtest sie persönlich empfangen und durch das Haus führen.«

»Danke, ich bin sofort da. Ich ziehe mich nur noch um.«

Céline steht in der Halle und betrachtet die Fotos. Mit großen Schritten eilt Charlie auf ihre ehemalige Chefin zu.

»Herzlich willkommen! Dass ihr die ersten Gäste seid, ist mir eine besondere Ehre!«

Die Frauen umarmen einander. Ein Redeschwall ergießt sich über Charlie. Die lebhafte Französin möchte wie immer, alle Informationen auf ein Mal. Charlotte bremst sie aus und reicht ihrem Mann Tomas, den sie als etwas steif und zurückhaltend in Erinnerung hat, die Hand. Céline deutet auf die Fotos und möchte unbedingt mehr erfahren. Charlie tut ihr nach anfänglichem Zögern den Gefallen. Tomas taut auf und stellt viele Nachfragen. Als Historiker ist er mit der Geschichte Frankreichs bestens vertraut und lässt die Damen an seinem Wissen teilhaben. Céline beginnt sich zu langweilen und drängt auf eine Führung. Vor der Kuchentheke verweilt sie lange und inspiziert deren Angebot.

»Da hat jemand eine gute Ausbildung erhalten«, lobt sie sich lächelnd und erkundigt sich nach Louisa.

»Die hängt noch irgendwo fest. Ich zeige euch euer Zimmer, dann setzen wir uns nach draußen und trinken Kaffee. Dabei kannst du die Torten sezieren und mit Louisa fachsimpeln.«

»Es tut gut, einige Tage aus der lauten, hektischen Stadt zu kommen. Dieser Ort ist wundervoll und eignet sich gut für einen Kurzurlaub. Es fehlt nur noch ein Swimmingpool, dann werdet ihr von Parisern überschwemmt«, fügt Céline anerkennend hinzu.

»Da bist du nicht die Erste, die uns darauf hinweist. Vielleicht im nächsten Jahr.«

Im ersten Stock kennt Célines Begeisterung keine Grenzen. Auch Tomas lacht einige Male und lobt das einfallsreiche Interieur. Charlie berichtet über die Entdeckung Louisas bis dahin schlummernde Talente und ihres Vorhabens, sich im Möbeldesign zu versuchen.

»Das wundert mich nicht. In jeder Patissière wohnt eine Künstlerin«, meint Céline.

»Ich lasse euch nun allein. Wir treffen uns später im Restaurant. Da ich eben ein kurzes Schläfchen gehalten habe und Sarahs Ärger auf mich zog, muss ich mich erst orientieren. Vermutlich wartet eine saftige Standpauke auf mich«, prophezeit Charlie und eilt nach unten.

Im Hof trifft sie auf Louisa und Monique. Wagners und Jo sind angekommen, der kleine Oskar erspäht Charlie und rennt auf sie zu, so schnell seine kurzen Beine ihn tragen. Sie wirbelt ihn durch die Luft und entlockt ihm ein fröhliches Jauchzen. Er zeigt auf die Pferde, doch Charlie vertröstet ihn und gesellt sich zur Familie, die laut durcheinanderredet.

Ein Teil ihrer Nervosität löst sich in Luft auf, als Hans ihr ins Ohr flüstert: »Hinter meinem breiten Rücken ist genügend Platz, solltest du dich verstecken wollen.«

»Ich komme bestimmt auf dein Angebot zurück«, versichert sie ihm.

»Und sollten zwei Hände fehlen, dann bin ich auch noch da«, ergänzt Lotte.

Louisas Eltern nehmen sie in ihre Mitte und zeigen ihrer „Pflegetochter“ damit, dass sie sich auf sie verlassen kann. Alle drängen auf eine Besichtigungstour, bevor sie das Gästehaus beziehen. Diese Aufgabe übernimmt Louisa gerne. Max und Monique verschwinden unauffällig im Hofladen. Elke bittet Charlie, Oskar in ihrer Obhut lassen zu dürfen.

»Diese kleinen Hände sind so flink, bevor wir reagieren können, geht etwas zu Bruch«, sagt sie und wuschelt ihrem Filius durch das Haar.

Charlie lässt Oskar die Pferde streicheln. Ausdauernd zupft er Gras und hält es den Tieren hin. Als er seine Aufmerksamkeit auf einen Traktor lenkt, erscheint Jo an ihrer Seite.

»Danke, Charlie.« Er nimmt sie in den Arm und hält sie einen Moment fest.

»Wofür?«, fragt sie ihn, Oskar fest im Blick, der hoch oben auf dem Traktor thront und Brummgeräusche von sich gibt.

»Ich habe die Schale mit meinen Visitenkarten gesehen. Ebenso den Verweis darauf, dass ich die Möbel entworfen und gebaut habe. Ihr habt mir unverhofft eine neue Chance geboten. So viel Werbung habe ich nicht erwartet.«

»Aber das ist doch selbstverständlich! Eine Hand wäscht die andere. Vincent kann es kaum erwarten, dich hier wegzulotsen und dir dein neues Projekt zu zeigen. Für ihn kommt für die Renovierung des Gutshauses außer dir niemand in Frage«, entgegnet sie.

»Das übernehme ich gerne. Aber in diesem Sommer wird das nichts mehr. Ihr müsst euch etwas gedulden. Ach, ich Idiot! Ich gratuliere dir herzlich. Das hätte ich fast vergessen. Aber wirklich überrascht bin ich nicht. Es war nur eine Frage der Zeit. Tja, der Eine wacht früher auf, der Andere braucht etwas länger.« Sein Blick sucht Louisa, die auf sie zukommt.

»Ich glaube, ich habe eine Idee, die Louisa aufrütteln könnte. Aber dazu später mehr«, sagt Charlie verschwörerisch.

»Der Reisejournalist ist eingetroffen, Herr Hausmann, ein sympathischer, älterer Herr. Er möchte die Besitzerin persönlich kennenlernen und ein kurzes Interview mit dir führen«, informiert Louisa außer Atem.

»O mein Gott!« Charlies Hände werden feucht. »Kann das nicht Monique erledigen? Sie bekommt das souveräner hin als ich«, versucht sie sich aus der Situation zu winden.

»Willst du tatsächlich mit einer Lüge beginnen, indem sich Monique als Charlotte Walther ausgibt?«, fragt Louisa.

»Ja … nein. Kannst du nicht mitteilen, ich wäre unabkömmlich?«

»Los Charlie, sei kein Frosch«, entscheidet Jo und nimmt ihr Oskar ab.

In Zeitlupe geht Charlie auf das Haus zu, strafft die Schultern und spricht sich selbst Mut zu.

Am Tresen lehnt ein Herr mit schütterem Haar und dicker Brille. Ein zerschlissener brauner Lederkoffer, der von einem Gürtel zusammengehalten wird, steht neben ihm. Momentan sonnt er sich in Moniques Aufmerksamkeit, die sich die Begegnung nicht entgehen lassen wollte. Charlie wischt sich die Hände an der Hose ab und setzt ein bemühtes Lächeln auf.

»Guten Tag Herr Hausmann. Charlotte Walther mein Name. Ich bin sehr erfreut, Ihre Bekanntschaft zu machen«, sagt sie förmlich und streckt ihm die Hand zum Gruß entgegen.

Er betrachtet sie aufmerksam. »Ah, die Hausherrin persönlich. Bei so viel weiblichem Charme kann nichts mehr schiefgehen«, antwortet er in väterlichem Ton und ergreift ihre Hand.

»Womit möchten Sie beginnen?«, fragt Charlie reserviert, noch damit beschäftigt, ihre flatternden Nerven unter Kontrolle zu bekommen.

»Das überlasse ich Ihnen. Die Bildergalerie wäre ein guter Anfang.«

Monique zieht sich diskret zurück und überlässt Charlie das Feld. Vorher wirft sie ihr einen aufmunternden Blick zu. Herr Hausmann hilft Charlie mit belanglosem Smalltalk und einigen Informationen zur Zeitschrift, für die er tätig ist, über ihre Unsicherheit hinweg. Schon bald erreicht sie sicheres Terrain und die Worte sprudeln nur so aus ihr hervor. Sie wundert sich selbst über ihre Offenheit, die wohl an Herrn Hausmanns freundlicher Ausstrahlung liegt.

»Ein Haus mit Geschichte hat immer einen besonderen Charme«, wirft er ein.

Charlie ist nun richtig in Fahrt geraten und lässt den Journalisten an den Erlebnissen des Umbaus teilhaben. Ihr Bericht über die etwas ungewöhnliche Bautruppe bringt ihn zum Lachen. In einer Sitzgruppe vor dem Kamin nehmen sie Platz. Louisa serviert Kaffee und eine Auswahl ihres besten Gebäcks.

»Sehr geschmackvoll«, meint Herr Hausmann und lässt den Blick schweifen. Er stutzt, als er die Dame aus Ton sieht und dämpft seine Stimme.

»Keine Sorge, sie hört sehr schlecht«, erlaubt sich Charlie, ihn zu necken.

Konsterniert greift er zu einem Törtchen, schließt genießerisch die Augen und vergisst die Welt um sich herum. »Über Ihren Koch habe ich schon viel gelesen, ihm eilt ein gewisser Ruf voraus. Aber die Patisserie werde ich ausdrücklich hervorheben – ein wahrer Gaumenschmaus.«

Beherzt greift er nochmals zu. Charlie lüftet das Geheimnis der schwerhörigen Dame und erklärt ihm das Konzept ihres länderübergreifenden Projekts.

»Sehr interessant«, wiederholt Herr Hausmann immer wieder, der mittlerweile die Kuchenplatte geleert hat.

Auf der Terrasse ist Louisa mit der Dekoration der Beleuchtung beschäftigt. Herr Hausmann reicht ihr die Blumen an und überschüttet sie mit Komplimenten. Geschäftstüchtig wie Louisa ist, weist sie auf ihre Pralinen hin, die er im Hofladen erwerben kann. Hinter seinem Rücken blinzelt sie Charlie verschwörerisch zu und versucht sich an einem Hüftschwung, der die Leiter bedenklich zum Schwanken bringt.

Der Hof wird von den Wagners in Beschlag genommen, die mit Clotilde und Jaques Tische und Bänke für den Abend aufstellen. Sarah steht vor dem Hofladen und lacht über einen von Max' Witzen. Charlie stellt Sarah als die vierte Partnerin im Bunde vor, Max als einen aufsteigenden Stern am Himmel der Kunst der Fotografie.

»Sind Sie alle miteinander verwandt? Das klingt wie ein weit verzweigtes Familienunternehmen«, sagt Herr Hausmann verwundert und beobachtet die Aktivitäten um ihn herum.

»Mehr oder weniger«, murmelt Charlie.

Sarah nimmt den Journalisten in Beschlag und redet ihn schwindelig. Charlie nutzt die Gelegenheit, tief durchzuatmen. »*Jetzt stehen noch das Gästehaus und die Hotelzimmer an, dann habe ich es überstanden*«, denkt sie.

»Läuft es gut?«, wispert Max ihr zu.

»Ich denke schon. Wir werden das erst wissen, wenn wir seinen Bericht gelesen haben«, antwortet Charlie.

Herr Hausmann stellt sich beladen mit einer großen Papiertüte neben sie. Seine Wangen sind gerötet, sein Blick hinter den Brillengläsern leicht entrückt. Sarah lehnt grinsend am Türrahmen. Charlie hebt warnend die Augenbrauen, doch dafür ist es zu spät. Sie scheint den ahnungslosen Herrn so bezirzt zu haben, dass dieser sich zunächst etwas sammeln muss. Vincent überquert den Hof mit großen Schritten. Den Gast kann er sofort einordnen. Er begrüßt Herrn Hausmann und bietet ihm die Begleitung zum Gästehaus an.

»Dann kann ich Ihnen etwas über die Plantage meiner Frau erzählen«, meint er und grinst Charlie an, die flammend rot wird und ihm einen bösen Blick zuwirft.

Herr Hausmann drückt ihr seine Einkäufe in die Hand und lässt sie unschlüssig stehen. Louisa ruft sie heran, Céline kommt auf die Veranda und schwärmt von ihrem Zimmer.

»Tomas fährt ins Dorf und möchte die Schlossruine besichtigen. Ich lasse ihn besser allein mit seinen alten Steinen, sonst hält er mir einen Vortrag, der weit in das frühe Mittelalter zurückreicht«, sagt sie.

Charlie reicht Louisa die Blumen an und behält den Hof fest im Blick, um Herrn Hausmanns Rückkehr nicht zu verpassen. Nur mit halbem Ohr hört sie den beiden zu, die in ein Gespräch über Fondant und Schokolade vertieft sind. Clotilde eilt an ihr vorbei und erinnert sie an die Vorbereitungen, die in der Küche auf sie warten. Ungeduldig wandert Charlies Blick immer wieder in Richtung Gästehaus. Sie amüsiert sich über Oskar, der seiner Mama einen selbstgepflückten Blumenstrauß präsentiert, nachdem er sich an den Rabatten bedient hat. Monique bringt es nicht übers Herz, ihn dafür zu schelten. Charlie fällt auf, dass Max und Monique im Kreise der Familie Abstand halten und den Anschein erwecken, sich nur flüchtig zu kennen. Céline berichtet von einem Mitarbeiter, an den sich Charlie und Louisa noch erinnern. Lachend stößt Céline sie an, doch Charlie hat die Pointe verpasst.

»Erst lädst du mich ein und nun ignorierst du mich«, beschwert sich Céline.

»Ich warte auf Herrn Hausmann. Keine Ahnung, was die beiden so lange treiben«, erwidert sie unruhig.

»Er wird schon nicht gefesselt und geknebelt in der Abstellkammer liegen«, beruhigt sie Céline. »Was macht denn euer Team?«

»Oh, ich habe vergessen Thelma anzurufen«, fällt Charlie ein und entfernt sich einige Meter.

»Glückshormone – diese beeinträchtigen den Denkprozess«, hört sie Louisa noch sagen.

Endlich erspäht sie Vincent und Herrn Hausmann, die immer wieder stehenbleiben. Vincent deutet in alle Richtungen, die Unterhaltung wirkt angeregt. Zügig beantwortet Charlie Thelmas Fragen, lässt sich auf den neuesten Stand bringen und beendet das Gespräch. Herrn Hausmann reicht sie seine Papiertüte und lotst ihn in den oberen Stock.

»Interessanter junger Mann«, ist alles, was sie ihm entlocken kann.

»*Vermutlich wird auch jetzt das Wort interessant fallen – das kann alles und nichts bedeuten*«, denkt Charlie.

Sie öffnet die Tür zum Fotografenzimmer und hat mit vielem gerechnet, nur nicht mit schallendem Gelächter.

»Da hat jemand seine Fantasie ausgelebt.«

Auch diese Aussage gibt Charlie keine Orientierung. Melodys Fotografen ordnet er der Kategorie „interessant" zu und erfüllt damit ihre Erwartungen.

»Es warten noch andere interessante Zimmer«, teilt sie ihm mit und unterdrückt den Drang, mit ihm über den Gang zu sprinten, nur um die Sache schnell hinter sich zu bringen.

Vor sich hin murmelnd folgt er ihr und lässt in regelmäßigen Abständen ein Lachen hören. Charlies Selbstsicherheit gab nur ein kurzes Gastspiel. Die Reaktionen des Journalisten verunsichern sie. Ärger wallt in ihr auf. Sie zählt langsam bis drei und beendet die Runde, sobald der gebotene Anstand dies zulässt.

»Das Dali-Zimmer haben wir für Sie reserviert. Ich hoffe, dieses sagt Ihnen zu. Wenn Sie Lust haben, sind Sie herzlich zu unserem Hoffest ab zwanzig Uhr eingeladen. Nun muss ich mich entschuldigen«, sagt sie höflich.

Charlie nickt knapp, unternimmt den Versuch eines freundlichen Lächelns und tritt den Rückzug an.

»Soll er doch schreiben, was er will!«, sagt sie mit Nachdruck und schließt die Zimmertür..

Louisa, Sarah und Monique bestürmen sie mit Fragen. Charlie zuckt nur mit den Schultern.

»Die Zimmer haben ihn vor allem zum Lachen gebracht.«

Sie diskutieren, ob das einen Daumen nach oben oder eher nach unten bedeutet. Céline mischt sich ein.

»Ich kann euch nur raten, eine unabhängige Haltung zu entwickeln. Nehmt Kritik ernst und als Anlass für Verbesserungen und Weiterentwicklungen, aber lasst euch nicht von der Meinung anderer beherrschen. Ihr habt euch für einen speziellen und individuellen Weg entschieden. Dem Einen gefällt das, dem Anderen nicht. Wichtig ist, dass ihr hinter eurer Idee steht. Selbstbewussten Menschen wird viel weniger Kritik entgegengebracht.«

Ihre Worte fallen auf fruchtbaren Boden. »Da ist was dran«, pflichtet Sarah ihr bei.

»Schlimmer wäre es gewesen, er wäre in Tränen ausgebrochen«, meint Monique.

»Nochmals – er ist ein freier Mann, der denken kann, was er will und seinen Job macht. Lasst ihn nicht größer werden als er ist. Nun ruhe ich mich noch etwas aus und sehe eurem Fest erwartungsvoll entgegen. Bis dahin habt ihr sicherlich noch einiges zu tun.« Céline hebt die Hand und geht davon.

»Tolle Frau«, sagt Monique.

»Möchtest du dich nicht umziehen? Du riechst nach Pferd und angebratenen Zwiebeln«, meint Sarah zu Charlie und rümpft die Nase.

»Nein. Das ist das spezielle Parfum der Landfrauen«, kontert Charlie.

»Man kann auch alles übertreiben«, startet Sarah einen erneuten Versuch.

Mit Clotildes Hilfe bestücken sie das Büffet im Hof, decken die Tische und schleppen Getränke und Gläser heran. Jaques entzündet die Kohle im Grill und verteilt die Feuerschalen. Die ersten Mitarbeiter Vincents trudeln ein, waschen ihre Hände am Brunnen und lechzen nach einem Feierabendbier. Hungrig umkreisen sie das Büffet.

»Ihr müsst euch noch etwas gedulden«, sagt Clotilde und verpasst den allzu gierigen Fingern einen Klaps. Ihre Autorität steht außer Frage. Die Männer trollen sich und belagern den Grill. Sarah drängt Charlie pausenlos, bis diese sich entnervt auf den Weg ins Badezimmer macht. In weißer Hose und luftiger apricotfarbener Bluse fühlt sie sich tatsächlich wohler und investiert noch einige Minuten in ihr Make-up. Auf der Treppe kommt ihr Vincent entgegen, verschwitzt und voller Staub. Sie weicht ihm geschickt aus, auch wenn ihm der Sinn nach etwas anderem steht.

»In fünf Minuten bin ich fertig.«

Langsam füllt sich der Hof. Prüfend schreitet Charlie das Büffet ab und lässt sich von Max, der die Bar übernimmt, einen Aperitif mixen. Er zieht sie mit ihren Heiratsplänen auf und bedauert, nun wohl keine Chance mehr bei ihr zu haben.

»Mir bleibt nichts anderes übrig, als auf dich zu warten, bis du als fröhliche Witwe wieder auf dem Markt bist«, feixt er.

Charlie kneift ihn in den Oberarm und erkundigt sich nach seinen jüngsten Einsätzen. Ihr steht nicht der Sinn nach morbidem Humor. Doch auch Amokläufe, Terrordrohungen, Krieg und Krisen sind die falschen Themen für den heutigen Abend.

»Wie weit ist dein persönliches Projekt gediehen?«

»Du meinst die Entwicklungshilfe. Leider hatte ich noch keine Zeit, mir weiterführende Gedanken zu machen. Ich bin ständig auf dem Sprung, mein gepackter Koffer steht immer bereit. Hoffentlich erreicht mich heute und morgen kein Anruf, denn sonst muss ich los.«

»Nichts planen zu können und in ständiger Alarmbereitschaft zu leben, wäre nichts für mich.«

»Mir passt es momentan gut. Ich habe keine Verpflichtungen und bin dicht am Puls des Weltgeschehens. Die Spannung überwiegt noch. Wie du sicher von Monique weißt, habe ich einige meiner Fotos verkauft. Vielleicht tut sich für mich ein neuer Weg auf und euer Projekt öffnet mir eine vielversprechende Tür«, meint Max und greift zum Shaker, um weitere Drinks zu mixen.

»Wir unterhalten uns später weiter«, sagt Charlie und schlendert mit ihrem Glas Richtung Grill. Sie lehnt sich an Jaques, der liebevoll den Arm um ihre Schultern legt.

»Na Mädchen, müde und hungrig? Sollen wir gemeinsam durchbrennen?«

Charlie lacht. »Clotilde würde uns die Hölle heiß machen.«

»Charlotte flüchtet nicht mit leerem Magen«, wirft Vincent ein, der hinter sie getreten ist und die Worte seines Vaters noch gehört hat.

»Ich freue mich für euch beide. In der Familie angekommen bist du längst«, sagt Jaques. »Nun geht beiseite, die Kohle ist heiß genug.«

Charlie setzt sich neben Simone, die Wagners trudeln ein und auch Céline, Tomas und Herr Hausmann werden vom Grillgeruch angelockt. Am Büffet beginnen sich die Gruppen zu mischen. Je mehr Rotwein fließt, umso öfter werden die Plätze gewechselt. Hans und Tomas finden gemeinsame Interessen, Lotte nimmt Herrn Hausmann unter ihre Fittiche, der sein Glück kaum fassen kann. Belustigt beobachtet Charlie Sebastian, der Céline unterhält und seinen knarzigen Charme spielen lässt. Letztendlich landet sie wie immer bei Sarah, Louisa und Monique, flankiert von Max, Vincent und Jo. Elke zieht sich mit Oskar bald zurück, da ihr die fortgeschrittene Schwangerschaft zu schaffen macht. Oskar verkündet unmissverständlich, dass ihm die Entscheidung seiner Mutter, ihn nun ins Bett zu bringen, nicht gelegen kommt.

»Wann findet eure Hochzeit statt?«, ruft Martin quer über die Tische in Vincents Richtung.

Dieser überlegt kurz und sucht Charlies Blick. »Am besten Ende Oktober. Dann ist die Ernte eingebracht und Charlie steckt noch nicht im Weihnachtsgeschäft«, antwortet er.

Heiteres Lachen ertönt.

»Typische Unternehmerantwort – der Hochzeitstermin muss sich der Arbeit unterordnen«, witzelt Céline.

»Romantik ist nicht so sein Ding«, sagt Louisa betroffen.

»Auch ich hätte den späten Herbst vorgeschlagen«, beruhigt Charlie sie, die sich noch keine Gedanken über einen Termin gemacht hat. »Louisa, wir ticken beide so. Das ist in Ordnung. Vincent kann sehr romantisch sein. Außerdem sind wir beide so aufgewachsen. Erst kommt der Betrieb, dann der Betrieb und wenn dann noch Zeit ist, das restliche Leben.«

Simone und Sebastian stimmen ihre Instrumente. Ein junger Mann holt seine Djembe aus dem Auto. Die ersten Töne erklingen, Sebastians rauchige Stimme geht unter die Haut. Der Rhythmus bringt die Beine zum Wippen. Max zieht Monique hoch und sie eröffnen den Tanz. Jo und Louisa folgen.

»Forderst du Herrn Hausmann auf?«, raunt Charlie Sarah zu.

»Auf keinen Fall. Er geht mir gerade bis zur Brust«, wehrt diese ab und steht auf.

Vincent erlöst Charlie, indem er aufsteht und ihr auffordernd die Hand entgegenstreckt. »Habe ich dich eben überrumpelt?«, fragt er.

Charlie schüttelt den Kopf. »Du legst den Termin fest, ich bestimme das Ziel der Flitterwochen.«

»Das fängt gut an«, meint er belustigt und dreht sie schwungvoll um ihre eigene Achse.

Nach und nach füllt sich die provisorische Tanzfläche. Herr Hausmann schwebt mit Clotilde in den Armen an ihnen vorbei. Die Musiker heizen den Tanzpaaren ordentlich ein. Sarah und Monique demonstrieren ihre Freestyle-Künste, angefeuert vom Klatschen der Umstehenden.

»Die Frau hat Feuer!«, ruft Herr Hausmann und deutet mit einer Kopfbewegung auf Monique.

»Diese Art von Reisereportage hat er bisher auch noch nicht erlebt«, raunt Charlie Louisa zu und hakt sich bei ihr unter.

Als Monique Herrn Hausmann dann noch den letzten Tanz schenkt scheinen die Sterne für den Journalisten besonders hell am Himmel zu erstrahlen.

## 39

Charlie schreckt aus dem Schlaf hoch und richtet sich auf. Draußen ist es noch dunkel. Sie tastet nach ihrem Smartphone. Vier Uhr – zu früh zum Aufstehen. Leise lässt sie sich in die Kissen zurücksinken, um Vincent nicht zu wecken.
Ihr Traum hält sie noch in seinen Fängen und lässt ihr Herz rasen. In diesem war sie auf dem Weg ins Hotel, um mit den Frühstücksvorbereitungen zu beginnen. Dort erwartete sie ein heilloses Chaos. Benutztes Geschirr stapelte sich auf den Tischen und leere Flaschen standen auf den Kaminsimsen und den Kommoden. Während sie noch fieberhaft versuchte, dem Chaos Herr zu werden, kamen die ersten Gäste, verlangten nach Frühstück oder mokierten sich über die Unordnung. Charlie stand am Rande der Verzweiflung. So sehr sie sich auch abmühte, sie stand der Herausforderung machtlos gegenüber.
Es bedarf keines Psychologen, um den Ursprung und die Bedeutung des Traumes zu analysieren. Sie fühlt sich völlig erschlagen, als hätte sie die Nacht durchgearbeitet. Ihr Körper ist müde, der Geist hellwach und überdreht. An Schlaf ist nicht mehr zu denken. Sie steht auf und tritt ins Freie. Am Horizont geht golden die Sonne auf, die Vögel begrüßen zwitschernd den Tag. Der Frühnebel wabert über den Feldern und löst sich langsam auf. Charlie atmet tief durch, nippt an ihrem Kaffee und lässt sich in einen Sessel sinken. Sie versucht, ihre angespannten Nerven zu beruhigen. Sich zu verdeutlichen, dass sie heute nur repräsentative Aufgaben hat und Justin als alter Hase alles im Griff haben wird.
»Das bisschen Frühstück bewältige ich mit links«, spricht sie sich Mut zu.

Die Stille um sie herum, der anbrechende Tag, der warm und sonnig zu werden verspricht, beruhigen sie nach und nach. Trotz der frühen Stunde macht sie sich fertig und geht in die Hotelküche. Sie prüft ihre Liste, ordnet alle Zutaten, wiegt ab, knetet und formt. Die vertrauten Tätigkeiten bringen ihren Optimismus zurück. Die Brioche ruhen in ihren Formen, die ersten Croissant kühlen ab. Sie arrangiert geschnittenes Obst auf einer Platte.

»Guten Morgen.« Vincent kommt auf sie zu. Sein Blick ruht auf ihr. Er nimmt ihr das Messer aus der Hand und umarmt sie. Ein Duft nach Sandelholz und Zahnpasta umhüllt sie. »Schlechte Nacht gehabt?«, fragt er sie.

»Nur ein übler Traum«, antwortet sie, die Nase in seinem Shirt vergraben.

Er nimmt ihr Gesicht in beide Hände. »Ich bin in deiner Nähe. Ruf an, wenn du mich brauchst.«

»Das weiß ich«, sagt sie.

Er küsst ihre Nasenspitze. Charlie lehnt sich wieder an ihn.

»Noch ein bisschen.«

Dieser Bitte kommt Vincent gerne nach. Sanft wiegt er sie hin und her. Sie löst sich von ihm und schenkt ihm ein kleines Lächeln.

»Nun muss ich weitermachen.«

»Störe ich?« Clotilde lehnt am Türrahmen, bereit, sich sofort zurückzuziehen.

»Nein, ich bin froh, dass du da bist«, sagt Charlie und nimmt das Messer wieder an sich.

Gemeinsam bauen sie das Frühstücksbuffet auf. Die Gäste lassen auf sich warten. Nervös tigert Charlie auf und ab und lugt immer wieder in das Restaurant, um auch keinen Gast zu verpassen. Sie sortiert die Prospekte an der Rezeption, rückt nochmals die Stühle zurecht und zupft an den Spitzendeckchen.

»Guten Morgen. Haben Sie die Nacht durchgearbeitet? Alles sieht frisch und selbstgemacht aus.«

»Guten Morgen, Herr Hausmann. Nein, ich habe nicht die ganze Nacht in der Küche gestanden. Aber es schadet auch nicht, diesen Anschein zu erwecken.«

Froh, ihre Aufmerksamkeit auf ihn lenken zu können, stürzt sich Charlie auf den nichtsahnenden Mann. Sie bietet ihm Kaffee, Tee und verschiedene Eierspeisen an. Nachdem der Anfang gemacht ist, lassen auch die anderen Gäste nicht lange auf sich warten. Nun ist Charlie vollauf beschäftigt. Als sich Sarah von ihr Tee servieren lässt, knallt sie das Tablett auf den Tisch, um ihren Unmut kundzutun. Als sich Sarah dann noch reichlich am Büffet bedient, hat Charlies Toleranz eine Grenze erreicht.

»Etwas Hilfe wäre nett«, fährt sie die Freundin an.

Sarah lässt den Blick schweifen. »Nun mach mal halblang. Alle sind bestens versorgt. Setzt dich zu uns. Wenn jemand etwas braucht, wird er sich schon melden. Außerdem sieht dein Büffet wunderbar aus. Ich sehe nichts, was ich tun könnte«, entgegnet sie.

Monique und Louisa laden sich die Teller voll, Charlie zögert noch und sieht ein, dass es für sie tatsächlich keinen Grund gibt, wie ein Zinnsoldat in Habtachtstellung zu verharren. Sie nimmt sich etwas Obst, prüft nochmals die Auswahl auf den Platten und setzt sich. Ihr Partnerinnen unterhalten entspannt, von Nervosität keine Spur. Mit Argusaugen wacht Charlie über ihren Gästen, bereit zum Sprung, jeden Wunsch von den Lippen abzulesen. Für sie ist ihr erstes Frühstücksbüffet eine Feuertaufe. Sie ist enttäuscht, dass ihre Partnerinnen diesem nicht mehr Aufmerksamkeit schenken.

»Aber wenn wir uns gegenseitig ständig für jede Kleinigkeit loben, ist der Tag damit angefüllt«, murmelt sie selbstkritisch vor sich hin und bemüht sich etwas lockerer zu werden. Oskar krabbelt auf ihren Schoß und macht sich über ihr Obst her. Sie beobachtet Herrn Hausmann im Gespräch mit Max, Jo und Vincent. Clotilde und Céline unterhalten sich ebenfalls angeregt. Jeder scheint sich wohlzufühlen, stellt Charlie fest. Einige Wortfetzen dringen an ihr Ohr. Sie hört, wer gut geschlafen hat, wem die Badewanne besonders gefällt und welches Möbelstück als originell bewertet wird. Gespannt wartet sie auf kritische Worte, doch diese bleiben aus. Die Quittenmarmelade findet Anklang, ebenso der Käse und die Auswahl an Nüssen und Trockenfrüchten.

»Siehst du, alle sind glücklich und zufrieden. Du kannst aufhören, dir Sorgen zu machen«, sagt Vincent leise und quetscht sich zwischen sie und Sarah.

Oskar bietet ihm eine angebissene Erdbeere an, die er Vincent direkt in den Mund schiebt.

»Ich dachte, mein Pokerface würde nichts durchdringen lassen.«

Vincent grinst sie an. »Da musst du noch etwas üben. Die Falte auf der Stirn verrät dich.«

»Am meisten bin ich von mir selbst genervt. Es gibt keinen Grund, mir den Kopf zu zerbrechen. Trotzdem gelingt es mir nicht, locker zu sein.« Sie erzählt ihm von ihrem Traum.

»Du hast einen hohen Anspruch an dich selbst, planst und erstellst deine unzähligen Listen. Charlie, du bist so gut vorbereitet, dass du doch jederzeit Kopf und Hände für Unvorhergesehenes frei hast. Wo bleibt dein Selbstvertrauen, auch heute den Tag zu meistern?«

»Ich bin auf der Suche danach. Immer wenn ich dieses im letzten Winkel entdecke, winkt es mir zu und sucht sich ein neues Versteck«, entgegnet sie leise lachend.

»Aber du hast recht. Ich möchte heute besonders glänzen. Das kann auch gefährlich sein. Aber ich glaube, ich bekomme mich wieder in den Griff. Nun habe ich nämlich Hunger, das ist immer ein gutes Zeichen.« Sie drückt Oskar auf Vincents Schoß und bedient sich.

»Es wäre auch niemandem aufgefallen, wenn bei zwölf Sorten Marmelade eine gefehlt hätte«, neckt er sie.

Charlie grinst und wischt sich einige Krümel vom Kinn. Ihre Welt ist wieder in Ordnung. Sie steht auf, wandert von Gast zu Gast und fühlt sich in der Rolle der Gastgeberin sogar wohl.

»Wir Männer machen uns los«, informiert Vincent sie.

Herr Hausmann winkt ihr zu.

Die Gruppe zerstreut sich, Monique nutzt die Zeit, den Tag nochmals im Detail durchzugehen. Ihr minutiöser Plan lässt keine Fragen offen. Als jede von ihnen noch ein Blatt Papier in die Hand gedrückt bekommt, auf dem alles Wesentliche mit der Angabe von Zeiten vermerkt ist, wird Charlie klar, dass sie nicht die einzige Perfektionistin ist. Bei genauerer Betrachtung fällt ihr auf, dass auch bei der äußeren Gelassenheit, die freudige Erregung und ein gewisses Maß an Nervosität unter der Haut ihrer Freundinnen vibriert.

»Was dein Frühstück betrifft Charlie, habe ich keine Änderungswünsche«, schließt Monique.

Sarah und Louisa stimmen zu. Bei diesem Lob wächst Charlie einige Zentimeter und lächelt vor sich hin. So instruiert streben sie auseinander.

Hupen ertönt aus dem Hof. Neugierig laufen die Mädels zusammen. Ein Kleinbus parkt in der Mitte und spuckt eine Reisegruppe aus. Galant reicht der Busfahrer Hedi die Hand und hilft ihr die hohen Stufen hinab. Belustigt und erschrocken sieht Charlie, wie die Steinhagener ausströmen und die Gegend erkunden. Alle Entdeckungen werden sofort berichtet, zur Sicherung des ungebrochenen Informationsflusses. Charlie zieht sich in den Schatten zurück. Louisa grinst. Sie machen Ahmed, den Briefträger aus, die Müllers vom Brattenhof, Melody und Carsten, Irma und Rudi, sowie die Schröder-Zwillinge. Hinter dem Bus tauchen noch Gustav, der Dorfpolizist und Michel, der Zeitungsausträger auf. Der Bürgermeister hat Jo erspäht und geht auf ihn zu.

Ein zweiter Bus prescht heran und kommt gerade noch zum Stehen, bevor er in die Auslage des Hofladens rauscht. Die Tür öffnet sich und entlässt Frau Schuster vom Kulturverein, die sogleich einen weißen Regenschirm aufspannt und sich in der Mitte des Hofes platziert. Sie wartet, bis sich ihre Schäfchen um sie versammelt haben, zählt durch und blättert in ihren Unterlagen. Sollte es jemand wagen, sich von der Gruppe zu entfernen, wird dieser zurückgepfiffen. Nun beginnt sie aus ihrem Reiseführer zu dozieren. Sehnsuchtsvoll blickt Pfarrer Waldenbuch Richtung Restaurantterrasse.

»Hoffentlich haben auch alle den Impfpass dabei«, macht sich Sarah lustig.

»Meine Güte«, entfährt es Monique.

»Wie die Heuschrecken!«, kichert Sarah und duckt sich hinter Monique in der Hoffnung, nicht gesehen zu werden.

»Wir sollten auf sie zugehen«, überlegt Louisa laut und tritt einen Schritt zurück.

Charlie unterdrückt ein Lachen, bis es aus ihr herausbricht. »Ich komme mir vor wie im Theater. Ich fürchte nur, der Vorhang wurde vergessen und ich gehe nicht gleich nach Hause und diskutiere mit euch das absurde Stück.«

Die Ersten streben in kleinen Gruppen den Wirtschaftswegen entgegen, Rudi schultert seinen Rucksack, hakt Irma unter und marschiert los.

»Ich sollte Vincent vorwarnen«. Charlie schwant Böses.

Frau Schuster führt ihre Reisegruppe soeben durch die Wirtschaftsräume. Auch Monique kann ein Kichern nicht mehr unterdrücken. Sie zeigt auf die Schröder-Zwillinge, die beladen mit Einkaufstüten aus dem Hofladen kommen. Auch heute hat sich Hedi wieder besondere Mühe gegeben. Das kurze, fliederfarbene Twinset mit Perlenkette, Hut und Schleier wirken auf dem Gutsgelände etwas deplatziert. Ihre Schwester, im alten Holzfällerhemd geht auf Martin zu, der gefüllte Gemüsekisten ablädt. Heidi krempelt die Ärmel hoch und packt mit an. Martin redet auf sie ein, doch Heidi winkt ab. Ein Jeep biegt in hohem Tempo um die Kurve und bleibt mit quietschenden Bremsen stehen. Vincent springt heraus und schaut sich suchend um. Als er die Mädels zusammengepfercht in einer Ecke entdeckt, kommt er auf sie zu.

»Oje, jetzt ist die Kacke am Dampfen.«

Sarah schwant Böses.

»Sind hier nun alle verrückt? Das ist doch kein Ferienbauernhof!«, pfeift er das Kleeblatt an.

»Damit haben wir auch nicht gerechnet. Aber es ist doch kein Problem, wenn die Gäste einen Spaziergang auf dem Gelände unternehmen«, wagt sich Charlie aus der Deckung.

»Einen Spaziergang!«, ereifert er sich. »Einen Jungen pflückte Sebastian aus der Krone eines Obstbaumes, Carsten treibt sich im Gewächshaus herum und eine korpulente Dame latscht über das Tomatenfeld.«

Louisa seufzt. Die Partnerinnen sehen sich an. Solche Auswüchse der Begeisterung am ländlichen Leben sind in ihrem Konzept nicht vorgesehen.

»Wir werden künftig darauf hinweisen, dass jeder auf den Hauptwegen bleibt«, versichert ihm Charlie.

Er knurrt, rollt mit den Augen, macht auf dem Absatz kehrt.

Monique grinst immer noch. »Dann fangen wir die Bande mal ein«, meint sie und macht den Anfang.

Charlie, Louisa und Sarah folgen ihr. Die Mädels werden freudig begrüßt. Heidi wischt sich den Schweiß von der Stirn und unterbreitet ungefragt Vorschläge für eine effizientere Lagerhaltung. Frau Schuster hat ihren Vortrag beendet und fordert von Louisa eine Führung über das Gelände ein. Jo bietet sich an und reicht Frau Schuster seinen Arm an. Melody hat im Hofladen ihre Tonfigur mit dem Einkaufswagen entdeckt und klatscht entzückt in die Hände. Ahmed und Michel fläzen sich in die Lounge auf der Veranda und verlangen das erste Bier. Charlie kümmert sich auch darum, checkt nebenbei Gäste ein und bittet eine Servicekraft, deren Namen ihr entfallen ist, die Steinhagener mit Kaffee und Gebäck zu versorgen. In der Küche ist die Stimmung angespannt, Lucien treibt seine Mannschaft zu Höchstleistungen an. Monique verkündet, dass sich die Spülkraft krankgemeldet hat und möchte diese Aufgabe Charlie zuschustern, die dankend ablehnt.

»Hier ist Fanny aufgewachsen?«, fragt Irma neugierig und stellt sich neben Charlie.

»Ja. Ich führe euch gleich durchs Haus.«

»Sehr schön habt ihr es hier«, bekräftigt Rudi, stellt sich breitbeinig vor seine Frau und blickt sich um, als wäre das, was sein Auge sieht, im Schweiße seines Angesichts geschaffen worden.

Als Charlie alle Fragen beantwortet hat und vor jedem ein Teller Kuchen steht, scheucht Clotilde die Mädels ins Verwalterhaus. In Vincents Bad herrscht dichtes Gedränge, die Klamotten türmen sich auf den Betten. Charlie cremt sich sorgfältig ein und schlüpft in ihr schwarzes Seidenkleid. Louisa kümmert sich um das Make-up, Monique rennt in Dessous zwischen Bad und Gästezimmer hin und her, auf der Suche nach ihren Schuhen. Ein verführerischer weiblicher Duft wabert durch das Dachgeschoss.

»Halt still, Charlie«, murmelt Louisa konzentriert.

Gesprochen wird nicht viel. Routiniert verwandeln sich die Freundinnen in attraktive Frauen. Chic, sexy und mit einem Schuss Seriosität. Sie drehen und wenden sich vor dem großen Spiegel. Sarah zieht Fratzen, Louisa zupft die Spitzen zurecht und entfernt mikroskopisch kleine Flusen. Monique wirft die Haare zurück und schaut herausfordernd. Die Mädels klatschen sich ab.

»Wir sehen umwerfend aus.«

Sarah drückt den Rücken durch, ihre eisgrau geschminkten Augen und das strohblonde Haar kontrastieren zu ihrem schwarzen Schlauchkleid – Verführung pur. Louisa mit weißer Spitze im geflochtenen Haar wirkt dagegen nahezu jungfräulich. Ein letzter Blick, die Köpfe erhoben, marschieren die vier untergehakt im Gleichschritt über den Hof. Für einen Moment steht die Zeit still. Anerkennende Blicke und Pfiffe folgen ihnen. Herr Hausmann reibt sich die Brillengläser am Hemdzipfel. Aufrecht und selbstbewusst dreht sich das Quartett nochmals um und verbeugt sich leicht, bevor sie anfangen zu lachen. Monique hält eine kurze Motivationsrede und erinnert an den Ablauf. Herr Hausmann unterbricht sie mit der Bitte um ein Foto auf der Eingangstreppe. Die Musiker treffen ein, formulieren ihre Wünsche und hätten dann gerne die Bühne doch noch etwas weiter nach rechts. Sarah bleibt beim Versuch zu helfen, mit dem Absatz in der Erde stecken und wirft dem Trompeter einen bösen Blick zu. Die erste Geige stolpert über einen Blumentopf und verstaucht sich den Knöchel. Charlie rennt nach Eis und Schmerzsalbe.

»Noch eine halbe Stunde«, informiert sie Louisa hektisch, die mit Hotelgästen unterwegs ist.

Monique und Sarah legen im Restaurant letzte Hand an. Charlie entzündet die Kerzen, rennt zum Eingang, lugt hinaus und kehrt wieder zurück. An der Rezeption sortiert sie zum wiederholten Male die Flyer. Vincent hastet durch die Tür und knöpft sich im Gehen die Anzugjacke zu. Er hält inne und betrachtet Charlie.

»Du siehst großartig aus. Mit diesem Kleid verbinde ich die schönsten Erinnerungen.«

Sein Finger dreht sich im Kreis. Anzüglich lässt er seine Augen über ihren Körper wandern, während sie sich um ihre eigene Achse dreht. Ihr wird heiß und kalt. Verlegen streicht sie das Kleid an den Hüften glatt.

»Der Schneider hat etwas mit dem Stoff gegeizt«, sagt sie.

»Aber genau an den richtigen Stellen.«

Auch Vincent kann sich sehen lassen – schwarzer Anzug, rauchgraues Hemd mit Manschettenknöpfen und eine graue Krawatte. Nervös fingert sie an seinem Einstecktuch herum.

»Das Kompliment gebe ich gerne zurück.« Sie legt den Kopf zurück und lächelt ihn an.

Er zieht sie an sich und küsst sie vorsichtig, um den Lippenstift nicht zu ruinieren. Jemand räuspert sich. Nur zögerlich lösen sich Charlie und Vincent voneinander. Vincent dreht sich um. Herr Hausmann grinst.

»Darf ich noch um ein Gruppenfoto bitten, nachdem die Herren nun auch da sind?«, fragt er.

Charlie nickt und macht sich auf die Suche. Amüsiert stellt sie fest, dass auch Jo und Max schwarze Anzüge und graue Hemden tragen.

»Wir sehen aus wie Internatsschüler«, witzelt sie und nestelt an Max' Krawatte.

»Charlie bitte, fummle sonst wo, aber nicht an mir«, wehrt er sie ab.

Es nimmt einige Zeit in Anspruch, bis Herrn Hausmann das Arrangement gefällt und er jedem die richtige Position zugewiesen hat. Er hebt Moniques Kinn an und streicht Charlie eine widerspenstige Locke aus der Stirn. Die ersten Autos biegen auf den Parkplatz ein, elegant gekleidete Menschen kommen im Schlenderschritt auf sie zu. Charlies Knie geben leicht nach. Sie spürt Vincents Hand, die sich auf ihre Schulter legt.

»Es geht los.«

Monique setzt ein strahlendes Lächeln auf und strebt den Gästen entgegen. Schon bald sind sie damit beschäftigt, Hände zu schütteln, Smalltalk zu führen und die Gäste an ihre Tische zu geleiten. Vincent bleibt an Charlies Seite, scherzt und versprüht seinen Charme. Als Charlie bemerkt, dass er die meisten Gäste kennt, wird sie lockerer.

»Der Bürgermeister«, zischt Monique ihr zu und deutet auf einen stattlichen Herrn mit silbernem Resthaar und Wohlstandsbauch.

Seine Ankunft geht nahezu unter, da die Steinhagener zeitgleich ankommen und der Bürgermeister sich leicht irritiert inmitten einer schwäbisch sprechenden Schar wiederfindet. Monique bahnt sich einen Weg zu ihm. Charlie bedankt sich bei den Steinhagenern für ihr Kommen und führt sie zur langen Tafel auf die Veranda. Der Kerzenschein und die brennenden Fackeln sorgen für bewundernde Ausrufe. Die Musiker stimmen das erste Lied an, das Stühlerücken verstummt, die Köpfe neigen sich über die Speisekarten.

»Einen ordentlichen schwäbischen Wurstsalat wirst du vergeblich suchen«, zieht Irma Michel auf.

»Ich verstehe kein Wort«, beschwert sich Hedi und hält ihrer Schwester die Karte hin.

Charlie eilt zu Hilfe und übersetzt. Sie wartet, bis auch Ahmed, der lange in sich gehen musste, ob ihm der Sinn nach Seeteufel oder eher nach Rinderbrust steht, seine Wahl getroffen hat.

Die nächsten Stunden ist Charlie überall zugleich. Sie balanciert Getränke, beantwortet Fragen, bringt Teller und räumt ab. Nach und nach füllt sich das Restaurant. Sie geht durch die Räume, lächelt und hält Ausschau nach den Restaurantkritikern. Charlotte blickt in entspannte Gesichter, beobachtet, wie Menschen umherwandeln und sich umsehen und sieht Vincent, der immer in ihrer Nähe ist, sollte sie ihn gerade brauchen. Über die Köpfe der Gäste hinweg sucht sie seinen Blick. Er zwinkert ihr zu, rückt einer Dame galant den Stuhl zurecht und nimmt ihr die Stola ab. Da er mit dieser nichts anzufangen weiß, wirft er sie der vorüberhastenden Sarah über die Schulter. Monique führt zwei streng blickende Herren mittleren Alters an einen Fenstertisch, die Blicke von vier Augenpaare treffen sich und verweilen auf den Neuankömmlingen. Es bedarf für keine von ihnen einer weiteren Erklärung.

Charlie möchte auf die Herren zugehen, doch Monique schüttelt den Kopf. »Zu viel Aufmerksamkeit kann falsch ausgelegt werden.«

Charlie hört gedämpfte Stimmen, das Klappern von Besteck und einige Zurufe, die die Küche loben. Auf der Terrasse herrscht ausgelassene Stimmung. Die Steinhagener genießen den Abend in vollen Zügen. Charlie nimmt sich einige Minuten Zeit, bei ihnen zu verweilen. Hans bietet ihr eine Gabel voll Gratin an, Ahmed reicht ihr ein Stück Brot mit Gänseleberpastete. Sie vergewissert sich, dass alle bestens bedient sind und geht in die Küche in der Hoffnung, dass etwas für sie abfällt. Dort herrscht eine unbeschreibliche Hektik. Im Akkord werden Speisen auf Tellern arrangiert, garniert und mit einem kurzen Hinweis dem Service übergeben.

Plötzlich drückt Felipe ihr zwei Schalen in die Hand. »Tisch zwölf.«

»Wo war der gleich?«, überlegt sie laut.

»Bevor die Suppe kalt ist«, herrscht Justin sie an.

Charlie macht sich auf den Weg und braucht lange, bis sie besagten Tisch auf dem Plan neben der Kasse findet. Sarah, in ihrem Element, tänzelt um sie herum und nimmt ihr die Suppenschalen ab. Schwungvoll stellt sie diese vor den Restaurantkritikern ab. Die Herren quittieren Sarahs Überschwang mit einem kühlen Lächeln. »*Das ist nochmal gut gegangen*«, denkt Charlie.

Das Restaurant ist nun bis auf den letzten Platz belegt und summt wie ein Bienenkorb. Geschäftig eilen die Kellnerinnen umher, Charlie sieht, dass sie nicht gebraucht wird, holt sich an der Bar ein Glas Wein und setzt sich auf die Veranda zu Vincent, Jo und Max. Begehrlich betrachtet sie deren gefüllte Teller.

»Das Essen ist köstlich«, schwärmt Jo und zieht seinen Teller aus ihrer Reichweite.

»Ich höre auch nur positive Stimmen«, bekräftigt Vincent.

Charlie lehnt sich zurück und lässt das Ambiente auf sich wirken. Der flackernde Kerzenschein, die fröhlichen Stimmen, der betörende Duft der Blumen und das sanfte Licht, das vom Restaurant nach außen strömt. »*Was sagst du nun, Fanny?*«, fragt sie im Stillen.

Stolz wallt in ihr auf. Sie springt hoch und dreht lächelnd ihre nächste Runde. Dabei plaudert sie locker, vergewissert sich, dass alle Wünsche erfüllt sind und genießt den allgemeinen Zuspruch. Sie geht dicht am Tisch der Kritiker vorbei, zu gerne würde sie einige Worte aufschnappen. Doch diese widmen sich schweigend dem nächsten Gang. Charlie hilft in der Küche mit den Desserts und lauscht den Kellnerinnen, die sie mit den neuesten Rückmeldungen versorgen. Moniques Grinsen wird immer breiter, sie hebt einen Daumen. Lucien wirkt angespannt. Durch das Fenster in der Küchentür behält er die Kritiker im Auge.

Die Steinhagener rufen ihre Mädels an die Tafel und sind voll des Lobes. Man beschließt, nun zu einer ausgiebigen Weinprobe überzugehen, eine solide Grundlage dafür wurde bereits geschaffen.

»Ich knöpfe mir bei Gelegenheit euren Koch vor. Dann kann er die wesentlichen Dinge lernen – Leberkäse mit schwäbischem Kartoffelsalat und Linsen mit Spätzle«, tönt Irma, unterstützt von Heidi, die sich über das unverständliche Kauderwelsch der Speisekarte mokiert.

Der Aufbruch naht. Die ersten Gäste verabschieden sich, stecken eine Visitenkarte ein oder nehmen die nächste Reservierung vor. Eine ältere Dame nimmt Charlie beiseite und berichtet ihr, dass sie die Familie Remy noch persönlich gekannt hat. Ihre beringte Hand ruht auf Charlies Arm, während sie in ihren Erinnerungen kramt. Tiger-Lily winkt ihr zum Abschied zu und hakt Pablo unter, der ihr ein „Bis bald“ zuruft.

Lucien sitzt mit einem Glas Calvados bei den Restaurantkritikern, die ihm wohlwollend und respektvoll zugewandt sind. Zum ersten Mal an diesem Abend erscheint ein Lächeln auf ihren Gesichtern. Lucien klatscht in die Hände und lacht. Einem der beiden klopft er herzhaft auf die Schulter. Die Anspannung scheint von ihm abzufallen. Nun hält er wie gewohnt Hof. Auf der Terrasse tobt das Leben. Der Alkohol hat die Zungen gelöst, Ahmed und Pfarrer Waldenbuch diskutieren hitzig über die Asylpolitik. Melody und Carsten schwingen das Tanzbein, ungeachtet der zwischenzeitlich verstummten Musik. Irma und Frau Schuster stimmen ein Volkslied an. Übermütig rempelt Max sie an und schwingt sie herum. Hans klatscht seinen Sohn ab.

»Ein wundervoller Abend, Charlie«, meint er.

In der Küche fallen die Mädels über die Reste her und sich gegenseitig ins Wort. Sie sind völlig überdreht und wollen jetzt nur noch eines – gemeinsam feiern. Justin gockelt durch die Tür und wiederholt jedes Wort der Kritiker. Er zieht seinen Bericht durch Kunstpausen in die Länge und spannt das Quartett auf die Folter, das ihm mit angehaltener Luft zuhört. Es fallen Worte wie superb, fantastisch und delikat. Als er endet, bricht Jubel aus. Sie fallen einander in die Arme, lachen und können ihr Glück kaum fassen.

»We are the Champions …«, stimmt Sarah an, die übrige Mannschaft fällt ein.

»Champagner für alle!«, fordert Monique übermütig.

Louisa verabschiedet pflichtbewusst die letzten Gäste. Sarah räumt einige Tische zur Seite und dreht die Musikanlage auf. Lewis Capaldi dröhnt aus den Boxen. Neugierig kommen die Steinhagener näher. Herr Hausmann möchte sich ebenfalls zurückziehen, bevor der Abend entgleist und wiederholt eins ums andere Mal, dass er einen sehr interessanten Tag hatte. Charlie schmunzelt und wünscht ihm eine geruhsame Nacht. Vorsichtshalber fügt sie an, dass die Party so schnell, wie sie beginnt, auch wieder zu Ende sein wird. Die Partnerinnen halten kurz inne, prosten einander zu und legen dann gemeinsam eine heiße Sohle aufs Parkett.

Barfuß, in Abendkleidern tanzen sie wie Derwische das Adrenalin der letzten Tage weg, verrenken sich, hüpfen und recken die Arme in die Luft. Sarah spielt Luftgitarre, Monique singt lauthals mit. Jo, Max und Vincent lehnen an der Wand und schauen dem Spektakel zu.

»Wie wildgewordene Hühner.« Jo schüttelt den Kopf.

Louisas Haare, nun ohne Spitze und ordentlichen Zopf, peitschen durch die Luft.

»Das Zerzauste ist meins«, konstatiert Vincent.

Charlies Lachen perlt durch den Raum.

»Ich nehme das Elegante«, wirft Jo seinen Hut in den Ring.

Monique lässt ihre Hüften kreisen.

»Dann verbrenne ich mir am feurigen Huhn die Finger«, meint Max und sieht noch etwas unentschlossen aus.

»Nur mit dem Verrückten wird es schwierig.«

Darin sind sich die Männer einig.

Charlie tanzt verführerisch auf Vincent zu, die Schuhe und zwei Champagnergläser in der Hand. Die Flasche hat sie sich unter den Arm geklemmt. Mit leuchtenden Augen verhakt sie ihre Finger mit seinen. Sie winkt der verbleibenden Gesellschaft mit den Schuhen einen Abschiedsgruß zu und zieht Vincent mit sich. An seiner Seite hüpft sie die Treppe hinab, hinein in eine verheißungsvolle Zukunft.